The Digestive Diseases Volume

Interpretation
of Clinical Pathway
2018年 版

临床路径释义
INTERPRETATION OF CLINICAL PATHWAY
消化病分册

钱家鸣　刘玉兰　主编

 中国协和医科大学出版社

图书在版编目（CIP）数据

临床路径释义·消化病分册/钱家鸣，刘玉兰主编. —北京：中国协和医科大学出版社，2018. 7

ISBN 978-7-5679-0934-2

Ⅰ. ①临⋯　Ⅱ. ①钱⋯ ②刘⋯　Ⅲ. ①临床医学-技术操作规程 ②消化系统疾病-诊疗-技术操作规程　Ⅳ. ①R4-65

中国版本图书馆 CIP 数据核字（2017）第 247114 号

临床路径释义·消化病分册

主　　　编：钱家鸣　刘玉兰
责 任 编 辑：许进力　王朝霞
丛书总策划：林丽开
本 书 策 划：刘　雪　许进力

出 版 发 行：**中国协和医科大学出版社**
　　　　　　（北京东单三条九号　邮编 100730　电话 65260431）
网　　　址：www. pumcp. com
经　　　销：新华书店总店北京发行所
印　　　刷：北京文昌阁彩色印刷有限责任公司

开　　　本：787×1092　1/16 开
印　　　张：41.5
字　　　数：850 千字
版　　　次：2018 年 7 月第 1 版
版　　　次：2018 年 7 月第 1 次印刷
定　　　价：208.00 元

ISBN 978-7-5679-0934-2

《临床路径释义》丛书指导委员会名单

主 任 委 员　王贺胜

副主任委员（按姓氏笔画排序）

王　辰	刘志红	孙颖浩	吴孟超	邱贵兴	陈香美	陈赛娟	郎景和
赵玉沛	赵继宗	郝希山	胡盛寿	钟南山	高润霖	曹雪涛	葛均波
韩德民	曾益新	詹启敏	樊代明				

委　　　员（按姓氏笔画排序）

丁燕生	于　波	马　丁	马芙蓉	马晓伟	王　兴	王　杉	王　群
王大勇	王天有	王宁利	王伊龙	王行环	王拥军	王宝玺	王建祥
王春生	支修益	牛晓辉	文卫平	方贻儒	方唯一涛	巴　一	石远凯
申昆玲	田　伟	田光磊	代华平	冯　华	冯　涛	宁　光	母义明
邢小平	吕传真	吕朝晖	朱　兰	朱　军	向　阳	庄　建	刘　波
刘又宁	刘玉兰	刘宏伟	刘俊涛	刘洪生	刘惠亮	刘婷婷	刘潮中
闫永建	那彦群	孙　琳	杜立中	李　明	李立明	李仲智	李单青
李树强	李晓明	李陵江	李景南	杨爱明	杨慧霞	励建安	肖　毅
吴新宝	吴德沛	邹和建	沈　铿	沈　颖	宋宏程	张　伟	张力伟
张为远	张在强	张学军	张宗久	张星虎	张振忠	陆　林	岳　林
岳寿伟	金　力	金润铭	周　兵	周一新	周利群	周宗玫	郑　捷
郑忠伟	单忠艳	房居高	房静远	赵　平	赵　岩	赵金垣	赵性泉
胡　豫	胡大一	侯晓华	俞光岩	施慎逊	姜可伟	姜保国	洪天配
晋红中	夏丽华	夏维波	顾　晋	钱家鸣	倪　鑫	徐一峰	徐建明
徐保平	殷善开	黄晓军	葛立宏	董念国	曾小峰	蔡广研	黎晓新
霍　勇							

指导委员会办公室

主　任　王海涛

秘　书　张　萌

《临床路径释义》丛书编辑委员会名单

主任委员

赵玉沛　中国医学科学院北京协和医院

副主任委员

于晓初　中国医学科学院北京协和医院

郑忠伟　中国医学科学院

袁　钟　中国医学科学院

高文华　中国医学科学院北京协和医院

王海涛　中国医学科学院

刘爱民　中国医学科学院北京协和医院

委　员

俞桑丽　中国医学科学院

韩　丁　中国医学科学院北京协和医院

王　怡　中国医学科学院北京协和医院

吴欣娟　中国医学科学院北京协和医院

孙　红　中国医学科学院北京协和医院

李志远　中国医学科学院阜外医院

李　琳　中国医学科学院阜外医院

李庆印　中国医学科学院阜外医院

郝云霞　中国医学科学院阜外医院

王　艾　中国医学科学院肿瘤医院

何铁强　中国医学科学院肿瘤医院

徐　波　中国医学科学院肿瘤医院

李　睿　中国医学科学院血液病医院

马新娟　中国医学科学院血液病医院

吴信峰　中国医学科学院皮肤病医院

曹春燕　中国医学科学院皮肤病医院

《临床路径释义·消化病分册》编审专家名单

指导编写委员会委员（按姓氏笔画排序）

李兆申	上海长海医院
刘新光	北京大学第一医院
陈旻湖	中山大学附属第一医院
吴开春	西京医院
杨云生	中国人民解放军总医院
杨爱明	中国医学科学院北京协和医院
周丽雅	北京大学第三医院
房静远	上海交通大学医学院附属仁济医院
钱家鸣	中国医学科学院北京协和医院
唐承薇	四川大学华西医院
袁耀宗	上海交通大学医学院附属瑞金医院
张澍田	首都医科大学附属北京友谊医院

主　编

钱家鸣　刘玉兰

副主编

杨爱明　李景南　房静远　侯晓华

编　委（按姓氏笔画排序）

马　雄	上海交通大学医学院附属仁济医院
王　强	中国医学科学院北京协和医院
王莉瑛	中国医学科学院北京协和医院
王震华	上海交通大学医学院附属仁济医院
尤　鹏	北京大学人民医院
邓维成	湖南省血吸虫病防治所　湘岳医院
厉有名	浙江大学医学院附属第一医院
田德安	华中科技大学同济医学院附属同济医院
白文元	河北医科大学第二医院
令狐恩强	中国人民解放军总医院
冯云路	中国医学科学院北京协和医院
吕　红	中国医学科学院北京协和医院
伍东升	中国医学科学院北京协和医院
刘文忠	上海交通大学医学院附属仁济医院

刘玉兰	北京大学人民医院
刘晓清	中国医学科学院北京协和医院
刘爱民	中国医学科学院北京协和医院
刘新光	北京大学第一医院
孙　钢	中国医学科学院北京协和医院
孙晓红	中国医学科学院北京协和医院
严雪敏	中国医学科学院北京协和医院
李　玥	中国医学科学院北京协和医院
李　英	华中科技大学同济医学院附属协和医院
李　海	上海交通大学医学院附属仁济医院
李　骥	中国医学科学院北京协和医院
李兆申	上海长海医院
李春英	首都医科大学附属北京友谊医院
李晓青	中国医学科学院北京协和医院
李宾宾	中国医学科学院北京协和医院
李景南	中国医学科学院北京协和医院
杨　红	中国医学科学院北京协和医院
杨　玲	华中科技大学同济医学院附属协和医院
杨云生	中国人民解放军总医院
杨爱明	中国医学科学院北京协和医院
吴　东	中国医学科学院北京协和医院
吴　晰	中国医学科学院北京协和医院
吴开春	西京医院
吴韫宏	广西医科大学第二附属医院
汪　欢	华中科技大学同济医学院附属协和医院
宋　军	华中科技大学同济医学院附属协和医院
张　尧	上海交通大学医学院附属仁济医院
张澍田	首都医科大学附属北京友谊医院
陈　宁	北京大学人民医院
陈旻湖	中山大学附属第一医院
陈萦晅	上海交通大学医学院附属仁济医院
金　玉	华中科技大学同济医学院附属协和医院
周丽雅	北京大学第三医院
房静远	上海交通大学医学院附属仁济医院
赵　秋	武汉大学中南医院
侯晓华	华中科技大学同济医学院附属协和医院
费贵军	中国医学科学院北京协和医院
姚　方	中国医学科学院肿瘤医院
秦安京	首都医科大学附属复兴医院
袁耀宗	上海交通大学医学院附属瑞金医院
贾继东	首都医科大学附属北京友谊医院

钱家鸣　　中国医学科学院北京协和医院
郭　涛　　中国医学科学院北京协和医院
郭晓钟　　沈阳军区总医院
唐承薇　　四川大学华西医院
黄　婵　　北京大学人民医院
常　彪　　首都医科大学附属北京中医医院
彭　涛　　北京大学人民医院
蒋青伟　　中国医学科学院北京协和医院
舒慧君　　中国医学科学院北京协和医院
楚慧款　　华中科技大学同济医学院附属协和医院
赖雅敏　　中国医学科学院北京协和医院
谭　蓓　　中国医学科学院北京协和医院
熊　华　　上海交通大学医学院附属仁济医院

总 序

　　作为公立医院改革试点工作的重要任务之一，实施临床路径管理对于促进医疗服务管理向科学化、规范化、专业化、精细化发展，落实国家基本药物制度，降低不合理医药费用，和谐医患关系，保障医疗质量和医疗安全等都具有十分重要的意义，是继医院评审、"以患者为中心"医院改革之后第三次医院管理的新发展。

　　临床路径是应用循证医学证据，综合多学科、多专业主要临床干预措施所形成的"疾病医疗服务计划标准"，是医院管理深入到病种管理的体现，主要功能是规范医疗行为、增强治疗行为和时间计划、提高医疗质量和控制不合理治疗费用，具有很强的技术指导性。它既包含了循证医学和"以患者为中心"等现代医疗质量管理概念，也具有重要的卫生经济学意义。临床路径管理起源于西方发达国家，至今已有30余年的发展历史。美国、德国等发达国家以及我国台湾、香港地区都已经应用了大量常见病、多发病的临床路径，并取得了一些成功的经验。20世纪90年代中期以来，我国北京、江苏、浙江和山东等部分医院也进行了很多有益的尝试和探索。截至目前，全国8400余家公立医院开展了临床路径管理工作，临床路径管理范围进一步扩大；临床路径累计印发数量达到1212个，涵盖30余个临床专业，基本实现临床常见、多发疾病全覆盖，基本满足临床诊疗需要。国内外的实践证明，实施临床路径管理，对于规范医疗服务行为，促进医疗质量管理从粗放式的质量管理，进一步向专业化、精细化的全程质量管理转变具有十分重要的作用。

　　经过一段时间临床路径试点与推广工作，对适合我国国情的临床路径管理制度、工作模式、运行机制以及质量评估和持续改进体系进行了探索。希望通过《临床路径释义》一书，对临床路径相关内容进行答疑解惑及补充说明，帮助医护人员和管理人员准确地理解、把握和正确运用临床路径，起到一定的作用。

中华医学会　会长

序 言

众所周知，消化内科疾病种类繁多，医学知识面广，操作复杂而精细。随着时代的进步，消化内科疾病临床治疗方案日新月异，加之一代又一代新医师不断进入医界，患者多了，病种多了，医师多了，疗法多了，出现的问题也就多了起来。

我认为，受国家卫生和计划生育委员会委托，由中国医学科学院、中国协和医科大学出版社组织，钱家鸣、刘玉兰教授等多位国内权威消化病专家精心编著的《临床路径释义·消化病分册》具有重要意义。

"临床路径"的实行以患者整体为中心，通过整合检查、检验、诊断、治疗和护理等多角度制定标准化、表格化的诊疗规范，是整合医学实践初探的重要组成，在制定过程中，逐渐将"数据和证据还原成事实，将认识和共识转化为经验"。在实施过程中，既要建立统一的、达成共识的诊疗规范，同时也要根据临床实际具体情况具体处理。

本书在第二版《临床路径释义·消化系统分册》基础上，对已出版的 15 个病种的临床路径释义进行了优化更新，编写病种增加至 38 个，涵盖范围更广泛，释义解读更详尽，为实行临床路径管理工作的各级医疗机构中消化内科从业人员提供了重要的参考和规范化指导，使他们更加明确地理解和解读临床路径的每一个具体操作流程，实现了临床路径"目"与"纲"的有机整合。

推进《临床路径》是整合医学理念在医疗机构的基本实践，希望广大同仁能正确理解、把握和运用临床路径，特别重要的是一定要结合临床实际情况，整合医疗资源，规范医疗行为，提高医疗质量，保证医疗安全。

真诚希望由国内数位权威消化系统临床专家着力打造的《临床路径释义·消化病分册》能对诸位消化内科同仁有所裨益！

中国工程院　副院长
西京医院　院长
中华医学会消化病学分会　原主任委员

前 言

开展临床路径工作是我国医药卫生改革的重要举措。临床路径在医疗机构中的实施为医院管理提供标准和依据，是医院管理的抓手，是实实在在的医院内涵建设的基础，是一场重要的医院管理革命。

为更好地贯彻国务院办公厅医疗卫生体制改革的有关精神，帮助各级医疗机构开展临床路径管理，保证临床路径试点工作顺利进行，自2011年起，受国家卫生和计划生育委员会委托，中国医学科学院承担了组织编写《临床路径释义》的工作。

在医院管理实践中，提高医疗质量、降低医疗费用、防止过度医疗是世界各国都在努力解决的问题。重点在于规范医疗行为，抑制成本增长与有效利用资源。研究与实践证实，临床路径管理是解决上述问题的有效途径，尤其在整合优化资源、节省成本、避免不必要检查与药物应用、建立较好医疗组合、提高患者满意度、减少文书作业、减少人为疏失等诸多方面优势明显。因此，临床路径管理在医改中扮演着重要角色。2016年11月，中共中央办公厅、国务院办公厅转发《国务院深化医药卫生体制改革领导小组关于进一步推广深化医药卫生体制改革经验的若干意见》，提出加强公立医院精细化管理，将推进临床路径管理作为一项重要的经验和任务予以强调。国家卫生计生委也提出了临床路径管理"四个结合"的要求，即：临床路径管理与医疗质量控制和绩效考核相结合、与医疗服务费用调整相结合、与支付方式改革相结合、与医疗机构信息化建设相结合。

到目前为止，临床路径管理工作对绝大多数医院而言，是一项有挑战性的工作，不可避免地会遇到若干问题，既有临床方面的问题，也有管理方面的问题，最主要是对临床路径的理解一致性问题。这就需要统一思想，在实践中探索解决问题的最佳方案。《临床路径释义》是对临床路径的答疑解惑及补充说明，通过解读每一个具体操作流程，提高医疗机构和医务人员对临床路径管理工作的认识，帮助相关人员准确地理解、把握和正确运用临床路径，合理配置医疗资源规范医疗行为，提高医疗质量，保证医疗安全。

本书由钱家鸣、刘玉兰教授等数位知名专家亲自编写审定。编写前，各位专家认真研讨了临床路径在试行过程中各级医院所遇到的有普遍性的问题，在专业与管理两个层面，从医师、药师、护士、患者多个角度进行了释义和补充，供临床路径管理者和实践者参考。

对于每个病种，我们补充了"疾病编码"和"检索方法"两个项目，将临床路径表单细化为"医师表单""护士表单"和"患者表单"，并对临床路径及释义中涉及的"给药方案"进行了详细地解读，即细化为"给药流程图""用药选择""药学提示""注意事项"，并附以参考文献。同时，为帮助实现临床路径病案质量的全程监控，我们在附录中增设

"病案质量监控表单"，作为医务人员书写病案时的参考，同时作为病案质控人员在监控及评估时评定标准的指导。

疾病编码可以看作适用对象的释义，兼具标准化意义，使全国各医疗机构能够有统一标准，明确进入临床路径的范围。对于临床路径公布时个别不准确的编码我们也给予了修正和补充。增加"检索方法"是为了使医院运用信息化工具管理临床路径时，可以全面考虑所有因素，避免漏检、误检数据。这样医院检索获取的数据能更完整，也有助于卫生行政部门的统计和考核。

依国际惯例，临床路径表单细化为"医师表单""护士表单"和"患者表单"，责权分明，便于使用。这些仅为专家的建议方案，具体施行起来，各医疗单位还需根据实际情况修改。

根据最新公布的《医疗机构抗菌药物管理办法》，2009 年路径中涉及的抗菌药物均应按照要求进行调整。

实施临床路径管理意义重大，但也艰巨而复杂。在组织编写这套释义的过程中，我们对此深有体会。本书附录对制定/修订《临床路径释义》的基本方法与程序进行了详细的描述，因时间和条件限制，书中不足之处难免，欢迎同行诸君批评指正。

编　者
2018 年 3 月

目 录

第一章
感染性腹泻临床路径释义

一、感染性腹泻编码

1. 国家卫生和计划生育委员会原编码：

疾病名称及编码：感染性腹泻（ICD-10：A04. 903 或 K52. 904）

2. 修改编码：

疾病名称及编码：感染性腹泻（ICD-10：A00-A09）

二、临床路径检索方法

A00-A09

三、感染性腹泻临床路径标准住院流程

（一）适用对象

第一诊断为感染性腹泻，ICD-10：A04. 903 或腹泻，ICD-10：K52. 904。

> 释义
>
> ■ 本临床路径适用于各种病原体感染所致腹泻且收治入院的患者。多数感染性腹泻患者病程较短，病情自限，因此就诊率（30%~40%）较低，门诊治疗的感染性腹泻患者及未就诊者不进入本路径。

（二）诊断依据

根据《临床诊疗指南·消化系统疾病分册》（中华医学会编著，人民卫生出版社），《实用内科学》（陈灏珠、林果为、王吉耀主编，人民卫生出版社），《成人急性感染性腹泻诊疗专家共识》[中华消化杂志，2013，33（12）：793-802]。

1. 排便次数增多（>3 次/日），粪便量增加（>250g/d），粪便稀薄（含水量>85%）。

2. 同时可伴有腹痛、恶心、呕吐、腹胀、食欲缺乏、发热及全身不适等。

3. 流行病学史可以为病原学诊断提供一定依据。

4. 实验室检查：便常规有白细胞、红细胞、脓细胞、隐血等，需行便培养、霍乱弧菌培养、血常规检查等。

> 释义
>
> ■ 感染性腹泻的诊断包括临床诊断和病原学诊断，后者为对因治疗提供依据，同时还有助于感染性腹泻的流行病学调查及防治。腹泻特点、全身症状、粪便常规等有助于提示感染性腹泻，但确诊需依靠病原学检查。

（三）治疗方案的选择

根据《临床诊疗指南·消化系统疾病分册》（中华医学会编著，人民卫生出版社），《实用内科学》（陈灏珠、林果为、王吉耀主编，人民卫生出版社），《成人急性感染性腹泻诊疗专家共识》［中华消化杂志，2013，33（12）：793-802］。

1. 饮食治疗。
2. 补液治疗。
3. 止泻治疗。
4. 抗感染治疗。

> **释义**
>
> ■ 根据病情需要，感染性腹泻患者的处理包括饮食调整、补充血容量、对症止泻、抗感染等综合治疗。

（四）标准住院日

5~10 天。

> **释义**
>
> ■ 感染性腹泻患者大多病情较轻，门诊治疗即可。需要住院的患者通常病情较重，有不同程度的发热、脱水，少数甚至出现器官功能障碍，住院日一般在 5~10 天。

（五）住院期间的检查项目

1. 必需的检查项目：血、尿、便常规，便一般菌培养及鉴定、霍乱弧菌培养、PCT、肝炎病毒梅毒 HIV、炎性肠病相关抗体、肝功能、肾功能、血糖、电解质、血脂、肿瘤标志物、凝血功能、D-二聚体心电图、X 线胸片、腹部彩超。
2. 根据患者病情进行的检查项目：血型鉴定、心肌标志物、血淀粉酶、脂肪酶、尿淀粉酶、血培养（T>38℃）、血气分析、腹部 CT、腹部平片、肺 CT、结肠镜、肠系膜血管 CT 等。

> **释义**
>
> ■ 血、尿、便化验是临床常规检查。为了明确腹泻病因，应根据腹泻特点进行必要的、针对性的病原学检查。炎症性肠病的发病率在我国快速增高，其临床表现与感染性腹泻有时不好区分；一些消化道肿瘤（结直肠癌、胰腺癌等）也可合并腹泻症状，故需酌情检查以除外之。感染性腹泻严重者可出现水、电解质和酸碱平衡紊乱，需进行相应评估。少数病原体（如肠出血大肠杆菌）可引起溶血尿毒综合征，出现微血管病性溶血性贫血和肾衰竭，因此需了解凝血功能和 D-二聚有无异常。心电图、X 线胸片和腹部超声系住院患者的常规检查，有助于及时发现重要脏器的疾病。少数感染性腹泻病原体可能导致肠坏死、中毒性巨结肠、胰腺炎等严重并发症，甚至可累及消化道以外的其他脏器（心肌炎、肺炎等），应根据病情需要完善相应检查。

(六) 治疗方案的选择

1. 一般治疗，软食、流食或半流食，注意休息，消化道隔离。

2. ORS 的口服，静脉补充液体及电解质等。

3. 抗菌治疗，可用左氧氟沙星、依替米星、头孢哌酮舒巴坦，感染严重时经抗菌药物专家组指导，可应用美罗培南等。

4. 止泻：蒙脱石散、黄连素，必要时洛哌丁胺。

5. 微生态疗法，恢复肠道正常菌群。

6. 其他症状的对症治疗，解热、止吐、缓解恶心、抑酸等治疗。

7. 如完善相关检查后，发现肠梗阻要转相关科室进一步诊治，如最后确诊为细菌性痢疾、霍乱，需转传染病院，退出临床路径。

> **释义**
>
> ■ 多数病情较轻的感染性腹泻患者可通过饮食调整和口服补液而恢复，不需要其他治疗。并非所有感染性腹泻患者都需要使用抗菌药物，但对于高热、腹痛明显、血便等病情较重的患者以及少数细菌病原体明确的患者（如菌痢），抗菌药物治疗可能有益。对于病情复杂危重的患者应在感染科专家的指导下谨慎用药，特别是美罗培南这样的广谱抗菌药物，应严格控制用药指征。不恰当地使用抗菌药物不仅增加医疗花费，还可能诱发细菌耐药，导致肠道菌群紊乱等。合并溶血尿毒综合征的患者经抗菌药物治疗病情反而可能恶化。蒙脱石散、黄连素、微生态制剂等药物相对安全，但洛哌丁胺等肠道动力抑制剂应避免用于炎症性腹泻的患者，因其可能造成中毒性巨结肠和肠坏死。对于出现这类严重并发症的患者，应退出本路径并及时转相应科室（外科、ICU 等）诊治。确诊国家法定传染病的腹泻患者，应按照国家卫生防疫的相关规定安排后续治疗。

(七) 出院标准

1. 腹泻好转，无伴随不适，如恶心、呕吐、发热等。

2. 血常规、便常规正常，电解质紊乱纠正。

> **释义**
>
> ■ 感染性腹泻患者经治疗后症状好转，主要化验指标恢复正常后可予出院。

(八) 变异及原因分析

1. 存在使腹泻加重的其他疾病，需要干预处理。

2. 入院时已发生严重水、电解质紊乱，需积极对症处理，完善相关检查。

3. 腹泻使原有基础疾病加重，如高血压、冠心病、糖尿病等，需积极干预。

4. 因腹泻致血容量不足，导致低血容量性休克或肠道感染严重、并发出血等。

5. 患者持续便常规提示血便或血红蛋白持续下降，需行肠镜检查，诊断直肠癌等。

6. 患者并发肠系膜血栓致肠梗塞等，需转相关科室进一步治疗等。

> **释义**
>
> ■ 感染性腹泻病原体众多，病情复杂多变。少数患者腹泻可能加重原发病，也可能合并休克、肠坏死等严重并发症，这类患者的诊疗过程可出现变异。

四、感染性腹泻（内科治疗）临床路径给药方案

【用药选择】

1. 口服补液盐：口服补液盐（oral rehydration salts，ORS）应少量、间断多次给予。ORS 剂量应是累计液体丢失量加上继续丢失量之和的 1.5~2.0 倍。WHO 推荐的标准 ORS 配方为：氯化钠 3.5g、柠檬酸钠 2.9g 或碳酸氢钠 2.5g、氯化钾 1.5g、蔗糖 40g 或葡萄糖 20g，加水至 1L。标准 ORS 配方浓度为：无水葡萄糖 111mmol/L、Na^+ 90mmol/L、K^+ 20mmol/L、Cl^- 80mmol/L、HCO_3^- 30mmol/L，电解质渗透压为 220mmol/L，总渗透压为 311mmol/L。口服补液疗效与静脉补液并无显著差异，且前者可减少住院时间，避免输液引起的血管炎，还可降低医疗费用，因此应首选口服补液治疗。

2. 吸附性止泻剂：蒙脱石、果胶和活性炭等属于肠黏膜保护剂和吸附剂，有吸附肠道毒素和保护肠黏膜的作用。蒙脱石制剂用于急性腹泻可缩短腹泻病程，减少腹泻次数。成人用量和用法为 3.0 克/次，3 次/天口服。

3. 动力性止泻剂：洛哌丁胺直接作用于肠壁肌肉，抑制肠蠕动，还能减少粪便量，减少水、电解质丢失，多用于无侵袭性症状的轻、中度水样泻，可以缩短腹泻病程。成人初始剂量为 4~8mg/d，分次给药，根据腹泻严重程度调整剂量。

4. 益生菌：有助于恢复肠道正常菌群，可用于治疗感染性腹泻，对抗菌药物相关性腹泻和艰难梭菌肠炎的疗效更好。益生菌制剂种类较多，可参考相应用药剂量及说明。服用益生菌后可有轻度腹部肠气或不适，但很少出现严重不良反应。

5. 抗感染药物：急性水样泻患者排除霍乱后，多为病毒性或产肠毒素性细菌感染，不应常规使用抗菌药物。轻、中度腹泻患者一般也不需要应用抗菌药物。以下情况考虑使用抗菌药物：①发热伴有黏液脓血便的急性腹泻；②确诊系志贺菌、沙门菌、弯曲菌感染或原虫感染；③感染性腹泻发生在老年人、免疫功能低下者、脓毒症等免疫力受损人群；④中、重度旅行者腹泻。可先根据患者病情及当地药物敏感情况经验性地选用抗感染药物。研究表明，有适应证的重度细菌感染性腹泻患者，在病原学诊断和药敏试验明确之前采取经验性抗菌治疗，可缩短 1~2 天的病程。经验性抗菌药物方案首选喹诺酮类药物，复方磺胺甲噁唑为次选。具体方案为诺氟沙星 400mg，2 次/天口服；或左氧氟沙星 500mg，1 次/天口服，疗程 3~5 天。复方磺胺甲噁唑的用法为甲氧苄啶 160mg、磺胺甲基异噁唑 800mg，每日分 2 次口服，但应结合药物不良反应等因素综合考虑。利福昔明是一种口服不吸收的广谱抗菌药物，拉氧头孢是对 β-内酰胺酶稳定的广谱抗菌药物，也可用于治疗感染性腹泻。抗菌药物相关性腹泻和艰难梭菌感染的患者，需应用甲硝唑或万古霉素治疗。病毒性腹泻通常为自限性疾病，一般不用抗病毒药物和抗菌药物。硝唑尼特对病毒性腹泻有一定治疗作用。寄生虫感染所致腹泻应设法明确病原体后给予针对性治疗。

【药学提示】

1. 口服补液盐：近年来 WHO 推荐一种更加有效的低渗透压 ORS，其钠和葡萄糖浓度低于标准 ORS 配方，能减轻呕吐、减少腹泻量并降低静脉补液量。二者用于成人急性水样腹泻的疗效相当，但在安全性方面低渗 ORS 优于标准 ORS，因前者可减少低钠相关性癫痫及意识障碍的发生率。

2. 吸附性止泻剂：蒙脱石对消化道内的病毒、细菌及其毒素有固定和抑制作用，对消化道黏膜有覆盖能力，并通过与黏液糖蛋白相互结合，提高肠黏膜屏障对致损伤因子的防御能力，促进肠黏膜修复。多中心随机双盲临床试验也证实了蒙脱石可以降低成人水样泻患者的腹泻次数和腹泻时间。

3. 动力性止泻剂：对于伴发热或明显腹痛等疑似炎症性腹泻及血性腹泻的患者应避免使用这类药物，因其可能诱发中毒性巨结肠。

4. 益生菌：用药注意事项包括：①活菌制剂，多需温水送服，但不宜与吸附收敛剂（铋剂、鞣酸、活性炭等）同服；②不耐胃酸的制剂需餐后服用，如双歧杆菌三联活菌散、地衣芽孢杆菌活菌颗粒等，有利于药物在胶囊保护下，送至肠道后起效；某些特殊工艺制剂的益生菌需整粒服用，如枯草杆菌二联活菌肠溶胶囊；③一般不建议与抗菌药物同服，若必须同服，最好有针对性地选择不受抗菌药物影响的制剂，或加大服用剂量，或更改为芽孢菌制剂或死菌制剂。

5. 抗感染药物：应结合临床表现、病原学检查结果及所在地区的抗菌药物耐药情况，综合选择适宜的抗菌药物。大多数急性腹泻患者并不需要应用抗菌药物。一旦应用，应注意掌握合理的剂量和疗程，避免诱发肠道菌群紊乱和病原体耐药等不良后果。

【注意事项】

1. 口服补液盐：口服补液盐一般较为安全，但短时间内大量饮用，也可能加重患者原有水电解质紊乱，因此建议间断、少量、多次服用。

2. 吸附性止泻剂：本药较为安全，偶有致便秘的不良反应。

3. 动力性止泻剂：本药禁用于炎性腹泻和血性腹泻患者，如果给药数天后仍无改善，应停药。

4. 益生菌：除了主要的有益菌品种外，辅料的选择也十分重要，应注意药物的辅料成分。如口服乳杆菌 LB 散的辅料中有乳糖，故禁用于先天性半乳糖血症、葡萄糖和乳糖不耐症以及乳糖酶缺乏症的患者。

5. 抗感染药物：肠出血性大肠杆菌（EHEC）引起的腹泻患者是否应用抗菌药物应谨慎决定。原因在于出血性肠炎一般为自限性病程，抗菌药物并不能够缩短病程或住院时间。其次，抗菌药物还可能使细菌释放志贺样毒素增多，增加溶血尿毒综合征（HUS）的发生率。

五、推荐表单

（一）医师表单

感染性腹泻临床路径医师表单

适用对象：第一诊断为感染性腹泻（ICD-10：A04.903）或腹泻（ICD-10：K52.904）

患者姓名：	性别： 年龄： 门诊号：	住院号：
住院日期： 年 月 日	出院日期： 年 月 日	标准住院日：5~10 天

时间	住院第 1 天	住院第 2 天	住院第 3 天
主要诊疗工作	□ 询问病史 □ 体格检查 □ 完成病历及各种交代并签字 □ 上级医师拟定治疗方案 □ 病情重，通知上级医师 □ 必要时急查相关化验，并根据化验进行相应处理	□ 上级医师查房 □ 根据化验检查结果及患者的症状及体征变化，及时处理	□ 上级医师查房 □ 必要时复查相关异常化验检查，密切关注患者的症状及体征变化，及时处理
重点医嘱	**长期医嘱** □ 内科护理常规 □ 二级/一级护理 □ 饮食：软食、流食、半流食 □ 消化道隔离 □ 监测血压 □ 记 24 小时液体出入量 □ 抗感染：左氧氟沙星、依替米星、头孢哌酮舒巴坦、美罗培南等 □ 止泻药物：蒙脱石散、黄连素，必要时洛哌丁胺 □ 静脉补充液体和电解质（必要时） □ 止泻、解热、缓解症状等（必要时） **临时医嘱** □ 血、便常规，PCT、肝功能、肾功能、血糖、电解质、凝血、D-二聚体 □ 心电图 □ 必要时血型鉴定、心肌标志物、脂肪酶、淀粉酶、尿淀粉酶、血培养、血气分析等 □ 尿常规，便一般细菌培养及鉴定、霍乱弧菌培养、肝炎病毒学、炎性肠病相关抗体、血脂、肿瘤标志物 □ 腹部超声、肺 X 线 □ ORS □ 必要时止吐、解热、抑酸、缓解腹痛等	**长期医嘱** □ 同前 □ 根据患者症状增减医嘱 **临时医嘱** □ 便常规 1 天 1 次，直至正常 □ 必要时复查心电图 □ 必要时复查空腹血糖、肝肾功能、电解质等 □ 静脉补充液体和电解质（必要时） □ 止泻、解热、缓解症状等（必要时）	**长期医嘱** □ 同前 □ 根据患者症状增减医嘱 **临时医嘱** □ 便常规 1 天 1 次，直至正常 □ 必要时复查心电图 □ 必要时复查空腹血糖、肝肾功、电解质等 □ 静脉补充液体和电解质（必要时） □ 止泻、解热、缓解症状等（必要时）

续　表

时间	住院第 1 天	住院第 2 天	住院第 3 天
病情 变异 记录	□无　□有，原因： 1. 2.	□无　□有，原因： 1. 2.	□无　□有，原因： 1. 2.
医师 签名			

时间	住院第 4 天	住院第 5~10 天
主要诊疗工作	□ 上级医师查房 □ 根据化验检查结果及患者的症状及体征变化，及时处理	□ 上级医师查房 □ 根据化验检查结果及患者的症状及体征变化及时处理，或进一步完善相关检查，或患者好转出院
重点医嘱	**长期医嘱** □ 同前 □ 根据患者症状增减医嘱 **临时医嘱** □ 便常规 1 天 1 次，直至正常 □ 必要时复查心电图 □ 必要时复查空腹血糖、电解质、淀粉酶、脂肪酶等 □ 必要时止吐、解热、抑酸、缓解腹痛等	**长期医嘱** □ 同前 □ 根据患者症状增减医嘱 **临时医嘱** □ 症状不缓解，进一步行腹部 CT、腹部平片、肺 CT 等 □ 或因其他疾病转相关科室，退出临床路径 □ 完成感染性腹泻临床路径，退出临床路径 □ 出院带药，告知使用方法 □ 门诊随诊
病情变异记录	□ 无　□ 有，原因： 1. 2.	□ 无　□ 有，原因： 1. 2.
医师签名		

（二）护士表单

感染性腹泻临床路径护士表单

适用对象：第一诊断为感染性腹泻（ICD-10：A04.903）或腹泻（ICD-10：K52.904）

患者姓名：	性别： 年龄： 门诊号：	住院号：
住院日期：　　年　月　日	出院日期：　　年　月　日	标准住院日：5~10 天

时间	住院第 1 天	住院第 2 天	住院第 3 天
健康宣教	□ 入院宣教 　介绍主管医师、护士 　介绍环境、设施 　介绍住院注意事项 　介绍探视和陪护制度 　介绍贵重物品制度 □ 饮食宣教：遵医嘱饮食 □ 遵医嘱开始消化道隔离 □ 出入量宣教；留取标本宣教	□ 宣教用药知识 □ 宣教疾病知识 □ 宣教相关检查 □ 饮食宣教：遵医嘱饮食 □ 主管护士与患者沟通，了解并指导心理应对	□ 宣教用药知识 □ 宣教相关检查 □ 饮食宣教：流食（病情允许时） □ 主管护士与患者沟通，了解并指导心理应对
护理处置	□ 核对患者姓名，佩戴腕带 □ 建立入院护理病历 □ 协助患者留取各种标本 □ 吸氧（必要时） □ 遵医嘱给予药物治疗 □ 抗菌药物皮试（必要时）	□ 协助完成各项检查、化验 □ 吸氧（必要时） □ 遵医嘱给予药物治疗 □ 记录 24 小时出入量	□ 协助完成各种检查、化验 □ 吸氧（必要时） □ 遵医嘱给予药物治疗 □ 记录 24 小时出入量
基础护理	□ 一级/二级护理 □ 晨晚间护理 □ 排泄管理 □ 患者安全管理	□ 一级/二级护理 □ 晨晚间护理 □ 排泄管理 □ 患者安全管理	□ 一级/二级护理 □ 晨晚间护理 □ 排泄管理 □ 患者安全管理
专科护理	□ 病情观察 　生命体征及排泄物的观察 　腹部体征的观察 □ 遵医嘱给予相应药物治疗 □ 遵医嘱完成相关检查 □ 给予心电监护（必要时） □ 监测中心静脉压（必要时） □ 心理护理	□ 病情观察 　生命体征及排泄物的观察 　腹部体征的观察 □ 遵医嘱给予相应药物治疗 □ 遵医嘱完成相关检查 □ 给予心电监护（必要时） □ 监测中心静脉压（必要时） □ 心理护理	□ 病情观察 　生命体征及排泄物的观察 　腹部体征的观察 □ 遵医嘱给予相应药物治疗 □ 遵医嘱完成相关检查 □ 给予心电监护（必要时） □ 监测中心静脉压（必要时） □ 心理护理
重点医嘱	□ 详见医师表单	□ 详见医师表单	□ 详见医师表单

续　表

时间	住院第 1 天	住院第 2 天	住院第 3 天
病情 变异 记录	□无　□有，原因： 1. 2.	□无　□有，原因： 1. 2.	□无　□有，原因： 1. 2.
护士 签名			

时间	住院第 4 天	住院第 5~10 天
健康宣教	□ 宣教用药知识 □ 宣教疾病知识 □ 宣教相关检查 □ 饮食宣教：遵医嘱饮食 □ 主管护士与患者沟通，了解并指导心理应对	□ 宣教用药知识 □ 宣教相关检查 □ 饮食宣教：流食（病情允许时） □ 主管护士与患者沟通，了解并指导心理应对
护理处置	□ 协助医师完成各种检查前的相关化验 □ 吸氧（必要时） □ 遵医嘱给予药物治疗 □ 记录 24 小时出入量	□ 协助完成各种检查、化验 □ 吸氧（必要时） □ 遵医嘱给予药物治疗 □ 记录 24 小时出入量
基础护理	□ 一级/二级护理 □ 晨晚间护理 □ 排泄管理 □ 患者安全管理	□ 一级/二级护理 □ 晨晚间护理 □ 排泄管理 □ 患者安全管理
专科护理	□ 观察病情，观察生命体征及排泄物，观察腹部体征 □ 遵医嘱给予相应药物治疗 □ 遵医嘱完成相关检查 □ 给予心电监护（必要时） □ 监测中心静脉压（必要时） □ 心理护理	□ 观察病情，观察生命体征及排泄物，观察腹部体征 □ 遵医嘱给予相应药物治疗 □ 遵医嘱完成相关检查 □ 给予心电监护（必要时） □ 监测中心静脉压（必要时） □ 心理护理
重点医嘱	□ 详见医师表单	□ 详见医师表单
病情变异记录	□ 无　□ 有，原因： 1. 2.	□ 无　□ 有，原因： 1. 2.
护士签名		

（三）患者表单

感染性腹泻临床路径患者表单

适用对象：第一诊断为感染性腹泻（ICD-10：A04.903）或腹泻（ICD-10：K52.904）

患者姓名：	性别： 年龄： 门诊号：	住院号：
住院日期： 年 月 日	出院日期： 年 月 日	标准住院日：5~10 天

时间	住院第 1 天	住院第 2 天	住院第 3 天
医患配合	□ 配合询问病史、收集资料，请务必详细告知既往史、用药史、过敏史 □ 配合进行体格检查 □ 有任何不适请告知医师 □ 配合相关检查	□ 配合完善各种检查及标本留取 □ 医师与患者及家属介绍病情及检查谈话、必要时签字 □ 配合相关检查	□ 配合完善各种检查及标本留取 □ 医师与患者及家属介绍病情 □ 配合相关检查
护患配合	□ 配合测量体温、脉搏、呼吸频率各 3 次，血压、体重 1 次 □ 配合完成入院护理评估 □ 接受入院宣教（环境介绍、病室规定、订餐制度、贵重物品保管等） □ 配合执行探视和陪护制度 □ 接受心电监护治疗（必要时） □ 接受监测中心静脉压（必要时） □ 接受相应药物治疗 □ 接受相应监护治疗（必要时） □ 接受输液治疗（必要时） □ 有任何不适请告知护士	□ 配合测量体温、脉搏、呼吸频率各 3 次，血压、体重 1 次 □ 配合执行探视和陪护制度 □ 接受心电监护治疗（必要时） □ 接受监测中心静脉压（必要时） □ 接受相应药物治疗 □ 接受相应监护治疗（必要时） □ 接受输液治疗（必要时） □ 有任何不适请告知护士	□ 配合测量体温、脉搏、呼吸频率各 3 次，血压、体重 1 次 □ 配合执行探视和陪护制度 □ 接受心电监护治疗（必要时） □ 接受监测中心静脉压（必要时） □ 接受相应药物治疗 □ 接受相应监护治疗（必要时） □ 接受输液治疗（必要时） □ 有任何不适请告知护士
饮食	□ 按嘱饮食	□ 按嘱饮食	□ 按嘱饮食
排泄	□ 正常排尿便	□ 正常排尿便	□ 正常排尿便
活动	□ 酌情床旁活动	□ 酌情床旁活动	□ 酌情床旁活动

时间	住院第 4 天	住院第 5~10 天
医患配合	□ 配合完善各种检查及标本留取 □ 医师与患者及家属介绍病情及检查谈话、必要时签字	□ 配合完善各种检查及标本留取 □ 医师与患者及家属介绍病情 □ 配合相关检查
护患配合	□ 配合测量体温、脉搏、呼吸频率各 3 次，血压、体重 1 次 □ 配合执行探视和陪护制度 □ 接受心电监护治疗（必要时） □ 接受监测中心静脉压（必要时） □ 接受相应药物治疗 □ 接受相应监护治疗（必要时） □ 接受输液治疗（必要时） □ 有任何不适请告知护士	□ 配合测量体温、脉搏、呼吸频率各 3 次，血压、体重 1 次 □ 配合执行探视和陪护制度 □ 接受相应药物治疗 □ 接受相应监护治疗（必要时） □ 接受输液治疗（必要时） □ 有任何不适请告知护士
饮食	□ 按嘱饮食	□ 按嘱饮食
排泄	□ 正常排尿便	□ 正常排尿便
活动	□ 酌情床旁活动	□ 床旁活动

附：原表单（2016年版）

感染性腹泻临床路径表单

适用对象：第一诊断为感染性腹泻（ICD-10：A04.903）或腹泻（ICD-10：K52.904）

患者姓名：	性别： 年龄： 门诊号：	住院号：
住院日期： 年 月 日	出院日期： 年 月 日	标准住院日：5~10天

时间	住院第1天	住院第2天	住院第3天
主要诊疗工作	□ 询问病史 □ 体格检查 □ 完成病历及各种交代并签字 □ 上级医师拟定治疗方案 □ 病情重，通知上级医师 □ 必要时急查相关化验，并根据化验进行相应处理	□ 上级医师查房 □ 根据化验检查结果及患者的症状及体征变化，及时处理	□ 上级医师查房 □ 必要时复查相关异常化验检查，密切关注患者的症状及体征变化，及时处理
重点医嘱	**长期医嘱** □ 内科护理常规 □ 二级/一级护理 □ 饮食：软食、流食、半流食 □ 消化道隔离 □ 监测血压 □ 记24小时液体出入量 □ 抗感染：左氧氟沙星、依替米星、头孢哌酮舒巴坦、美罗培南等 □ 止泻药物：蒙脱石散、黄连素，必要时洛哌丁胺 □ 静脉补充电解质、静脉补液等 □ 其他症状的对症治疗，解热、止吐、缓解恶心、抑酸、缓解腹痛（654-2）等治疗 **临时医嘱** □ 血、便常规，PCT、肝功能、肾功能、血糖、电解质、凝血象、D-二聚体 □ 心电图 □ 必要时血型鉴定、心肌标志物、脂肪酶、淀粉酶、尿淀粉酶、血培养、血气分析等 □ 尿常规，便一般菌培养及鉴定、霍乱弧菌培养、肝炎病毒学、炎性肠病相关抗体、血脂、肿瘤标志物、腹部彩超、肺X线片 □ ORS □ 必要时止吐、解热、抑酸、缓解腹痛等	**长期医嘱** □ 同前 □ 根据患者症状增减医嘱 **临时医嘱** □ 便常规1天1次，直至正常 □ 必要时复查心电图 □ 必要时复查空腹血糖、电解质、淀粉酶、脂肪酶等 □ 必要时止吐、解热、抑酸、缓解腹痛等	**长期医嘱** □ 同前 □ 根据患者症状增减医嘱 **临时医嘱** □ 便常规1天1次，直至正常 □ 必要时复查心电图 □ 必要时复查空腹血糖、电解质、淀粉酶、脂肪酶等 □ 必要时止吐、解热、抑酸、缓解腹痛等

时间	住院第 1 天	住院第 2 天	住院第 3 天
病情 变异 记录	□无 □有，原因： 1. 2.	□无 □有，原因： 1. 2.	□无 □有，原因： 1. 2.
护理 工作			
护士 签名			
医师 签名			

时间	住院第 4 天	住院第 5~10 天
主要诊疗工作	□ 上级医师查房 □ 根据化验检查结果及患者的症状及体征变化及时处理	□ 上级医师查房 □ 根据化验检查结果及患者的症状及体征变化及时处理，或进一步完善相关检查，或患者好转出院
重点医嘱	**长期医嘱** □ 同前 □ 根据患者症状增减医嘱 **临时医嘱** □ 便常规 1 天 1 次，直至正常 □ 必要时复查心电图 □ 必要时复查空腹血糖、电解质、淀粉酶、脂肪酶等 □ 必要时止吐、解热、抑酸、缓解腹痛等	**长期医嘱** □ 同前 □ 根据患者症状增减医嘱 **临时医嘱** □ 症状不缓解，进一步行腹部 CT、腹部平片、肺 CT 等 □ 或因其他疾病转相关科室，退出临床路径 □ 完成感染性腹泻临床路径，退出临床路径 □ 出院带药，告知使用方法 □ 门诊随诊
护理工作		
病情变异记录	□ 无 □ 有，原因： 1. 2.	□ 无 □ 有，原因： 1. 2.
护士签名		
医师签名		

第二章

上消化道出血临床路径释义

一、上消化道出血编码

1. 国家卫生和计划生育委员会原编码：

疾病名称及编码：上消化道出血（ICD-10：K92.204）

2. 修改编码：

疾病名称及编码：胃出血（ICD-10：K92.201）

　　　　　　　　残胃出血（ICD-10：K92.202）

　　　　　　　　十二指肠出血（ICD-10：K92.203）

　　　　　　　　急性上消化道出血（ICD-10：K92.207）

　　　　　　　　上消化道出血（ICD-10：K92.208）

二、临床路径检索方法

K92.201/K92.202/K92.203/K92.207/K92.208

三、上消化道出血临床路径标准住院流程

（一）适用对象

第一诊断为上消化道出血（ICD-10：K92.204）。

> **释义**
>
> ■ 适用对象编码参见第一部分。
>
> ■ 本临床路径的适用对象为上消化道出血，指的是屈氏韧带以上消化道疾患引起的出血，包括胆管、胰管以及胃空肠吻合术后吻合口附近疾病引起的出血。

（二）诊断依据

根据国际共识会议组对于非静脉曲张上消化出血治疗共识意见［Ann Intern Med，2010，152（2）：101-113、胃肠病学杂志译文，2010，15（6）：348-352］；《急性非静脉曲张性上消化道出血诊治指南（草案）》［中华消化内镜杂志，2009，26（9）：449-452］；《肝硬化门静脉高压食管胃底静脉曲张出血的防治共识》（2008，杭州）（内科理论与实践，2009，4：152-158）。

1. 有呕血和（或）黑便。

2. 有心悸、恶心、软弱无力或眩晕、昏厥和休克等表现。

3. 胃镜检查确诊为上消化道出血，且仅需药物治疗者。

> **释义**
>
> ■ 出现呕血和（或）黑便等症状，伴或不伴有周围循环衰竭的患者，急性上消化道出血诊断基本可以成立。胃镜检查不仅用于确诊，还可评估病情严重程度。
>
> ■ 通过评估症状、估计出血量、监测生命体征、检测血红蛋白和尿素氮动态变化，并综合考虑患者年龄、基础疾病及胃镜下表现，可对患者进行危险度分层（见下文）。
>
> ■ 本临床路径仅适用于药物治疗者，因急性出血而需要内镜或手术治疗者不属于本路径。

（三）治疗方案的选择

根据国际共识会议组对于非静脉曲张上消化出血治疗共识意见 [Ann Intern Med. 2010，152（2）：101-113；胃肠病学杂志译文. 2010，15（6）：348-52]；《急性非静脉曲张性上消化道出血诊治指南（草案）》[中华消化内镜杂志. 2009，26（9）449-52]；《肝硬化门静脉高压食管胃静脉曲张出血的防治共识》（2008，杭州）（内科理论与实践. 2009，4：152-158）。

1. 维持生命体征平稳，必要时输血。
2. 应用各种止血药物、抑酸药物。
3. 内镜等检查明确病因后，采取相应诊断病因的治疗（转出本路径，进入相应的临床路径）。

> **释义**
>
> ■ 在危险度分层的基础上，进行容量复苏并稳定生命体征是首要治疗。静脉质子泵抑制剂（PPI）是目前推荐的急性上消化道出血的首选药物，疗效优于 H_2 受体拮抗剂（H_2RA），常用的 H_2 受体拮抗剂针剂有法莫替丁、罗沙替丁等。
>
> ■ 止血药物虽然不是一线药物，但在我国基层医疗机构应用广泛，可酌情选用。注射用白眉蛇毒血凝酶与质子泵抑制剂联用，能提高上消化道出血治疗的止血率。内镜检查明确出血病因后，按各自疾病予以针对性治疗。

（四）标准住院日

3~4 日。

> **释义**
>
> ■ 做出上消化道出血拟诊后即收入院，具体诊疗措施包括评估临床表现、完善初步检查、通过容量复苏以稳定生命体征以及完成胃镜检查等几个环节，完成上述诊疗需 3~4 天。经胃镜检查确诊出血病因后，进入相应疾病的临床路径。

（五）进入路径标准

1. 第一诊断必须符合 ICD-10：K92.204 上消化道出血疾病编码。
2. 有呕鲜血、呕吐咖啡渣样物、黑便等表现，怀疑上消化道出血，同意胃镜检查且无胃镜禁忌者。

3. 当患者同时具有其他疾病诊断，但在住院期间不需要特殊处理，也不影响第一诊断的临床路径流程实施时，可以进入路径。

> **释义**
>
> ■本路径适用于有上消化道出血临床表现，且通过胃镜确诊的患者，否则不进入本路径。合并其他疾病但不影响本路径实施的患者，可按本路径给予诊治。

（六）住院期间检查项目

1. 必须的检查项目：
（1）血常规、尿常规、便常规+隐血。
（2）肝肾功能、电解质、血型、凝血功能、感染指标筛查（乙型肝炎病毒、丙型肝炎病毒，HIV，梅毒）。
（3）X线胸片、心电图、腹部超声。
（4）胃镜检查。
2. 根据患者病情可选择的检查项目：
（1）抗核抗体、ANCA等自身抗体检查。
（2）DIC相关检查。
（3）超声心动图。

> **释义**
>
> ■血、尿和粪便检查为临床常规化验。血常规中血红蛋白和红细胞比容下降可反映出血量，但在出血急性期可无明显变化，需要24~72小时才能真实体现出血量，因此强调动态观察该指标。出血伴血容量明显减少者，尿比重可有升高。粪便隐血阳性支持消化道出血的诊断，上消化道急性大出血时粪便常规中可有红细胞。
>
> ■检查血型、Rh因子以及感染指标，以备输血。筛查肝肾功能及凝血指标，有助于发现潜在的慢性肝病、肾脏及血液疾病。严重出血致循环衰竭者可有急性肾功能不全和电解质紊乱。尿素氮升高支持上消化道出血的诊断，出血停止后该指标逐渐下降。
>
> ■X线胸片、心电图和腹部超声为临床常规检查，用于评估有无合并心、肺、肝脏及胰胆疾病。
>
> ■胃镜检查是确诊上消化道出血的依据，也是本临床路径的要求。应同时在内镜下进行幽门螺杆菌感染相关检查（快速尿素酶或病理组织学）。

（七）治疗方案与药物选择

1. 根据年龄、基础疾病、出血量、生命体征和血红蛋白变化情况估计病情严重程度。
2. 建立快速静脉通道，补充血容量。
3. 对有活动性出血或出血量较大的患者，必要时应置入胃管。
4. 输血指征：
（1）收缩压<90mmHg，或较基础收缩压降低≥30mmHg，或心率>120次/分。

（2）血红蛋白<70g/L，高龄、有基础心脑血管疾病者输血指征可适当放宽。

5. 抑酸药物：

（1）质子泵抑制剂（PPI）是最重要的治疗药物，有利于止血和预防出血。

（2）H_2受体拮抗剂（H_2RA）仅用于出血量不大、病情稳定的患者。

6. 生长抑素和垂体后叶素：必要时选用。

7. 必要时可以选用止血药。

8. 内镜检查：

（1）系上消化道出血病因的关键检查，须争取在出血后24~48小时进行。

（2）应积极稳定循环和神志情况，为内镜治疗创造条件，检查过程中酌情监测心电、血压和血氧饱和度。

释义

■ 按照目前的指南和共识，有关急性非静脉曲张性上消化道出血的危险度分层见表1。

表1　急性非静脉曲张性上消化道出血危险度分层

分级	失血量 （ml）	血压 （mmHg）	心率 （次/分）	血红蛋白 （g/L）	症状	休克指数
轻度 中度 重度	<500 500~1000 >1500	基本正常 下降 收缩压 <80	正常 >100 >120	无变化 70~100 <70	头晕 口渴、晕厥 肢冷、少尿、 意识模糊	0.5 1.0 >1.5

注：休克指数=心率/收缩压

■ 建立静脉通路并补液以稳定循环，是最重要的基础治疗。

■ 上消化道出血需置入胃管的主要是出血量较大的患者。胃管的好处是有利于引流胃内血液，方便临床观察，减少误吸；但置入胃管过程中可诱发恶心、呕吐，可能加重出血，意识障碍者置入胃管可能误入气管，因此需小心操作。对于怀疑食管胃底静脉曲张破裂出血的患者，不建议置入胃管，在严重出血经药物治疗无效且没有内镜治疗条件时，可考虑置入三腔二囊管压迫止血。

■ 因出血而造成休克和（或）严重贫血者有可能从输血中获益。老龄患者对贫血的耐受力下降，输血指征可适当放宽。

■ 抑酸药可提高胃内 pH 值，稳定血凝块，有利于止血和预防再出血。PPI是上消化道出血的一线用药，主张早期、大剂量、静脉给药。H_2受体拮抗剂（H_2RA）止血效果不及PPI，但可抑制夜间基础胃酸分泌，对促进溃疡愈合有一定意义，如法莫替丁、罗沙替丁等，适用于出血量少、出血已止、病情稳定的患者。

■ 生长抑素可降低门脉压力，有利于止血。该药价格昂贵，适合门静脉高压所致上消化道出血。垂体后叶素通过收缩腹腔血管而止血，有基础心脑疾病的患者用药需警惕缺血并发症。

■ 止血药可根据病情和经验酌情选用，如注射用白眉蛇毒血凝酶，与质子泵抑制剂联用，能提高上消化道出血治疗的止血率。对于没有凝血功能障碍的患者，应用止血药须避免过量。

■ 内镜是上消化道出血最重要的检查和治疗手段。早期进行有利于尽早明确诊断。对于以下患者内镜操作需谨慎：①患者因大量出血而病情不稳定，处于高危状态时应先行复苏和支持治疗，待病情相对稳定后再实施内镜；②伴有严重心肺疾病的患者，应在血压、心率和血氧饱和度改善后再行操作。上述患者在内镜操作过程中应密切监测生命体征。

（八）出院标准

经内镜检查发现出血已经停止，但未明确出血病灶者，全身情况允许时可出院继续观察。
1. 生命体征平稳，尿量正常。
2. 恢复饮食，无再出血表现。

> 释义

> ■ 应根据内镜下表现判断患者再出血的风险，对于再出血风险较高的患者（Forrest Ⅱb 以上的病变），应予内镜下治疗。对于无临床再出血征象的患者，出院前无需再次复查内镜。

（九）变异及原因分析

1. 因内镜检查而造成并发症（例如穿孔、误吸），造成住院时间延长。
2. 因消化道出血而诱发其他系统病变（例如肾衰竭、缺血性心脏病），建议进入该疾病的相关途径。
3. 重要器官功能障碍、生命体征不稳定、休克、意识障碍等均属高危患者，在胃镜检查后可能需要特殊治疗手段。
4. 通过内镜检查已明确出血病因，转入相应临床路径。
5. 入院后 72 小时内不能行胃镜检查或患者拒绝胃镜检查者，应转出本路径。

> 释义

> ■ 本临床路径及释义有一定的适用范围，即胃镜确诊为上消化道出血且仅需要药物治疗的患者。无法行胃镜者不属于本路径。由于病情危重而需要其他治疗，或因内镜检查而造成并发症者，不属于本路径的适用对象。
> ■ 经胃镜检查而确诊为某一特定疾病的患者，可转入该疾病的相关路径。

四、上消化道出血（内科治疗）临床路径给药方案

【用药选择】

1. 静脉输液：尽早恢复血容量，预防和纠正低血容量性休克。常用液体包括生理盐水、平衡液、全血或其他血浆代用品。失血量较大（如减少 20% 血容量以上）时，可输入胶体扩容剂。根据出血程度确定扩容量和输注液体性质，维持血流动力学稳定并使血红蛋白水平维

持在 70~80g/L 以上。避免过度输血或输液。

2. 应用抑酸药:

(1) 质子泵抑制剂 (PPI):包括奥美拉唑、兰索拉唑、雷贝拉唑、泮托拉唑、埃索美拉唑等。是急性上消化道出血的首选药物。推荐大剂量 PPIs 治疗,如埃索美拉唑 80mg 静脉推注后,以 8mg/h 速度持续输注 72 小时,兰索拉唑 60mg 静脉推注后,以 6mg/h 速度持续输注 72 小时,雷贝拉唑 40mg 静脉推注后,以 4mg/h 速度持续输注 72 小时,适用于大量出血患者。常规剂量 PPIs 治疗,如埃索美拉唑 40mg、兰索拉唑 30mg、雷贝拉唑 20mg,静脉输注每 12 小时 1 次,实用性强,适于基层医院开展。

(2) H_2 受体拮抗剂 (H_2RA):循证医学证据表明,H_2RA 对上消化道出血的疗效不及 PPI,因此仅用于出血量不大、病情较稳定的患者。可选择法莫替丁 20mg,静脉滴注,2 次/天,或罗沙替丁 75mg,静脉滴注,2 次/天。

3. 生长抑素及其类似物:包括 14 肽生长抑素、8 肽生长抑素类似物 (奥曲肽)、伐普肽 (vapreotide) 等,可降低门脉压力,是肝硬化食管-胃底静脉曲张破裂出血的首选用药,也可用于其他原因导致的上消化道大出血。疗效和病死率与血管加压素大致相同,但不良反应更少、更轻微。14 肽生长抑素使用方法:首剂负荷量 250μg 快速静脉滴注后,持续进行 250μg/h 静脉滴注。奥曲肽通常使用方法:起始快速静脉滴注 50μg,之后以 50μg/h 持续静脉滴注。

4. 血管加压素及其类似物:包括垂体后叶素、血管加压素、特利加压素等。血管加压素收缩动脉血管的作用明显,不良反应较多,包括心脏和外周器官缺血、高血压、心律紊乱、肠缺血等。加用硝酸酯类药物可改善用药安全性及有效性,但联合用药的不良反应高于特利加压素、生长抑素及类似物。为减少不良反应,静脉持续使用最高剂量血管加压素的时间不应超过 24 小时。垂体后叶素的用法与血管加压素相同,小剂量开始,增加剂量至 0.2~0.4U/min 连续静脉泵入,最高可加至 0.8U/min;常联合静脉输入硝酸酯类药物,并保证收缩压>90mmHg。

5. 其他辅助应用药物:止血药可根据病情和经验酌情选用,可选择注射用白眉蛇毒血凝酶与质子泵抑制剂联用,提高上消化道出血治疗的止血率。

【药学提示】

1. 质子泵抑制剂 (PPI):用药相对安全,不良反应包括:①胃肠道反应,包括腹痛、腹胀、食欲减退、恶心、腹泻等;②皮肤损害,主要引起皮疹、皮肤瘙痒等症状;③神经内分泌系统,多出现头痛、头晕、口干、失眠、疲倦、嗜睡、乏力等;④少数患者可出现肝酶一过性增高,白细胞计数暂时性降低。

2. H_2 受体拮抗剂 (H_2RA):不良反应相对较少,少数患者可有皮肤损害、口干、头晕、失眠、便秘、腹泻、皮疹、面部潮红、白细胞减少。偶有轻度一过性转氨酶增高等。出血停止,病情稳定后可将静脉用药改为口服。

3. 血管加压素、垂体后叶素收缩血管的作用明显,导致脏器缺血和血压升高,诱发心绞痛,罹患冠心病、高血压、心力衰竭、动脉硬化者禁用。

4. 垂体后叶素中包含血管加压素和缩宫素 (即催产素),缩宫素刺激子宫平滑肌收缩,剂量大时可致子宫强制收缩。禁用于合并妊娠的静脉曲张出血患者。

5. 生长抑素类药物可以抑制生长激素、胰岛素、胰高血糖素等多种激素的分泌。在给药开始时可引起暂时性血糖下降,应用时应注意观察。

6. 生长抑素类药物禁用于妊娠期和哺乳期妇女。

【注意事项】

1. 质子泵抑制剂 (PPI) 长期用药可能造成骨质疏松症和肠道菌群紊乱。

2. 个别患者应用 H_2RA 可出现中枢神经系统不良反应，表现为躁狂、谵妄、抽搐、意识障碍等。

3. 与血管加压素和垂体后叶素不同，生长抑素与硝酸甘油联用不但不能加强疗效，反而会带来更多不良反应。临床上需注意不应联合应用这两类药物。

4. 血管加压素又名抗利尿激素，除了收缩小动脉的作用外，还增加肾小管和集合管对水分的重吸收，发挥抗利尿的作用。临床观察病情时应注意此类药物对尿量的影响。

五、推荐表单

（一）医师表单

上消化道出血临床路径医师表单

适用对象：第一诊断为上消化道出血的患者（ICD-10：K92.204）

患者姓名：		性别：　　年龄：　　门诊号：	住院号：
住院日期：　　年　月　日		出院日期：　　年　月　日	标准住院日：3~4 天

日期	住院第 1 天	住院第 2 天
主要诊疗工作	□ 询问病史及体格检查 □ 完成病历书写 □ 安排入院常规检查 □ 上级医师查房及病情评估 □ 根据病情决定是否输血 □ 签署输血、内镜和抢救同意书 □ 仍有活动性出血、无法控制者，须请相关科室（外科、放射科、ICU）会诊，必要时转入其他流程	□ 上级医师查房 □ 完成入院检查 □ 根据病情决定是否输血 □ 完成上级医师查房记录等病历书写 □ 完成内镜检查，必要时内镜下止血 □ 仍有活动性出血、无法控制者，须请相关科室（外科、放射科、ICU）会诊，必要时转入其他流程
重点医嘱	**长期医嘱** □ 内科护理常规 □ 一级/特级护理 □ 病重/病危 □ 禁食、禁水，记出入量 □ 静脉输液（方案视患者情况而定） □ 静脉抑酸药 **临时医嘱** □ 生长抑素/垂体后叶素（必要时） □ 抗菌药物（必要时） □ 止血药（必要时） □ 输血医嘱（必要时） □ 心电监护（必要时） □ 吸氧（必要时） □ 监测中心静脉压（必要时） □ 保留胃管记量（必要时） □ 血常规、尿常规、粪便常规+隐血 □ 肝肾功能、电解质、凝血功能、输血前检查（血型、Rh 因子，可经输血传播的常见病相关指标） □ X 线胸片、心电图、腹部超声 □ 胃镜检查前感染筛查项目 □ 建立静脉通路，必要时插中心静脉导管 □ 血气分析 □ 吸氧（必要时）	**长期医嘱** □ 内科护理常规 □ 一级/特级护理 □ 病重 □ 禁食、禁水，记出入量 □ 静脉输液（方案视患者情况而定） □ 静脉抑酸药 **临时医嘱** □ 抗菌药物（必要时） □ 止血药（必要时） □ 吸氧（必要时） □ 血常规、尿常规、粪便常规+隐血、肝肾功能、电解质、凝血功能 □ 输血医嘱（必要时） □ 保留胃管记量（必要时） □ 心电监护（必要时） □ 监测中心静脉（必要时） □ 胃镜检查，必要时内镜下止血

日期	住院第 1 天	住院第 2 天
病情 变异 记录	□无 □有，原因： 1. 2.	□无 □有，原因： 1. 2.
医师 签名		

日期	住院第 3~4 天（出院日）
主要诊疗工作	□ 已经完成内镜检查，病因已经明确，根据病因进入相关流程 □ 观察有无胃镜检查并发症 □ 上级医师查房，决定将患者转入其他疾病流程，制订后续诊治方案 □ 住院医师完成病程记录 □ 决定能否拔除胃管，允许患者进流食 □ 继续监测重要脏器功能 □ 仍有活动性出血、无法控制者，须请相关科室（外科、放射科、ICU）会诊，必要时转入其他流程
重点医嘱	**长期医嘱** □ 内科护理常规 □ 一级/特级护理 □ 病重 □ 静脉抑酸药 □ 既往用药 □ 开始进流食（出血已止者） □ 静脉输液（出血已止者可适当减少输液量） **临时医嘱** □ 针对上消化道出血的病因治疗（必要时） □ 止血药（必要时） □ 抗菌药物（必要时） □ 心电监护（必要时） □ 血常规、肝肾功能、电解质 □ 记 24 小时出入量 □ 上腹部 CT（必要时） □ 吸氧（必要时）
病情变异记录	□ 无　□ 有，原因： 1. 2.
医师签名	

（二）护士表单

上消化道出血临床路径护士表单

适用对象：第一诊断为上消化道出血的患者（ICD-10：K92.204）

患者姓名：	性别： 年龄： 门诊号：	住院号：
住院日期： 年 月 日	出院日期： 年 月 日	标准住院日：3~4 天

时间	住院第1天	住院第2天	住院第3~4天（出院日）
健康宣教	□ 入院宣教 　介绍主管医师、护士 　介绍环境、设施 　介绍住院注意事项 　介绍探视和陪护制度 　介绍贵重物品制度 □ 饮食宣教：禁食、禁水 □ 出入量宣教；留取标本宣教	□ 宣教用药知识 □ 宣教疾病知识 □ 宣教相关检查 □ 饮食宣教：禁食、禁水 □ 胃镜宣教（必要时） □ 主管护士与患者沟通，了解并指导心理应对	□ 出院宣教 　复查时间 　服药方法 　活动休息 　指导饮食 　指导办理出院手续
护理处置	□ 核对患者姓名，佩戴腕带 □ 建立入院护理病历 □ 协助患者留取各种标本 □ 吸氧（必要时） □ 遵医嘱给予抑酸、补液治疗	□ 协助医师完成各种检查前的相关化验 □ 吸氧（必要时） □ 遵医嘱给予静脉抑酸、补液治疗 □ 记录24小时出入量	□ 办理出院手续 　书写出院小结
基础护理	□ 一级/特级护理 □ 晨晚间护理 □ 排泄管理 □ 患者安全管理	□ 一级/特级护理 □ 晨晚间护理 □ 排泄管理 □ 患者安全管理	□ 二级护理 □ 晨晚间护理 □ 协助或指导进食、进水 □ 协助或指导活动；患者安全管理
专科护理	□ 病情观察 　生命体征及排泄物的观察 　腹部体征的观察 □ 遵医嘱给予抗菌药物（必要时） □ 遵医嘱给予止血药（必要时） □ 遵医嘱给予输血（必要时） □ 给予心电监护（必要时） □ 监测中心静脉压（必要时） □ 保留胃管记量（必要时） □ 填写跌倒及压疮防范表 □ 需要时，请家属陪护 □ 心理护理	□ 病情观察 　生命体征及排泄物的观察 　腹部体征的观察 □ 遵医嘱给予抗菌药物（必要时） □ 遵医嘱给予止血药（必要时） □ 遵医嘱给予输血（必要时） □ 给予心电监护（必要时） □ 监测中心静脉压（必要时） □ 保留胃管记量（必要时） □ 胃镜护理（必要时） □ 遵医嘱完成相关检查 □ 心理护理	□ 病情观察 　生命体征及排泄物的观察 　腹部体征的观察 □ 出院指导 □ 心理护理

续　表

时间	住院第1天	住院第2天	住院第3~4天（出院日）
重点 医嘱	□ 详见医嘱执行单	□ 详见医嘱执行单	□ 详见医嘱执行单
病情 变异 记录	□ 无　□ 有，原因： 1. 2.	□ 无　□ 有，原因： 1. 2.	□ 无　□ 有，原因： 1. 2.
护士 签名			

（三）患者表单

上消化道出血临床路径患者表单

适用对象：第一诊断为上消化道出血的患者（ICD-10：K92.204）

患者姓名：		性别：　　年龄：　　门诊号：		住院号：
住院日期：　　年　月　日		出院日期：　　年　月　日		标准住院日：3~4 天

时间	入院	住院第 2~3 天	住院第 3~4 天（出院日）
医患配合	□ 配合询问病史、收集资料，请务必详细告知既往史、用药史、过敏史 □ 配合进行体格检查 □ 有任何不适请告知医师	□ 配合完善各种检查及标本 □ 配合胃镜检查（必要时） □ 医师与患者及家属介绍病情及检查谈话、检查前签字 □ 配合医师摆好检查体位	□ 接受出院前指导 □ 知道复查程序 □ 获取出院诊断书
护患配合	□ 配合测量体温、脉搏、呼吸频率 3 次，血压、体重 1 次 □ 配合完成入院护理评估 □ 接受入院宣教（环境介绍、病室规定、订餐制度、贵重物品保管等） □ 配合执行探视和陪护制度 □ 有任何不适请告知护士	□ 配合测量体温、脉搏、呼吸频率 3 次，询问大便 1 次。记录 24 小时出入量 □ 接受抗菌药物治疗（必要时） □ 接受止血药治疗（必要时） □ 接受输血治疗（必要时） □ 接受心电监护治疗（必要时） □ 接受监测中心静脉压（必要时） □ 接受胃管记量（必要时） □ 接受生长抑素/垂体后叶素（必要时） □ 胃镜护理（必要时） □ 吸氧（必要时） □ 接受静脉抑酸、补液治疗 □ 有任何不适请告知护士	□ 接受出院宣教 □ 办理出院手续 □ 获取出院带药 □ 知道服药方法、作用、注意事项 □ 知道复印病历程序
饮食	□ 禁食、禁水	□ 禁食、禁水	□ 流食
排泄	□ 正常排尿便	□ 正常排尿便	□ 正常排尿便
活动	□ 正常活动	□ 正常活动	□ 正常活动

附：原表单（2011年版）

上消化道出血临床路径表单

适用对象：第一诊断为上消化道出血的患者（ICD-10：K92.204）

患者姓名：	性别： 年龄：	门诊号：	住院号：

住院日期： 年 月 日	出院日期： 年 月 日	标准住院日：3~4日

日期	住院第1天	住院第2天
主要诊疗工作	□ 询问病史及体格检查 □ 完成病历书写 □ 安排入院常规检查 □ 上级医师查房及病情评估 □ 根据病情决定是否输血 □ 签署输血、内镜和抢救同意书 □ 仍有活动性出血、无法控制者，须请相关科室（外科、放射科、ICU）会诊，必要时转入其他流程	□ 上级医师查房 □ 完成入院检查 □ 根据病情决定是否输血 □ 完成上级医师查房记录等病历书写 □ 完成内镜检查，必要时内镜下止血 □ 仍有活动性出血、无法控制者，须请相关科室（外科、放射科、ICU）会诊，必要时转入其他流程
重点医嘱	**长期医嘱** □ 内科护理常规 □ 一级/特级护理 □ 病重/病危 □ 禁食、禁水，记出入量 □ 静脉输液（方案视患者情况而定） □ 静脉抑酸药 **临时医嘱** □ 生长抑素/垂体后叶素（必要时） □ 抗菌药物（必要时） □ 止血药（必要时） □ 输血医嘱（必要时） □ 心电监护（必要时） □ 吸氧（必要时） □ 监测中心静脉压（必要时） □ 保留胃管记量（必要时） □ 血常规、尿常规、粪便常规+隐血 □ 肝肾功能、电解质、凝血功能、输血前检查（血型、Rh因子，可经输血传播的常见病相关指标） □ X线胸片、心电图、腹部超声 □ 胃镜检查前感染筛查项目 □ 建立静脉通路，必要时插中心静脉导管 □ 血气分析 □ 吸氧（必要时）	**长期医嘱** □ 内科护理常规 □ 一级/特级护理 □ 病重 □ 禁食、禁水，记出入量 □ 静脉输液（方案视患者情况而定） □ 静脉抑酸药 **临时医嘱** □ 抗菌药物（必要时） □ 止血药（必要时） □ 吸氧（必要时） □ 血常规、尿常规、粪便常规+隐血、肝肾功能、电解质、凝血功能 □ 输血医嘱（必要时） □ 保留胃管记量（必要时） □ 心电监护（必要时） □ 监测中心静脉（必要时） □ 胃镜检查，必要时内镜下止血
主要护理工作	□ 介绍病房环境、设施和设备 □ 入院护理评估	□ 宣教（消化道出血和胃镜检查的知识）

续 表

日期	住院第 1 天	住院第 2 天
病情 变异 记录	□无 □有，原因： 1. 2.	□无 □有，原因： 1. 2.
护士 签名		
医师 签名		

日期	住院第 3~4 天（出院日）
主要诊疗工作	☐ 已经完成内镜检查，病因已经明确，根据病因进入相关流程 ☐ 观察有无胃镜检查并发症 ☐ 上级医师查房，决定将患者转入其他疾病流程，制订后续诊治方案 ☐ 住院医师完成病程记录 ☐ 决定能否拔除胃管，允许患者进流食 ☐ 继续监测重要脏器功能 ☐ 仍有活动性出血、无法控制者，须请相关科室（外科、放射科、ICU）会诊，必要时转入其他流程
重点医嘱	**长期医嘱** ☐ 内科护理常规 ☐ 一级/特级护理 ☐ 病重 ☐ 静脉抑酸药 ☐ 既往用药 ☐ 开始进流食（出血已止者） ☐ 静脉输液（出血已止者可适当减少输液量） **临时医嘱** ☐ 针对上消化道出血的病因治疗（必要时） ☐ 止血药（必要时） ☐ 抗菌药物（必要时） ☐ 心电监护（必要时） ☐ 血常规、肝肾功能、电解质 ☐ 记 24 小时出入量 ☐ 上腹部 CT（必要时） ☐ 吸氧（必要时）
主要护理工作	☐ 观察患者病情变化 ☐ 心理与生活护理 ☐ 指导患者饮食
病情变异记录	☐ 无　☐ 有，原因： 1. 2.
护士签名	
医师签名	

第三章

胃溃疡合并出血（药物治疗）临床路径释义

一、胃溃疡出血编码

1. 国家卫生和计划生育委员会原编码：

疾病名称及编码：胃溃疡合并出血（ICD-10：K25.0/K25.4）

2. 修改编码：

疾病名称及编码：急性胃溃疡伴出血（ICD-10：K25.000）

　　　　　　　　迪厄拉富瓦溃疡（ICD-10：K25.001）

　　　　　　　　慢性胃溃疡伴有出血（ICD-10：K25.400）

　　　　　　　　幽门溃疡伴出血（ICD-10：K25.401）

二、临床路径检索方法

K25.000/K25.001/K25.400/K25.401

三、胃溃疡合并出血（药物治疗）临床路径标准住院流程

（一）适用对象

第一诊断为胃溃疡合并出血（药物治疗）（ICD-10：K25.0/K25.4）。

> **释义**
>
> ■ 适用对象编码参见第一部分。
>
> ■ 本路径适用对象为胃溃疡同时合并出血且临床诊断明确的患者，如单纯诊断为胃溃疡，未合并出血；或胃溃疡合并消化道大出血，内科药物治疗无效，需要外科、介入等干预；或合并其他并发症如消化道穿孔、梗阻和癌变等，需进入其他相应路径。

（二）诊断依据

根据《实用内科学（第13版）》（复旦大学上海医学院编著，人民卫生出版社，2009年）。

1. 慢性、周期性、规律性上腹疼痛。

2. 有呕血和（或）黑便。

3. 胃镜检查确诊为胃溃疡出血，且仅需药物治疗者。

> **释义**
>
> ■ 本路径的制订主要参考国内外权威参考书籍和诊疗指南。根据《Asia-Pacific working group consensus on non-variceal upper gastrointestinal bleeding：an update 2018》[Gut. 2018 Apr 24. pii：gutjnl-2018-316276]、《Diagnosis and management of nonvariceal upper gastrointestinal hemorrhage：European Society of Gastrointestinal Endoscopy

（ESGE) Guideline》［Endoscopy. 015；47（10）：a1-46］、《急性非静脉曲张性上消化道出血诊治指南（2015 年，南昌）》［中华消化内镜杂志，2015，32（12）：787-793］。

■ 病史和临床症状是诊断胃溃疡合并出血的初步依据，多数胃溃疡患者表现为典型的慢性周期性、规律性中上腹疼痛，可伴有胃灼热、上腹部灼热感、呕吐等症状，如出现呕血和（或）黑便，应警惕胃溃疡合并出血，患者还可伴有贫血、失血性周围循环衰竭和低热等表现。如胃镜检查见明确黏膜溃疡，结合临床消化道出血和（或）胃镜下溃疡合并出血征象（Forrest 分级），可以明确胃溃疡合并出血的诊断。根据内镜下消化性溃疡 Forrest 分级，活动性喷血（Ⅰa）、活动性渗血（Ⅰb）和裸露血管（Ⅱa）一般需要内镜下止血治疗，血痂冲洗不掉时（Ⅱb）也需要内镜下止血，这类患者需进入其他相应路径；临床及内镜评估（Ⅱc 和Ⅲ级）仅需药物治疗者可进入路径。

■ 内镜下活检，除外癌性溃疡患者。

（三）治疗方案的选择

根据《实用内科学（第 13 版）》（复旦大学上海医学院编著，人民卫生出版社，2009 年）。

1. 内科基本治疗（包括生活方式、饮食、避免应用致溃疡药物等）。

2. 药物治疗：抑酸治疗。

（1）质子泵抑制剂（PPI）是最重要的治疗药物，有利于止血和预防出血。

（2）对于出血量不大、病情相对平稳者，可使用 H_2 受体拮抗剂（H_2RA）。

3. 对症支持治疗：液体补充（晶体、胶体），必要时输血支持。

4. 内科保守治疗 24~72 小时评估病情，仍有活动性出血，根据情况必要时复查胃镜，如需内镜下止血、外科手术或介入治疗者，进入其他路径。

5. 出血停止可恢复饮食后，合并幽门螺杆菌感染者应予以根治，参见标准药物治疗。

> 释义

根据《Asia-Pacific working group consensus on non-variceal upper gastrointestinal bleeding：an update 2018》［Gut. 2018 Apr 24. pii：gutjnl-2018-316276］、《Diagnosis and management of nonvariceal upper gastrointestinal hemorrhage：European Society of Gastrointestinal Endoscopy（ESGE）Guideline》 ［Endoscopy. 2015；47（10）：a1-46］、《急性非静脉曲张性上消化道出血诊治指南（2015 年，南昌）》［中华消化内镜杂志，2015，32（12）：787-793］。

■ 确诊胃溃疡合并出血后应立即开始综合性治疗，包括内科基本治疗、药物治疗、对症支持治疗及出血停止后的病因治疗，目的在于消除病因、缓解临床症状、促进溃疡愈合、防止溃疡复发和减少并发症的发生。

■ 内科一般治疗包括在出血期注意休息，少活动，根据出血情况可能需要暂时禁食或少渣半流食；出血停止后胃溃疡的一般治疗包括调整生活方式（避免劳累和精神紧张），注意饮食（戒烟戒酒，少食多餐，规律饮食，避免咖啡、浓茶、辛辣等刺激性食物），避免使用可诱发溃疡病的药物（如非甾体抗炎药、肾上腺糖皮质激素等），慎重使用抗凝抗血小板药物（如阿司匹林、华法林等）。

■ 治疗胃溃疡合并出血最主要的药物是质子泵抑制剂（PPI），能有效降低胃酸，利于有效止血和预防出血，PPI可静脉或口服，具体治疗方案参见"（七）选择用药"。对于病情稳定、出血量不大的患者或在医疗条件有限的单位，也可使用H_2RA来治疗，如法莫替丁、罗沙替丁等。

■ 对于有循环血容量不足表现的患者，需要及时建立通畅的静脉补液通道，予以补充晶体和胶体，保证有效循环血容量和重要脏器灌注。如血红蛋白<70g/L，予以输血［红细胞悬液和（或）血浆］支持。

■ 密切观察病情，对是否存在活动性出血进行再评估至关重要，在内科保守治疗24~72小时期间，需要观察患者是否有继续呕血、黑便表现，血流动力学是否稳定，血红蛋白、红细胞比容是否进行性下降，血尿素氮是否进行性升高，从临床上评估是否存在活动性出血；如考虑存在活动性出血，需要复查胃镜，进行内镜下止血或介入栓塞、外科手术等干预，这部分患者需退出本路径，进入其他路径。

■ 在出血停止并恢复饮食后，予以针对胃溃疡的病因治疗，合并幽门螺杆菌感染者，予以幽门螺杆菌根除，参见"（七）药物治疗方案"。

（四）标准住院日

10~12日。

> **释义**
>
> ■ 考虑胃溃疡合并出血的患者进入路径，入院后予以禁食禁水、抑酸、补液、支持治疗，监测生命体征及是否存在活动性出血的征象，第3~4天进行病情再评估，必要时复查胃镜。第5~7天开始恢复饮食，继续抑酸治疗，并注意是否有出血征象的出现或加重，第8~9天进一步恢复饮食，总住院时间不超过10~12天。

（五）进入路径标准

1. 第一诊断必须符合ICD-10：K25.0/K25.4胃溃疡合并出血疾病编码。
2. 当患者同时具有其他疾病诊断，但在住院期间不需要特殊处理，也不影响第一诊断的临床路径流程实施时，可以进入路径。

> **释义**
>
> ■ 进入本路径的患者为第一诊断为胃溃疡合并出血，入院评估仅需要药物治疗者。
>
> ■ 入院后常规检查如发现有基础疾病，如高血压、冠状动脉粥样硬化性心脏病、糖尿病、肝肾功能不全等，经系统评估后对溃疡病诊断治疗无特殊影响者，可继续进入路径。但可能增加医疗费用，延长住院时间。

（六）住院期间检查项目

1. 必须的检查项目：

（1）血常规，血型及 Rh 因子。

（2）尿常规。

（3）便常规+隐血。

（4）肝肾功能、电解质、血糖。

（5）感染指标筛查（乙型肝炎、丙型肝炎，艾滋病，梅毒）。

（6）凝血功能。

（7）胃镜检查、黏膜活检病理学检查、幽门螺杆菌检测。

2. 根据患者情况可选择的检查项目：

（1）心电图。

（2）X 线胸片及立位腹平片。

（3）腹部超声或 CT。

（4）血淀粉酶、脂肪酶。

（5）必要时复查胃镜检查及黏膜活检。

（6）肿瘤指标筛查 CEA、CA724 等。

> **释义**
>
> ■ 血常规、尿常规、便常规+隐血是最基本的三大常规检查，进入路径的患者均需完成。肝肾功能、电解质、血糖、凝血功能、心电图、X 线胸片可评估有无基础疾病，疾病是否造成其他脏器受累，是否影响住院时间、费用及其治疗预后；动态观察血红蛋白、血细胞比容、血尿素氮及便隐血变化，可以从实验室检查方面协助判断出血是否停止以及是否有活动性出血；血型、Rh 因子、感染性疾病筛查用于胃镜检查前和输血前准备；胃溃疡患者行胃镜检查时在条件允许下（评估出血风险）应行黏膜活检，鉴别良恶性溃疡，并行幽门螺杆菌检测，有助于指导后续治疗。
>
> ■ 本病需与其他引起上腹痛合并上消化道出血的疾病相鉴别，如怀疑肝硬化食管-胃底静脉曲张破裂出血，除检查血常规、肝功能外，应行腹部超声、CT 或 MRI 辅助诊断有无基础肝病，行胃镜检查时明确出血病因；如怀疑胰腺胆道疾病引起腹痛合并出血，可行血淀粉酶/脂肪酶以及腹部 CT、MRI 检查；血管性病变致上消化道出血行腹部 CTA 有助于诊断；难治性、多发性、胃大部切除后迅速复发或伴有腹泻的消化性溃疡，需要考虑胃泌素瘤的可能，血清胃泌素检测有助于定性诊断，腹部影像学有助于定位诊断；血清肿瘤标志物 CEA、CA199、CA724 等，可协助良、恶性溃疡的鉴别。

（七）选择用药

1. 抑酸药物：总疗程 6~8 周。活动性出血期：PPI 类药物，静脉滴注，bid 或静脉泵入。出血停止后：PPI 类药物，口服，bid。

2. 其他治疗：止血药、肾上腺素、生长抑素等。

3. 合并幽门螺杆菌感染者，根除幽门螺杆菌，疗程 10~14 天。PPI+阿莫西林或克拉霉素或甲硝唑/替硝唑中的两种（使用阿莫西林前需明确无青霉素过敏）。

4. 黏膜保护剂。

> **释义**
>
> ■ 质子泵抑制剂（PPI）是治疗酸相关疾病的有效药物，其抑酸作用强，特异性高，持续时间长。在胃溃疡合并出血的患者中应用PPI，一方面利用了其抑制胃酸分泌有助于溃疡愈合的机制，另一方面PPI类药物使胃内pH升高，可抑制血小板解聚，促进血液凝固，有助于止血和预防再出血。对于大出血患者，推荐使用大剂量PPI，如埃索美拉唑80mg静脉推注后，以8mg/h速度持续输注72小时；常规剂量PPI的治疗，推荐埃索美拉唑（或奥美拉唑）40mg静脉输注，每12小时1次。患者病情稳定，无活动性出血，恢复进食水后可逐渐过渡为口服PPI 20~40mg，每日2次，使用PPI治疗胃溃疡的总疗程为6~8周。
>
> ■ PPI药物的抑酸止血效果明显强于H_2RA，对于出血量小、医疗条件受限的单位，可考虑使用H_2RA，否则仍推荐首选PPI药物。但H_2RA药物如法莫替丁、罗沙替丁等，可以有效地抑制夜间基础胃酸分泌，对促进溃疡愈合有一定意义。
>
> ■ 止血药物对于胃溃疡合并出血的疗效尚未证实，不推荐作为一线药物使用；如合并消化道大出血，单纯使用PPI类药物效果不佳者，或合并有凝血功能障碍者，可考虑合并应用止血药物，如注射用尖吻蝮蛇血凝酶。
>
> ■ 胃溃疡出血停止后针对病因的治疗至关重要，幽门螺杆菌（Hp）感染是消化性溃疡的主要病因之一，胃溃疡患者Hp感染率为80%~90%，胃溃疡合并Hp感染者应予以根除Hp治疗。根除Hp的治疗方案包括两种抗菌药物+PPI的三联疗法，或加用铋剂的四联疗法，疗程7天、10天或14天，为提高根除率，尽可能应用四联疗法，疗程可应用10天或14天。在停用抗Hp治疗4周后，应行^{13}C或^{14}C-尿素呼气试验以明确是否达到Hp根除。
>
> ■ 胃黏膜保护剂可以附着于溃疡表面，阻止胃酸、胃蛋白酶等对溃疡的进一步刺激，利于黏膜上皮的再生，有助于溃疡的愈合。
>
> ■ 以下患者应考虑输血治疗：①收缩压<90mmHg，或基础收缩压降低≥30mmHg；②血红蛋白<70g/L，高龄、长期居住于高原、有基础心脑血管疾病者输血指征可适当放宽；③心率>120次/分。

（八）出院标准

1. 腹痛减轻或消失。
2. 血红蛋白浓度稳定，便隐血阴性。
3. 基本恢复正常饮食。

> **释义**
>
> ■ 患者出院前临床症状应缓解或消失，无明显腹痛，呕血和（或）黑便停止，复查血红蛋白稳定，粪便隐血转阴，在院恢复饮食后无病情反复，出院时能基本恢复饮食，药物治疗过渡为口服药物，且无明显药物不良反应。

（九）变异及原因分析

1. 消化道出血内科保守治疗无效，需内镜、介入或外科治疗。
2. 活检病理不除外恶变，转外科手术。

3. 患者拒绝出院。

4. 根据年龄、基础疾病、出血量、生命体征和血红蛋白变化情况估计病情严重程度。对于生命体征不稳定、休克、意识障碍、血红蛋白降至 70g/L 以下的高危患者，应转其他路径。

5. 因消化道出血而诱发其他系统病变，例如吸入性肺炎、肾功能衰竭、缺血性心脏病等，建议进入相关疾病的临床路径。

6. 收治胃溃疡出血的医院应具备：设施完备的内镜室和有经验的内镜医师；可提供 24 小时服务的血库；具备中心静脉插管和气管插管技术的急救人员。

> **释义**
>
> ■ 胃溃疡合并出血患者经药物治疗无效，仍有活动性出血，需要进一步止血治疗（包括内镜下止血、介入栓塞或手术治疗），需要转入其他相应路径继续治疗。
>
> ■ 胃溃疡患者内镜检查时如条件允许均应行黏膜组织活检，如病理提示恶性溃疡，需要外科进一步干预，进入其他路径。
>
> ■ 患者诊治过程中依从性差，不配合治疗者退出路径。因患者方面的主观原因导致执行路径出现变异，需医师在表单中予以说明。
>
> ■ 胃溃疡合并大出血者，多伴有血流动力学不稳定，除基本药物治疗外，多需要输血、监护等重症支持，这类患者应转入其他路径继续治疗。
>
> ■ 消化道出血可引起其他系统改变，尤其是年老体弱、合并基础疾病者，这类患者往往是高危患者，需要密切监护，当合并有缺血性心脏病、肝肾衰竭、吸入性肺炎等，需要转入相应路径。另外这类患者住院时间长、住院费用高，预后亦不佳。
>
> ■ 接诊胃溃疡出血的医疗机构，应当具备相应的条件（如设施完备的消化内镜中心，有经验的内镜医师；抑酸止血药物；抢救设施；血库），如接诊单位无条件处理这类患者，应及时转诊至上级医院。

四、胃溃疡合并出血（药物治疗）临床路径给药方案

【用药选择】

1. 在保证有效循环血容量的前提下，即充分补液输血等支持治疗，抑酸是胃溃疡合并出血的最基本最重要的治疗。抑制胃酸有利于溃疡愈合，提高胃内 pH 值，抑制血小板解聚，促进血液凝固，有利于止血和预防再出血。抑制胃酸的药物包括：

（1）质子泵抑制剂（PPI）：PPI 是公认有效的抑制胃酸分泌，提高胃内 pH 值的药物，是治疗胃溃疡合并出血的首选药物。常用的 PPI 药物包括奥美拉唑、埃索美拉唑、泮托拉唑、雷贝拉唑、兰索拉唑等，胃溃疡合并大出血急性期，推荐大剂量使用 PPI，如奥美拉唑或埃索美拉唑 80mg 静脉推注后，以 8mg/h 速度持续输注 48~72 小时，至出血稳定，继续予常规剂量 PPI 治疗，即奥美拉唑或埃索美拉唑 40mg 静脉输注，每日 2 次，病情平稳后改为口服 PPI 20~40mg，每日 2 次，总疗程 6~8 周。

（2）H_2 受体拮抗剂（H_2RA）：H_2RA，如法莫替丁、罗沙替丁等，抑酸效果较 PPI 弱，对于病情相对平稳或维持治疗时可考虑使用。如法莫替丁 20mg 静脉滴注，每日 1 次或罗沙替丁 75mg 静脉滴注，每日 2 次。

2. 在出现消化道大出血，单纯应用 PPI 效果欠佳时，可考虑合用其他止血药物，但疗效未证实，不作为首选一线治疗。可予去甲肾上腺素 8mg 加冰盐水 100ml 或凝血酶，分次口服或胃管入，直接作用于出血部位，有利于止血。

3. 病因治疗中幽门螺杆菌的根除至关重要，有利于溃疡愈合并防止复发。根据 2016 年 12 月我国浙江杭州《第五次全国幽门螺杆菌感染处理共识报告》，根除幽门螺杆菌方案推荐铋剂+PPI+两种抗菌药物组成的四联疗法，疗程推荐 14 天，抗菌药物的组合方案为：①阿莫西林+克拉霉素；②阿莫西林+左氧氟沙星；③阿莫西林 + 呋喃唑酮；④四环素+甲硝唑；⑤四环素+呋喃唑酮；⑥阿莫西林+甲硝唑；⑦阿莫西林+四环素。青霉素过敏者推荐的抗菌药物组成方案为：①克拉霉素+左氧氟沙星；②克拉霉素+呋喃唑酮；③四环素+甲硝唑或呋喃唑酮；④克拉霉素+甲硝唑；⑤四环素+甲硝唑；⑥四环素+呋喃唑酮。

【药学提示】

1. 近年来质子泵抑制剂的应用越来越广泛，使用时需要注意药物不良反应，包括胃肠道症状（腹痛、腹胀、腹泻、恶心等），皮疹，皮肤瘙痒，一过性肝酶升高等；长期应用需要警惕骨折和低镁血症风险。

2. 氯吡格雷是一种抗凝血药，主要用于心脏病史患者预防新的心脏事件的发生，但目前研究发现某些 PPI 会降低氯吡格雷的疗效，使患者血栓事件发生的概率增加，以奥美拉唑的抑制作用最明显。如使用氯吡格雷的患者必须使用 PPI 时，应考虑不会产生强烈相互作用的药物，如雷贝拉唑、泮托拉唑。

3. 胃溃疡和幽门螺杆菌根除的治疗强调患者用药要足量足疗程，以免出现病情复发。

【注意事项】

1. PPI 对胃恶性病变引起的症状同样有较好的疗效，因此需要除外恶性病变的可能性。

2. 奥美拉唑在 0.9%氯化钠溶液中比 5%葡萄糖溶液更稳定，最好选用 0.9%氯化钠来配制静脉输注的奥美拉唑溶液，且 0.9%氯化钠输液体积以 100ml 为宜；奥美拉唑溶液应单独使用，不应添加其他药物。

五、推荐表单

(一) 医师表单

胃溃疡合并出血 (药物治疗) 临床路径医师表单

适用对象: 第一诊断为胃溃疡合并出血 (ICD-10: K25.0/K25.4) (药物治疗者)

患者姓名:	性别: 年龄: 门诊号:	住院号:
住院日期: 年 月 日	出院日期: 年 月 日	标准住院日: 10~12 天

时间	住院第 1 天	住院第 2 天	住院第 3~4 天
主要诊疗工作	□ 完成询问病史及系统体格检查; 完成住院病历和首次病程记录 □ 完成入院检查 □ 评估病情轻重, 注意消化道出血量及速度 □ 禁食、抑酸、补液治疗, 必要时可使用生长抑素, 出血量大时可输血支持	□ 上级医师查房 □ 明确下一步诊疗计划 □ 完成上级医师查房记录 □ 监测粪便颜色及便隐血、血红蛋白、血清尿素氮, 注意生命体征及腹部体征, 警惕活动性出血 □ 如有活动性大出血, 考虑请相应科室会诊, 或转出路径	□ 观察腹部症状及体征, 血红蛋白及粪便隐血变化 □ 上级医师查房, 完成查房记录 □ 进行治疗评估, 仍有活动性出血, 保守治疗无法控制, 可考虑复查胃镜, 请相关科室 (外科、介入科、ICU) 会诊, 必要时转入其他路径 □ 若出血停止, 可逐步恢复饮食, 若合并幽门螺杆菌感染可予以根治
重点医嘱	**长期医嘱** □ 内科护理常规 □ 一级/特级护理 □ 禁食, 病重/病危 □ 记 24 小时出入量 □ 保留胃管记量 (必要时) □ PPI 类药物 (静脉) □ 静脉补液及对症治疗 **临时医嘱** □ 心电、血氧、血压监护 □ 监测中心静脉压 (必要时) □ 冰盐水+去甲肾上腺素或凝血酶灌胃 (必要时) □ 生长抑素泵入 (必要时) □ 血常规、血型、Rh 因子 □ 尿常规, 粪便常规+隐血 □ 肝肾功能、电解质、血糖 □ 感染指标、肿瘤指标筛查 □ 凝血功能; 心电图、X 线胸片及立位腹平片、腹部超声	**长期医嘱** □ 内科护理常规 □ 一级/特级护理 □ 禁食, 病重/病危 □ 记 24 小时出入量 □ 保留胃管记量 (必要时) □ PPI 类药物 (静脉) □ 静脉补液及对症治疗 **临时医嘱** □ 心电、血氧、血压监护 (必要时) □ 监测中心静脉压 (必要时) □ 生长抑素静脉泵入 (必要时) □ 血常规 □ 粪便常规+隐血 □ 肝肾功能、电解质	**长期医嘱** □ 内科护理常规 □ 二级护理 □ 流食 □ 伴幽门螺杆菌感染者口服药物根治幽门螺杆菌 □ 不伴幽门螺杆菌感染者应用 PPI 类药物 (静脉或口服) □ 胃黏膜保护剂 **临时医嘱** □ 血常规 □ 粪便常规+隐血 □ 肝肾功能、电解质 □ 复查胃镜 (必要时)

时间	住院第 1 天	住院第 2 天	住院第 3~4 天
病情 变异 记录	□无　□有，原因： 1. 2.	□无　□有，原因： 1. 2.	□无　□有，原因： 1. 2.
医师 签名			

时间	住院第5~7天	住院第8~9天	住院第10~12天（出院日）
主要诊疗工作	□ 观察腹部体征、监测血红蛋白和便隐血 □ 观察药物疗效和不良反应 □ 上级医师查房及诊疗评估 □ 完成查房记录 □ 对患者饮食、坚持治疗和预防复发等方面进行宣教	□ 逐步恢复饮食，继续用药，观察腹部症状体征及粪便情况 □ 等待胃镜黏膜活检结果 □ 上级医师查房及诊疗评估 □ 完成查房记录	如果患者可以出院 □ 通知出院处 □ 通知患者及家属明日出院 □ 向患者及家属交代出院后注意事项，如坚持服药、复诊时间、发生紧急情况处理等 □ 交代药物治疗疗程及观察事宜 □ 合并幽门螺杆菌感染者停用PPI及抗菌药物1个月复查^{14}C呼气试验，明确幽门螺杆菌是否已根除，必要时复查胃镜 □ 完成出院记录、出院证明书、病案首页等，并将出院记录的副本交给患者 □ 准备出院带药 如果患者不能出院 □ 在病程记录中说明原因和继续治疗的方案，必要时转入其他路径
重点医嘱	长期医嘱 □ 内科护理常规 □ 二级护理 □ 半流食 □ 药物治疗同前（PPI口服） 临时医嘱 □ 血常规 □ 便常规+隐血	长期医嘱 □ 内科护理常规 □ 二级护理 □ 软食 □ 药物治疗同前	出院医嘱 □ 今日出院 □ 出院带药：参见"（七）选择用药" □ 抑酸治疗6~8周，合并幽门螺杆菌感染者抗幽门螺杆菌治疗10~14天 □ 门诊随诊
病情变异记录	□ 无 □ 有，原因： 1. 2.	□ 无 □ 有，原因： 1. 2.	□ 无 □ 有，原因： 1. 2.
医师签名			

（二）护士表单

胃溃疡合并出血（药物治疗）临床路径护士表单

适用对象：第一诊断为胃溃疡合并出血（ICD-10：K25.0/K25.4）（药物治疗者）

患者姓名：	性别：　年龄：　门诊号：	住院号：
住院日期：　　年　月　日	出院日期：　　年　月　日	标准住院日：10~12 天

时间	住院第 1 天	住院第 2 天	住院第 3~4 天
健康宣教	□ 入院宣教 　介绍主管医师、护士 　介绍环境、设施 　介绍住院注意事项 　介绍探视和陪护制度 　介绍贵重物品制度 □ 饮食宣教：禁食 □ 出入量宣教 □ 留取标本的宣教	□ 宣教用药知识 □ 宣教疾病知识 □ 宣教相关检查 □ 饮食宣教：禁食 □ 主管护士与患者沟通，了解并指导心理应对	□ 宣教用药知识 □ 宣教疾病知识 □ 宣教相关检查 □ 饮食宣教：禁食 □ 主管护士与患者沟通，了解并指导心理应对 □ 胃镜检查相关宣教（必要时） 　告知饮食、体位要求 　告知胃镜检查后需禁食 2~4 小时
护理处置	□ 核对患者姓名，佩戴腕带 □ 建立入院护理病历 □ 协助患者留取各种标本 □ 记录 24 小时出入量，测量体重 □ 遵医嘱给予静脉抑酸、止血、补液治疗	□ 协助患者留取各种标本 □ 记录 24 小时出入量 □ 遵医嘱给予静脉抑酸、止血、补液治疗	□ 协助患者留取各种标本 □ 记录 24 小时出入量 □ 遵医嘱给予静脉抑酸、止血、补液治疗和（或）口服根治 Hp □ 送患者至内镜中心（必要时） 　核对患者资料及带药 　接患者；核对患者及资料
基础护理	□ 一级/特级护理 □ 晨晚间护理 □ 排泄管理 □ 患者安全管理	□ 一级/特级护理 □ 晨晚间护理 □ 排泄管理 □ 患者安全管理	□ 二级/一级护理 □ 晨晚间护理 □ 患者安全管理
专科护理	□ 病情观察 　生命体征、排泄物、腹部体征的观察 □ 保留胃管记录（必要时） □ 心电、血氧、血压监护 □ 监测中心静脉压（必要时） □ 冰盐水+去甲肾上腺素或凝血酶灌胃（必要时） □ 生长抑素静脉泵入（必要时） □ 需要时填写跌倒及压疮防范表 □ 心理护理	□ 病情观察 　生命体征、排泄物、腹部体征的观察 □ 保留胃管记录（必要时） □ 心电、血氧、血压监护（必要时） □ 监测中心静脉压（必要时） □ 冰盐水+去甲肾上腺素或凝血酶灌胃（必要时） □ 生长抑素静脉泵入（必要时） □ 心理护理	□ 病情观察 　生命体征、排泄物、腹部体征的观察 □ 胃镜的相关护理（必要时） □ 心理护理

续　表

时间	住院第 1 天	住院第 2 天	住院第 3~4 天
重点 医嘱	□ 详见医嘱执行单	□ 详见医嘱执行单	□ 详见医嘱执行单
病情 变异 记录	□无　□有，原因： 1. 2.	□无　□有，原因： 1. 2.	□无　□有，原因： 1. 2.
护士 签名			

时间	住院第 5~7 天	住院第 8~9 天	住院第 10~12 天（出院日）
健康宣教	□ 宣教用药知识 □ 宣教疾病知识 □ 宣教相关检查 □ 饮食宣教：半流食 □ 主管护士与患者沟通，了解并指导心理应对	□ 宣教用药知识 □ 宣教疾病知识 □ 宣教相关检查 □ 饮食宣教：软食 □ 主管护士与患者沟通，了解并指导心理应对	□ 出院宣教 　复查时间 　服药方法 　活动休息 　指导饮食 　指导办理出院手续
护理处置	□ 协助患者留取各种标本 □ 记录 24 小时出入量 □ 遵医嘱给予口服抑酸药（PPI）	□ 协助患者留取各种标本 □ 记录 24 小时出入量 □ 遵医嘱给予口服抑酸药（PPI）	□ 办理出院手续 　书写出院小结
基础护理	□ 二级护理 □ 晨晚间护理 □ 排泄管理 □ 患者安全管理	□ 二级护理 □ 晨晚间护理 □ 排泄管理 □ 患者安全管理	□ 二级护理 □ 晨晚间护理 □ 排泄管理 □ 患者安全管理
专科护理	□ 病情观察 　生命体征、排泄物、腹部体征的观察 □ 心理护理	□ 病情观察 　生命体征、排泄物、腹部体征的观察 □ 心理护理	□ 病情观察 　生命体征、排泄物、腹部体征的观察 □ 心理护理 □ 专科出院指导
重点医嘱	□ 详见医嘱执行单	□ 详见医嘱执行单	□ 详见医嘱执行单
病情变异记录	□ 无　□ 有，原因： 1. 2.	□ 无　□ 有，原因： 1. 2.	□ 无　□ 有，原因： 1. 2.
护士签名			

（三）患者表单

胃溃疡合并出血（药物治疗）临床路径患者表单

适用对象：第一诊断为胃溃疡合并出血（ICD-10：K25.0/K25.4）（药物治疗者）

患者姓名：	性别： 年龄： 门诊号：	住院号：
住院日期： 年 月 日	出院日期： 年 月 日	标准住院日：10~12 天

时间	住院第 1 天	住院第 2 天	住院第 3~4 天
医患配合	□ 配合询问病史、收集资料，请务必详细告知既往史、用药史、过敏史 □ 配合进行体格检查 □ 有任何不适请告知医师	□ 配合完成医师查房 □ 配合完善相关检查、化验 □ 有任何不适请告知医师	□ 配合完成医师查房 □ 配合完善相关检查、化验 □ 配合胃镜检查（必要时） □ 有任何不适请告知医师
护患配合	□ 配合测量体温、脉搏、呼吸频率 3 次，血压、体重 1 次 □ 配合完成入院护理评估（简单询问病史、过敏史、用药史） □ 接受入院宣教（环境介绍、病室规定、订餐制度、贵重物品保管等） □ 配合执行探视和陪护制度 □ 有任何不适请告知护士	□ 配合测量体温、脉搏、呼吸频率 3 次，询问粪便 1 次。记录 24 小时出入量 □ 接受相关检查、化验宣教 □ 接受饮食宣教 □ 接受药物宣教 □ 接受静脉输液等治疗 □ 接受保留胃管记录（必要时） □ 接受心电、血氧、血压监护（必要时） □ 接受监测中心静脉压（必要时） □ 接受冰盐水+去甲肾上腺素或凝血酶灌胃（必要时） □ 接受生长抑素静脉泵入（必要时） □ 配合执行探视和陪护制度 □ 有任何不适请告知护士	□ 配合测量体温、脉搏、呼吸频率 1 次，询问粪便 1 次。记录 24 小时出入量 □ 接受相关检查、化验宣教 □ 接受饮食宣教 □ 接受药物宣教 □ 接受静脉输液、口服药物等治疗 □ 接受胃镜相关护理（必要时） □ 配合执行探视和陪护制度 □ 有任何不适请告知护士
饮食	□ 禁食	□ 禁食	□ 流食 □ 胃镜检查前禁食、禁水（必要时） □ 胃镜检查后，根据医嘱 2 小时后试饮水，无恶心呕吐进少量流食或者半流食（必要时）
排泄	□ 正常排尿便	□ 正常排尿便	□ 正常排尿便
活动	□ 正常适度活动，避免疲劳	□ 正常适度活动，避免疲劳	□ 正常适度活动，避免疲劳

时间	住院第 5~7 天	住院第 8~9 天	住院第 10~12 天（出院日）
医患配合	□ 配合完成医师查房 □ 配合完善相关检查、化验 □ 有任何不适请告知医师	□ 配合完成医师查房 □ 配合完善相关检查、化验 □ 等待胃镜黏膜活检结果 □ 有任何不适请告知医师	□ 接受出院前指导 □ 知道复查程序 □ 获取出院诊断书
护患配合	□ 配合测量体温、脉搏、呼吸频率 1 次，询问大便 1 次，记录 24 小时出入量 □ 接受相关检查、化验宣教 □ 接受饮食宣教 □ 接受药物宣教 □ 接受口服药物等治疗 □ 配合执行陪护和探视制度 □ 有任何不适请告知护士	□ 配合测量体温、脉搏、呼吸频率 1 次，询问大便 1 次，记录 24 小时出入量 □ 接受相关检查、化验宣教 □ 接受饮食宣教 □ 接受药物宣教 □ 接受口服药物等治疗 □ 配合执行陪护和探视制度 □ 有任何不适请告知护士	□ 接受出院宣教 □ 办理出院手续 □ 获取出院带药 □ 知道服药方法、作用、注意事项 □ 知道复印病历程序
饮食	□ 半流食	□ 软食	□ 遵医嘱
排泄	□ 正常排尿便	□ 正常排尿便	□ 正常排尿便
活动	□ 正常适度活动，避免疲劳	□ 正常适度活动，避免疲劳	□ 正常适度活动，避免疲劳

附：原表单（2011 年版）

胃溃疡合并出血（药物治疗）临床路径表单

适用对象：第一诊断为胃溃疡合并出血（ICD-10：K25.0/K25.4）

患者姓名：	性别：	年龄：	门诊号：	住院号：
住院日期： 年 月 日	出院日期： 年 月 日		标准住院日：10~12 天	

日期	住院第 1 天
主要诊疗工作	□ 完成询问病史及系统体格检查 □ 完成住院病历和首次病程记录 □ 完善入院检查 □ 评估病情轻重，注意消化道出血量及速度，有休克者监测生命体征 □ 禁食、抑酸、补液治疗，必要时可使用生长抑素，出血量大时可输血支持
重点医嘱	**长期医嘱** □ 内科护理常规 □ 一级/特级护理 □ 病重/病危 □ 禁食 □ 记 24 小时出入量 □ 保留胃管记量（必要时） □ PPI 类药物 □ 静脉补液（视患者情况定） □ 对症治疗 **临时医嘱** □ 可冰盐水+去甲肾上腺素或凝血酶灌胃 □ 生长抑素静脉泵入（必要时） □ 血常规、血型、Rh 因子 □ 尿常规 □ 粪便常规＋隐血 □ 肝肾功能、电解质、血糖 □ 肿瘤指标筛查 □ 感染指标筛查 □ 凝血功能 □ 心电图、X 线胸片及立位腹平片、腹部超声 □ 输血医嘱（必要时） □ 心电监护（必要时） □ 监测中心静脉压（必要时） □ 心电监护（必要时） □ 止血药（必要时）
主要护理工作	□ 协助患者及家属办理入院手续，进行入院宣教（环境、设施、人员等） □ 入院护理评估：一级护理 □ 静脉抽血

续　表

日期	住院第 1 天
病情 变异 记录	□ 无　□ 有，原因： 1. 2.
护士 签名	
医师 签名	

日期	住院第 2 天	住院第 3~4 天	住院第 5~7 天
主要诊疗工作	□ 上级医师查房 □ 明确下一步诊疗计划 □ 完成上级医师查房记录 □ 监测粪便颜色及隐血、血红蛋白、血清尿素氮，注意生命体征及腹部体征，警惕活动性出血 □ 如有活动性大出血，考虑请相应科室会诊，或转出路径	□ 观察腹部症状及体征，监测血红蛋白及粪便隐血变化 □ 上级医师查房 □ 完成上级医师查房记录 □ 进行治疗评估，仍有活动性出血，保守治疗无法控制，可考虑复查胃镜，请相关科室（外科、介入科、ICU）会诊，必要时转入其他路径 □ 若出血停止，可逐步恢复饮食，了解幽门螺杆菌检测情况，若合并幽门螺杆菌感染可予以根治	□ 观察腹部体征、监测血红蛋白和粪便隐血 □ 观察药物疗效和不良反应 □ 上级医师查房及诊疗评估 □ 完成查房记录 □ 对患者饮食、坚持治疗和预防复发等方面进行宣教
重点医嘱	**长期医嘱** □ 内科护理常规 □ 一级/特级护理 □ 病重/病危 □ 禁食 □ 记 24 小时出入量 □ 保留胃管记量（必要时） □ PPI 类药物 □ 静脉补液（视患者情况定） □ 对症治疗 **临时医嘱** □ 血常规 □ 粪便常规+隐血 □ 肝肾功能、电解质 □ 监测中心静脉压（必要时） □ 心电监护（必要时） □ 生长抑素静脉泵入（必要时）	**长期医嘱** □ 内科护理常规 □ 二级护理 □ 流食 □ 伴幽门螺杆菌感染者口服药物根治幽门螺杆菌 □ 不伴幽门螺杆菌感染者应用 PPI 类药物 □ 胃黏膜保护剂 **临时医嘱** □ 血常规 □ 粪便常规+隐血 □ 肝肾功能、电解质 □ 复查胃镜（必要时）	**长期医嘱** □ 内科护理常规 □ 二级护理 □ 半流食 □ 药物治疗同前 **临时医嘱** □ 血常规 □ 粪便常规+隐血
主要护理工作	□ 基本生活和心理护理 □ 观察生命体征和临床症状	□ 基本生活和心理护理 □ 监督患者用药 □ 对患者进行疾病宣教、饮食指导	□ 基本生活和心理护理 □ 监督患者用药
病情变异记录	□ 无 □ 有，原因： 1. 2.	□ 无 □ 有，原因： 1. 2.	□ 无 □ 有，原因： 1. 2.

日期	住院第 8~9 天	住院第 10~12 天（出院日）
主要诊疗工作	□ 逐步恢复饮食，继续用药，观察腹部症状体征及粪便情况 □ 等待胃镜黏膜活检结果 □ 上级医师查房及诊疗评估 □ 完成查房记录	如果患者可以出院 □ 通知出院处 □ 通知患者及家属明日出院 □ 向患者及家属交代出院后注意事项，如坚持服药、复诊时间、发生紧急情况处理等 □ 交代药物治疗疗程及观察事宜 □ 合并幽门螺杆菌感染者停药 1 个月复查 ^{14}C 呼气试验，明确是否幽门螺杆菌是否已根除，必要时复查胃镜 □ 完成出院记录、出院证明书、病案首页等，并将出院记录的副本交给患者 □ 准备出院带药 □ 如果患者不能出院，请在病程记录中说明原因和继续治疗的方案，必要时转入其他路径
重点医嘱	长期医嘱 □ 内科护理常规 □ 二级护理 □ 软食 □ 药物治疗同前	出院医嘱 □ 今日出院 □ 出院带药：参见标准药物治疗方案 □ 抑酸治疗 6~8 周，合并幽门螺杆菌感染者抗幽门螺杆菌治疗 10~14 天
主要护理工作	□ 基本生活和心理护理 □ 监督患者用药	□ 帮助患者办理出院手续、交费等事宜 □ 出院指导
病情变异记录	□ 无　□ 有，原因： 1. 2.	□ 无　□ 有，原因： 1. 2.
护士签名		
医师签名		

第四章

十二指肠溃疡出血临床路径释义

一、十二指肠溃疡出血编码

1. 国家卫生和计划生育委员会原编码：

疾病名称及编码：十二指肠溃疡出血（ICD-10：K26.001/K26.401）

2. 修改编码：

疾病名称及编码：急性十二指肠溃疡伴有出血（ICD-10：K26.000）

急性十二指肠球部溃疡并出血（ICD-10：K26.001）

慢性十二指肠溃疡伴有出血（ICD-10：K26.400）

十二指肠球部溃疡伴出血（ICD-10：K26.401）

二、临床路径检索方法

K26.000/K26.001/K26.400/K26.401

三、十二指肠溃疡出血临床路径标准住院流程

（一）适用对象

第一诊断为十二指肠溃疡出血（ICD-10：K26.001/K26.401）。

> **释义**
>
> ■ 本路径适用对象为经内镜检查确诊十二指肠溃疡出血的患者。

（二）诊断依据

根据《国际共识会议组对于非静脉曲张上消化出血治疗共识意见》［Ann Intern Med. 2010, 152（2）：101-113；胃肠病学杂志译文，2010, 15（6）：348-352］、《急性非静脉曲张性上消化道出血诊治指南》（草案）（2009 年杭州）［中华消化内镜杂志，2009, 26（9）：449-452］。

1. 慢性、周期性、规律性上腹疼痛。

2. 有呕血和（或）黑便。

3. 胃镜检查确诊为十二指肠溃疡出血且仅需药物治疗者。

> **释义**
>
> ■ 根据《Asia-Pacific working group consensus on non-variceal upper gastrointestinal bleeding：an update 2018》［Gut. 2018 Apr 24. pii：gutjnl-2018-316276］、《Diagnosis and management of nonvariceal upper gastrointestinal hemorrhage：European Society of Gastrointestinal Endoscopy（ESGE）Guideline》［Endoscopy. 2015；47（10）：a1-46］、《急性非静脉曲张性上消化道出血诊治指南（2015 年，南昌）》［中华消化内镜杂志，2015, 32（12）：787-793］。

■ 十二指肠溃疡的特征性临床表现为慢性上腹痛，常于空腹加重、进食后缓解，可有夜间痛，疼痛向后背放射。季节交替时腹痛可有反复甚至加重。少数患者可无明显腹痛，而以出血等并发症为首发表现。

■ 十二指肠溃疡短时间内大量出血时患者可呕血或呕吐咖啡渣样物，出血速度相对较慢者可仅有黑便，出血后腹痛可暂时减轻。

■ 胃镜检查是确诊本病的"金标准"，也是进入本路径的前提。

（三）治疗方案的选择

根据《国际共识会议组对于非静脉曲张上消化出血治疗共识意见》［Ann Intern Med, 2010, 152 (2)：101-113；胃肠病学杂志译文，2010, 15 (6)：348-352]、《急性非静脉曲张性上消化道出血诊治指南》（草案）（2009 年杭州）［中华消化内镜杂志，2009, 26 (9)：449-452]。

1. 维持生命体征平稳。
2. 选择各种止血药物及抗溃疡药物治疗。
3. 本临床路径治疗方案不包括内镜止血、介入或手术止血等治疗措施。

释义

■ 根据《Asia-Pacific working group consensus on non-variceal upper gastrointestinal bleeding：an update 2018》［Gut. 2018 Apr 24. pii：gutjnl-2018-316276]、《Diagnosis and management of nonvariceal upper gastrointestinal hemorrhage：European Society of Gastrointestinal Endoscopy (ESGE) Guideline》［Endoscopy. 2015；47 (10)：a1-46]、《急性非静脉曲张性上消化道出血诊治指南（2015 年，南昌）》［中华消化内镜杂志，2015, 32 (12)：787-793]。

■ 十二指肠溃疡出血的首要处理是支持治疗，以恢复血容量，稳定循环，避免脏器衰竭。

■ 在支持治疗的基础上给予抑酸、保护黏膜及止血药物，通过药物治疗多数可控制病情，少数出血严重的病例可能还需要内镜治疗、介入治疗和（或）手术治疗，本路径仅针对药物治疗的患者。

（四）标准住院日

7~8 天。

释义

■ 表现为慢性上腹痛和上消化道出血的患者，经胃镜检查确诊为十二指肠溃疡出血后进入本路径。经药物治疗 7~8 天后大多数患者出血可停止并出院。

（五）进入路径标准

1. 第一诊断符合 ICD-10：K26.001/K26.401 十二指肠溃疡出血疾病编码。
2. 已经通过胃镜检查确诊为十二指肠溃疡出血，仅用药物治疗的患者。

3. 当患者同时具有其他疾病诊断，但在住院期间不需要特殊处理，也不影响第一诊断的临床路径流程实施时，可以进入路径。

> **释义**
>
> ■ 本路径适用于有十二指肠溃疡出血的临床表现，且通过胃镜确诊的患者，否则不进入本路径。
>
> ■ 合并其他疾病但不影响本路径实施的患者，可按本路径给予诊治。

（六）住院期间检查项目

1. 必须的检查项目：
（1）血常规、尿常规、粪便常规+隐血。
（2）肝肾功能、电解质、血型、凝血功能、输血前检查。
（3）X 线胸片、心电图、腹部超声。
（4）胃镜检查。
2. 根据患者病情可选择的检查项目：
（1）腹部 CT（增强）。
（2）超声胃镜。
（3）幽门螺杆菌检测。

> **释义**
>
> ■ 血、尿和粪便检查为临床常规化验，适用于所有住院患者。血常规中血红蛋白和红细胞比容下降可反映出血量，但在出血急性期可无明显变化，需要 24~72 小时才能真实反映出血程度，因此强调动态观察该指标。出血伴血容量明显减少者，尿比重可有升高。便隐血阳性支持消化道出血的诊断。
>
> ■ 检查血型、Rh 因子以及相关感染指标，以备输血。筛查肝肾功能及凝血指标，有助于发现潜在的慢性肝脏、肾脏及血液疾病，合并症严重时可能影响患者病情恢复。急性大出血致循环衰竭者可有急性肾功能不全和电解质紊乱。尿素氮升高支持上消化道出血的诊断，出血停止后该指标逐渐下降。
>
> ■ X 线胸片、心电图和腹部超声为临床常规检查，用于评估有无合并心、肺、肝脏及胰胆疾病。根据患者临床表现和辅助检查，可将十二指肠溃疡出血的患者进行危险程度分级（Blachford 评分，表2），积分 6 分以上者为中高危，6 分以下为低危。

表2　急性上消化道出血的 Blachford 评分

评分项目	检测结果	评分分值
收缩压（mmHg）	100~109	1
	90~99	2
	<90	3
血尿素氮（mmol/L）	6.5~7.9	2
	8.0~9.9	3
	10.0~24.9	4
	≥25.0	6

续 表

评分项目	检测结果	评分分值
血红蛋白（g/L）男性	120~129	1
	100~119	3
	<119	6
女性	100~119	1
	<100	6
其他表现	脉搏≥100次/分	1
	黑便	1
	晕厥	2
	肝脏疾病	2
	心力衰竭	2

■ 胃镜检查是确诊十二指肠溃疡出血的依据，也是本临床路径的要求。

■ 根据具体病情，有条件的单位可选择腹部增强CT和（或）超声胃镜检查，以排除与十二指肠溃疡相关的其他疾病（例如神经内分泌肿瘤）。发现幽门螺杆菌感染并及时根除，可预防十二指肠溃疡复发。

（七）治疗方案和药物选择

1. 建立快速静脉通道，补充晶体液（生理盐水、葡萄糖、等渗液），出血量较大的患者可适当补充胶体液（血浆、血浆代用品）。

2. 必要时置入胃管、心电监护。

3. 下列患者应考虑输血治疗：

（1）收缩压<90mmHg，或较基础收缩压降低≥30mmHg。

（2）血红蛋白<70g/L，高龄、有基础心脑血管疾病者输血指征可适当放宽。

（3）心率>120次/分。

4. 抑酸药物：

（1）质子泵抑制剂（PPI）是最重要的治疗药物，有利于止血和预防出血。

（2）H_2受体拮抗剂（H_2RA）类药物仅用于出血量不大、病情稳定的患者。

（3）必要时生长抑素及其类似物静脉输入。

5. 内镜检查：

（1）经过积极内科治疗72小时仍有活动性出血者，根据病情复查胃镜，必要时转入其他相应路径。

（2）积极纠正循环衰竭，为内镜检查创造条件，检查过程中应酌情监测心电、血压和血氧饱和度。

6. 住院期间止血后处理：

（1）幽门螺杆菌感染者应抗幽门螺杆菌治疗。

（2）血止后24~48小时可逐步恢复进食。

7. 出院后处理：

（1）所有患者服用标准剂量质子泵抑制剂达6~8周，或H_2受体拮抗剂8周。

（2）幽门螺杆菌感染者须完成标准方案的抗幽门螺杆菌治疗（10~14 天）。

（3）黏膜保护。

（4）门诊随访，鼓励改变生活方式，戒烟酒，健康饮食。

释义

■ 建立静脉通路并及时补液以稳定循环，是最重要的基础治疗。

■ 十二指肠溃疡出血需置入胃管的主要是出血量较大的患者。胃管的好处是有利于引流胃内血液，方便临床观察，减少误吸；但置入胃管过程中可诱发恶心、呕吐，可能加重出血，意识障碍者置入胃管时可能误入气管，因此需小心操作。

■ 因出血而造成休克和（或）严重贫血者有可能从输血中获益。老龄患者对贫血的耐受力下降，输血指征可适当放宽。此外，长期居住于高原、有基础心脑血管疾病者输血指征也可适当放宽。

■ 抑酸药可提高胃内 pH 值，稳定血凝块，有利于止血和预防再出血。PPI 是上消化道出血的一线用药，包括奥美拉唑、雷贝拉唑等，主张早期、大剂量、静脉给药。H_2RA 适合出血量不大、病情稳定的患者，如法莫替丁、罗沙替丁。出血量大的患者可能需要生长抑素及其类似物治疗。

■ 止血药不是一线用药，可根据病情和经验酌情选用。对于没有凝血功能障碍的患者，应用止血药须避免过量。

■ 内镜是十二指肠溃疡出血最重要的检查手段。早期进行有利于尽早明确诊断。消化性溃疡出血的改良 Forrest 分级：Forrest Ⅰa（喷射样出血）、Forrest Ⅰb（活动性渗血）、Forrest Ⅱa（血管裸露）、Forrest Ⅱb（血凝块附着）、Forrest Ⅱc（黑色基底）、Forrest Ⅲ（基底洁净）。Forrest 分级Ⅰa-Ⅱb 的出血病变可能需要在内镜下止血，这类患者不适用本路径。

■ 出血停止后 24~48 小时可逐渐恢复进食。为促进溃疡处黏膜愈合，出血停止后仍应继续抑酸治疗。一般十二指肠溃疡应用质子泵抑制剂治疗需 4~6 周，合并出血者往往病变更重，应延长疗程至 6~8 周。H_2 受体拮抗剂（H_2RA）抑酸效果逊于质子泵抑制剂，疗程应更长一些。合并幽门螺杆菌感染的患者应予根治，同时注意避免不良生活习惯，以预防溃疡复发。

（八）出院标准

1. 活动性出血已止。

2. 已经开始进食，一般情况良好。

3. 没有需要住院处理的并发症和（或）合并症。

释义

■ 经住院药物治疗后溃疡出血已止（血红蛋白水平稳定、大便隐血阴性），已恢复进食、再出血风险较小、病情相对稳定者可予出院。

（九）变异及原因分析

1. 根据患者年龄、基础疾病、出血量、生命体征和血红蛋白变化情况估计病情严重程度。

对于生命体征不稳定、休克、意识障碍、血红蛋白降至 70g/L 以下的高危患者，应转其他路径。

2. 需要药物以外的其他治疗方式，如内镜、介入或手术治疗者应转相应路径。

3. 因消化道出血而诱发其他系统病变，例如吸入性肺炎、肾衰竭、缺血性心脏病等，建议进入相关疾病的临床路径。

4. 收治十二指肠溃疡出血的医院应具备：设施完备的内镜室和有经验的内镜医师；可提供24 小时服务的血库；具备中心静脉插管和气管插管技术的急救人员。

> **释义**
>
> ■ 本临床路径及释义有一定的适用范围，即胃镜确诊为十二指肠溃疡出血且仅需要药物治疗的患者。
>
> ■ 十二指肠溃疡合并上消化道出血为临床急症，处理这类患者需医疗机构拥有设施完备的消化内镜室，并具备危重症的抢救能力。
>
> ■ 部分患者出血量大，造成脏器灌注不足、休克、严重贫血，可能需要药物以外的其他治疗手段，不适合进入本路径。
>
> ■ 因上消化道出血而诱发的心脏、肺和肾脏并发症，需进入相应路径处理。

四、十二指肠溃疡出血（内科治疗）临床路径给药方案

【用药选择】

1. 静脉输液：尽早恢复血容量，预防和纠正低血容量性休克。常用液体包括生理盐水、平衡液、全血或其他血浆代用品。失血量较大（如减少 20% 血容量以上）时，可输入胶体扩容剂。根据出血程度确定扩容量和输注液体性质，维持血流动力学稳定并使血红蛋白水平维持在 70g~80g/L 以上。避免过度输血或输液。

2. 应用抑酸药：

（1）质子泵抑制剂（PPI）：包括奥美拉唑、雷贝拉唑、泮托拉唑、埃索美拉唑等。是急性上消化道出血的首选药物。推荐大剂量 PPIs 治疗，如埃索美拉唑 80mg 静脉推注后，以8mg/h 速度持续输注 72 小时，适用于大量出血患者。常规剂量 PPIs 治疗，如埃索美拉唑40mg 静脉输注，每 12 小时 1 次，实用性强，适于基层医院开展。

（2）H_2 受体拮抗剂（H_2RA）：循证医学证据表明，H_2RA 对上消化道出血的疗效不及 PPI，因此仅用于出血量不大、病情较稳定的患者。可选择法莫替丁 20mg，静脉滴注，2 次/天；或罗沙替丁 75mg，静脉推注或静脉滴注，2 次/天。

3. 生长抑素及其类似物：包括 14 肽生长抑素、8 肽生长抑素类似物（奥曲肽）、伐普肽（vapreotide）等，可降低门脉压力，是肝硬化食管—胃底静脉曲张破裂出血的首选用药，也可用于其他原因导致的上消化道大出血。14 肽生长抑素使用方法：持续进行 250~500μg/h静脉滴注。奥曲肽通常使用方法：以 50~100μg/h 持续静脉滴注。

4. 其他辅助应用药物：止血药未获得循证医学研究推荐，仅作为辅助治疗。

【药学提示】

1. 质子泵抑制剂（PPI）：用药相对安全，不良反应包括：①胃肠道反应，包括腹痛、腹胀、食欲减退、恶心、腹泻等；②皮肤损害，主要引起皮疹、皮肤瘙痒等症状；③神经内分泌系统，多出现头痛、头晕、口干、失眠、疲倦、嗜睡、乏力；④少数患者可出现肝酶一过性增高，白细胞计数暂时性降低。

2. H₂ 受体拮抗剂（H₂RA）：不良反应相对较少，少数患者可有皮肤损害、口干、头晕、失眠、便秘、腹泻、皮疹、面部潮红、白细胞减少。偶有轻度一过性转氨酶增高等。出血停止，病情稳定后可将静脉用药改为口服。

3. 生长抑素类药物可以抑制生长激素、胰岛素、胰高血糖素等多种激素的分泌。在给药开始时可引起暂时性血糖下降，应用时应注意观察。

4. 生长抑素类药物禁用于妊娠期和哺乳期妇女。

【注意事项】

1. 质子泵抑制剂（PPI）长期用药可能造成骨质疏松症和肠道菌群紊乱。

2. 个别患者应用 H₂RA 可出现中枢神经系统不良反应，表现为躁狂、谵妄、抽搐、意识障碍等。

3. 与血管加压素和垂体后叶素不同，生长抑素与硝酸甘油联用不但不能加强疗效，反而会带来更多不良反应。临床上需注意不应联合应用这两类药物。

五、推荐表单

(一) 医师表单

十二指肠溃疡出血临床路径医师表单

适用对象：第一诊断为十二指肠溃疡出血（ICD-10：K26.001/K26.401）

患者姓名：	性别：	年龄：	门诊号：	住院号：
住院日期： 年 月 日	出院日期： 年 月 日			标准住院日：7~8 天

日期	住院第 1 天	住院第 2 天
主要诊疗工作	□ 询问病史及体格检查 □ 完成病历书写 □ 安排入院常规检查 □ 上级医师查房及病情评估 □ 根据病情决定是否输血 □ 签署输血同意书、抢救同意书	□ 上级医师查房 □ 完成入院常规检查 □ 根据病情决定是否输血 □ 完成上级医师查房记录等病历书写
重点医嘱	**长期医嘱** □ 内科护理常规 □ 一级/特级护理 □ 病重/病危 □ 禁食、禁水，记出入量 □ 静脉输液（方案视患者情况而定） □ 静脉抑酸药 **临时医嘱** □ 静脉生长抑素及其类似物（必要时） □ 静脉或口服给予止血药（必要时） □ 血常规、尿常规、便常规+隐血 □ 肝肾功能、电解质、血型、凝血功能、输血前检查 □ X 线胸片、心电图、腹部超声 □ 胃镜检查，必要时内镜下止血 □ 输血医嘱（必要时） □ 监测中心静脉压（必要时） □ 保留胃管记量（必要时） □ 心电监护（必要时） □ 血气分析	**长期医嘱** □ 内科护理常规 □ 一级/特级护理 □ 病重 □ 禁食、禁水，记出入量 □ 静脉输液（方案视患者情况而定） □ 静脉抑酸药 **临时医嘱** □ 静脉生长抑素及其类似物（必要时） □ 静脉或口服给予止血药（必要时） □ 输血医嘱（必要时） □ 心电监护（必要时） □ 监测中心静脉压（必要时） □ 保留胃管记量（必要时） □ 腹部 CT（必要时） □ 血常规、便常规+隐血、肝肾功能、电解质
病情变异记录	□ 无 □ 有，原因： 1. 2.	□ 无 □ 有，原因： 1. 2.
医师签名		

时间	住院第 3 天
主要诊疗工作	□ 活动性出血已停止。仍有活动性出血、无法控制者，可考虑复查胃镜，请相关科室会诊，必要时转入其他路径 □ 上级医师查房，评估病情，制订后续治疗方案 □ 了解幽门螺杆菌检查结果，活动性出血已止且需要抗菌治疗者可开始用药，选择阿莫西林者须做青霉素皮试 □ 恢复患者既往基础用药 □ 决定能否拔除胃管，允许患者进流食 □ 住院医师完成病程记录，继续监测重要脏器功能
重点医嘱	**长期医嘱** □ 内科护理常规 □ 一级/特级护理 □ 静脉抑酸药 □ 既往用药 □ 开始进流食（出血已止者） □ 静脉输液（出血已止者可适当减少输液量） **临时医嘱** □ 抗幽门螺杆菌治疗（必要时） □ 静脉生长抑素及其类似物（必要时） □ 心电监护（必要时） □ 监测中心静脉压（必要时） □ 血常规、肝肾功能、电解质 □ 记 24 小时出入量 □ 其他医嘱
病情变异记录	□ 无　□ 有，原因： 1. 2.
医师签名	

日期	住院第 4~7 天	住院第 8 天（出院日）
主要诊疗工作	□ 上级医师查房，评估病情变化 □ 住院医师完成病程记录 □ 观察生命体征、腹部症状/体征及粪便颜色等，确认出血已止，病情稳定 □ 病情不稳定者必要时复查胃镜（家属谈话，签署同意书），证实仍有活动性出血者须转入其他路径 □ 根据一般状况和进食情况决定能否出院	□ 上级医师查房，确定有无并发症以及可否出院 □ 完成出院记录、病案首页、出院证明书等 □ 向患者交代出院后的注意事项，如返院复诊的时间、地点，发生紧急情况时的处理等
重点医嘱	**长期医嘱** □ 内科护理常规 □ 二级护理 □ 流食、半流食 □ 静脉抑酸药 **临时医嘱** □ 抗幽门螺杆菌治疗（必要时） □ 血常规、尿常规、便常规+隐血 □ 肝肾功能、电解质 □ 胃镜检查（必要时）	**出院医嘱** □ 口服 PPI/H_2RA（总疗程 6~8 周） □ 治疗幽门螺杆菌药物（必要时，疗程 10~14 天） □ 黏膜保护剂 □ 定期门诊随访 □ 复查血常规、肝肾功能、电解质 □ 调整生活方式
病情变异记录	□ 无 □ 有，原因： 1. 2.	□ 无 □ 有，原因： 1. 2.
医师签名		

（二）护士表单

十二指肠溃疡出血临床路径护士表单

适用对象：第一诊断为十二指肠溃疡出血（ICD-10：K26.001/K26.401）

患者姓名：	性别： 年龄： 门诊号：	住院号：
住院日期： 年 月 日	出院日期： 年 月 日	标准住院日：7~8 天

时间	住院第 1 天	住院第 2 天	住院第 3 天
健康宣教	□ 入院宣教 　介绍主管医师、护士 　介绍环境、设施 　介绍住院注意事项 　介绍探视和陪护制度 　介绍贵重物品制度 □ 饮食宣教：禁食、禁水 □ 出入量宣教；留取标本宣教	□ 宣教用药知识 □ 宣教疾病知识 □ 宣教相关检查 □ 饮食宣教：禁食、禁水 □ 主管护士与患者沟通，了解并指导心理应对	□ 宣教用药知识 □ 宣教相关检查 □ 饮食宣教：流食（病情允许时） □ 主管护士与患者沟通，了解并指导心理应对
护理处置	□ 核对患者姓名，佩戴腕带 □ 建立入院护理病历 □ 协助患者留取各种标本 □ 吸氧（必要时） □ 遵医嘱给予抑酸、补液治疗	□ 协助医师完成各种检查前的相关化验 □ 吸氧（必要时） □ 遵医嘱给予静脉抑酸、补液治疗 □ 记录 24 小时出入量	□ 协助完成各种检查、化验 □ 吸氧（必要时） □ 遵医嘱给予抑酸、补液治疗 □ 记录 24 小时出入量 □ 遵医嘱给予青霉素皮试
基础护理	□ 一级/特级护理 □ 晨晚间护理 □ 排泄管理 □ 患者安全管理	□ 一级/特级护理 □ 晨晚间护理 □ 排泄管理 □ 患者安全管理	□ 一级/特级护理 □ 晨晚间护理 □ 协助或指导进食、进水 □ 协助或指导活动；患者安全管理
专科护理	□ 病情观察 　生命体征及排泄物的观察 　腹部体征的观察 □ 遵医嘱给予静脉抑酸治疗 □ 遵医嘱给予生长抑素（必要时） □ 遵医嘱给予止血药（必要时） □ 遵医嘱给予输血（必要时） □ 给予心电监护（必要时） □ 监测中心静脉压（必要时） □ 保留胃管记量（必要时） □ 胃镜护理 □ 心理护理	□ 病情观察 　生命体征及排泄物的观察 　腹部体征的观察 □ 遵医嘱给予静脉抑酸治疗 □ 遵医嘱给予生长抑素（必要时） □ 遵医嘱给予止血药（必要时） □ 遵医嘱给予输血（必要时） □ 给予心电监护（必要时） □ 监测中心静脉压（必要时） □ 保留胃管记量（必要时） □ 遵医嘱完成相关检查 □ 心理护理	□ 病情观察 　生命体征及排泄物的观察 　腹部体征的观察 □ 遵医嘱给予静脉抑酸治疗 □ 遵医嘱给予生长抑素（必要时） □ 遵医嘱给予止血药（必要时） □ 遵医嘱给予输血（必要时） □ 给予心电监护（必要时） □ 监测中心静脉压（必要时） □ 保留胃管记量（必要时） □ 胃镜护理（必要时） □ 遵医嘱完成相关检查 □ 心理护理

续　表

时间	住院第 1 天	住院第 2 天	住院第 3 天
重点 医嘱	□ 详见医嘱执行单	□ 详见医嘱执行单	□ 详见医嘱执行单
病情 变异 记录	□ 无　□ 有，原因： 1. 2.	□ 无　□ 有，原因： 1. 2.	□ 无　□ 有，原因： 1. 2.
护士 签名			

时间	住院第 4~7 天	住院第 8 天（出院日）
健康宣教	□ 宣教用药知识 □ 宣教相关检查 □ 宣教幽门螺杆菌相关知识 □ 饮食宣教：流食、半流食 □ 主管护士与患者沟通，了解并指导心理应对	□ 出院宣教 　复查时间 　服药方法（包括抗 Hp 治疗剂量和疗程） 　活动休息 　指导饮食 　指导办理出院手续
护理处置	□ 协助完成各种检查、化验 □ 遵医嘱给予静脉抑酸，其他口服药 □ 记录 24 小时出入量 □ 遵医嘱给予抗 Hp 治疗	□ 办理出院手续 　书写出院小结
基础护理	□ 二级护理 □ 晨晚间护理 □ 协助或指导进食、进水 □ 协助或指导活动 □ 患者安全管理	□ 二级护理 □ 晨晚间护理 □ 协助或指导进食、进水 □ 协助或指导活动 □ 患者安全管理
专科护理	□ 病情观察 　生命体征及排泄物的观察 　腹部体征的观察 □ 胃镜护理（必要时） □ 遵医嘱完成相关检查 □ 心理护理	□ 病情观察 　生命体征及排泄物的观察 　腹部体征的观察 □ 出院指导 □ 心理护理
重点医嘱	□ 详见医嘱执行单	□ 详见医嘱执行单
病情变异记录	□ 无　□ 有，原因： 1. 2.	□ 无　□ 有，原因： 1. 2.
护士签名		

（三）患者表单

十二指肠溃疡出血临床路径患者表单

适用对象：第一诊断为十二指肠溃疡出血（ICD-10：K92.204）

患者姓名：	性别： 年龄： 门诊号：	住院号：
住院日期： 年 月 日	出院日期： 年 月 日	标准住院日：7~8 天

时间	住院第 1 天	住院第 2 天	住院第 3 天
医患配合	□ 配合询问病史、收集资料，请务必详细告知既往史、用药史、过敏史 □ 配合进行体格检查 □ 有任何不适请告知医师 □ 配合胃镜检查	□ 配合完善各种检查及标本 □ 医师与患者及家属介绍病情及检查谈话、检查前签字 □ 配合医师摆好检查体位	□ 配合完善各种检查及标本 □ 医师与患者及家属介绍病情 □ 配合胃镜检查（必要时） □ 配合医师摆好检查体位
护患配合	□ 配合测量体温、脉搏、呼吸频率 3 次、血压、体重 1 次 □ 配合完成入院护理评估 □ 接受入院宣教（环境介绍、病室规定、订餐制度、贵重物品保管等） □ 配合执行探视和陪护制度 □ 接受抑酸、止血、生长抑素等治疗，接受相应监护治疗 □ 接受输血治疗（必要时） □ 胃镜护理 □ 有任何不适请告知护士	□ 配合测量体温、脉搏、呼吸频率 3 次、询问大便 1 次、记 24 小时出入量 □ 接受静脉抑酸、补液治疗 □ 接受止血药治疗（必要时） □ 接受输血治疗（必要时） □ 接受心电监护治疗（必要时） □ 接受监测中心静脉压（必要时） □ 接受胃管记量（必要时） □ 接受生长抑素/垂体后叶素（必要时） □ 有任何不适请告知护士	□ 配合测量体温、脉搏、呼吸频率 3 次、询问大便 1 次、记 24 小时出入量 □ 接受静脉抑酸、补液治疗 □ 接受止血药治疗（必要时） □ 接受输血治疗（必要时） □ 接受心电监护治疗（必要时） □ 接受监测中心静脉压（必要时） □ 接受胃管记量（必要时） □ 接受生长抑素/垂体后叶素（必要时） □ 接受青霉素皮试（必要时） □ 胃镜护理（必要时） □ 有任何不适请告知护士
饮食	□ 禁食、禁水	□ 禁食、禁水	□ 禁食、禁水/流食（病情允许时）
排泄	□ 正常排尿便	□ 正常排尿便	□ 正常排尿便
活动	□ 卧床	□ 卧床	□ 酌情床旁活动

时间	住院第 4~7 天	住院第 8 天（出院日）
医患配合	□ 配合完善各种检查及标本 □ 医师与患者及家属介绍病情及检查谈话 □ 配合医师摆好检查体位	□ 接受出院前指导 □ 知道复查程序 □ 获取出院诊断书
护患配合	□ 配合测量体温、脉搏、呼吸频率 3 次、询问大便 　1 次，记录 24 小时出入量 □ 接受静脉抑酸、补液治疗 □ 接受抗 Hp 治疗（必要时） □ 接受心电监护治疗（必要时） □ 有任何不适请告知护士	□ 接受出院宣教 □ 办理出院手续 □ 获取出院带药 □ 知道服药方法、作用、注意事项 □ 知道复印病历程序
饮食	□ 流食/半流食	□ 半流食
排泄	□ 正常排尿便	□ 正常排尿便
活动	□ 正常活动	□ 正常活动

附：原表单（2011 年版）

十二指肠溃疡出血临床路径表单

适用对象：第一诊断为十二指肠溃疡出血的患者（ICD-10：K26.001/K26.401）

患者姓名：	性别： 年龄： 门诊号：	住院号：
住院日期： 年 月 日	出院日期： 年 月 日	标准住院日：7~8 天

日期	住院第 1 天	住院第 2 天
主要诊疗工作	□ 询问病史及体格检查 □ 完成病历书写 □ 安排入院常规检查 □ 上级医师查房及病情评估 □ 根据病情决定是否输血 □ 签署输血同意书、抢救同意书	□ 上级医师查房 □ 完成入院常规检查 □ 根据病情决定是否输血 □ 完成上级医师查房记录等病历书写
重点医嘱	**长期医嘱** □ 内科护理常规 □ 一级/特级护理 □ 病重/病危 □ 禁食、禁水，记出入量 □ 静脉输液（方案视患者情况而定） □ 静脉抑酸药 **临时医嘱** □ 静脉生长抑素及其类似物（必要时） □ 静脉或口服给予止血药（必要时） □ 血常规、尿常规、便常规+隐血 □ 肝肾功能、电解质、血型、凝血功能、输血前检查 □ X 线胸片、心电图、腹部超声 □ 胃镜检查，必要时内镜下止血 □ 输血医嘱（必要时） □ 监测中心静脉压（必要时） □ 保留胃管记量（必要时） □ 心电监护（必要时） □ 血气分析	**长期医嘱** □ 内科护理常规 □ 一级/特级护理 □ 病重 □ 禁食、禁水，记出入量 □ 静脉输液（方案视患者情况而定） □ 静脉抑酸药 **临时医嘱** □ 静脉生长抑素及其类似物（必要时） □ 静脉或口服给予止血药（必要时） □ 输血医嘱（必要时） □ 心电监护（必要时） □ 监测中心静脉压（必要时） □ 保留胃管记量（必要时） □ 腹部 CT（必要时） □ 血常规、大便常规+隐血、肝肾功能、电解质
主要护理工作	□ 介绍病房环境、设施和设备 □ 入院护理评估	□ 宣教（溃疡病的知识）
病情变异记录	□ 无 □ 有，原因： 1. 2.	□ 无 □ 有，原因： 1. 2.
护士签名		
医师签名		

时间	住院第 3 天
主要诊疗工作	□ 活动性出血已停止。仍有活动性出血、无法控制者，可考虑复查胃镜，请相关科室会诊，必要时转入其他路径 □ 上级医师查房，评估病情，制订后续治疗方案 □ 了解幽门螺杆菌检查结果，活动性出血已止且需要抗菌治疗者可开始用药，选择阿莫西林者须做青霉素皮试 □ 恢复患者既往基础用药 □ 决定能否拔除胃管，允许患者进流食 □ 住院医师完成病程记录，继续监测重要脏器功能
重点医嘱	**长期医嘱** □ 内科护理常规 □ 一级/特级护理 □ 静脉抑酸药 □ 既往用药 □ 开始进流食（出血已止者） □ 静脉输液（出血已止者可适当减少输液量） **临时医嘱** □ 抗幽门螺杆菌治疗（必要时） □ 静脉生长抑素及其类似物（必要时） □ 心电监护（必要时） □ 监测中心静脉压（必要时） □ 血常规、肝肾功能、电解质 □ 记 24 小时出入量 □ 其他医嘱
主要护理工作	□ 观察患者病情变化 □ 心理与生活护理 □ 指导患者饮食
病情变异记录	□ 无　□ 有，原因： 1. 2.
护士签名	
医师签名	

日期	住院第4~7天	住院第8天（出院日）
主要诊疗工作	□ 上级医师查房，评估病情变化 □ 住院医师完成病程记录 □ 观察生命体征、腹部症状/体征及粪便颜色等，确认出血已止，病情稳定 □ 病情不稳定者必要时复查胃镜（家属谈话，签署同意书），证实仍有活动性出血者须转入其他路径 □ 根据一般状况和进食情况决定能否出院	□ 上级医师查房，确定有无并发症以及可否出院 □ 完成出院记录、病案首页、出院证明书等 □ 向患者交代出院后的注意事项，如返院复诊的时间、地点，发生紧急情况时的处理等
重点医嘱	**长期医嘱** □ 内科护理常规 □ 二级护理 □ 流食、半流食 □ 静脉抑酸药 **临时医嘱** □ 抗幽门螺杆菌治疗（必要时） □ 血常规、尿常规、粪便常规+隐血 □ 肝肾功能、电解质 □ 胃镜检查（必要时）	**出院医嘱** □ 口服PPI/H_2RA（总疗程6~8周） □ 治疗幽门螺杆菌药物（必要时，疗程10~14天） □ 黏膜保护剂 □ 定期门诊随访 □ 复查血常规、肝肾功能、电解质 □ 调整生活方式
主要护理工作	□ 观察患者情况 □ 心理与生活护理	□ 指导患者办理出院手续
病情变异记录	□ 无　□ 有，原因： 1. 2.	□ 无　□ 有，原因： 1. 2.
护士签名		
医师签名		

第五章

下消化道出血临床路径释义

一、下消化道出血编码

1. 国家卫生和计划生育委员会原编码：

疾病名称及编码：下消化道出血（ICD-10：K92.207）

2. 修改编码：

疾病名称及编码：下消化道出血（ICD-10：K92.209）

盲肠出血（ICD-10：K92.205）

结肠出血（ICD-10：K92.206）

二、临床路径检索方法

K92.209/K92.205/K92.206

三、下消化道出血临床路径标准住院流程

（一）适用对象

第一诊断为下消化道出血（ICD-10：K92.207）。

> 释义
>
> ■本路径适用对象为第一诊断为下消化道出血的患者，下消化道是指屈氏韧带以下的消化道，包括小肠和大肠出血。

（二）诊断依据

根据《实用内科学（第14版）》（陈灏珠、林果为、王吉耀主编，人民卫生出版社），《内科学（第8版）》（葛均波、徐永健主编，人民卫生出版社），《不明原因消化道出血诊治推荐流程》[中华消化杂志，2012，32（6）：361-363]。

1. 有持续或者反复出现的血便、黑便和（或）粪便隐血阳性。

2. 可有心悸、恶心、软弱无力或眩晕、低血压、昏厥和休克等表现。

3. 排除上消化道出血。

> 释义
>
> ■本路径的制订主要参考国内权威参考书籍和诊疗指南。
>
> ■病史和临床症状是诊断下消化道出血的初步依据。从临床表现看，下消化道出血可分为显性出血和隐性出血，显性出血表现为持续或反复出现的血便，少数表现为黑便。出血量超过400~500ml时，可出现全身症状如心悸、恶心、乏力，短时间出血量超过1000ml，可出现眩晕、低血压、昏厥和休克等周围循环衰竭表现。隐

性出血指临床上肉眼不能观察到粪便异常，仅有粪便隐血试验阳性或（及）存在缺铁性贫血。

■ 下消化道出血诊断需除外上消化道出血，急性下消化道出血一般为血便，一般无呕血。高位小肠出血乃至右半结肠出血，如血在肠腔内停留较久可呈柏油样便。故下消化道出血的诊断应常规做胃镜除外上消化道出血。

（三）治疗方案的选择

根据《实用内科学（第14版）》（陈灏珠、林果为、王吉耀主编，人民卫生出版社），《内科学（第8版）》（葛均波、徐永健主编，人民卫生出版社），《不明原因消化道出血诊治推荐流程》[中华消化杂志，2012，32（6）：361-363]。

1. 维持生命体征平稳，必要时输血。
2. 应用各种止血药物。
3. 内镜、腹部CT、血管造影等检查明确出血的部位和病因后，采取相应诊断病因的治疗（转出本路径，进入相应的临床路径）。
4. 当各种检查不能明确出血灶或者严重出血危及患者生命时，需行手术探查。

【释义】

■ 治疗方案的选择主要依据国内外权威参考书籍和指南，其中《ACG Clinical Guideline-Management of Patients With Acute Lower Gastrointestinal Bleeding》（2016年版）为重要的参考标准。

■ 一旦确诊下消化道出血，应立即开展综合诊治。最重要的是开通静脉通路，给予静脉输液，维持生命体征稳定，如出血量大、出现周围循环衰竭表现，需要考虑输血治疗，维持血红蛋白水平>70g/L，如合并冠心病患者则要求维持血红蛋白>90g/L。同时进行风险评估，包括患者神志情况、生命体征、是否持续活动性出血、合并基础病等情况，应用各种止血药物行止血治疗（生长抑素、6-氨基己酸等），并积极完善相应检查以明确出血部位和病因。首选结肠镜检查，患者生命体征稳定的情况下可充分肠道清洁后，于发病24小时内行急诊结肠镜检查。如经过液体复苏治疗生命体征仍不稳定、无法耐受结肠镜检查的情况下，可以考虑腹部CT血管成像、血管造影、红细胞标记核素扫描等寻找出血部位。此外，X线钡剂灌肠也可用于诊断大肠、回盲部及阑尾的病变，一般主张行双重气钡造影。X线小肠钡剂造影是诊断小肠病变的重要方法，气钡双重造影能提高诊断正确率，该项检查不适用于急性活动性下消化道出血，对于出血停止后进一步查找病因或者对于隐性下消化道出血者，可以选用。但总体而言，X线钡剂检查作用非常有限。一旦明确出血病因后，即开始采取针对病因的治疗，从而转出本临床路径，进入相应的临床路径。

■ 内镜检查发现出血灶后，应积极行内镜下治疗（包括钛夹止血、氩离子凝固术、黏膜下注射止血等）进行止血，血管造影明确血管畸形出血时可考虑栓塞治疗。当完善上述相关检查不能明确出血灶，经过积极内科药物治疗仍不能止血或持续大出血危及患者生命安全，必须手术探查，探查时可辅助以术中肠镜检查。

(四) 标准住院日

3~7 日。

> **释义**
>
> ■ 高风险下消化道出血的患者应住院处理。入院后第一天即应评估有无活动性出血、出血量及速度、出血部位和一般情况等,并根据相应情况立即采取处理措施,开放静脉通路维持生命体征稳定,大量便血伴循环不稳定提示可能为上消化道出血,应考虑行急诊胃镜排除上消化道出血。经液体复苏后循环稳定患者均应行结肠镜检查以明确出血部位和原因,并进行内镜下治疗。必要时急诊行 CT 血管三维重建、血管造影、红细胞标记核素扫描等检查以明确出血部位和病因。一般患者在 3~7 天内完成内镜和其他相关检查,经检查明确出血病因后,进入相应疾病的临床路径。

(五) 进入路径标准

1. 第一诊断必须符合 ICD-10:K92.207,下消化道出血疾病编码。

2. 有血便、黑便等表现,怀疑下消化道出血。

3. 当患者同时具有其他疾病诊断,但在住院期间不需要特殊处理,也不影响第一诊断的临床路径流程实施时,可以进入路径。

> **释义**
>
> ■ 本路径适用于有下消化道出血临床表现,且通过胃镜检查等排除上消化道出血的患者,否则不进入本路径。当合并其他疾病但不影响本路径实施的患者,可按本路径给予诊治,但有可能延长住院时间。

(六) 住院期间检查项目

1. 必须的检查项目:

(1) 血常规、尿常规、粪常规+隐血。

(2) 肝肾功能、电解质、血型、凝血功能、输血前指标筛查 (乙型、丙型肝炎病毒,HIV,梅毒)。

(3) X 线胸片、心电图、腹部超声。

(4) 肛门和直肠指检。

2. 根据患者病情可选择的检查项目:

(1) 胃肠镜检查。

(2) 腹部 CT 平扫或增强、腹部血管三维重建、小肠 CT 三维重建。

(3) 肠系膜血管造影。

(4) 胶囊内镜或小肠镜。

(5) ^{99m}锝标记的红细胞扫描。

释义

　　■ 血、尿和粪便检查是临床常规化验。血常规中血红蛋白和红细胞比容下降可反映出血量，但急性出血期可无明显变化，通常滞后24～72小时才能反映出血量，所以需要动态观察该项指标。血红蛋白低于70g/L需要输血治疗，如合并冠心病有心肌缺血症状患者，血红蛋白低于90g/L即应考虑输注红细胞。血小板可能因大量出血继发内源性凝血激活消耗而出现下降。粪便隐血阳性支持消化道出血的诊断，便血的患者粪便中可见到红细胞。

　　■ 肝肾功能和电解质化验有助于发现潜在的肝肾基础病和电解质紊乱，急性大量失血可能造成急性肾前性肾功能不全。凝血功能检查可评估是否存在凝血功能障碍，需注意的是当大量出血消耗凝血因子时，可出现继发性凝血功能异常。如出血量大，需要输血治疗，故应完善血型、乙型肝炎、丙型肝炎、HIV、梅毒等输血前指标筛查。

　　■ X线胸片、心电图和腹部超声均为临床常规检查，有助于评估是否合并心肺、肝胆、胰腺和肾脏疾病。

　　■ 直肠肿物和痔疮出血是下消化道出血的重要原因，通过肛门和直肠指检可基本明确直肠距肛门7cm以下直肠肛管出血病因，应作为下消化道出血患者常规检查项目。

　　■ 内镜检查是消化道出血定位、定性诊断的首选方法。胃镜检查适用于大量便血并出现循环不稳定、不能排除上消化道出血的患者，可除外上消化道出血，明确下消化道出血患者应尽量行结肠镜检查，结肠镜检查是诊断大肠及回肠末端病变的首选检查方法，对于出血量不大、循环稳定的活动性出血患者，可进行充分肠道准备尝试灌肠后进行肠镜检查。

　　■ 除了内镜检查，腹盆腔CT检查也是明确消化道出血病因的重要手段，活动性下消化道出血时进行腹盆部增强CT血管三维重建可能发现造影剂外溢，有助于确定出血部位。以CT技术为基础的血管三维重建简便、安全、有效，当出血量大、经过积极液体复苏生命体征仍不稳定不宜行肠镜检查的患者，可先于结肠镜检查进行。当疑诊小肠间质瘤或克罗恩病等引起的消化道出血时，还可以行小肠CT重建。

　　■ 肠系膜血管造影是有创性检查，适用于活动性消化道出血速度>0.5ml/min时，有较准确的定位价值，其优点是发现出血同时可立即进行血管栓塞治疗，止血效果好。当出血速度>0.1ml/min时，可选择^{99m}锝标记的红细胞显像，标记的红细胞在出血部位溢出形成浓染区，由此可判断出血部位，缺点是空间分辨率和定位价值欠理想。

　　■ 对于上述检查仍未能明确出血部位和病因的、怀疑小肠出血的患者，可考虑胶囊内镜或小肠镜检查。胶囊内镜目前已成为小肠疾病的一线检查技术，其优势是非侵入性，如有明确肠道狭窄和梗阻表现的患者不能选用胶囊内镜。小肠镜和胶囊内镜有互补作用，当胶囊内镜发现可疑病灶时可通过小肠镜进一步明确并进行治疗，小肠镜的缺点是侵入性检查，技术要求高，有一定的并发症。

（七）治疗方案与药物选择

1. 根据年龄、基础疾病、出血量、生命体征和血红蛋白变化情况估计病情严重程度。

2. 建立快速静脉通道，补充血容量。

3. 必要时应置入胃管行胃肠减压或者行胃镜检查以排除上消化道出血。

4. 输血指征：

（1）收缩压<90mmHg，或较基础收缩压降低≥30mmHg，或心率>120次/分。

（2）血红蛋白<70g/L，高龄、有基础心脑血管疾病者输血指征可适当放宽。

5. 止血药。

6. 生长抑素/垂体后叶素：必要时选用。

7. 内镜检查：

（1）系下消化道出血病因的关键检查，并且在发现出血病灶时可以在内镜下止血，因此在条件允许的情况下尽可能进行。

（2）应积极稳定循环和神志状况，为内镜治疗创造条件，检查过程中酌情监测心电、血压和血氧饱和度，必要时术前可行灌肠以清洁肠道。

8. 血管造影：活动性出血，每分钟出血量超过 0.5ml 时，可进行该检查以明确出血的部位和（或）出血原因，必要时可行栓塞止血。

9. 当各种检查不能明确出血灶或者严重出血危及患者生命时，需行手术探查。

释义

■ 下消化道出血应基于风险分层处理，最重要的基础治疗是建立静脉通路并积极补液以稳定循环，静脉输液首选晶体液，如出血量大出现休克和（或）严重贫血者，需考虑静脉输注胶体液和输血治疗。高龄及合并心脑血管基础病患者对贫血的耐受力下降，输血指征可适当放宽。

■ 尽管没有循证医学证据，活动性下消化道出血患者根据病情和经验可酌情选用氨甲环酸和卡络磺钠等止血药物，对于合并凝血功能障碍的患者，可适当补充凝血因子。生长抑素可减少内脏血流和降低门脉压力，有利于止血；垂体后叶素通过收缩腹腔血管而止血，对有心脑基础病的高龄患者用药时可能出现胸痛、腹痛等症状，需警惕缺血性心脏病和缺血性肠病等缺血并发症。

■ 内镜检查是下消化道出血的最关键的检查手段，条件许可时应尽早进行，检查时发现病灶可直接进行内镜下止血治疗。检查前应积极支持治疗，保证患者循环稳定、神志清楚，对于活动性消化道出血或合并严重心肺疾病的患者，检查过程中应密切监测心电、血氧、血压等生命体征，以保证检查过程中安全性。血管造影过程中发现的出血病灶也应立即进行栓塞止血治疗。

■ 当上述各种检查不能明确出血部位和病因，或者内镜下止血治疗或血管造影时介入栓塞治疗失败，内科保守治疗无效，仍有活动性出血危及患者生命安全时，应积极联系外科进行手术探查，必要时行术中内镜检查。

（八）出院标准

1. 综合临床指标（包括患者的生命体征、血红蛋白、尿素氮、粪隐血试验等）发现出血已经停止，恢复饮食，无再出血表现。

2. 未明确出血病灶者，全身情况允许时可出院继续观察。

释义

■ 经过对症和对因治疗后消化道出血停止，并且恢复饮食无再出血患者可予出院，如果针对病因的治疗需要继续住院，比如结肠癌合并出血，则完成本路径流程并转入相应的临床路径继续治疗。经过全面检查仍未明确出血病灶，但临床观察无活动性出血，患者一般情况好也可出院，门诊随诊观察。

（九）变异及原因分析

1. 因检查而造成并发症（例如内镜检查造成的肠道穿孔、血管造影引起的造影剂诱发的肾病），造成住院时间延长。

2. 因消化道出血而诱发其他系统病变（例如肾衰竭、缺血性心脏病），建议进入该疾病的相关途径。

3. 重要器官功能障碍、生命体征不稳定、休克、意识障碍等均属高危患者，在检查后可能需要特殊治疗手段。

4. 通过检查已明确出血部位和病因，转入相应临床路径。

释义

■ 变异是指入选临床路径的患者未能按路径流程完成医疗行为或未达到预期的医疗质量控制目标，导致必须终止路径或需要转入其他路径进行治疗等。主管医师均应进行变异原因的分析，并在临床路径的表单中予以说明。

■ 变异包含以下情况：①按路径流程完成治疗，但出现非预期结果，如因消化道出血而诱发其他系统疾病，如肾衰竭、缺血性心脏病等，应转入该疾病的相应路径；②检查过程中出现严重并发症，如内镜检查过程中出现肠穿孔，血管造影过程中诱发造影剂肾病，从而造成住院时间延长；③不能按路径流程完成治疗，需要中途退出路径，如重要器官功能障碍、生命体征不稳定、休克、意识障碍等高危患者，在检查后可能需要转入 ICU 等特殊治疗手段；④经检查确诊为某以特定疾病的患者，需转入该疾病的相关路径。

四、下消化道出血（内科治疗）临床路径给药方案

【用药选择】

1. 静脉输液：尽早恢复血容量，预防和纠正低血容量性休克。常用液体包括晶体液（如生理盐水、平衡液）和胶体液（如血浆代用品）。当失血量超过有效血容量20%以上时，需考虑输红细胞成分血或全血。根据出血程度确定静脉输液量和输注液体性质，以维持血流动力学稳定，并维持血红蛋白70g/L以上；对于有严重心脑血管疾病基础的患者，要求维持血红蛋白90~100g/L以上，以避免低血容量继发缺血性心脏病和脑血管病。避免过度输血或输液。

2. 止血药物：

（1）生长抑素及其衍生物：可使内脏血管收缩、减少内脏血流，从而控制出血。常用药物包括生长抑素和奥曲肽，后者是人工合成的八肽生长抑素。生长抑素的半衰期较短，仅数分钟，用法为：先静脉推注250μg，以后以250μg/h连续静脉滴注维持。奥曲肽的半衰期1.5~2小时，用法为：静脉缓慢推注100μg，继而每小时静脉滴注量25μg，或以0.6mg/d剂量，分次静脉推注、肌内或皮下注射。

（2）血管加压素及其类似物：包括垂体后叶素、血管加压素和特利加压素等。其作用机制为收缩内脏血管，尤其是动脉血管，以减少出血。垂体后叶素的用法为：从小剂量开始，逐渐增加剂量至0.2~0.4U/min静脉连续泵入。垂体后叶素的不良反应较多，包括心脏和外周器官缺血、高血压、肠缺血等。加用硝酸酯类药物可改善用药安全性和有效性，临床上常联合静脉输入硝酸酯类药物，并保证收缩压>90mmHg。

（3）其他辅助止血药物如注射用尖吻蝮蛇血凝酶、氨甲环酸、卡络磺钠，注射用尖吻蝮蛇血

凝酶通过在血管破损处加速正常凝血机制而止血，氨甲环酸可抑制纤溶酶活性，阻抑纤维蛋白分解而起到止血作用；卡络磺钠可降低毛细血管的通透性，增加毛细血管断裂端的回缩作用，增加毛细血管对损伤的抵抗力，从而止血，或这些药物在下消化道出血作用未获得循证医学研究推荐，有时可根据病情和临床经验酌情作为辅助治疗使用。

（4）凝血酶保留灌肠有时对左半结肠出血有效。

【药学提示】

1. 生长抑素类药物抑制胰岛素和胰高糖素的分泌，治疗初期会导致血糖下降，应注意观察。另外，生长抑素注射速度超过 0.05mg/min 时，患者会发生恶心和呕吐现象。

2. 生长抑素类药物禁用于妊娠期和哺乳期妇女。

3. 血管加压素、垂体后叶素收缩血管作用明显，可导致脏器缺血和血压升高，诱发心绞痛，冠心病、未控制的高血压、严重心力衰竭患者禁用。

4. 垂体后叶素中包含血管加压素和缩宫素（即催产素），缩宫素刺激子宫平滑肌收送，剂量大时可导致子宫收缩，合并妊娠的下消化道出血患者禁用。

5. 氨甲环酸用药过量时偶有血栓形成和出血风险，对有血栓形成倾向（如急性心肌梗死）患者慎用。

【注意事项】

1. 生长抑素在连续给药的过程中应不间断的输入，换药间隔应不超过 3 分钟，如有条件，建议通过输液泵给药。生长抑素与硝酸甘油联用不但不能增加疗效，反而会带来更多不良反应，临床上需注意不应联合应用这两类药物。

2. 血管加压素又名抗利尿激素，除了收缩小动脉的作用外，还增加肾小管和集合管对水分的重吸收，发挥抗利尿作用。临床观察病情时应注意此类药物对尿量的影响。

五、推荐表单

(一) 医师表单

下消化道出血临床路径医师表单

适用对象：第一诊断为下消化道出血的患者（ICD-10：K92.207）

患者姓名：	性别： 年龄： 门诊号：	住院号：
住院日期： 年 月 日	出院日期： 年 月 日	标准住院日：3~7 天

日期	住院第 1 天	住院第 2 天
主要诊疗工作	□ 询问病史及体格检查 □ 完成病历书写 □ 安排入院常规检查 □ 上级医师查房及病情评估 □ 根据病情决定是否输血 □ 签署输血、内镜和抢救同意书 □ 活动性出血、无法控制并危及患者生命者，须请相关科室（外科、放射科、ICU）会诊，必要时转入其他流程	□ 上级医师查房 □ 完成入院检查 □ 根据病情决定是否输血 □ 完成上级医师查房记录等病历书写 □ 完成内镜检查，必要时内镜下止血 □ 内镜检查未明确出血部位者，选择其他相应检查 □ 仍有活动性出血、无法控制并危及生命者，须请相关科室（外科、放射科、ICU）会诊，必要时转入其他流程
重点医嘱	**长期医嘱** □ 内科护理常规 □ 一级/特级护理 □ 病重/病危 □ 禁食、禁水，记出入量 □ 静脉输液（方案视患者情况而定） **临时医嘱** □ 止血药（必要时） □ 生长抑素/垂体后叶素（必要时） □ 输血医嘱（必要时） □ 心电监护（必要时） □ 吸氧（必要时） □ 监测中心静脉压（必要时） □ 保留胃管记量（必要时） □ 血常规、尿常规、粪常规+隐血 □ 肝肾功能、电解质、凝血功能、输血前检查（血型、Rh 因子，可经输血传播的常见病相关指标） □ X 线胸片、心电图、腹部超声 □ 腹部 CT 平扫或增强、腹部血管三维重建、小肠 CT 三维重建（必要时） □ 内镜检查前感染筛查项目 □ 建立静脉通路，必要时插中心静脉导管	**长期医嘱** □ 内科护理常规 □ 一级/特级护理 □ 病重 □ 禁食、禁水，记出入量 □ 静脉输液（方案视患者情况而定） **临时医嘱** □ 止血药（必要时） □ 吸氧（必要时） □ 血常规、粪常规+隐血、凝血功能 □ 输血医嘱（必要时） □ 保留胃管记量（必要时） □ 心电监护（必要时） □ 监测中心静脉压（必要时） □ 内镜检查，必要时内镜下止血 □ 腹部 CT 平扫或增强、腹部血管三维重建、小肠 CT 三维重建（必要时） □ 肠系膜血管造影（必要时） □ 胶囊内镜或小肠镜（必要时） □ ^{99m} 锝标记的红细胞扫描或血管造影（必要时）

续　表

日期	住院第 1 天	住院第 2 天
病情 变异 记录	□无 □有，原因： 1. 2.	□无 □有，原因： 1. 2.
医师 签名		

日期	住院第 3~7 天（出院日）
主要诊疗工作	□ 已经完成检查，病因已经明确，根据病因进入相关流程 □ 观察有无检查并发症 □ 上级医师查房，决定将患者转入其他疾病流程，制订后续诊治方案 □ 住院医师完成病程记录 □ 决定能否允许患者进流食 □ 继续监测重要脏器功能 □ 仍有活动性出血、无法控制者，须请相关科室（外科、放射科、ICU）会诊，必要时转入其他流程
重点医嘱	**长期医嘱** □ 内科护理常规 □ 一级/二级护理 □ 既往用药 □ 开始进流食（出血已止者） □ 静脉输液（出血已止者可适当减少输液量） **临时医嘱** □ 针对下消化道出血的病因治疗（必要时） □ 止血药（必要时） □ 心电监护（必要时） □ 血常规 □ 记 24 小时出入量 □ 吸氧（必要时）
病情变异记录	□ 无　□ 有，原因： 1. 2.
医师签名	

（二）护士表单

下消化道出血临床路径护士表单

适用对象：第一诊断为下消化道出血的患者（ICD-10：K92.207）

患者姓名：		性别：	年龄：	门诊号：	住院号：

住院日期： 年 月 日	出院日期： 年 月 日	标准住院日：3~7 天

日期	住院第 1 天	住院第 2 天
健康宣教	□ 入院宣教 　介绍主管医师、护士 　介绍环境、设施 　介绍住院注意事项 　介绍探视和陪护制度 　介绍贵重物品制度 □ 饮食宣教：禁食、禁水 □ 出入量宣教 □ 留取标本宣教	□ 宣教用药知识 　宣教疾病知识 　宣教相关检查 □ 饮食宣教：禁食、禁水 □ 胃肠镜宣教 □ 主管护士与患者沟通，了解并指导心理应对
护理处置	□ 核对患者姓名，佩戴腕带 □ 建立入院护理病历 □ 协助患者留取各种标本 □ 吸氧（必要时） □ 遵医嘱给予补液、止血治疗	□ 协助医师完成各种检查前的相关化验 □ 吸氧（必要时） □ 遵医嘱给予静脉补液治疗 □ 记录 24 小时出入量
基础护理	□ 一级/特级护理 □ 晨晚间护理 □ 排泄管理 □ 患者安全管理	□ 一级/特级护理 □ 晨晚间护理 □ 排泄管理 □ 患者安全管理
专科护理	□ 病情观察 　生命体征及排泄物的观察 　腹部体征的观察 □ 遵医嘱给予止血药（必要时） □ 遵医嘱给予抗菌药物（必要时） □ 遵医嘱给予输血（必要时） □ 监测中心静脉压（必要时） □ 保留胃管记量（必要时） □ 填写跌倒及压疮防范表 □ 需要时，请家属陪护 □ 心理护理	□ 病情观察 　生命体征及排泄物的观察 　腹部体征的观察 □ 遵医嘱给予止血药（必要时） □ 遵医嘱给予抗菌药物（必要时） □ 遵医嘱给予输血（必要时） □ 监测中心静脉压（必要时） □ 保留胃管记量（必要时） □ 肠镜护理（必要时） □ 遵医嘱完成相关检查 □ 心理护理
重点医嘱	□ 详见医师表单	□ 详见医师表单

续 表

日期	住院第 1 天	住院第 2 天
病情 变异 记录	□无 □有，原因： 1. 2.	□无 □有，原因： 1. 2.
护士 签名		

日期	住院第 3~7 天（出院日）
健康宣教	□ 出院宣教 　复查时间 　服药方法 　活动休息 　指导饮食 　指导办理出院手续
护理处置	□ 办理出院手续 　书写出院小结
基础护理	□ 二级护理 □ 晨晚间护理 □ 协助或指导进食、进水 □ 协助或指导活动 □ 患者安全管理
专科护理	□ 病情观察 　生命体征及排泄物的观察 　腹部体征的观察 □ 出院指导 □ 心理护理
重点医嘱	□ 详见医师表单
病情变异记录	□ 无　□ 有，原因： 1. 2.
护士签名	

（三）患者表单

下消化道出血临床路径患者表单

适用对象：第一诊断为下消化道出血的患者（ICD-10：K92.207）

患者姓名：		性别：	年龄：	门诊号：	住院号：
住院日期：　　年　月　日		出院日期：　　年　月　日			标准住院日：3~7 天

日期	住院第 1 天	住院第 2 天
医患配合	□ 配合询问病史、收集资料、请务必详细告知既往史、用药史、过敏史 □ 配合进行体格检查 □ 有任何不适请告知医师	□ 配合完成各种检查及标本 □ 配合肠镜检查（必要时） □ 医师与患者及家属介绍病情及检查谈话、检查前签字 □ 配合医师摆好检查体位
护患配合	□ 配合测量体温、脉搏、呼吸频率 3 次，血压、体重 1 次 □ 配合心电监护（必要时） □ 配合完成入院护理评估 □ 接受入院宣教（环境介绍、病室规定、订餐制度、贵重物品保管等） □ 配合执行探视和陪护制度 □ 有任何不适请告知护士	□ 配合测量体温、脉搏、呼吸频率 3 次，询问排便 1 次，记录 24 小时出入量 □ 接受止血药治疗（必要时） □ 接受抗菌药物治疗（必要时） □ 接受输血治疗（必要时） □ 接受监测中心静脉压（必要时） □ 接受保留胃管记量（必要时） □ 接受生长抑素/垂体后叶素（必要时） □ 监测中心静脉压（必要时） □ 接受肠镜护理（必要时） □ 吸氧、心电监护（必要时） □ 有任何不适请告知护士
饮食	□ 禁食、禁水	□ 禁食、禁水
排泄	□ 正常排尿便	□ 正常排尿便
活动	□ 正常活动	□ 正常活动

日期	住院第3~7天（出院日）
医患 配合	□ 接受出院前指导 □ 知道复查程序 □ 获取出院诊断书
护 患 配 合	□ 接受出院宣教 □ 办理出院手续 □ 获取出院带药 □ 知道服药方法、作用、注意事项 □ 知道复印病历程序
饮食	□ 流食
排泄	□ 正常排尿便
活动	□ 正常活动

附：原表单（2016 年版）

下消化道出血临床路径表单

适用对象：第一诊断为下消化道出血的患者（ICD-10：K92.207）

患者姓名：	性别： 年龄： 门诊号：	住院号：
住院日期： 年 月 日	出院日期： 年 月 日	标准住院日：3~7 天

日期	住院第 1 天	住院第 2 天
主要诊疗工作	□ 询问病史及体格检查 □ 完成病历书写 □ 安排入院常规检查 □ 上级医师查房及病情评估 □ 根据病情决定是否输血 □ 签署输血、内镜和抢救同意书 □ 活动性出血、无法控制并危及患者生命者，须请相关科室（外科、放射科、ICU）会诊，必要时转入其他流程	□ 上级医师查房 □ 完成入院检查 □ 根据病情决定是否输血 □ 完成上级医师查房记录等病历书写 □ 完成内镜检查，必要时内镜下止血 □ 内镜检查未明确出血部位者，选择其他相应检查 □ 仍有活动性出血，无法控制并危及生命者，须请相关科室（外科、放射科、ICU）会诊，必要时转入其他流程
重点医嘱	**长期医嘱** □ 内科护理常规 □ 一级/特级护理 □ 病重/病危 □ 禁食、禁水，记出入量 □ 静脉输液（方案视患者情况而定） **临时医嘱** □ 止血药（必要时） □ 生长抑素/垂体后叶素（必要时） □ 输血医嘱（必要时） □ 心电监护（必要时） □ 吸氧（必要时） □ 监测中心静脉压（必要时） □ 保留胃管记量（必要时） □ 血常规、尿常规、粪常规+隐血 □ 肝肾功能、电解质、凝血功能、输血前检查（血型、Rh 因子，可经输血传播的常见病相关指标） □ X 线胸片、心电图、腹部超声 □ 腹部 CT 平扫或增强、腹部血管三维重建、小肠 CT 三维重建（必要时） □ 内镜检查前感染筛查项目 □ 建立静脉通路，必要时插中心静脉导管	**长期医嘱** □ 内科护理常规 □ 一级/特级护理 □ 病重 □ 禁食、禁水，记出入量 □ 静脉输液（方案视患者情况而定） **临时医嘱** □ 止血药（必要时） □ 吸氧（必要时） □ 血常规、粪常规+隐血、凝血功能 □ 输血医嘱（必要时） □ 保留胃管记量（必要时） □ 心电监护（必要时） □ 监测中心静脉压（必要时） □ 内镜检查，必要时内镜下止血 □ 腹部 CT 平扫或增强、腹部血管三维重建、小肠 CT 三维重建（必要时） □ 肠系膜血管造影（必要时） □ 胶囊内镜或小肠镜（必要时） □ ^{99m} 锝标记的红细胞扫描或血管造影（必要时）
主要护理工作	□ 介绍病房环境、设施和设备 □ 入院护理评估	□ 宣教（消化道出血的知识）

续 表

日期	住院第 1 天	住院第 2 天
病情 变异 记录	□无 □有，原因： 1. 2.	□无 □有，原因： 1. 2.
护士 签名		
医师 签名		

日期	住院第 3~7 天（出院日）
主要诊疗工作	□ 已经完成检查，病因已经明确，根据病因进入相关流程 □ 观察有无检查并发症 □ 上级医师查房，决定将患者转入其他疾病流程，制订后续诊治方案 □ 住院医师完成病程记录 □ 决定能否允许患者进流食 □ 继续监测重要脏器功能 □ 仍有活动性出血、无法控制者，须请相关科室（外科、放射科、ICU）会诊，必要时转入其他流程
重点医嘱	**长期医嘱** □ 内科护理常规 □ 一级/二级护理 □ 既往用药 □ 开始进流食（出血已止者） □ 静脉输液（出血已止者可适当减少输液量） **临时医嘱** □ 针对下消化道出血的病因治疗（必要时） □ 止血药（必要时） □ 心电监护（必要时） □ 血常规 □ 记 24 小时出入量 □ 吸氧（必要时）
主要护理工作	□ 观察患者病情变化 □ 心理与生活护理 □ 指导患者饮食
病情变异记录	□ 无　□ 有，原因： 1. 2.
护士签名	
医师签名	

第六章

食管狭窄临床路径释义

一、食管狭窄编码

1. 国家卫生和计划生育委员会原编码：

疾病名称及编码：食管狭窄（ICD-10：K22.205）

2. 修改编码：

疾病名称及编码：食管狭窄（ICD-10：K22.205）

　　　　　　　　手术后食管狭窄（ICD-10：K22.208）

手术操作名称及编码：内镜下食管扩张术（ICD-9-CM-3：42.92-）

　　　　　　　　　　内镜下食管支架置入术（ICD-9-CM-3：42.8101）

二、临床路径检索方法

（K22.205/K22.208）伴（42.92/42.8101）

三、食管狭窄临床路径标准住院流程

（一）适用对象

第一诊断为食管狭窄（ICD-10：K22.205）的患者，包括食管癌外科术后，腐蚀性食管炎导致良性瘢痕性食管狭窄和食管肿瘤所导致的恶性狭窄，以及纵隔原发或继发恶性转移瘤所导致的食管狭窄。

> **释义**
>
> ■ 适用对象编码参见第一部分。
> ■ 本路径适用对象为食管癌外科术后，食管黏膜病变内镜切除术后、腐蚀性食管炎导致良性瘢痕性食管狭窄和食管肿瘤所导致的恶性狭窄，以及纵隔原发或继发恶性转移瘤所导致的食管狭窄，如合并食管溃疡、食管穿孔、食管瘘等并发症，需进入其他相应路径。

（二）诊断依据

根据《实用内科学（第14版）》（陈灏珠、林果为、王吉耀主编，人民卫生出版社），《临床诊疗指南・消化系统疾病分册》（中华医学会编著，人民卫生出版社），《临床诊疗指南・胸外科分册》（中华医学会编著，人民卫生出版社）。

1. 临床症状：进行性吞咽困难。

2. 辅助检查：影像学检查（包括CT和上消化道造影）、内镜检查及病理活检提示。

> 释义
>
> ■ 本路径的制订主要参考国内权威参考书籍和诊疗指南。
> ■ 病史和临床症状是诊断食管狭窄的初步依据，多数患者表现为进行性吞咽困难，可伴有反流、胸骨后疼痛、恶心、呕吐等症状。吞咽困难按 Stooler 分级：0 级：能进各种饮食；Ⅰ级：能进软食；Ⅱ级：能进半流食；Ⅲ级：仅能进流食；Ⅳ级：完全不能进食。胃镜检查可见食管腔狭小，进镜有阻力或困难。食管 CT 提示食管局限性增厚或环状均匀增厚，管腔狭窄可明确诊断。X 线钡餐检查提示食管呈漏斗样改变，狭窄段以上食管扩张。

（三）治疗方案的选择

根据《实用内科学（第 14 版）》（陈灏珠、林果为、王吉耀主编，人民卫生出版社），《临床诊疗指南·消化系统疾病分册》（中华医学会编著，人民卫生出版社），《临床诊疗指南·胸外科分册》（中华医学会编著，人民卫生出版社）。

1. 食管狭窄探条扩张术。
2. 食管狭窄球囊扩张成形术。
3. 食管狭窄支架置入术。

> 释义
>
> ■ 本病确诊可行内镜下治疗。
> ■ 探条及球囊扩张适用于食管癌外科术后，食管黏膜病变内镜切除术后、腐蚀性食管炎导致良性瘢痕性食管狭窄。两种手术方法均是有效且安全的，但目前临床上主要采用球囊扩张术。球囊扩张术可分为气囊和水囊扩张，一般水囊扩张效果较好。在扩张治疗过程中，要适当掌握扩张的直径。扩张力量不够，则达不到效果；扩张力量过大时，又会导致并发症的出现。扩张要循序渐进，以防一次扩张力量过大引起穿孔。对腐蚀性狭窄的扩张最好在化学烧伤 6 个月后，待瘢痕组织稳定后再进行。
> ■ 支架置入术适用于食管肿瘤所导致的恶性狭窄，以及纵隔原发或继发恶性转移瘤所导致的食管狭窄。因肿瘤组织生长较快，扩张的效果常不能维持较长时间，多采取放置内支架治疗。常见的食管支架类型有：不锈钢金属支架属、记忆金属支架、聚酯塑料支架、放射性粒子支架等。食管支架治疗晚期食管癌无绝对禁忌证，但以下几种情况应用时需慎重：①患者病情危重，估计不能耐受者或预计生存期<1 个月；②高位食管狭窄患者，尤其是狭窄段上口距门齿<20cm 者；③狭窄段过长，>15cm 者；④存在多处食管狭窄段。
> ■ 食管狭窄的内镜治疗与外科手术比是比较安全的方法，但仍有穿孔、出血、感染、纵隔炎等并发症。

（四）标准住院日

7~10 天。

> **释义**
>
> ■ 怀疑食管狭窄的患者入院后，术前准备1~3天，第3~5天行内镜下手术。术后恢复3~5天，主要观察临床症状的缓解情况和有无术后并发症，总住院时间不超过10天符合本路径要求。

(五) 进入路径标准

1. 第一诊断必须符合食管狭窄包括食管癌外科术后，腐蚀性食管炎导致良性瘢痕性食管狭窄，食管恶性肿瘤所导致的狭窄。
2. 当患者同时具有其他纵隔恶性原发或转移性肿瘤，但住院期间不需要特殊处理也不影响第一诊断的临床路径流程实施时，可进入此路径。

> **释义**
>
> ■ 进入本路径的患者为第一诊断为食管狭窄的患者，如合并食管溃疡、食管穿孔、食管瘘等并发症，需进入其他相应路径。
>
> ■ 当患者同时具有其他纵隔恶性原发或转移性肿瘤，但住院期间不需要特殊处理，也不影响该诊断，可按此临床路径流程实施。
>
> ■ 入院后常规检查发现有基础疾病，如高血压、冠状动脉粥样硬化性心脏病、糖尿病、肝肾功能不全等，经系统评估后对食管狭窄诊断治疗无特殊影响者可进入路径。但可能增加医疗费用，延长住院时间。

(六) 术前准备 (术前评估)

1~3天。

1. 必须的检查项目：
(1) 血常规、尿常规、大便常规+隐血。
(2) 凝血功能、血型、肝肾功能、电解质、感染性疾病筛查 (乙型肝炎、丙型肝炎、艾滋病、梅毒等)。
(3) 肺功能、血气分析。
(4) 心电图、X线胸片。
(5) 内镜检查，必要时活检。

2. 根据患者情况可选择：
(1) 上消化道钡餐造影。
(2) 胸腹部CT (平扫+增强扫描)。
(3) 腹部超声、超声心动图。
(4) 食管内镜超声等。

> **释义**
>
> ■ 血常规、尿常规、便常规+隐血是最基本的三大常规检查，进入路径的患者均需完成。大便隐血试验和血红蛋白检测可以进一步了解患者有无急性或慢性失血；肝肾功能、电解质、凝血功能、心电图、X线胸片可评估有无基础疾病，是否影响住院时间、费用及其治疗预后；血型、Rh因子、感染性疾病筛查用于胃镜检查前和

输血前准备；肺功能、血气分析可评估患者对手术耐受情况。胃镜检查一方面可明确诊断，必要时可行活检获取病理学依据，另一方面可评估食管狭窄的部位、程度和范围，有助于手术方法的选择和疗效评价。

■上消化道钡餐造影有助于本病的诊断和术前食管狭窄程度评估。胸部 CT 平扫+增强扫描可明确诊断，并评估食管狭窄部位、程度、有无纵隔淋巴结和肺转移。腹部超声、腹部 CT 平扫+增强扫描可评估晚期食管癌有无肝转移。对于有心脏基础疾病的患者，术前评估可行心脏超声检查。食管超声内镜（EUS）可以清楚显示食管壁的各层结构、大多数纵隔淋巴结等，因而可对食管癌局部分期、判别肿瘤浸润深度和淋巴结范围做出准确判断。

（七）手术日

入院第 3~5 天。
1. 麻醉方式：局部麻醉。
2. 手术耗材：扩张探条、扩张球囊、食管支架（放射性粒子支架）、导丝、放射性粒子。
3. 术中用药：必要时预防性应用抗菌药物。
4. 根据患者情况，术后可口服收敛剂（0.9%氯化钠 500ml+利多卡因 10ml+肾上腺素 2mg）。

释义

■术前准备：禁食 12 小时，必要时插胃管清洁食管腔，术前 30 分钟肌内注射阿托品 0.5mg 和地西泮 10mg，2%利多卡因口咽部表面麻醉。

■预防性应用抗菌药物：根据美国 ASGE 发布的《消化内镜预防性使用抗菌药物指南》，预防性应用抗菌药物的目的是减少发生严重的感染并发症，不主张在消化内镜操作过程中无选择地应用抗菌药物，从而增加了不必要的费用和潜在的不良反应。食管狭窄扩张治疗的菌血症发生率较高，食管探条扩张术后菌血症发生率为 12%~22%。其中恶性狭窄菌血症的发生率高于良性狭窄，多次扩张高于单次。对于有高危心脏疾病、腹水、免疫功能低下的患者可预防性使用抗菌药物。

■术后严密观察患者有无剧烈的胸腹痛、气促、咳嗽、出血及发热等情况，术后可口服收敛液，给予抑酸剂、黏膜保护剂，若患者胸痛明显可酌情使用镇痛药。若无并发症发生可于术后 24 小时进食少量流质。

（八）术后住院恢复

3~5 天。
根据患者情况，可选择复查的检查项目如上消化道造影、胸部 CT 平扫、血常规、肝肾功能、电解质。

> **释义**
>
> ■ 术后可观察有无穿孔、出血、感染、纵隔炎等并发症。可复查上消化道造影，胸部 CT 平扫评估食管狭窄缓解情况、食管支架有无移位及贴壁不良。

(九) 出院标准

1. 进半流食顺利。
2. 食管支架位置佳，无移位及贴壁不良现象。
3. 体温正常，无明显感染征象。

> **释义**
>
> ■ 患者出院前应完成所有必须检查项目，可顺利进食半流食，术后无穿孔、出血、感染、纵隔炎等并发症。食管支架与食管壁间不留缝隙、贴合紧密，患者异物感轻，且能与狭窄段保持良好的径向张力和顺应性。

(十) 变异及原因分析

1. 有影响手术的合并症，需要进行相关的诊断和治疗。
2. 术后出现肺部感染、支架移位，气管受压呼吸困难，原发肺部呼吸衰竭、心脏衰竭等并发症，需要延长治疗时间。

> **释义**
>
> ■ 若合并基础疾病，如高血压、糖尿病、心脏疾病等，需要进行相关的诊断和治疗，影响住院时间、费用及其治疗预后；术后出现穿孔、出血、感染、纵隔炎、支架移位、气管受压呼吸困难，原发肺部呼吸衰竭、心脏衰竭等并发症时，需转入相应路径延长治疗时间。
>
> ■ 认可的变异原因主要是指患者入选路径后，在检查及治疗过程中发现患者合并存在事前未预知的、对本路径治疗可能产生影响的情况，需要终止执行路径或延长治疗时间、增加治疗费用。医师需在表单中明确说明。
>
> ■ 因患者方面的主观原因导致执行路径出现变异，需医师在表单中予以说明。

四、食管狭窄临床路径给药方案

【用药选择】

1. 预防性抗菌药物的治疗：根据 2003 年美国 ASGE 发布的《消化内镜预防性使用抗菌药物指南》。

(1) 标准常规预防方案：操作前 1 小时口服阿莫西林 2.0g。不能口服者的替代方案为操作前 30 分钟内氨苄青霉素 2.0g 静脉推注/肌内注射。

(2) 青霉素过敏者：操作前 1 小时口服氯林可霉素 600mg。替代方案：操作前 1 小时口服先锋霉素Ⅳ或头孢羟氨苄 2.0g；阿奇霉素或克拉霉素操作前 1 小时口服 500mg。

（3）青霉素过敏但无法口服的患者：操作前 30 分钟内氯林可霉素 600mg 静脉推注。替代方案：操作前 30 分钟内先锋霉素 V 1.0g 静脉推注/肌内注射。万古霉素 1.0g 静脉推注。

2. 镇痛药：术后若患者胸痛明显，可用选用阿片类中枢性镇痛药，属于二类精神药品，适用于中等程度的各种急性疼痛和术后疼痛等。常用有曲马多，每次 50~100mg，每日 2~3次，肌内注射。1 日剂量最多不超过 400mg。

3. 抑酸药：能抑制胃酸分泌可降低反流进食管物质的酸性，减少对食管的损伤。

（1）质子泵抑制剂（PPI）：常用的 PPI 药物包括奥美拉唑、埃索美拉唑、泮托拉唑、雷贝拉唑、兰索拉唑、艾普拉唑等，可以于手术当日以 PPI 静脉输注，如奥美拉唑或埃索美拉唑40mg，每日 1~2 次。

（2）H_2 受体拮抗剂（H_2RA）：H_2RA 抑制胃酸分泌的作用较 PPI 弱，对于病变较轻或基层医院可考虑应用，如雷尼替丁 20mg，静脉滴注，每日 1 次。

【药学提示】

1. 青霉素类抗菌药物：用药相对安全，不良反应包括：

（1）过敏反应：青霉素过敏反应较常见，在各种药物中居首位。严重的过敏反应为过敏性休克，其发生率为 0.004%~0.015%，过敏性休克不及时抢救者病死率高。

（2）毒性反应：青霉素毒性反应较少见，肌注区可发生周围神经炎。

（3）二重感染：用青霉素治疗期间可出现耐青霉素金葡菌、革兰阴性杆菌或白念珠菌感染，念珠菌过度繁殖可使舌苔呈棕色甚至黑色。

2. 镇痛药：曲马多属于阿片类中枢性镇痛药，不良反应包括：

（1）常见的有出汗、眩晕、恶心、呕吐、口干、疲劳等。极少数病例可出现心血管系统反应。

（2）与酒精、镇静药或其他中枢系统作用药物合用会引起急性中毒。

（3）长期大剂量使用可导致中枢神经兴奋、呼吸抑制，产生耐药性和成瘾性。

3. 质子泵抑制剂（PPI）：用药相对安全，不良反应包括：

（1）胃肠道反应，为最常见的不良反应，包括腹痛、腹胀、恶心、呕吐、腹泻等。

（2）过敏反应，主要引起皮疹、皮肤瘙痒等症状。

（3）神经内分泌系统，多出现头痛、头晕、口干、失眠、嗜睡、指端麻木等。

（4）泌尿系统，如急性间质性肾炎，老年、合并肾功能不全患者应注意监测肾功能。

（5）血液系统，常见的为白细胞减少症。此外，长期应用需要警惕骨质疏松、肠道菌群紊乱和低镁血症风险。

4. H_2 受体拮抗剂（H_2RA）：不良反应相对较少，少数患者可有皮肤损害、头晕、失眠、便秘、腹泻、皮疹、面部潮红、白细胞减少。

【注意事项】

预防性使用抗菌药物不主张在消化内镜操作过程中无选择地应用，从而增加了不必要的费用和潜在的不良反应。

五、推荐表单

（一）医师表单

食管狭窄临床路径医师表单

适用对象：第一诊断为食管狭窄（ICD-10：K22.206）（包含瘢痕性狭窄和局部肿瘤复发）或纵隔原发或继发恶性肿瘤

患者姓名：	性别：　年龄：　门诊号：	住院号：
住院日期：　年　月　日	出院日期：　年　月　日	标准住院日：7~10 天

时间	住院第 1 天	住院第 2~3 天	住院第 4 天（手术前 1 日）
主要诊疗工作	□ 完成询问病史和体格检查，按要求完成病历书写 □ 安排完善常规检查及检查申请单 □ 主管医师查房 □ 初步确定治疗方案	□ 上级医师查房 □ 临床分期与术前评估 □ 完成上级医师查房记录 □ 根据病情需要，完成相关科室会诊 □ 对患者进行有关食管狭窄和行内镜治疗的宣教 □ 向患者及家属交代病情，签署治疗检查同意书	□ 上级医师查房 □ 完成三级查房记录 □ 完成术前准备 □ 术前病例讨论，确定手术方案 □ 完成术前小结、签署手术知情同意书、输血同意书、授权同意书
重点医嘱	**长期医嘱** □ 消化内科护理常规 □ 二级护理 □ 饮食：流质饮食、禁食、禁水 **临时医嘱** □ 血常规、尿常规、大便常规 □ 凝血功能、血型、肝肾功能、电解质 □ 感染性疾病筛查 □ 肺功能、动脉血气分析 □ 心电图、X 线胸片 □ 内镜检查，必要时活检 □ 胸腹部 CT（平扫+增强扫描）、上消化道造影（必要时） □ 腹部超声、超声心动图、食管内镜超声（必要时）	**长期医嘱** □ 消化内科护理常规 □ 二级护理 □ 软食 □ 营养支持治疗 □ 其他特殊医嘱	**临时医嘱** □ 拟明日局部麻醉下食管狭窄探条扩张术、食管造影并食管支架置入术或球囊扩张成形术 □ 术前禁食、禁水 □ 其他特殊医嘱
病情变异记录	□ 无　□ 有，原因： 1. 2.	□ 无　□ 有，原因： 1. 2.	□ 无　□ 有，原因： 1. 2.
医师签名			

时间	住院第 5 天（手术日）	住院第 6 天（术后第 1 日）	住院第 7~10 天（术后第 2 日）
主要诊疗工作	□ 手术 □ 术者完成手术记录 □ 住院医师完成术后病程 □ 主管医师查房 □ 观察生命体征 □ 向患者及家属交代病情、手术情况及术后注意事项	□ 上级医师查房 □ 住院医师完成病程书写 □ 观察进食情况 □ 注意观察患者是否合并呼吸困难 □ 注意生命体征及肺部呼吸音	□ 上级医师查房 □ 住院医师完成病程书写 □ 视病情复查血常规、血生化及胸部 CT □ 视病情行上消化道造影术。了解是否合并食管瘘发生，了解支架位置情况
重点医嘱	**长期医嘱** □ 内科护理常规 □ 一级护理 □ 禁食、禁水 24 小时 □ 吸氧 □ 心电监护 □ 体温、血压、呼吸、脉搏、血氧饱和度监测 □ 预防性应用抗菌药物 □ 镇痛药物 □ 质子泵抑制剂 □ 营养支持治疗 **临时医嘱** □ 其他特殊医嘱	**长期医嘱** □ 内科护理常规 □ 一级护理 □ 静脉营养支持 **临时医嘱** □ 其他特殊医嘱	**长期医嘱** □ 内科护理常规 □ 二级护理 □ 流质饮食 **临时医嘱** □ 上消化道造影术（必要时） □ 胸部 CT 平扫（必要时） □ 复查血常规、肝肾功能、电解质（必要时）
病情变异记录	□ 无　□ 有，原因： 1. 2.	□ 无　□ 有，原因： 1. 2.	□ 无　□ 有，原因： 1. 2.
医师签名			

（二）护士表单

食管狭窄临床路径护士表单

适用对象：第一诊断为食管狭窄（ICD-10：K22.206）（包含瘢痕性狭窄和局部肿瘤复发）或纵隔原发或继发恶性肿瘤

患者姓名：	性别： 年龄： 门诊号：	住院号：
住院日期： 年 月 日	出院日期： 年 月 日	标准住院日：7~10 天

时间	住院第 1 天	住院第 2~3 天	住院第 4 天（手术前 1 日）
健康宣教	□ 入院宣教 　介绍主管医师、护士 　介绍环境、设施 　介绍住院注意事项 　介绍探视和陪护制度 　介绍贵重物品制度	□ 药物宣教 □ 手术前宣教 　术前准备及检查后注意事项	□ 手术前宣教 　术前准备及检查后注意事项 　告知术前禁食、禁水 　告知患者在术中配合医师 　主管护士与患者沟通，消除患者紧张情绪 　告知后可能出现的情况及应对方式
护理处置	□ 核对患者姓名，佩戴腕带 □ 建立入院护理病历 □ 协助患者留取各种标本 □ 测量体重	□ 协助医师完成术前的相关化验	□ 协助医师完成术前的相关化验 □ 术前准备 □ 禁食、禁水
基础护理	□ 二级护理 □ 晨晚间护理 □ 排泄管理 □ 患者安全管理	□ 二级护理 □ 晨晚间护理 □ 排泄管理 □ 患者安全管理	□ 二级护理 □ 晨晚间护理 □ 排泄管理 □ 患者安全管理
专科护理	□ 护理查体 □ 病情观察 　呕吐物及大便的观察 　腹部体征的观察 □ 需要时，填写跌倒及压疮防范表 □ 需要时，请家属陪护 □ 确定饮食种类 □ 心理护理	□ 病情观察 　呕吐物及大便的观察 　腹部体征的观察 □ 遵医嘱完成相关检查 □ 心理护理	□ 遵医嘱予补液 □ 病情观察 　呕吐物及大便的观察 　腹部体征的观察 □ 心理护理
重点医嘱	□ 详见医嘱执行单	□ 详见医嘱执行单	□ 详见医嘱执行单
病情变异记录	□ 无 □ 有，原因： 1. 2.	□ 无 □ 有，原因： 1. 2.	□ 无 □ 有，原因： 1. 2.
护士签名			

时间	住院第5天（手术日）	住院第6天（术后第1日）	住院第7~10天（术后第2日）
健康宣教	□ 手术当日宣教 告知饮食、体位要求 告知术后需禁食24小时 给予患者及家属心理支持 再次明确探视陪护须知	□ 术后后宣教 药物作用及频率 饮食、活动指导	□ 出院宣教 复查时间 服药方法 活动休息 指导饮食 指导办理出院手续
护理处置	□ 送患者至内镜中心 摘除患者义齿 核对患者资料及带药 □ 接患者 □ 核对患者及资料	□ 遵医嘱完成相关检查	□ 办理出院手续 □ 书写出院小结
基础护理	□ 一级护理 □ 晨晚间护理 □ 排泄管理 □ 患者安全管理	□ 二级护理 □ 晨晚间护理 □ 排泄管理 □ 患者安全管理	□ 二级护理 □ 晨晚间护理 □ 协助或指导进食、进水 □ 协助或指导活动 □ 患者安全管理
专科护理	□ 遵医嘱予补液 □ 病情观察 监测生命体征 出血、穿孔、感染等并发症 的观察 腹部体征的观察 □ 心理护理	□ 病情观察 监测生命体征 出血、穿孔、感染等并发症 的观察 大便的观察 腹部体征的观察 □ 心理护理	□ 病情观察 监测生命体征 出血、穿孔、感染等并发症 的观察 大便的观察 腹部体征的观察 □ 出院指导（胃溃疡者需要治疗后复查胃镜和病理） □ 心理护理
重点医嘱	□ 详见医嘱执行单	□ 详见医嘱执行单	□ 详见医嘱执行单
病情变异记录	□ 无 □ 有，原因： 1. 2.	□ 无 □ 有，原因： 1. 2.	□ 无 □ 有，原因： 1. 2.
护士签名			

（三）患者表单

食管狭窄临床路径患者表单

适用对象：第一诊断为食管狭窄（ICD-10：K22.206）（包含瘢痕性狭窄和局部肿瘤复发）或纵隔原发或继发恶性肿瘤

患者姓名：	性别： 年龄： 门诊号：	住院号：
住院日期： 年 月 日	出院日期： 年 月 日	标准住院日：7~10 天

时间	入院	术前	手术当天
医患配合	□ 配合询问病史、收集资料，请务必详细告知既往史、用药史、过敏史 □ 配合进行体格检查 □ 有任何不适请告知医师	□ 配合完善胃镜检查前相关检查、化验，如采血、留尿、心电图、X 线胸片 □ 医师与患者及家属介绍病情及术前检查谈话、术前签字	□ 配合完善相关检查、化验 □ 如采血、留尿、胃镜 □ 配合医师摆好检查体位
护患配合	□ 配合测量体温、脉搏、呼吸频率3次，血压、体重1次 □ 配合完成入院护理评估（简单询问病史、过敏史、用药史） □ 接受入院宣教（环境介绍、病室规定、订餐制度、贵重物品保管等） □ 配合执行探视和陪护制度 □ 有任何不适请告知护士	□ 配合测量体温、脉搏、呼吸频率3次，询问大便1次 □ 接受术前宣教 □ 接受饮食宣教 □ 接受药物宣教	□ 配合测量体温、脉搏、呼吸频率3次，询问大便1次 □ 送内镜中心前，协助完成核对，带齐影像资料及用药 □ 返回病房后，配合接受生命体征的测量 □ 配合检查意识（全身麻醉者） □ 配合缓解疼痛 □ 接受术后宣教 □ 接受饮食宣教：术后禁食24小时 □ 接受药物宣教 □ 有任何不适请告知护士
饮食	□ 遵医嘱饮食	□ 遵医嘱饮食	□ 术前禁食、禁水 □ 术后，根据医嘱24小时后试饮水，无恶心呕吐进少量流食
排泄	□ 正常排尿便	□ 正常排尿便	□ 正常排尿便
活动	□ 正常活动	□ 正常活动	□ 正常活动

时间	术后	出院
医患 配合	□ 配合腹部检查 □ 配合完善术后检查：如采血、留尿便等	□ 接受出院前指导 □ 知道复查程序 □ 获取出院诊断书
护 患 配 合	□ 配合定时测量生命体征、每日询问大便 □ 配合检查腹部 □ 接受输液、服药等治疗 □ 接受进食、进水、排便等生活护理 □ 配合活动，预防皮肤压力伤 □ 注意活动安全，避免坠床或跌倒 □ 配合执行探视及陪护	□ 接受出院宣教 □ 办理出院手续 □ 获取出院带药 □ 知道复印病历程序
饮食	□ 遵医嘱饮食	□ 遵医嘱饮食
排泄	□ 正常排尿便	□ 正常排尿便
活动	□ 正常适度活动，避免疲劳	□ 正常适度活动，避免疲劳

附：原表单（2016年版）

食管狭窄临床路径表单

适用对象：第一诊断为食管狭窄（ICD-10：K22.206）（包含瘢痕性狭窄和局部肿瘤复发）或纵隔原发或继发恶性肿瘤

患者姓名：	性别：	年龄：	门诊号：	住院号：
住院日期： 年 月 日	出院日期： 年 月 日			标准住院日：7~10天

时间	住院第1天	住院第2~3天	住院第4天（手术前1日）
主要诊疗工作	□ 询问病史及体格检查 □ 完成病历书写 □ 开实验室检查申请单 □ 主管医师查房 □ 初步确定治疗方案	□ 上级医师查房 □ 临床分期与术前评估 □ 根据病情需要，完成相关科室会诊 □ 住院医师完成病程日志、上级医师查房记录等病历书写	□ 上级医师查房 □ 完成术前准备 □ 术前病例讨论，确定手术方案 □ 完成术前小结、签署手术知情同意书、输血同意书、授权同意书
重点医嘱	**长期医嘱** □ 内科护理常规 □ 二级护理 □ 饮食：半流质饮食、流质饮食，禁食、禁水 **临时医嘱** □ 血常规、尿常规、大便常规 □ 凝血功能、血型、肝肾功能、电解质 □ 感染性疾病筛查 □ 肺功能、动脉血气分析 □ 心电图、X线胸片 □ 内镜检查，必要时活检 □ 胸腹部CT（平扫+增强扫描）、上消化道造影（必要时） □ 腹部超声、超声心动图、食管内镜超声（必要时）	**长期医嘱** □ 营养支持	**临时医嘱** □ 拟明日局部麻醉下食管狭窄探条扩张术、食管造影并食管支架置入术或球囊扩张成形术 □ 术前禁食、禁水 □ 其他特殊医嘱
主要护理工作	□ 介绍病房环境、设施和设备 □ 入院护理评估	□ 呼吸功能锻炼	□ 宣教等术前准备 □ 提醒患者禁食、禁水
病情变异记录	□ 无 □ 有，原因： 1. 2.	□ 无 □ 有，原因： 1. 2.	□ 无 □ 有，原因： 1. 2.
护士签名			
医师签名			

时间	住院第 5 天（手术日）	住院第 6 天（术后第 1 日）	住院第 7~10 天（术后第 2 日）
主要诊疗工作	□ 手术 □ 术者完成手术记录 □ 住院医师完成术后病程 □ 主管医师查房 □ 观察生命体征 □ 向患者及家属交代病情、手术情况及术后注意事项	□ 上级医师查房 □ 住院医师完成病程书写 □ 观察进食情况 □ 注意观察患者是否合并呼吸困难 □ 注意生命体征及肺部呼吸音	□ 上级医师查房 □ 住院医师完成病程书写 □ 视病情复查血常规、血生化及胸部 CT □ 视病情行上消化道造影术。了解是否合并食管瘘发生，了解支架位置情况
重点医嘱	**长期医嘱** □ 内科护理常规 □ 一级护理 □ 禁食、禁水 24 小时 □ 吸氧 □ 心电监护 □ 体温、血压、呼吸频率、脉搏、血氧饱和度监测 □ 预防性应用抗菌药物 □ 镇痛药物 □ 质子泵抑制剂 □ 营养支持治疗 **临时医嘱** □ 其他特殊医嘱	**长期医嘱** □ 内科护理常规 □ 一级护理 □ 静脉营养支持 **临时医嘱** □ 其他特殊医嘱	**长期医嘱** □ 内科护理常规 □ 二级护理 □ 流质饮食 **临时医嘱** □ 上消化道造影术（必要时） □ 胸部 CT 平扫（必要时） □ 复查血常规、肝肾功能、电解质（必要时）
主要护理工作	□ 嘱咐患者口服收敛液 □ 密切观察患者病情变化 □ 心理和生活护理	□ 密切观察患者病情变化 □ 指导术后经口进食 □ 术后心理与生活护理	□ 观察患者病情变化 □ 指导患者经口进食 □ 心理与生活护理
病情变异记录	□ 无　□ 有，原因： 1. 2.	□ 无　□ 有，原因： 1. 2.	□ 无　□ 有，原因： 1. 2.
护士签名			
医师签名			

第七章

食管贲门失弛缓症临床路径释义

一、食管贲门失弛缓症编码

1. 国家卫生和计划生育委员会原编码：

疾病名称及编码：食管贲门失弛缓症（ICD-10：K22.001）

2. 修改编码：

疾病名称及编码：食管贲门失弛缓症（ICD-10：K22.0）

二、临床路径检索方法

K22.0

三、食管贲门失弛缓症临床路径标准住院流程

（一）适用对象

第一诊断为贲门失弛缓症（ICD-10：K22.001）。

> **释义**
>
> ■ 适用对象编码为 K22.001 贲门失弛缓症。

（二）诊断依据

参照经口内镜下肌切开术治疗贲门失弛缓症专家共识［中华胃肠外科杂志，2012，15（11）：1197-1200］、2013 ACG 临床指南：贲门失弛缓症的诊断和治疗［American Journal of Gastro-enterology，2013，108（8）：1238-1249］。

1. 临床表现：吞咽困难、反流、胸骨后疼痛和体重减轻。

2. 食管 X 线检查有以下表现均支持贲门失弛缓症诊断：食管扩张；食管胃结合处（EGJ）狭窄，呈"鸟嘴征"；食管蠕动消失；食管钡餐排空功能差。

3. 食管测压提示存在贲门失弛缓症表现。

4. 胃镜下有贲门失弛缓症表现：①食管内残留有中到大量的积食，多呈半流质状态覆盖管壁，且黏膜水肿增厚致使失去正常食管黏膜色泽；②食管体部扩张，并有不同程度扭曲变形；③管壁可呈节段性收缩环，似憩室膨出；④贲门狭窄程度不等，直至完全闭锁不能通过。

5. 相关检查已排除器质性狭窄或肿瘤。

> **释义**
>
> ■ 本路径的制订主要参考国内和国际最新诊疗指南。
>
> ■ 贲门失弛缓症的主要临床表现为吞咽困难、食物反流、胸骨后疼痛和体重减轻。吞咽困难是贲门失弛缓症最常见和最早出现的症状，病初症状时有时无，时轻时重，后期症状持续，但非进行性加重。食物反流和呕吐亦多见，呕吐多在进食后

20~30分钟内发生，呕吐物为前一餐或隔夜食物。疼痛多发生在胸骨后及中上腹部。体重减轻与吞咽困难、呕吐导致的进食量下降有关。

■食管钡剂造影可以用来评价食管排空情况和胃食管连接处的形态。贲门失弛缓症典型的造影表现包括：食管扩张、食管胃交界处呈"鸟嘴样"、食管蠕动障碍以及钡剂排空障碍等。根据食管扩张程度分为3级：Ⅰ级（轻度），食管直径小于4cm；Ⅱ级（中度），直径4~6cm；Ⅲ级（重度），直径大于6cm，甚至弯曲呈S形。

■食管测压是诊断贲门失弛缓症的"金标准"。主要表现为食管平滑肌蠕动消失，下食管括约肌松弛不全及下食管括约肌压力显著增高。根据高分辨食管测压芝加哥分类标准，贲门失弛缓的诊断标准为下食管括约肌综合松弛压大于等于15mmHg。并可分为3型：Ⅰ型，经典的贲门失弛缓症，食管蠕动显著减弱而食管内压不高；Ⅱ型，食管蠕动消失，且≥20%湿吞咽可见食管增压现象；Ⅲ型，无正常蠕动波，≥20%的湿咽食管远端保留有节段性蠕动或提前收缩。分型主要用于手术指征和疗效的判断。

■所有贲门失弛缓症患者都应行内镜评估，典型的内镜表现包括：①食管内残留有中到大量的积食，多呈半流质状态覆盖管壁，黏膜水肿增厚，失去正常食管黏膜色泽；②食管体部扩张，并有不同程度扭曲变形；③管壁可呈节段性收缩环，似憩室膨出；④贲门狭窄程度不等，直至完全闭锁不能通过。

■诊断贲门失弛缓症一定要通过内镜或造影甚至胸腹部CT除外器质性狭窄或肿瘤，排除机械性梗阻。

（三）进入路径标准

1. 第一诊断必须符合 ICD-10：K22.001 贲门失弛缓症的患者。
2. 当患者同时具有其他疾病诊断，但在住院期间不需要特殊处理，也不影响第一诊断的临床路径流程实施时，可以进入路径。

> 释义
>
> ■进入本路径的患者第一诊断必须符合贲门失弛缓症。
> ■除第一诊断外，如患者合并其他疾病诊断，但住院期间不需要特殊处理，且不影响贲门失弛缓症的处理时，方可进入路径；如有贲门失弛缓症合并症或合并其他疾病需要特殊处理，不能进入路径。

（四）标准住院日

3~7日。

> 释义
>
> ■第一诊断为贲门失弛缓症的患者入院后，第1~2天完善常规术前检查及术前评估，第2~3天根据患者病情选择食管气囊扩张术或经口内镜下肌切开术，术后观察2~4天，逐步恢复饮食，无并发症者可考虑出院，总住院时间3~7天符合本路径要求。

（五）住院期间的检查项目

1. 必须的检查项目：

（1）血常规、尿常规、大便常规+隐血。

（2）肝肾功能、电解质、血糖、凝血功能、感染指标筛查（乙型肝炎病毒、丙型肝炎病毒，HIV，梅毒）。

（3）X线胸片、心电图、腹部超声。

（4）胃镜检查、上消化道钡餐造影、食管测压。

2. 根据患者病情进行的检查项目：超声胃镜、胸腹部CT、心脏超声和肺功能（高龄或既往有相关病史者）。

> **释义**
>
> ■ 入院后进行血常规、尿常规、便常规+隐血三大常规检查，并完善肝肾功能、电解质、凝血功能、血糖、感染指标筛查以及胸部X片、心电图、腹部超声，评估有无基础疾病及其严重程度、有无手术操作及麻醉禁忌。贲门失弛缓症的诊断和病情严重程度评估依靠临床表现、胃镜、上消化道钡餐造影和食管测压，应完善胃镜、上消化道造影和食管测压检查，评估病情，并根据检查结果和患者意愿选择治疗方案。
>
> ■ 部分患者如需要进一步排除炎症、肿瘤等导致的假性贲门失弛缓症，可行超声胃镜、胸腹部CT作为上消化道检查的补充。对于高龄，有严重心肺基础疾病患者，还应完善心脏彩超和肺功能，评价心肺功能，除外手术操作禁忌。

（六）治疗方案的选择

1. 应根据患者年龄、意愿及当地医疗机构水平，指导初治方法的选择。

2. 对于有手术适应证且同意接受手术的患者，食管气囊扩张术（PD）、经口内镜下肌切开术（POEM）和腹腔镜下肌切开联合部分胃底折叠可作为初治方案。PD、POEM和外科肌切开术均应在具备相应医疗条件的手术中心进行。

3. 对于无明确的PD、POEM和外科肌切开手术治疗适应证的患者，推荐使用肉毒杆菌毒素。

4. 对于不愿意或不能接受PD、POEM和外科手术以及肉毒杆菌毒素治疗失败的患者，推荐使用药物治疗。

> **释义**
>
> ■ 贲门失弛缓症的治疗选择取决于患者年龄、病情、治疗意愿以及医疗机构可实施的治疗水平，综合评判后为患者做出治疗决策。
>
> ■ 贲门失弛缓症的治疗目标是将下食管括约肌静息压降低至不阻碍食物通过。可以通过机械性破坏下食管括约肌的肌纤维来实现。方式选择包括食管气囊扩张术（PD）、经口内镜下肌切开术（POEM）和腹腔镜下肌切开联合部分胃底折叠术。对于手术风险较低的患者，可进行食管气囊扩张或经口内镜下肌切开术（POEM）或腹腔镜下肌切开联合部分胃底折叠术，根据患者年龄、性别、偏好和当地医疗机构的经验和水平来选择初始治疗，对于40岁以上、女性、食管扩张不明显、高分辨测压为Ⅱ型的患者，PD及POEM治疗效果较好。如果尝试3次PD治疗后症状仍持续

存在，可行 POEM 术或外科肌切开术。POEM 是一种通过隧道内镜技术进行肌切开的内镜微创新技术，2008 年 POEM 首次用于贲门失弛缓症的临床治疗，确诊为贲门失弛缓症并影响生活质量患者均可进行 POEM 手术。对于食管明显扩张，甚至呈 S 形或 U 形，既往外科、PD、肉毒素注射、支架治疗失败者，也可行 POEM 手术，但手术难度较高。PD、POEM 和外科手术均应在具备相应医疗条件的中心，由具备相应治疗经验的医师来进行。

■ 对于手术风险较高的患者，可考虑肉毒杆菌毒素注射。注射到下食管括约肌的肉毒素麻痹了增加下食管括约肌张力兴奋性的神经元，降低下食管括约肌压力。肉毒素注射创伤小，易于在常规内镜下进行，但容易复发。

■ 对于不愿意或不能接受有创治疗的患者可考虑药物治疗，通常选择钙通道拮抗剂和硝酸盐类，这些药物可以松弛下食管括约肌，达到缓解症状目的。由于是短效药物，硝苯地平在餐前 5~10 分钟舌下含服 10~30mg，硝酸异山梨酯在餐前 5~10 分钟舌下含服 5mg。

（七）预防性抗菌药物选择与使用时机

应《抗菌药物临床应用指导原则（2015 年版）》（国卫办医发〔2015〕43 号附件）执行。

1. 预防性抗菌药物选择为第一、二代头孢类抗菌药物。
2. 预防性用药时间为术前 30 分钟；如手术时间超过 3 小时，术中应追加 1 次。
3. 一般用药时间不超过 24 小时。

释义

■ 参考《抗菌药物临床应用指导原则（2015 年版）》，消化道手术切口属于 Ⅱ 级切口，可予以术前预防性抗菌药物，抗菌药物的选择为一代或二代头孢，给药方式多选择静脉给药，给药时间为术前 30 分钟，如手术时间超过 3 小时，术中再追加一次抗菌药物，一般预防用药时间不超过 24 小时。

（八）手术日

术前检查完善后，排除手术禁忌，术前签署知情同意书，术前流质饮食 2 天。手术当天行内镜检查，确认食管内无内容物潴留。

释义

■ 手术前完善系统检查，排除手术禁忌，根据病情评估（包括临床表现及辅助检查）制订手术操作方案，签署知情同意书，告知可能的获益和风险。术前流质饮食 2 天，手术当天空腹行内镜检查，确认食管内无内容物潴留，为手术提供良好的视野，并预防麻醉过程中的反流误吸。

（九）术后恢复

根据患者术中、术后情况进监护室。禁食、制酸、止血、营养支持等对症支持治疗，必要时抗菌药物抗感染；术后 2 天可进饮水，术后 3 天可进流食。

> **释义**
>
> ■ 术后当天禁食、静脉质子泵抑制剂、补液、止血（如有出血情况）及营养支持治疗，尽量采取半卧位，必要时心电监护观察生命体征，注意检查有无颈部和胸前皮下气肿，如感染风险高，可选择第一、二代头孢菌素，用药总时间不超过 48 小时，对有气胸、大量出血、高龄、免疫缺陷患者，抗菌药物使用时间可酌情延长。如怀疑气胸、纵隔气肿、穿孔等，可行胸部 CT 检查。术后 2 天可进水，术后 3 天可进流食。

（十）出院标准

体温正常 24 小时，无呕血、黑便，可进食流质。

> **释义**
>
> ■ 术后患者无发热，体温正常 24 小时，无呕血、黑便、腹痛等不适，可恢复进流食，符合出院标准。

（十一）变异及原因分析

1. 既往疾病及手术史，可影响治疗方法的选择。
2. 因手术后继发并发症，导致术后住院时间延长与费用增加，严重可导致死亡。
3. 住院后伴发其他疾病需要进一步明确诊断，导致术前住院时间延长。

> **释义**
>
> ■ 对于既往疾病或手术病史，如影响治疗方案选择，应退出本路径。
> ■ 如出现术后并发症，导致术后住院时间延长、费用增加、甚至死亡，应退出本路径。
> ■ 其他伴发疾病需要进一步诊断治疗，导致住院时间延长，应退出本路径。

四、食管贲门失弛缓症临床路径给药方案

【用药选择】

1. 手术操作前后抗菌药物：根据《抗菌药物临床应用指导原则（2015 年版）》，消化道手术切口属于Ⅱ级切口，术前预防及术后治疗尽量选择单一抗菌药物，避免不必要的联合应用，抗菌药物选择第一、二代头孢菌素，如头孢拉定、头孢唑啉、头孢呋辛、头孢克洛等。
2. 贲门失弛缓症的药物治疗：对于不能内镜/外科手术或肉毒素注射的贲门失弛缓症患者可以考虑药物治疗，通常选择钙通道拮抗剂和硝酸盐类，钙通道拮抗剂如硝苯地平在餐前 5~10 分钟舌下含服 10~30mg，硝酸盐类如硝酸异山梨酯在餐前 5~10 分钟舌下含服 5mg。

【药学提示】

1. 应用抗菌药物前应询问是否有头孢菌素过敏史，如有头孢菌素过敏，针对革兰阳性菌可

用万古霉素、去甲万古霉素、克林霉素；针对革兰阴性杆菌可用氨曲南、磷霉素或氨基糖苷类。

2. 钙通道拮抗剂包括选择性和非选择性钙拮抗剂，用于治疗贲门失弛缓症多用选择性二氢吡啶类钙拮抗剂硝苯地平。硝苯地平主要用于治疗高血压、冠心病，不良反应较轻，与其他降压药同用可致血压过低，不良反应还可出现面部潮红、心悸、口干、头痛、恶心、食欲缺乏等。

3. 硝酸盐类药物包括硝酸甘油、硝酸异山梨酯等，常见不良反应包括头晕、头痛、体位性低血压，在应用初期容易出现，长期连续服用耐受性增加。

【注意事项】

1. 术前预防性抗菌药物给药方式多选择静脉给药，给药时间为术前 30 分钟，如手术时间超过 3 小时，术中再追加一次抗菌药物，一般预防用药时间不超过 24 小时。

2. 应用钙拮抗剂、硝酸盐类药物初期，注意监测药物不良反应，有无低血压、头晕、头痛等。

五、推荐表单

（一）医师表单

食管贲门失弛缓症临床路径医师表单

适用对象：第一诊断为贲门失弛缓症（ICD-10：K22.001）

患者姓名：	性别：　　年龄：　　门诊号：	住院号：
住院日期：　　年　月　日	出院日期：　　年　月　日	标准住院日：3~7 天

时间	住院第1天	住院第2~3天
主要诊疗工作	□ 询问病史及体格检查 □ 完成病历书写 □ 安排入院常规检查 □ 上级医师查房及病情评估	□ 上级医师查房 □ 汇总辅助检查结果，重点了解贲门梗阻及上段食管扩张状态 □ 完成必要相关科室会诊 □ 初步确定手术方式和时间 □ 完成病历书写 □ 签署手术知情同意书、授权委托书、自费用品协议书 □ 向患者及家属交代围术期注意事项
重点医嘱	**长期医嘱** □ 消化科护理常规 □ 流质饮食 **临时医嘱** □ 血常规、尿常规、大便常规+隐血 □ 肝肾功能、电解质、血糖、凝血功能、感染指标筛查（乙型肝炎病毒、丙型肝炎病毒，HIV，梅毒） □ X线胸片、心电图、腹部超声、食管测压、胃镜 □ 其他项目（酌情）：超声胃镜、胸腹部 CT、心脏超声和肺功能	**长期医嘱** □ 消化科护理常规 □ 禁食 **临时医嘱** □ 明确行内镜手术（PD 或 POEM） □ 抗菌药物术中带药 □ 必要时术前行胃肠减压
病情变异记录	□ 无　□ 有，原因： 1. 2.	□ 无　□ 有，原因： 1. 2.
医师签名		

时间	住院第 4 天（手术日）		住院第 5 天（术后第 1 日）	住院第 6 天（术后第 2 日）
	术前	术后		
主要诊疗工作	□ 对患者进行术前检查宣教，做好术前准备 □ 安排手术接送和术中用药带药	□ 上级医师查房，观察有无并发症 □ 检查及分析化验结果	□ 术者完成手术记录 □ 住院医师完成术后病程，注意观察有无并发症 □ 上级医师查房 □ 向家属交代病情及术后注意事项	□ 上级医师查房，确认是否开放饮食 □ 确定患者是否可以出院 □ 向患者交代出院注意事项复查日期通知出院处 □ 开出院诊断书 □ 完成出院记录
重点医嘱	**长期医嘱** □ 消化科护理常规 □ 禁食 **临时医嘱** □ 今行内镜手术（PD 或 POEM） □ 若有胃肠减压管，应拔除	**长期医嘱** □ 消化科护理常规 □ 禁食、禁水 □ 静脉止血+抑酸+营养支持 □ 酌情抗菌药物治疗 **临时医嘱** □ 必要时止吐、镇痛等对症处理 □ 酌情查 X 线胸片、胸部 CT 等 □ 酌情复查血常规、血气分析等	**长期医嘱** □ 消化科护理常规 □ 禁食 □ 必要时吸氧 □ 必要时心电监护 □ 静脉止血+抑酸+营养支持 □ 酌情抗菌药物治疗 **临时医嘱** □ 静脉止血+抑酸+营养支持 □ 酌情抗菌药物治疗 □ 必要时胃肠减压	**长期医嘱** □ 消化科护理常规 □ 凉流质饮食 □ 抑酸及黏膜保护剂治疗 **临时医嘱** □ 明日出院 □ 出院带药：抑酸及黏膜保护剂
病情变异记录	□ 无 □ 有，原因： 1. 2.	□ 无 □ 有，原因： 1. 2.	□ 无 □ 有，原因： 1. 2.	□ 无 □ 有，原因： 1. 2.
医师签名				

（二）护士表单

食管贲门失弛缓症临床路径护士表单

适用对象：第一诊断为贲门失弛缓症（ICD-10：K22.001）

患者姓名：		性别：	年龄：	门诊号：	住院号：
住院日期：　　年　月　日		出院日期：　　年　月　日			标准住院日：3~7 天

时间	住院第 1 天	住院第 2~3 天
健康宣教	□ 入院宣教 　　介绍主管医师、护士 　　介绍环境、设施 　　介绍住院注意事项 　　介绍探视和陪护制度 　　介绍贵重物品制度	□ 内镜手术前宣教 □ 内镜手术前准备及检查后注意事项
护理处置	□ 核对患者姓名，佩戴腕带 □ 建立入院护理病历 □ 协助患者留取各种标本 □ 测量体重 □ 完善术前检查和准备	□ 协助医师完成内镜手术前相关检查检验 □ 准备术中抗菌药物备药 □ 必要时胃肠减压
基础护理	□ 三级护理 □ 晨晚间护理 □ 排泄护理 □ 患者安全管理	□ 三级护理 □ 晨晚间护理 □ 排泄护理 □ 患者安全管理
专科护理	□ 护理查体 □ 病情观察 □ 排泄物观察 □ 需要时，填写跌倒及压疮防范表 □ 需要时，请家属陪护 □ 确定饮食类型和种类 □ 心理护理	□ 内镜术前宣教 □ 遵医嘱完成相关检查检验 □ 协助医师做术前准备 □ 术前宣教，嘱术前禁食 □ 心理护理
重点医嘱	□ 详见医嘱执行单	□ 详见医嘱执行单
病情变异记录	□ 无　□ 有，原因： 1. 2.	□ 无　□ 有，原因： 1. 2.
护士签名		

时间	住院第 4 天（手术日）		住院第 5 天（术后第 1 日）	住院第 6 天（术后第 2 日）
	术前	术后		
健康宣教	□ 内镜手术前宣教 □ 消除顾虑，给予患者及家属心理支持	□ 术后宣教 □ 用药宣教 □ 体位、活动宣教	□ 术后宣教 □ 用药宣教 □ 体位、活动宣教	□ 术后饮食宣教 □ 用药宣教 □ 出院宣教 □ 复查时间 □ 饮食活动宣教 □ 指导办理出院手续
护理处置	□ 核对患者资料及带药 □ 送患者至内镜中心 □ 如有胃肠减压管，术前予以拔除	□ 病情观察 □ 生命体征观察 □ 遵医嘱予以药物及支持治疗	□ 病情观察 □ 生命体征观察 □ 遵医嘱予以药物及支持治疗	□ 病情观察 □ 药物治疗 □ 指导办理出院
基础护理	□ 二级护理	□ 一级护理 □ 晨晚间护理 □ 排泄护理 □ 患者安全管理	□ 一级护理 □ 晨晚间护理 □ 排泄护理 □ 患者安全管理	□ 二级护理 □ 晨晚间护理 □ 患者安全管理
专科护理	□ 术前宣教（告知患者手术目的/注意事项/胃肠道准备） □ 配合医师拔除胃肠减压管 □ 准备术中带药	□ 嘱患者禁食，必要时胃肠减压护理 □ 生命体征平稳后，协助患者取半卧位 □ 鼓励患者早期下床活动有利于肠功能恢复 □ 术后并发症的观察 □ 术后疼痛评估及护理 □ 术后心理护理	□ 嘱患者禁食，必要时胃肠减压护理 □ 术后并发症的观察 □ 观察术后患者生命体征变化	□ 术后宣教及出院指导（包括自我护理、药物指导、术后随访、凉流质饮食指导） □ 指导患者办理出院手续
重点医嘱	□ 详见医嘱执行单	□ 详见医嘱执行单	□ 详见医嘱执行单	□ 详见医嘱执行单
病情变异记录	□ 无　□ 有，原因： 1. 2.	□ 无　□ 有，原因： 1. 2.	□ 无　□ 有，原因： 1. 2.	□ 无　□ 有，原因： 1. 2.
护士签名				

（三）患者表单

食管贲门失弛缓症临床路径患者表单

适用对象：第一诊断为贲门失弛缓症（ICD-10：K22.001）

患者姓名：	性别：　　年龄：　　门诊号：	住院号：
住院日期：　　年　月　日	出院日期：　　年　月　日	标准住院日：3~7 天

时间	住院第 1 天	住院第 2~3 天
医患配合	□ 配合询问病史、收集资料，详细告知既往史、用药史、过敏史 □ 配合体格检查 □ 有任何不适告知医师	□ 配合完善内镜手术前相关检查、检验 □ 医师向患者及家属介绍病情及内镜手术前谈话签字 □ 内镜手术方式选择
护患配合	□ 配合测量体温、脉搏、呼吸频率、血压、体重 □ 配合完成入院护理评估 □ 接受入院宣教 □ 配合执行探视和陪护制度 □ 有任何不适告知护士	□ 配合测量体温、脉搏、呼吸频率、血压 □ 询问大便 1 次 □ 接受内镜手术前宣教 □ 接受饮食宣教
饮食	□ 流食	□ 流食 □ 术前禁食
排泄	□ 正常排尿便	□ 正常排尿便
活动	□ 正常适度活动	□ 正常适度活动

时间	住院第 4 天（手术日）		住院第 5 天（术后第 1 日）	住院第 6 天（术后第 2 日）
	术前	术后		
医患配合	□ 配合完善术前检查、检验 □ 配合医师摆好检查体位	□ 配合医师体格检查 □ 配合完善术后检查检验及治疗	□ 配合医师体格检查 □ 配合检查、检验及药物治疗等	□ 接受出院前指导 □ 知晓复查程序 □ 获取出院诊断书
护患配合	□ 配合测量生命体征 □ 配合准备术前影像资料及带药	□ 配合监测生命体征 □ 配合询问排便情况 □ 配合体格检查 □ 配合输液、用药等治疗 □ 接受生活护理 □ 配合活动，预防皮肤压力伤 □ 注意活动安全，避免坠床或跌倒 □ 配合执行探视及陪护	□ 配合监测生命体征 □ 配合询问排便情况 □ 配合体格检查 □ 配合输液、用药等治疗 □ 接受生活护理 □ 配合活动，预防皮肤压力伤 □ 注意活动安全，避免坠床或跌倒 □ 配合执行探视及陪护	□ 接受饮食宣教 □ 接受出院宣教 □ 办理出院手续 □ 获取出院带药 □ 知道服药方法、作用、注意事项 □ 知道复印病历程序
饮食	□ 禁食	□ 禁食	□ 禁食	□ 凉流食
排泄	□ 正常排尿便	□ 正常排尿便	□ 正常排尿便	□ 正常排尿便
活动	□ 正常适度活动	□ 平卧位、半卧位、床旁活动	□ 逐渐恢复正常适度活动	□ 正常适度活动

附：原表单（2017 年版）

食管贲门失弛缓症临床路径表单

适用对象：第一诊断为贲门失弛缓症（ICD-10：K22.001）

患者姓名：	性别：	年龄：	门诊号：	住院号：
住院日期：　　年　月　日	出院日期：　　年　月　日		标准住院日：3~7 天	

时间	住院第 1 天	住院第 2~3 天
主要诊疗工作	□ 询问病史及体格检查 □ 完成病历书写 □ 安排入院常规检查 □ 上级医师查房及病情评估	□ 上级医师查房 □ 汇总辅助检查结果，重点了解贲门梗阻及上段食管扩张状态 □ 完成必要相关科室会诊 □ 初步确定手术方式和时间 □ 完成病历书写 □ 签署手术知情同意书、授权委托书、自费用品协议书 □ 向患者及家属交代围术期注意事项
重点医嘱	**长期医嘱** □ 消化科护理常规 □ 流质饮食 **临时医嘱** □ 血常规、尿常规、大便常规+隐血 □ 肝肾功能、电解质、血糖、凝血功能、感染指标筛查（乙型肝炎病毒、丙型肝炎病毒，HIV，梅毒） □ X 线胸片、心电图、腹部超声、食管测压、胃镜 □ 其他项目（酌情）：超声胃镜、胸腹部 CT、心脏超声和肺功能	**长期医嘱** □ 消化科护理常规 □ 禁食 **临时医嘱** □ 明日行内镜手术（PD 或 POEM） □ 抗菌药物术中带药 □ 必要时术前行胃肠减压
护理工作	□ 三级护理 □ 介绍病房环境、设施和设备 □ 入院护理评估（包括入院护理评估、自理能力评估、跌倒危险因素评估、压疮风险因素评估以及内科住院患者静脉血栓栓塞症风险评估） □ 指导患者流质饮食 □ 入院宣教	□ 三级护理 □ 必要时胃肠减压护理 □ 术前宣教及嘱术前禁食 □ 心理护理
重点病情变异	□ 无　□ 有，原因： 1. 2.	□ 无　□ 有，原因： 1. 2.
护士签名		
医师签名		

时间	住院第 4 天（手术日）		住院第 5 天（术后第 1 日）	住院第 6 天（术后第 2 日）
	术前	术后		
主要诊疗工作	□ 对患者进行术前检查宣教，做好术前准备 □ 安排手术接送和术中用药带药	□ 上级医师查房，观察有无并发症 □ 检查及分析化验结果	□ 术者完成手术记录 □ 住院医师完成术后病程，注意观察有无发症 □ 上级医师查房 □ 向家属交代病情及术后注意事项	□ 上级医师查房，确认是否开放饮食 □ 确定患者是否可以出院 □ 向患者交代出院注意事项复查日期通知出院处 □ 开出院诊断书 □ 完成出院记录
重点医嘱	**长期医嘱** □ 消化科二级常规 □ 禁食 **临时医嘱** □ 今行内镜手术（PD 或 POEM） □ 若有胃肠减压管，应拔除	**长期医嘱** □ 消化科护理常规 □ 禁食 □ 静脉止血+抑酸+营养支持 □ 酌情抗菌药物治疗 **临时医嘱** □ 必要时止吐、镇痛等对症处理 □ 酌情查 X 线胸片、胸部 CT 等 □ 酌情复查血常规、血气分析等	**长期医嘱** □ 消化科护理常规 □ 禁食 □ 必要时吸氧 □ 必要时心电监护 □ 静脉止血+抑酸+营养支持 □ 酌情抗菌药物治疗 **临时医嘱** □ 静脉止血+抑酸+营养支持 □ 酌情抗菌药物治疗 □ 必要时胃肠减压	**长期医嘱** □ 消化科护理常规 □ 凉流质饮食 □ 抑酸及黏膜保护剂治疗 **临时医嘱** □ 明日出院 □ 出院带药：抑酸及黏膜保护剂
护理工作	□ 二级护理 □ 术前宣教（告知患者手术目的/注意事项/胃肠道准备） □ 配合医师拔除胃肠减压管 □ 准备术中带药	□ 一级护理 □ 嘱患者禁食，必要时胃肠减压护理 □ 生命体征平稳后，协助患者取半卧位 □ 鼓励患者早期下床活动有利于肠功能恢复 □ 术后并发症的观察 □ 术后疼痛评估及护理 □ 术后心理护理	□ 一级护理 □ 嘱患者禁食，必要时胃肠减压护理 □ 术后并发症的观察 □ 观察术后患者生命体征变化 □ 术后宣教	□ 二级护理 □ 术后宣教及出院指导（包括自我护理、药物指导、术后随访、凉流质饮食指导） □ 指导患者办理出院手续

续 表

时间	住院第4天（手术日）		住院第5天（术后第1日）	住院第6天（术后第2日）
	术前	术后		
重点变异记录	□无 □有，原因： 1. 2.	□无 □有，原因： 1. 2.	□无 □有，原因： 1. 2.	□无 □有，原因： 1. 2.
护士签名				
医师签名				

第八章
贲门失弛缓症内镜下气囊扩张术临床路径释义

一、贲门失弛缓症内镜下气囊扩张术编码

疾病名称及编码：贲门失弛缓症（ICD-10：K22.0）

手术操作名称及编码：内镜下食管括约肌球囊扩张术（ICD-9-CM-3：42.92）

二、临床路径检索方法

K22.0 伴 42.92

三、贲门失弛缓症内镜下气囊扩张术临床路径标准住院流程

（一）适用对象

第一诊断为贲门失弛缓症（ICD-10：K22.0）。

行内镜下气囊扩张术（ICD-9-CM-3：42.9204）。

> **释义**
>
> ■ 贲门失弛缓症是以吞咽时下食管括约肌松弛障碍或不能松弛为主要表现，同时伴有食管体部缺乏推进性蠕动收缩。
>
> ■ 迄今为止尚无根治贲门失弛缓症的方法。目前所采取的各种治疗方案，主要是为了缓解症状。本临床路径适用于采取内镜下气囊扩张术的患者。

（二）诊断依据

根据《临床诊疗指南·消化系统疾病分册（第2版）》（中华医学会编著，人民卫生出版社，2007年）。

1. 症状：吞咽困难，可伴有反食、胸痛、夜间呛咳，病程长，病情反复，时轻时重。
2. 体征：可无特殊体征或有营养不良的体征。
3. 辅助检查：食管造影或上消化道造影、食管压力测定等符合贲门失弛缓症，胃镜检查除外食管下段、贲门部其他病变。

> **释义**
>
> ■ 所有的患者均有不同程度的吞咽困难，症状时轻时重。与他人共餐或在情绪波动时，吞咽困难常常加重。在整个病程中，吞咽困难不一定呈进行性发展。食管随着病程逐渐扩张，当极度扩张时，食管如同胃一样常存留大量食物和黏液，此时患者的吞咽困难反而减轻。多数患者合并反食，为未消化的食物。反食严重的患者体重下降明显，可出现营养不良。胸痛多发生在进餐或进食冷饮后，饮热水常使之减轻。夜间有反流的患者往往合并有呼吸道症状，如咳嗽、咳痰、气促和打鼾等。

■大多数患者无特殊体征，少部分可表现为体重减轻，严重者可表现为营养不良。

■食管造影或上消化道钡餐造影：吞钡时，钡剂顺利进入食管近端，但钡剂不能随着吞咽顺利通过贲门区域进入胃内。食管远端光滑、变细，呈"鸟嘴"样改变。

■食管压力测定：主要表现为下食管括约肌松弛障碍，松弛率低于85%，其次下食管括约肌压力可能高于正常值的上限；食管体部为非推进性蠕动收缩。

■胃镜检查：内镜下表现食管体部扩张、扭曲变形，腔内可存留未消化的食物和液体，有时可见由未消化物形成的异物或结石。内镜通过贲门时有一定的阻力，但注气或水时贲门可以开放，而非机械性梗阻样狭窄。食管下段和贲门部某些肿瘤可引起酷似贲门失弛缓症样的表现，因而胃镜检查最主要的目的是确定有无这些病变。

（三）治疗方案的选择

根据《临床诊疗指南·消化系统疾病分册（第2版）》（中华医学会编著，人民卫生出版社，2007年）。

1. 一般治疗：改变进食方式，包括流食/半流食、缓慢进食等。

2. 药物治疗：钙离子通道阻滞剂、硝酸酯制剂等。

3. 内镜下扩张或肉毒杆菌毒素局部注射。

4. 以上治疗无效者，可考虑其他治疗（外科等）。

释义

■贲门失弛缓症吞咽困难呈间歇性，吞咽困难加重与情绪、进食方式、进食冷饮或冷食密切相关。因此建议贲门失弛缓症的患者应在安静环境下细嚼慢咽进餐，进餐前和进餐后饮200ml热水，减轻贲门痉挛，有利于食团顺利通过贲门进入胃内。

■对于年老体弱、有基础疾病不能耐受有创治疗或不愿接受有创治疗者可以采用药物治疗，主要包括钙离子通道阻滞剂和硝酸酯制剂，这类药物有助于舒张平滑肌，降低进餐时下食管括约肌的压力。给药方法通常为餐前5~10分钟，舌下含服。药物治疗要注意不良反应，包括头晕、头痛等。

■对于上述治疗无效的患者可以考虑内镜下治疗或外科手术治疗。内镜下肉毒杆菌毒素治疗短期疗效佳，为时3~6个月，需反复注射。内镜下扩张治疗主要是采用气囊扩张治疗。疗效与所选择气囊的直径、扩张时限、扩张时的压力有关。气囊扩张主要并发症是穿孔，国内外报道，穿孔发生率为1%~3%。此外，还可考虑经内镜下肌切开术（POEM）。

■贲门失弛缓症晚期，食管表现为巨食管症或反复气囊扩张治疗超过3次以上者（超过3次以上出现穿孔并发症的风险随之增高），可以考虑外科手术治疗。

（四）标准住院日

6~7日。

> **释义**
>
> ■ 住院第 1 日完成病历书写和常规检查，第 2 日实施食管钡餐或上消化道造影和食管动力检查，第 3 日行内镜检查和内镜下气囊扩张术，第 4~5 日观察疗效及有无并发症，第 6~7 日准备出院。

（五）进入路径标准

1. 第一诊断必须符合 ICD-10：K22.0 贲门失弛缓症疾病编码。
2. 当患者同时具有其他疾病诊断，但在住院期间不需要特殊处理，也不影响第一诊断的临床路径流程实施时，可以进入路径。

> **释义**
>
> ■ 本路径适用于贲门失弛缓症患者，若合并其他不需要住院期间特殊检查和治疗的疾病者，可以进入路径。
>
> ■ 如在内镜扩张治疗过程中出现穿孔并发症者转入其他相应临床路径。

（六）住院期间检查项目

1. 必须的检查项目：
（1）血常规、尿常规、便常规+隐血。
（2）血生化检查：肝功能、肾功能、电解质、血糖、凝血时间和活动度。
（3）感染性疾病筛查（HBV、HCV、HIV、梅毒等）。
（4）X 线胸片、心电图、腹部超声检查。
（5）食管造影或上消化道造影、食管压力测定、胃镜检查。
2. 根据患者病情可选择的检查项目：
（1）胃镜检查时如遇可疑病变，应取活检送病理学检查，以除外食管下段、贲门部其他病变，特别是恶性病变。
（2）胸腹 CT。
以上检查可在住院前完成，也可在住院后进行。

> **释义**
>
> ■ 必须检查项目是确保对患者实施有效治疗的前提。对于异常检查结果应认真分析其原因，并给予相应的处理。如有其他严重基础疾病不适宜进入本路径。
>
> ■ 气囊扩张前筛查血浆清蛋白、凝血功能，如有异常应予以纠正，防止出现气囊扩张穿孔、出血并发症。
>
> ■ 食管造影及食管测压用于评估病情及气囊扩张时的参数选择。
>
> ■ 胃镜检查目的除外食管黏膜病变（如炎症、恶变等）及贲门部恶性病变（类似贲门失弛缓症）。
>
> ■ 必要时行胸部 CT 检查除外贲门部外压性病变。

（七）治疗方案和药物选择

1. 必要时术前需纠正电解质紊乱，维持酸碱平衡，并给予一定肠外营养支持治疗。
2. 术前内镜显示合并食管炎患者给予抑酸剂（PPI/H$_2$ 受体拮抗剂）及黏膜保护剂，修复食管黏膜，减低术后穿孔、出血和感染风险。
3. 术后给予抑酸剂（PPI/H$_2$ 受体拮抗剂）及黏膜保护剂。
4. 抗菌药物（必要时）。

> **释义**
>
> ■ 对于部分营养不良的患者，术前积极纠正水、电解质平衡，改善营养状态。
>
> ■ 术前、术后给予抑酸药物等，降低胃内的酸度，减少术后黏膜的损伤，确保手术顺利进行，减少术后并发症发生的风险。
>
> ■ 气囊扩张术后通常不需要给予常规抗菌药物预防感染。但少数患者术后影像学提示小穿孔保守治疗者，可予以抗菌药物预防感染。

（八）出院标准

1. 诊断已明确。
2. 治疗后症状减轻。

> **释义**
>
> ■ 对诊断明确、气囊扩张治疗无并发症、症状缓解者可以出院，门诊定期随诊。

（九）变异及原因分析

1. 食管造影或上消化道造影、胃镜检查提示其他病变，如肿瘤等，不进入本路径。
2. "必须的检查项目"中食管造影或上消化道造影、食管压力测定或胃镜检查，如安排在住院后完成，住院时间可在此路径的基础上延长住院时间 2 日。
3. 伴明显营养不良、年老患者以及曾经接受过介入或手术治疗的贲门失弛缓症患者，需延长住院时间，全面检查评估食管、贲门解剖功能，适当改善营养状况，建议不进入本路径。
4. 贲门失弛缓症内镜下气囊扩张术合并食管贲门出血、穿孔等风险大。出现以上并发症后，进入相应的临床路径处理。
5. 贲门失弛缓症经内镜下气囊扩张和肉毒杆菌毒素治疗无效者，可重复食管压力测定，分析治疗无效的原因，制订严格的内科保守治疗方案，必要时考虑其他治疗，不进入或退出本路径。

> **释义**
>
> ■ 贲门部肿瘤、南美洲锥虫病酷似贲门失弛缓症，不能进入本路径。
>
> ■ 贲门失弛缓症是特发性食管动力障碍性疾病，目前尚无根治的方法。气囊扩张主要是减轻、缓解症状，改善进食和营养状态。大部分患者 1~2 年需要再次扩张治疗，仅少部分患者的症状可以获得长期有效缓解。随着扩张次数的增加和病程的进展，扩张时出现穿孔等并发症的风险也随之增加。故对病程长、反复扩张、老年患者要慎重采取内镜下扩张治疗。

■ 部分已接受用过其他有创治疗的患者不适合进入本路径，应该考虑选择其他的治疗方法。

■ 多次气囊扩张治疗无效或疑癌变者不宜进入本路径，可以考虑外科手术治疗。

■ 如气囊扩张术后出现穿孔、出血，不宜保守治疗者，可按并发症处理，退出本路径，转入其他路径。

四、贲门失弛缓症（内科治疗）临床路径给药方案

【用药选择】

1. 对于部分营养差、电解质紊乱的患者，可以给予静脉补液，维持水、电解质平衡，改善营养状态。

2. 应用降低下食管括约肌张力的药物，包括钙离子通道阻滞剂和硝酸酯类药物，其目的是降低吞咽时下食管括约肌的压力，缓解进餐时的吞咽困难。

3. 扩张治疗前后 2~3 天（口服或静脉给药，标准剂量 1 次/日）给予质子泵抑制药物，其目的是为了减少术中、术后胃酸对贲门黏膜的损伤。

【药学提示】

1. 钙离子通道阻滞剂和硝酸酯类药物具有收缩平滑肌的作用，因此服用后可能导致血管平滑肌松弛，出现头晕、头痛、眩晕等症状，特别是年轻人更易出现该不良反应。对于出现不良反应的患者应慎用或禁用。

2. 质子泵抑制剂在扩张治疗前后短期应用具有良好的安全性。如需长期应用注意相关不良反应。

【注意事项】

质子泵抑制剂（PPI）长期用药可能造成骨质疏松症和肠道菌群紊乱。

五、推荐表单

(一) 医师表单

贲门失弛缓症内镜下气囊扩张术临床路径医师表单

适用对象：第一诊断为贲门失弛缓症 (ICD-10：K22.0)

行内镜下气囊扩张术 (ICD-9-CM-3：42.9204)

患者姓名：	性别：	年龄：	门诊号：	住院号：
住院日期： 年 月 日	出院日期： 年 月 日			标准住院日：6~7 天

时间	住院第 1 天	住院第 2 天
主要诊疗工作	□ 采集病史及体格检查 □ 完成病历书写 □ 安排化验检查	□ 上级医师查房，完成上级医师查房记录 □ 完善生化检查及心电图 □ 完善有关检查项目（包括术前感染筛查项目），向患者及家属交代病情，签署内镜下治疗知情同意书
重点医嘱	**长期医嘱** □ 内科二级护理常规 □ 流食/半流食 □ 如存在食管潴留，需要禁食、必要时留胃管、盐水清洗食管 □ 其他（视基础疾病而定） □ 患者既往基础用药 **临时医嘱** □ 静脉输液：纠正电解质、酸碱平衡紊乱，营养支持（必要时） □ 血、尿、便常规+隐血、感染指标、肝功能、肾功能、血糖、凝血功能（非空腹可次日查肝功及血糖） □ X 线胸片、心电图、腹部超声	**长期医嘱** □ 内科二级护理常规 □ 流食/半流食 □ 如存在食管潴留，需要禁食、必要时留胃管、盐水清洗食管 □ 明日晨禁食、禁水 □ 其他（视基础疾病而定） □ 患者既往基础用药 **临时医嘱** □ 明日行内镜下治疗 □ 对合并食管炎者给予抑酸剂及黏膜保护剂 □ 食管压力测定（必要时） □ 上消化道造影 □ X 线胸片、腹部超声（必要时） □ 内镜下超声（必要时）
病情变异记录	□ 无 □ 有，原因： 1. 2.	□ 无 □ 有，原因： 1. 2.
医师签名		

时间	住院第3天	住院第4~5天	住院第6~7天（出院日）
主要诊疗工作	□ 完成三级医师查房记录 □ 内镜下治疗 □ 术后密切监测并发症 □ 完成术后病程记录 □ 进一步完善相关检查	□ 上级医师查房 □ 观察疗效 □ 密切监测并发症 □ 完成病程记录	□ 继续观察疗效 □ 上级医师查房，决定是否可以出院。拟定出院后门诊随诊计划、出院后注意事项 □ 完成出院记录、病案首页、出院证明书等
重点医嘱	**长期医嘱** □ 内科特级/一级护理常规 □ 内镜下扩张术后禁食、禁水24小时，密切观察情变化，尤其是有无食管穿孔、出血并发症 □ 如无穿孔并发症，口服硫糖铝或其他黏膜保护剂1周 **临时医嘱** □ 术后静脉输液，使用抑酸剂 □ 如无穿孔、出血等并发症，术后4小时可进流食、半流食 □ 抗菌药物（必要时）	**长期医嘱** □ 内科二级护理常规 □ 半流食或普通饮食 □ 患者既往基础用药 □ 抑酸剂和黏膜保护剂	**长期医嘱** □ 内科三级护理常规 □ 普通饮食 □ 患者既往基础用药 □ 继续口服抑酸剂和黏膜保护剂 **临时医嘱** □ 今日出院
病情变异记录	□ 无 □ 有，原因： 1. 2.	□ 无 □ 有，原因： 1. 2.	
医师签名			

（二）护士表单

贲门失弛缓症内镜下气囊扩张术临床路径护士表单

适用对象：第一诊断为贲门失弛缓症（ICD-10：K22.0）

行内镜下气囊扩张术（ICD-9-CM-3：42.9204）

患者姓名：	性别： 年龄：		住院号：
住院日期： 年 月 日	出院日期： 年 月 日		标准住院日：6~7 天

时间	住院第 1 天	住院第 2 天
健康宣教	□ 入院宣教 介绍主管医师、责任护士 介绍环境、设施 介绍住院注意事项 介绍探视陪护制度 介绍贵重物品保管 □ 饮食宣教：流食/半流食 □ 出入量宣教 □ 测体重宣教 □ 留取标本的宣教 □ 体位宣教	□ 宣教用药知识 □ 宣教疾病知识 □ 宣教内镜下气囊扩张术的注意事项 □ 责任护士与患者沟通，了解并指导心理应对
护理处置	□ 核对患者姓名，佩戴腕带 □ 建立入院护理病历 □ 卫生处置：剪指（趾）甲、洗澡，更换病号服 □ 静脉抽血	□ 遵医嘱完成相关检查 □ 正确执行医嘱
基础护理	□ 二级护理 □ 晨晚间护理 □ 患者安全管理	□ 二级护理 □ 晨晚间护理 □ 患者安全管理
专家护理	□ 监测生命体征、测量体重 □ 流食/半流食 □ 注意事项（调整饮食，抬高床头，睡前 3 小时不进食） □ 如存在食管潴留需要禁食，必要时留胃管、盐水清洗食管 □ 遵医嘱静脉输液 □ 需要时，填写跌倒及压疮防范表 □ 需要时，请家属陪护 □ 心理护理	□ 监测生命体征 □ 流食/半流食 □ 如存在食管潴留需要禁食，必要时留胃管、盐水清洗食管观察胸部体征 □ 对合并食管炎者给予抑酸剂及黏膜保护剂 □ 食管压力测定（必要时） □ 上消化道造影 □ 心理护理
重点医嘱	□ 详见医嘱执行单	□ 详见医嘱执行单

续　表

时间	住院第 1 天	住院第 2 天
病情 变异 记录	□无　□有，原因： 1. 2.	□无　□有，原因： 1. 2.
护士 签名		

时间	住院第 3 天	住院第 4~5 天	住院第 6~7 天
健康宣教	□ 宣教用药知识 □ 宣教疾病知识 □ 宣教内镜下气囊扩张术的注意事项 □ 宣教内镜下气囊扩张术时的呼吸控制 □ 责任护士与患者沟通，了解并指导心理应对	□ 药物宣教 □ 饮食宣教	□ 出院宣教 □ 复查时间 □ 服药方法 □ 活动休息 □ 指导饮食 □ 指导办理出院手续 □ 对患者进行坚持治疗和预防复发的宣教
护理处置	□ 遵医嘱完成相关检查 □ 正确完成医嘱 □ 静脉抽血	□ 遵医嘱完成相关检查 □ 正确完成医嘱 □ 静脉抽血	□ 办理出院手续 □ 书写出院小结
基础护理	□ 特级/一级护理 □ 晨晚间护理 □ 患者安全管理	□ 二级护理 □ 晨晚间护理 □ 患者安全管理	□ 二级护理 □ 晨晚间护理 □ 患者安全管理
专科护理	□ 送患者至内镜中心 　患者摘除义齿 　核对患者资料及带药 □ 配合医师完成内镜下气囊扩张术 □ 观察病情并完成护理记录 □ 禁食、禁水，如无穿孔、出血等并发症，术后 4 小时可进流食、半流食 □ 记录 24 小时出入量 □ 遵医嘱完成相关检查 □ 正确执行医嘱 □ 遵医嘱静脉输液	□ 监测生命体征 □ 半流食或普通饮食 □ 遵医嘱予抑酸剂和黏膜保护剂 □ 心理护理	□ 监测生命体征 □ 普通饮食 □ 心理护理
重点医嘱	□ 详见医嘱执行单	□ 详见医嘱执行单	□ 详见医嘱执行单
病情变异记录	□ 无　□ 有，原因： 1. 2.	□ 无　□ 有，原因： 1. 2.	□ 无　□ 有，原因： 1. 2.
护士签名			

（三）患者表单

贲门失弛缓症内镜下气囊扩张术临床路径患者表单

适用对象：第一诊断为贲门失弛缓症（ICD-10：K22.0）

行内镜下气囊扩张术（ICD-9-CM-3：42.9204）

患者姓名：		性别：　　年龄：		住院号：
住院日期：　　年　月　日		出院日期：　　年　月　日		标准住院日：6~7天

时间	入院	住院第2天	住院第3天
医患配合	□ 配合询问病史、收集资料，请务必详细告知既往史、用药史、过敏史 □ 配合进行体格检查 □ 有任何不适请告知医师	□ 配合完善内镜下治疗前相关检查、化验 □ 医师与患者及家属介绍病情及内镜下治疗前谈话、签字	□ 配合完善内镜下治疗
护患配合	□ 配合测量体温、脉搏、呼吸频率、血压、体重1次 □ 配合完成入院护理评估（简单询问病史、过敏史、用药史） □ 接受入院宣教（环境介绍、病室规定、订餐制度、贵重物品保管等） □ 注意事项（调整饮食，抬高床头，睡前3小时不进食） □ 接受如存在食管潴留，需要禁食、必要时留胃管、盐水清洗食管 □ 接受静脉输液 □ 配合陪住制度 □ 有任何不适请告知护士	□ 配合测量体温、脉搏、呼吸频率各3次 □ 询问排便1次 □ 接受内镜下治疗前相关知识的宣教 □ 如存在食管潴留，接受禁食、必要时留胃管、盐水清洗食管观察胸部体征 □ 对合并食管炎者接受抑酸剂及黏膜保护剂 □ 接受食管压力测定（必要时） □ 接受上消化道造影	□ 配合测量体温、脉搏、呼吸频率3次 □ 询问排便1次 □ 接受内镜下治疗前相关知识的宣教 □ 配合取内镜检查体位 □ 配合内镜时的呼吸控制 □ 患者摘除义齿 □ 接受记录24小时出入量 □ 接受完成相关检查 □ 接受静脉输液
饮食	□ 流食/半流食	□ 流食/半流食	□ 禁食、禁水
排泄	□ 正常排尿便 □ 避免便秘	□ 正常排尿便 □ 避免便秘	□ 正常排尿便 □ 避免便秘
活动	□ 正常活动，避免疲劳	□ 正常活动，避免疲劳	□ 正常活动，避免疲劳

时间	住院第 4~5 天	住院第 6~7 天
医患配合	□ 配合完成相关检查	□ 接受出院前指导 □ 知道复查程序 □ 获取出院诊断书
护患配合	□ 配合定时测量生命体征、每日询问排便 □ 接受抑酸剂和黏膜保护剂 □ 接受心理护理	□ 接受出院宣教 □ 办理出院手续 □ 获取出院带药 □ 知道服药方法、作用、注意事项 □ 知道复印病历程序
饮食	□ 半流食或普通饮食	□ 普通饮食
排泄	□ 正常排尿便 □ 避免便秘	□ 正常排尿便 □ 避免便秘
活动	□ 正常适度活动，避免疲劳	□ 正常适度活动，避免疲劳

附：原表单（2011 年版）

贲门失弛缓症内镜下气囊扩张术临床路径表单

适用对象：第一诊断为贲门失弛缓症（ICD-10：K22.0）
　　　　　行内镜下气囊扩张术（ICD-9-CM-3：42.9204）

患者姓名：	性别：　　年龄：　　门诊号：	住院号：
住院日期：　　年　月　日	出院日期：　　年　月　日	标准住院日：6~7 天

日期	住院第 1 天
主要 诊疗 工作	□ 采集病史及体格检查 □ 完成病历书写 □ 安排化验检查
重 点 医 嘱	**长期医嘱** □ 内科二级护理常规 □ 流食/半流食 □ 如存在食管潴留，需要禁食、必要时留胃管、盐水清洗食管 □ 其他（视基础疾病而定） □ 患者既往基础用药 **临时医嘱** □ 静脉输液：纠正电解质、酸碱平衡紊乱，营养支持（必要时） □ 血、尿、便常规+隐血、感染指标、肝功能、肾功能、血糖、凝血功能（非空腹可次日查肝功能及血糖） □ X 线胸片、心电图、腹部超声
主要 护理 工作	□ 入院宣教（环境、设施、人员等） □ 入院护理评估：二级护理 □ 注意事项（调整饮食，抬高床头，睡前 3 小时不进食）
病情 变异 记录	□ 无　□ 有，原因： 1. 2.
护士 签名	
医师 签名	

日期	住院第 2 天	住院第 3 天
主要诊疗工作	□ 上级医师查房，完成上级医师查房记录 □ 完善生化检查及心电图 □ 完善有关检查项目（包括术前感染筛查项目）向患者及家属交代病情，签署内镜下治疗知情同意书	□ 完成三级医师查房记录 □ 内镜下治疗 □ 术后密切监测并发症 □ 完成术后病程记录 □ 进一步完善相关检查
重点医嘱	**长期医嘱** □ 内科二级护理常规 □ 流食/半流食 □ 如存在食管潴留，需要禁食、必要时留胃管、盐水清洗食管 □ 明日晨禁食、禁水 □ 其他（视基础疾病而定） □ 患者既往基础用药 **临时医嘱** □ 明日行内镜下治疗 □ 对合并食管炎者给予抑酸剂及黏膜保护剂 □ 食管压力测定（必要时） □ 上消化道造影 □ X 线胸片、腹部超声（必要时） □ 内镜下超声（必要时）	**长期医嘱** □ 内科特级/一级护理常规 □ 内镜下扩张术后禁食、禁水 24 小时，密切观察情变化，尤其是有无食管穿孔、出血并发症 □ 如无穿孔并发症，口服硫糖铝或其他黏膜保护剂 1 周 **临时医嘱** □ 术后静脉输液，使用抑酸剂 □ 如无穿孔、出血等并发症，术后 4 小时可进流食、半流食 □ 抗菌药物（必要时）
主要护理工作	□ 注意事项，进少量清流食	□ 内科特级/一级护理常规 □ 注意观察进食情况 □ 观察并发症
病情变异记录	□ 无　□ 有，原因： 1. 2.	□ 无　□ 有，原因： 1. 2.
护士签名		
医师签名		

日期	住院第 4~5 天	住院第 6~7 天（出院日）
主要诊疗工作	□ 上级医师查房 □ 观察疗效 □ 密切监测并发症 □ 完成病程记录	□ 继续观察疗效 □ 上级医师查房，决定是否可以出院。拟定出院后门诊随诊计划、出院后注意事项 □ 完成出院记录、病案首页、出院证明书等
重点医嘱	**长期医嘱** □ 内科二级护理常规 □ 半流食或普通饮食 □ 患者既往基础用药 □ 抑酸剂和黏膜保护剂	**长期医嘱** □ 内科三级护理常规 □ 普通饮食 □ 患者既往基础用药 □ 继续口服抑酸剂和黏膜保护剂 **临时医嘱** □ 今日出院
主要护理工作	□ 常规护理 □ 观察进食情况	□ 常规护理 □ 观察进食情况 □ 出院医嘱：出院后饮食注意事宜
病情变异记录	□ 无 □ 有，原因： 1. 2.	□ 无 □ 有，原因： 1. 2.
护士签名		
医师签名		

第九章

食管异物取出日间手术临床路径释义

一、食管异物编码

1. 国家卫计委原编码：

疾病名称及编码：食管异物（ICD-10：T18.101）

2. 修改编码：

疾病名称及编码：食管异物（ICD-10：T18.1）

手术操作名称及编码：内镜下食管异物取出术（ICD-9-CM-3：98.0201）

二、临床路径检索方法

T18.1+98.0201

三、食管异物取出术日间手术临床路径标准住院流程

（一）适用对象

第一诊断为：食管异物（ICD-10：T18.101），行食管异物取出术。

> **释义**
>
> ■ 适用对象编码参见第一部分。
>
> ■ 本路径适用对象为临床诊断为食管内异物滞留且需要内镜治疗的患者，如异物滞留于口咽部、食管入口上方、胃内、十二指肠，或合并消化道大出血、消化道穿孔、感染、误吸等严重并发症者，需进入其他相应路径。

（二）诊断依据

根据《中国上消化道异物内镜处理专家共识意见》（2015 上海）。

1. 病史。
2. 体征。

> **释义**
>
> ■ 本路径的制订主要参考国内诊疗共识及美国消化道异物处理指南（Management of ingested foreign bodies and food impactions，ASGE 2011）。
>
> ■ 病史和临床症状是诊断食管异物的初步依据，多数患者有异物吞食史，同时伴有食管内异物滞留的症状，如恶心、呕吐、疼痛、异物阻塞感、吞咽困难等。
>
> ■ 特征性的临床表现提示存在相应并发症，例如：发热提示感染；血性唾液、呕血预示有黏膜损伤；吞咽唾液困难、流涎者常伴随食管完全梗阻；颈部肿胀、红斑、压痛高度怀疑食管穿孔；致命性大出血警惕食管-主动脉瘘。

> ■影像学检查为首选的诊断方法（但并非必需），颈胸部 X 线平片或 CT 扫描提示存在食管异物，同时可以判断是否存在穿孔、脓肿、瘘等并发症，不推荐口服钡剂用于诊断；对于高度怀疑食管异物，但影像学检查为阴性的患者，可以直接胃镜检查并进行治疗。

（三）选择治疗方案的依据

根据《中国上消化道异物内镜处理专家共识意见》（2015 上海）。

1. 符合手术适应证。
2. 能够耐受手术。

> **释义**
>
> ■符合内镜治疗适应证，同时不存在禁忌证者可直接进入路径接受治疗。
> ■内镜手术适应证：可以耐受并配合内镜操作，预计难以自然排出的食管异物患者。可根据情况行清醒胃镜或气管插管全身麻醉下胃镜操作。
> ■内镜手术禁忌证：
> 绝对禁忌证：合并心、脑、肺等重要器官疾病，不能耐受内镜诊疗者；异物导致大量出血者；异物导致严重全身感染者；异物为毒品袋者。
> 相对禁忌证：异物导致瘘管形成，局部脓肿或积气，可疑或明确穿孔，异物邻近重要器官或大血管、取出后可能导致严重并发症者。
> 存在内镜处理绝对禁忌证的患者，由外科医师评估手术处理方案。存在内镜处理相对禁忌证的患者，经多学科讨论后，不适宜内镜干预者应通过外科手术处理；需要先进行内镜干预者，内镜医师应尽可能在外科医师的协助下在手术室试取异物，内镜处理失败者转为外科手术。
> ■高危异物应在接诊当天行急诊胃镜处理，包括尖锐异物，腐蚀性异物，多个磁性异物或磁性异物合并金属，食管异物滞留超过 24 小时，出现气管严重受压或梗阻的表现，出现食管完全梗阻的表现等。

（四）标准住院日

1~2 天。

> **释义**
>
> ■入院当天行急诊胃镜或常规胃镜处理，如无严重并发症，可酌情逐渐恢复饮食，服用黏膜保护药物，术后 1~2 天即可出院。

（五）进入路径标准

1. 第一诊断必须符合食管异物疾病编码。
2. 当患者合并其他疾病，但住院期间不需要特殊处理也不影响第一诊断的临床路径流程实施时，可以进入路径。

> **释义**
>
> ■ 进入本路径的患者为第一诊断为食管异物，需除外严重出血、感染、穿孔、误吸等并发症。急诊胃镜处理后无严重并发症者，也可进入路径。
>
> ■ 入院后常规检查发现有基础疾病，如高血压、冠状动脉粥样硬化性心脏病、糖尿病、肝肾功能不全等，经系统评估后对食管异物的诊疗无特殊影响者，可进入路径。但这些共患疾病可能增加医疗费用，延长住院时间。

（六）术前准备（入院前）

术前必须检查的项目：

1. 血常规、尿常规。
2. 凝血功能。
3. 感染性疾病筛查（乙型肝炎、丙型肝炎、艾滋病、梅毒等）。
4. X 线胸片、胸部 CT、心电图。

> **释义**
>
> ■ 血常规、尿常规、肝肾功能、电解质、血糖、凝血功能、心电图、X 线胸片可评估有无基础共患疾病，是否合并出血，是否符合入选标准，是否会影响治疗方案选择、住院时间、费用及其预后；血型、Rh 因子、感染性疾病筛查用于胃镜检查前和输血前准备；颈胸部 X 线片或 CT 有助于帮助诊断食管异物、评估相关并发症。
>
> ■ 上述检查发现存在内镜手术绝对处理禁忌证，不进入该路径；存在相对禁忌证的患者，应经各相关科室会诊后拟定多学科协作治疗方案，如会诊后选择先进行内镜治疗，可以进入该路径；如临床高度可疑食管异物，但影像学检查未发现明确食管异物者，可直接进行胃镜检查并治疗。

（七）预防性抗菌药物选择与使用时机

按照《抗菌药物临床应用指导原则》（卫医发〔2004〕285 号）执行，并结合患者的病情决定抗菌药物的选择与使用时间。建议使用第一、二代头孢菌素。

> **释义**
>
> ■ 内镜处理仅发现食管黏膜损伤、少量出血者，无需预防性使用抗菌药物；术前怀疑存在穿孔、操作导致穿孔风险高者可预防性使用抗菌药物；明确存在穿孔或食管周围感染、全身性感染、吸入性肺炎等情况需相应使用抗菌药物，可退出本路径进入相应路径。

（八）手术日

入院当天。

1. 麻醉方式：局部麻醉。
2. 手术方式：食管异物取出术。
3. 术中用药：麻醉用药、抗菌药物等。

> **释义**
>
> ■ 胃镜检查是诊治食管异物的主要方法，一般行局部麻醉下胃镜检查。胃内容物未完全排空的急诊胃镜患者，不能配合内镜操作者，高危异物患者，食管上段异物者，均建议在气管内插管并全身麻醉下行胃镜操作。出现麻醉相关并发症者，需退出本路径。
>
> ■ 行胃镜检查前后应做好相应准备，根据异物种类准备好相应器材，如异物钳、圈套器、透明帽、外套管等，并尽量减少或预防取异物造成的再次损伤。
>
> ■ 术前进行咽部麻醉，如利多卡因胶浆咽部含服等。抗菌药物的选择见（七）。

（九）术后住院恢复

1~2 天。
1. 根据患者病情变化可选择相应的检查项目。
2. 术后根据情况用药：
（1）术后抗菌药物：按照《抗菌药物临床应用指导原则》（卫医发〔2004〕285 号）执行，建议使用第一、二代头孢菌素，环丙沙星。
（2）镇痛药物。

> **释义**
>
> ■ 存在感染风险患者可以相应使用抗菌药物，建议使用第一、第二代头孢菌素，环丙沙星，酌情可以静脉或者口服，原则上不超过 3 天。如果出现穿孔、误吸性肺炎、食管周围炎等并发症，抗菌药物种类及疗程选择原则根据相应疾病，患者应退出本路径进入相应路径。
>
> ■ 内镜手术后密切观察病情，监测生命体征，密切观察异物/内径操作相关并发症症状体征，酌情限制饮食，使用抑酸药物和（或）黏膜保护剂（疗程不超过 1 周）；局部疼痛明显时可使用 NSAIDs 类药物对症镇痛。必要时可复查 X 线片、CT、血常规以及胃镜进行评估。

（十）出院标准

1. 一般情况良好。
2. 进食无异常。

> **释义**
>
> ■ 患者异物相关的不适症状消失或明显缓解，进食后无特殊不适即可考虑出院。

（十一）变异及原因分析——需导致退出日间手术路径

1. 术中、术后出现并发症，需要进一步诊治，导致住院时间延长、费用增加。
2. 术后原伴随疾病控制不佳，需请相关科室会诊，进一步诊治。
3. 住院后出现其他内、外科疾病需进一步明确诊断。

> **释义**
>
> ■ 胃镜下食管异物取出手术尽管属于微创治疗，但受设备器械、技术方法、具体病变情况等因素的影响，仍存在一定的并发症发生率，主要包括黏膜损伤、出血、感染、穿孔、误吸等。食管上段异物、异物滞留≥48小时、内镜治疗前黏膜已损伤者更易出现内镜治疗的并发症
>
> ■ 胃镜操作术中、术后出现出血、穿孔、误吸、感染等严重并发症时，需转入相应路径继续治疗。按标准操作异物取出后如患者症状缓解不明显或出现变化，发现其他共患疾病，或原有共患疾病病情变化，需调整药物治疗或继续共患疾病的治疗，则退出本路径进入相应路径。
>
> ■ 认可的变异原因主要是指患者入选路径后，在检查及治疗过程中发现患者合并存在事前未预知的、对本路径治疗可能产生影响的情况，需要终止执行路径或延长治疗时间、增加治疗费用。医师需在表单中明确说明。
>
> ■ 因患者方面的主观原因导致执行路径出现变异，需医师在表单中予以说明。

四、食管异物取出术日间手术临床路径给药方案

【用药选择】

1. 抗菌药物的使用：内镜处理仅发现食管黏膜损伤、少量出血者，无需预防性使用抗菌药物。

术前怀疑存在穿孔、操作导致穿孔风险高者可预防性使用抗菌药物，建议在术前半小时静脉使用第一、第二代头孢类，如头孢呋辛等。

操作过程中高度怀疑食管穿孔者可以相应使用抗菌药物，建议使用第一、第二代头孢菌素，环丙沙星，酌情可以静脉或者口服。如术后未出现发热及食管穿孔征象者，抗菌药物使用原则上不超过3天。如患者出现发热、白细胞计数升高等感染征象，或影像学提示食管穿孔（食管周围积气、渗出等），需退出路径并足量足疗程抗感染治疗，必要时需外科协助处理。

2. 抑酸药及黏膜保护剂：异物本身或内镜操作导致黏膜损伤、出血等，应禁食并给予抑酸药及黏膜保护剂。抑酸药可选择质子泵抑制剂（如奥美拉唑、埃索美拉唑、泮托拉唑、雷贝拉唑、兰索拉唑、艾普拉唑等）或 H_2 受体拮抗剂（如法莫替丁等）；黏膜保护剂可选用硫糖铝、磷酸铝等。用药疗程一般不超过1周。

3. 镇痛药物：疼痛明显时可临时使用NSAIDs类药物对症镇痛，如双氯酚酸、布洛芬等。

【药学提示】

1. 头孢类抗菌药物：用药相对安全，不良反应少见。偶可发生过敏、白细胞减少、肝酶升高等。对头孢菌素类药物过敏者禁用。

2. 质子泵抑制剂（PPI）：用药相对安全，不良反应包括：①胃肠道反应，包括腹痛、腹胀、食欲减退、恶心、腹泻等；②皮肤损害，主要引起皮疹、皮肤瘙痒等症状；③神经内分泌系统，多出现头痛、头晕、口干、失眠、疲倦、嗜睡、乏力等；④少数患者可出现肝酶一过性升高，白细胞计数暂时性降低。

3. H$_2$ 受体拮抗剂（H$_2$RA）：不良反应相对较少，少数患者可有皮肤损害、口干、头晕、失眠、便秘、腹泻、皮疹、面部潮红、白细胞减少。偶有轻度一过性转氨酶增高等。个别患者应用 H$_2$RA 可出现中枢神经系统不良反应，表现为躁狂、谵妄、抽搐、意识障碍等。

【注意事项】

1. 对于无穿孔或感染风险者不建议常规使用抗菌药物。

2. 内镜操作未发现食管黏膜损伤者无需使用抑酸药物及黏膜保护剂。

3. 奥美拉唑在 0.9%氯化钠溶液中比 5%葡萄糖溶液更稳定，最好选用 0.9%氯化钠溶液来配制静脉输注的奥美拉唑溶液，且 0.9%氯化钠输液体积以 100ml 为宜；奥美拉唑溶液应单独使用，不应添加其他药物。

五、推荐表单

（一）医师表单

食管异物日间手术临床路径医师表单

适用对象：第一诊断为食管异物（ICD-10：T18.101）
　　　　　行食管异物取出术

患者姓名：		性别：	年龄：	门诊号：	住院号：
住院日期：	年　月　日	出院日期：	年　月　日		标准住院日：≤1~2天

日期	住院第1~2天	出院第1天（术后第1日）
主要诊疗工作	□ 询问病史，体格检查 □ 完成病历及上级医师查房 □ 完成医嘱 □ 补录门诊术前各项检查医嘱 □ 向患者及家属交代围术期注意事项 □ 签署手术知情同意书 □ 术前预防使用抗菌药物 □ 手术 □ 术后向患者及家属交代病情及注意事项 □ 完成术后病程记录及手术记录	□ 上级医师查房，确定能否出院 □ 通知出院处 □ 通知患者及家属准备出院，向患者及家属交代出院后注意事项，预约复诊时间 □ 将出院记录的副本交给患者 □ 如果患者不能出院，在病程记录中说明原因和继续治疗的方案
重点医嘱	**长期医嘱** □ 食管异物疾病护理常规 □ 三级护理 □ 饮食：流食 □ 食管异物术后护理常规 □ 三级护理 □ 术后流质饮食 **临时医嘱** □ 血常规、尿常规 □ 感染性疾病筛查，凝血功能 □ X线胸片，心电图 □ 手术医嘱 □ 准备术前预防用抗菌药物 □ 输液	**临时医嘱** □ 出院带药（参见"食管异物取出术日间手术临床路径给药方案"） □ 门诊随诊
病情变异记录	□ 无　□ 有，原因： 1. 2.	□ 无　□ 有，原因： 1. 2.
医师签名		

（二）护士表单

食管异物日间手术临床路径护士表单

适用对象：第一诊断为食管异物（ICD-10：T18.101）
　　　　　行食管异物取出术

患者姓名：		性别：	年龄：	门诊号：	住院号：
住院日期：　年　月　日		出院日期：　年　月　日			标准住院日：≤1~2天

日期	住院第1~2天	出院第1天（术后第1日）
健康宣教	□ 入院介绍 □ 术前相关检查指导 □ 术前常规准备及注意事项 □ 麻醉后注意事项 □ 术后饮食饮水注意事项 □ 术后活动指导	□ 出院宣教 　复查时间 　服药方法 　活动休息 　指导饮食 　指导办理出院手续
护理处置	□ 核对患者姓名，佩戴腕带 □ 建立入院护理病历 □ 协助患者留取各种标本，完成胃镜检查前的相关化验 □ 胃镜检查前准备 □ 禁食、禁水 □ 送患者至内镜中心 　摘除患者义齿 　核对患者资料及带药 □ 接患者 □ 核对患者及资料	□ 办理出院手续 　书写出院小结
基础护理	□ 二级/一级护理 □ 晨晚间护理 □ 患者安全管理	□ 三级护理 □ 晨晚间护理 □ 协助或指导进食、进水 □ 协助或指导活动 □ 患者安全管理
专科护理	□ 护理查体 □ 病情观察 　监测生命体征，颈胸部体征的观察 　出血、穿孔、感染等并发症的观察 □ 需要时请家属陪护 □ 遵医嘱予补液 □ 确定饮食种类 □ 心理护理	□ 病情观察 　监测生命体征 　出血、穿孔、感染等并发症的观察 □ 出院指导 □ 心理护理
重点医嘱	□ 详见医嘱执行单	□ 详见医嘱执行单

续　表

日期	住院第1~2天	出院第1天（术后第1日）
病情 变异 记录	□无　□有，原因： 1. 2.	□无　□有，原因： 1. 2.
护士 签名		

（三）患者表单

食管异物日间手术临床路径患者表单

适用对象：第一诊断为食管异物（ICD-10：T18.101）
行食管异物取出术

患者姓名：	性别：　年龄：　门诊号：	住院号：
住院日期：　　年　月　日	出院日期：　　年　月　日	标准住院日：≤1~2 天

时间	入院	胃镜术前及检查后	出院
医患配合	□ 配合询问病史、收集资料，请务必详细告知既往史、用药史、过敏史 □ 配合进行体格检查 □ 有任何不适请告知医师	□ 配合完善胃镜检查前相关检查、化验，如采血、留尿、心电图、X 线胸片 □ 医师与患者及家属介绍病情及胃镜检查谈话、胃镜检查前签字 □ 配合腹部检查 □ 配合完善术后检查：如采血、留尿便等	□ 接受出院前指导 □ 知道复查程序 □ 获取出院诊断书
护患配合	□ 配合测量体温、脉搏、呼吸频率 3 次，血压、体重 1 次 □ 配合完成入院护理评估（简单询问病史、过敏史、用药史） □ 接受入院宣教（环境介绍、病室规定、订餐制度、贵重物品保管等） □ 配合执行探视和陪护制度 □ 有任何不适请告知护士	□ 配合测量体温、脉搏、呼吸频率 3 次，询问大便 1 次 □ 接受胃镜术前及检查后宣教 □ 接受饮食宣教 □ 接受药物宣教以及输液、服药等治疗 □ 送内镜中心前，协助完成核对 □ 带齐影像资料及用药 □ 返回病房后，配合接受生命体征的测量 □ 配合检查意识（全身麻醉者） □ 配合缓解疼痛 □ 有任何不适请告知护士	□ 接受出院宣教 □ 办理出院手续 □ 获取出院带药 □ 知道服药方法、作用、注意事项 □ 知道复印病历程序
饮食	□ 禁食、禁水	□ 遵医嘱饮食	□ 遵医嘱饮食
排泄	□ 正常排尿便	□ 正常排尿便	□ 正常排尿便
活动	□ 床旁活动	□ 床旁活动	□ 正常适度活动，避免疲劳

附：原表单（2016年版）

食管异物日间手术临床路径表单

适用对象：第一诊断为食管异物（ICD-10：T18.101）
　　　　　行食管异物取出术

患者姓名：	性别：	年龄：	门诊号：	住院号：
住院日期：　　年　月　日	出院日期：　　年　月　日		标准住院日：≤1~2天	

日期	住院第1~2天	出院第1天（术后第1日）
主要诊疗工作	□ 询问病史，体格检查 □ 完成病历及上级医师查房 □ 完成医嘱 □ 补录门诊术前各项检查医嘱 □ 向患者及家属交代围术期注意事项 □ 签署手术知情同意书 □ 术前预防使用抗菌药物 □ 手术 □ 术后向患者及家属交代病情及注意事项 □ 完成术后病程记录及手术记录	□ 术后护士电话随访 □ 医师手机开机
重点医嘱	**长期医嘱** □ 食管异物疾病护理常规 □ 三级护理 □ 饮食：流食 □ 食管异物术后护理常规 □ 三级护理 □ 术后流质饮食 **临时医嘱** □ 血常规、尿常规 □ 感染性疾病筛查，凝血功能 □ X线胸片，心电图 □ 手术医嘱 □ 准备术前预防用抗菌药物 □ 输液	
主要护理工作	□ 入院介绍 □ 术前相关检查指导 □ 术前常规准备及注意事项 □ 麻醉后注意事项 □ 术后饮食、饮水注意事项 □ 术后活动指导	
病情变异记录	□ 无　□ 有，原因： 1. 2.	

续 表

日期	住院第 1~2 天	出院第 1 天（术后第 1 日）
护士 签名		
医师 签名		

第十章

胃食管反流病临床路径释义

一、胃食管反流病编码

1. 国家卫生和计划生育委员会原编码：

疾病名称及编码：胃食管反流病（ICD-10：K21）

2. 修改编码：

疾病名称及编码：胃食管反流病（ICD-10：K21）

胃食管反流病（ICD-10：K21）

糜烂性食管炎（ICD-10：k22.1）

Barrett 食管（ICD-10：K22.7）

二、临床路径检索方法

K21/K22.1/K22.70

三、胃食管反流病临床路径标准住院流程

（一）适用对象

第一诊断为胃食管反流病（ICD-10：K21）。

> **释义**
>
> ■ 本路径适用对象为胃食管反流病患者，包括非糜烂性反流病、糜烂性食管炎和 Barrett 食管患者，也适用于其他继发原因引起的胃食管反流，如胃肠手术、全身系统性疾病等，不适用于合并严重并发症，如出血、溃疡、食管腺癌等。

（二）诊断依据

根据《实用内科学（第 14 版）》（陈灏珠主编，人民卫生出版社，2013 年），胃食管反流病可分为非糜烂性反流病、糜烂性食管炎和 Barrett 食管 3 种类型。

1. 有胃灼热和（或）反流的典型症状。

2. 有非心源性胸痛、上腹痛、上腹部烧灼感、嗳气等非典型症状。

3. 有咳嗽、咽喉症状、哮喘、牙蚀症等食管外症状。

4. PPI 试验阳性、食管测压和（或）食管下端 24 小时 pH 值监测支持胃食管反流病的表现。

5. 胃镜检查发现食管下段有明显黏膜破损及病理支持胃食管反流病的炎症表现，可明确糜烂性食管炎的诊断。

> **释义**
>
> ■ 胃食管反流病是与正常抗反流机制（例如，食管下括约肌功能、膈食管韧带）损伤相关的感觉运动障碍，是胃、十二指肠内容物反流入食管引起不适症状和（或）食管黏膜病理改变的一类临床状态。

■ GERD 的常用诊断方法包括症状评估、内镜检查和食管 pH 检测等，但主要基于临床症状，典型症状胃灼热和反流诊断 GERD 的敏感性为 30%~76%，特异性为62%~76%；胸痛患者在反流评估前需排除心脏的因素；食管炎胃镜检查表现为：食管远端齿状线上方纵行黏膜破损。其程度按洛杉矶分类方法分为：LA-A、LA-B、LA-C 和 LA-D。LA-A：食管黏膜有一个或几个长度<5mm 的黏膜破损；LA-B：至少有一处长度>5mm 的黏膜破损，且破损之间无融合；LA-C：至少一处两条破损黏膜之间有融合，融合<3/4 周径；LA-D：破损黏膜融合环食管全周。

■ Barrett 食管胃镜检查表现为：橘红色黏膜分布于齿状线 2cm 以上，可呈岛状、舌状、环状分布，染色及放大内镜有利于诊断；食管内 24 小时 pH 监测：被认为是确诊酸反流的主要手段，在症状不典型、没有食管炎或有典型症状治疗无效时具有一定诊断价值；食管测压监测：了解患者是否有食管体部动力障碍、LES 压力降低。

■ PPI 试验性治疗：对于临床上拟诊为 GERD 患者，给予标准剂量 PPI，每日 2 次，14~28 天，症状消失者即判断为 PPI 试验阳性（诊断为 GERD）。

（三）治疗方案的选择

根据《实用内科学（第 14 版）》（陈灏珠主编，人民卫生出版社，2013 年）和《2014 年中国胃食管反流病专家共识意见解读》（中华医学会消化病学分会）。
1. 健康宣传教育，调整生活方式：包括减肥、戒烟、调整饮食及体位。
2. 内科药物治疗：包括质子泵抑制剂、抗酸药、黏膜保护剂、促动力药等。
3. 内镜治疗：包括射频治疗、注射或植入技术、内镜腔内胃食管成形术。
4. 抗反流手术治疗。

释义

■ 改变不良生活方式对于胃食管反流治疗非常重要。抬高床头 15~20cm，睡前不宜进食、戒烟、戒酒，肥胖者减轻体重、避免系紧身腰带、避免高脂肪、巧克力、咖啡、刺激性食物等。避免使用降低 LES 压力及影响胃排空的药物，如抗胆碱能药、三环类抗抑郁药、多巴胺受体激动剂、钙离子拮抗剂、茶碱、β_2 肾上腺素能受体激动剂等。

■ PPI 是本病的首选药物。单剂量 PPI 治疗无效，可换用双倍剂量；如果一种 PPI 治疗无效，可选择其他 PPI 进行治疗，疗程至少 8 周。合并食管裂孔疝的 GERD 患者以及洛杉矶分级 LA-C、LA-D 的 GERD 患者，PPI 剂量应加倍。

■ 维持治疗：①持续治疗指当症状缓解后维持原剂量或半量 PPI 每日 1 次，长期服用；②间歇治疗指 PPI 用药剂量不变，但延长用药周期，最常用的是隔日疗法；③按需治疗指经初始治疗成功后停药观察，一旦出现胃灼热、反流症状，随机再用药至症状消失。维持治疗中，若症状反复出现，应增至足量 PPI 治疗。按需治疗可选用抑酸剂及抗酸剂。

■ 内镜治疗的长期有效性尚待进一步证实。

■ 抗反流手术治疗：适应证：①PPI 治疗有效，但需要长期治疗；②24 小时反流监测确认反流存在，反流与症状相关，药物治疗效果差；③LES 压力降低、食管体部动力正常；手术方式主要为胃底折叠术、合并食管裂孔疝应行修补术、可在腹腔镜下或常规剖腹进行手术。

（四）标准住院日

5~7 天。

> **释义**
>
> ■住院1~2天完成病历书写及常规检查，3~4天实施胃镜检查、食管反流检测、PPI诊断试验，5~7天观察疗效及准备出院。

1. 第一诊断高度疑似胃食管反流病（疾病编码 ICD-10：K21）。
2. 当患者同时具有其他疾病诊断，但在住院期间不需要特殊处理也不影响第一诊断的临床路径流程实施时，可以进入路径。

> **释义**
>
> ■进入本临床路径的患者必须经过相关检查已经诊断胃食管反流病。
>
> ■继发性胃食管反流的患者，在住院期间原发病不需要特殊检查与治疗，也不影响胃食管反流病诊治者可以进入本路径。
>
> ■如果胃食管反流病患者出现严重并发症如溃疡、出血、狭窄、腺癌或合并其他疾病，需要进一步诊治者不适用于本路径。基础疾病严重，并影响患者的生命和生活质量，应考虑优先诊治基础疾病。

（五）住院期间检查项目

1. 必须的检查项目（同级别医院近期内已查项目可自行决定是否采用）：
(1) 血常规、便常规和隐血、尿常规。
(2) 肝功能、肾功能、血糖、血脂、电解质。
(3) 心电图。
(4) X线胸片。
(5) 腹部彩超。
(6) 胃镜（检查前做乙型肝炎、丙型肝炎等感染性疾病筛查）。
2. 根据患者病情可选择的检查项目：
(1) 内镜下活体组织学检查。
(2) 食管测压。
(3) 食管 24 小时 pH 值监测和 pH-阻抗监测。
(4) 食管钡餐检查。

> **释义**
>
> ■ 常规检查项目是确保对患者实施准确诊断和治疗的前提，进入路径者均需完成。对于异常检查结果应认真分析，判断患者有无基础疾病，是否影响住院时间、费用及其治疗预后，对于异常结果并予以相应的诊断与处理。无禁忌证，对于有反流症状的患者推荐行胃镜检查。
>
> ■ 对于胃镜检查未见异常的患者不推荐内镜下活体组织学检查。
>
> ■ 食管测压可了解食管动力状态，用于术前评估，不作为诊断 GERD 的方法。
>
> ■ 未使用 PPI 的患者可单纯选择进行 pH 监测，正在使用 PPI 的患者需加阻抗监测以监测酸反流。
>
> ■ 食管钡餐检查目前不推荐作为 GERD 的诊断方法，仅用于有吞咽困难的患者，用于排除弥漫性食管痉挛和贲门失弛缓等。

（六）选择用药

1. 质子泵抑制剂。
2. 黏膜保护剂。
3. 促动力药。

> **释义**
>
> ■ PPI 是本病的首选药物，常用药物有奥美拉唑、雷贝拉唑、兰索拉唑、泮托拉唑、艾司奥美拉唑、艾普拉唑。单剂量 PPI 治疗无效，可换用双倍剂量；如果一种 PPI 治疗无效，可选择其他 PPI 进行治疗，疗程至少 8 周。合并食管裂孔疝的 GERD 患者以及洛杉矶分级 LA-C、LA-D 的 GERD 患者，PPI 剂量应加倍。黏膜保护剂可用于缓解症状，可选用硫糖铝、铝碳酸镁、镁加铝等；促动力药单独使用疗效差，可作为辅助用药，常用的有伊托必利、莫沙必利、多潘立酮等。

（七）出院标准

1. 诊断明确，除外其他疾病。
2. 反流、胸痛、腹痛等症状缓解，可应用口服药物维持治疗。

> **释义**
>
> ■ 患者出院前应完成所有必需检查项目，诊断明确，且完成相应的手术治疗或者开始药物治疗，临床症状缓解或消失，无明显的术后并发症或者药物不良反应。患者出院继续药物治疗，门诊随访、复查。

（八）变异及原因分析

1. 胃镜检查发现消化性溃疡、食管癌、胃癌等其他消化系统疾病，出径或进入相关路径。
2. 拒绝接受药物维持疗法，要求内镜或手术等进一步治疗。
3. 合并其他脏器严重疾病需进行相关检查及治疗，或进入相关路径。

4. 患者在充分告知的情况下，拒绝配合必要的检查项目和（或）治疗方案。

> **释义**
>
> ■ 胃镜检查发现其他严重合并疾病或其他脏器严重疾病，如消化性溃疡、食管癌、胃癌等其他消化系统疾病，则终止本路径，转入相应路径治疗。
>
> ■ 对于拒绝接受药物维持疗法，要求内镜或手术等进一步治疗，需准确评估患者手术适应证，告知手术风险，慎重选择；对于非酸反流者，则不建议手术。
>
> ■ 因患者方面的主观原因导致执行路径出现变异，需医师在表单中说明。

四、胃食管反流病临床路径给药方案

【用药选择】

1. 抑酸药：质子泵抑制剂（PPI）是公认的有效抑制胃酸的药物，是治疗 GERD 的首选药物，常用的 PPI 药物包括第一代 PPIs 如奥美拉唑（omeprazol，20mg，qd 或 bid）、兰索拉唑（lansoprazole，30mg qd 或 bid）、泮托拉唑（pantoprazole，40mg，qd 或 bid）和新一代 PPI，如艾普拉唑（ilaprazole，10mg，qd）、雷贝拉唑（rabeprazole，10mg，qd 或 bid）以及艾司奥美拉唑（esorueprazde，40mg，qd），根据2014 年中国胃食管反流病专家共识意见，如单剂量（如艾司奥美拉唑，20mg，qd）治疗无效可换用双倍剂量（如艾司奥美拉唑，20mg，bid）；如一种 PPI 治疗无效时可选用其他 PPI 进行治疗。共识意见认为 PPI 治疗 GERD 使用疗程至少 8 周。合并食管裂孔疝的患者以及洛杉矶分级 LA-C、LA-D 级患者，PPI 剂量应加倍。使用双倍剂量 PPI 时，应分两次分别在早餐前和晚餐前服用。维持治疗时可按需使用 PPI 和 H_2 受体拮抗剂；若患者存在夜间反流症状，可在 PPI 早晨一次的基础上，临睡前给予 H_2 受体拮抗剂（如罗沙替丁），控制胃酸分泌，防止夜间酸突破的发生。

2. 黏膜保护剂：在胃食管反流病的治疗中，黏膜保护剂可用于缓解症状，常用的有硫糖铝、铝碳酸镁、镁加铝等。

3. 促动力药：促动力药单独使用疗效差，可作为辅助用药，常用的有伊托必利、莫沙必利、多潘立酮等。

【药学提示】

1. 质子泵抑制剂（PPI）：用药相对安全，不良反应包括：①胃肠道反应，包括腹痛、腹胀、食欲减退、恶心、腹泻等；②皮肤损害，主要引起皮疹、皮肤瘙痒等症状；③神经内分泌系统，多出现头痛、头晕、口干、失眠、疲倦、嗜睡、乏力等；④少数患者可出现肝酶一过性升高、白细胞计数暂时性降低。此外，长期应用需要警惕骨质疏松、骨折、肠道菌群紊乱和低镁血症风险。

2. 氯吡格雷是一种抗凝血药，主要用于心脏病史患者预防新的心脏事件的发生，但目前研究发现某些 PPI 会降低氯吡格雷的疗效，使患者血栓事件发生的概率增加，以奥美拉唑的抑制作用最明显。如使用氯吡格雷的患者必须使用 PPI 时，应考虑不会产生强烈相互作用的药物，如雷贝拉唑、泮托拉唑。

【注意事项】

1. 质子泵抑制剂（PPI）长期用药可能造成骨质疏松症和肠道菌群紊乱（艰难梭状芽胞杆菌机会感染）。

2. 奥美拉唑在 0.9%氯化钠溶液中比 5%葡萄糖溶液更稳定，最好选用 0.9%氯化钠溶液来配制静脉输注的奥美拉唑溶液，且 0.9%氯化钠输液体积以 100ml 为宜；奥美拉唑溶液应单独使用，不应添加其他药物。

3. 胃食管反流病的维持治疗方法包括按需治疗和长期治疗。NERD 及轻度食管炎（LA-A 和 LA-B 级）患者可采用按需治疗。PPI 为首选药物，抗酸剂也是可选药物；PPI 停药后症状复发、重度食管炎（LA-C 和 LA-D 级）患者通常需要 PPI 长程维持治疗。

五、推荐表单

（一）医师表单

胃食管反流病临床路径医师表单

适用对象：第一诊断为胃食管反流病（ICD-10：K21）

患者姓名：	性别：	年龄：	门诊号：	住院号：
住院日期：　年　月　日	出院日期：　年　月　日		标准住院日：5~7 天	

时间	住院第 1 天	住院第 2 天	住院第 3 天
主要诊疗工作	□ 询问病史及体格检查 □ 完成病历书写 □ 安排入院常规检查 □ 病情评估，病情告知	□ 上级医师查房 □ 明确下一步诊疗计划 □ 完成上级医师查房记录 □ 做好行胃镜检查准备 □ 对患者进行有关胃食管反流病和行胃镜检查的宣教 □ 向患者及家属交代病情，签署胃镜检查同意书	□ 上级医师查房 □ 完成三级查房记录 □ 行胃镜检查，明确有无食管炎、食管炎分级；有无 Barrett 食管；有无合并食管或者胃部其他疾病 □ 予以标准药物治疗（参见标准药物治疗方案）
重点医嘱	**长期医嘱** □ 二级护理 □ 饮食 □ 质子泵抑制剂 □ 黏膜保护剂 □ 促动力药 **临时医嘱**（同级别医院近期内已查项目可自行决定是否采用） □ 血常规、大便常规和隐血、尿常规 □ 肝功能，肾功能，血糖，血脂，电解质 □ 心电图、X 线胸片、腹部彩超 □ 胃镜（检查前做乙型肝炎、丙型肝炎等感染性疾病筛查） □ 必要时行内镜下活体组织学检查、食管测压、食管钡餐造影、食管 24 小时 pH 值监测和阻抗 □ 补液支持（必要时）	**长期医嘱** □ 消化内科护理常规 □ 二级护理 □ 软食 □ 质子泵抑制剂 □ 黏膜保护剂 □ 促动力药 □ 对症治疗 **临时医嘱** □ 次晨禁食 □ 必要时行内镜下活体组织学检查、食管测压、食管钡餐造影、食管 24 小时 pH 值监测和阻抗 □ 补液支持（必要时）	**长期医嘱** □ 消化内科护理常规 □ 二级护理 □ 软食 □ 质子泵抑制剂 □ 黏膜保护剂 □ 促动力药 □ 诊断食管炎洛杉矶分级 LA-C、LA-D 的 GERD 患者，PPI 剂量应加倍 □ 诊断食管合并食管裂孔疝患者 PPI 剂量加倍 □ 其他对症治疗 **临时医嘱** □ 必要时行内镜下活体组织学检查、食管测压、食管钡餐造影、食管 24 小时 pH 值监测和阻抗 □ 补液支持（必要时）
病情变异记录	□ 无　□ 有，原因： 1. 2.	□ 无　□ 有，原因： 1. 2.	□ 无　□ 有，原因： 1. 2.
医师签名			

时间	住院第 4 天	住院第 5~7 天（出院日）
主要诊疗工作	□ 观察患者腹部症状改变 □ 上级医师查房及诊疗评估 □ 完成查房记录 □ 对患者坚持治疗和预防复发进行宣教	□ 上级医师查房，确定能否出院 □ 通知出院处 □ 通知患者及家属准备出院 □ 向患者及家属交代出院后注意事项，预约复诊时间，Barrett 食管患者定期复查胃镜 □ 将出院记录的副本交给患者 □ 如果患者不能出院，在病程记录中说明原因和继续治疗的方案
重点医嘱	**长期医嘱** □ 消化内科护理常规 □ 二级护理 □ 软食 □ 质子泵抑制剂 □ 黏膜保护剂 □ 促动力药 □ 诊断食管炎洛杉矶分级 LA-C、LA-D 的 GERD 患者，PPI 剂量应加倍 □ 诊断食管合并食管裂孔疝患者 PPI 剂量加倍 □ 其他对症治疗	**临时医嘱** □ 今日出院 □ 出院带药（参见标准药物治疗方案，疗程至少 8 周）。维持治疗方法包括按需治疗和长期治疗。NERD 及轻度食管炎（LA-A 和 LA-B 级）患者可采用按需治疗。PPI 为首选药物，抗酸剂也是可选药物；PPI 停药后症状复发、重度食管炎（LA-C 和 LA-D 级）患者通常需要 PPI 长程维持治疗 □ 门诊随诊
病情变异记录	□ 无　□ 有，原因： 1. 2.	□ 无　□ 有，原因： 1. 2.
医师签名		

（二）护士表单

胃食管反流病临床路径护士表单

适用对象：第一诊断为胃食管反流病（ICD-10：K21）

患者姓名：	性别： 年龄： 门诊号：	住院号：
住院日期： 年 月 日	出院日期： 年 月 日	标准住院日：5~7 天

时间	住院第 1 天	住院第 2 天	住院第 3 天
健康宣教	□ 入院宣教 介绍主管医师、护士 介绍环境、设施 介绍住院注意事项 介绍探视和陪护制度 介绍贵重物品制度	□ 药物宣教 □ 胃镜检查前宣教 宣教胃镜检查前准备及检查 后注意事项 告知胃镜检查后饮食 告知患者在检查中配合医师 主管护士与患者沟通，消除 患者紧张情绪 告知检查后可能出现的情况 及应对方式	□ 胃镜检查当日宣教 告知饮食、体位要求 告知胃镜检查后需禁食 2~4 小时 给予患者及家属心理 支持 再次明确探视陪护须知
护理处置	□ 核对患者姓名，佩戴腕带 □ 建立入院护理病历 □ 协助患者留取各种标本 □ 测量体重	□ 协助医师完成胃镜检查前的 相关化验 □ 胃镜检查前准备 □ 禁食、禁水	□ 送患者至内镜中心 摘除患者义齿 □ 核对患者资料及带药 □ 接患者 核对患者及资料
基础护理	□ 二级护理 □ 晨晚间护理 □ 排泄管理 □ 患者安全管理	□ 二级护理 □ 晨晚间护理 □ 排泄管理 □ 患者安全管理	□ 二级护理 □ 晨晚间护理 □ 患者安全管理
专科护理	□ 护理查体 □ 病情观察 □ 患者反流、胃灼热等症状及胸腹 部体征变化 □ 需要时，填写跌倒及压疮防范表 □ 需要时，请家属陪护 □ 确定饮食种类 □ 心理护理	□ 病情观察 □ 患者反流、胃灼热等症状及 胸腹部体征变化 □ 遵医嘱完成相关检查 □ 心理护理	□ 遵医嘱予给药 □ 病情观察 □ 患者反流、胃灼热等症 状及胸腹部体征变化 □ 心理护理
重点医嘱	□ 详见医嘱执行单	□ 详见医嘱执行单	□ 详见医嘱执行单

续 表

时间	住院第 1 天	住院第 2 天	住院第 3 天
病情 变异 记录	□无 □有，原因： 1. 2.	□无 □有，原因： 1. 2.	□无 □有，原因： 1. 2.
护士 签名			

时间	住院第 4 天	住院第 5~7 天（出院日）
健康宣教	□ 胃镜检查后宣教 　药物作用及频率 　饮食、活动指导	□ 出院宣教 　复查时间 　服药方法 　活动休息 　指导饮食 　指导办理出院手续
护理处置	□ 遵医嘱完成相关检查	□ 办理出院手续 □ 书写出院小结
基础护理	□ 二级护理 □ 晨晚间护理 □ 排泄管理 □ 患者安全管理	□ 二级护理 □ 晨晚间护理 □ 协助或指导进食、进水 □ 协助或指导活动 □ 患者安全管理
专科护理	□ 病情观察 　监测生命体征 　反流、胃灼热等症状和胸腹部体征的观察 □ 心理护理	□ 病情观察 　监测生命体征 　患者反流、胃灼热等症状及胸腹部体征变化 □ 出院指导（胃溃疡者需要治疗后复查胃镜和病理） □ 心理护理
重点医嘱	□ 详见医嘱执行单	□ 详见医嘱执行单
病情变异记录	□ 无　□ 有，原因： 1. 2.	□ 无　□ 有，原因： 1. 2.
护士签名		

（三）患者表单

胃食管反流病临床路径患者表单

适用对象：第一诊断为胃食管反流病（ICD-10：K21）

患者姓名：	性别： 年龄： 门诊号：	住院号：
住院日期： 年 月 日	出院日期： 年 月 日	标准住院日：5~7 天

时间	入院	胃镜术前	胃镜检查当天
医患配合	□ 配合询问病史、收集资料，请务必详细告知既往史、用药史、过敏史 □ 配合进行体格检查 □ 有任何不适请告知医师	□ 配合完善胃镜检查前相关检查、化验，如采血、留尿、心电图、X 线胸片 □ 医师与患者及家属介绍病情及胃镜检查谈话、胃镜检查前签字	□ 配合完善相关检查、化验，如采血、留尿、胃镜 □ 配合医师摆好检查体位
护患配合	□ 配合测量体温、脉搏、呼吸频率 3 次，血压、体重 1 次 □ 配合完成入院护理评估（简单询问病史、过敏史、用药史） □ 接受入院宣教（环境介绍、病室规定、订餐制度、贵重物品保管等） □ 配合执行探视和陪护制度 □ 有任何不适请告知护士	□ 配合测量体温、脉搏、呼吸频率 3 次，询问大小便 1 次 □ 接受胃镜检查前宣教 □ 接受饮食宣教 □ 接受药物宣教	□ 配合测量体温、脉搏、呼吸频率 3 次，询问大小便 1 次 □ 送内镜中心前，协助完成核对，带齐影像资料及用药 □ 返回病房后，配合接受生命体征的测量 □ 配合检查意识（全身麻醉者） □ 配合缓解疼痛 □ 接受胃镜检查后宣教 □ 接受饮食宣教：胃镜当天禁食 □ 接受药物宣教 □ 有任何不适请告知护士
饮食	□ 遵医嘱饮食	□ 遵医嘱饮食	□ 胃镜检查前禁食、禁水 □ 胃镜检查后，根据医嘱 2 小时后试饮水，无恶心呕吐可进少量流食或者半流食
排泄	□ 正常排尿便	□ 正常排尿便	□ 正常排尿便
活动	□ 正常活动	□ 正常活动	□ 正常活动

时间	胃镜检查后	出院
医患配合	□ 配合腹部检查 □ 配合治疗后检查：如采血、留尿、便等	□ 接受出院前指导 □ 知道复查程序 □ 获取出院诊断书
护患配合	□ 配合定时测量生命体征，询问症状 □ 配合检查腹部 □ 接受输液、服药等治疗 □ 接受进食、进水、排便等生活护理 □ 配合活动，预防皮肤压力伤 □ 注意活动安全，避免坠床或跌倒 □ 配合执行探视及陪护	□ 接受出院宣教 □ 办理出院手续 □ 获取出院带药 □ 知道服药方法、作用、注意事项 □ 知道复印病历程序
饮食	□ 遵医嘱饮食	□ 遵医嘱饮食
排泄	□ 正常排尿便	□ 正常排尿便
活动	□ 正常适度活动，避免疲劳	□ 正常适度活动，避免疲劳

附：原表单（2016 年版）

胃食管反流病临床路径表单

适用对象：第一诊断为胃食管反流病（ICD-10：K21）

患者姓名：	性别：　　年龄：　　门诊号：	住院号：
住院日期：　　年　月　日	出院日期：　　年　月　日	标准住院日：5~7 天

时间	住院第 1 天	住院第 2~4 天	住院第 5~7 天（出院日）
主要诊疗工作	□ 询问病史及体格检查 □ 完成病历书写 □ 安排入院常规检查 □ 病情评估，病情告知 □ 对患者进行有关胃镜检查的宣教，签署胃镜检查同意书	□ 完成相关检查，明确诊断 □ 若合并其他脏器疾病，提请相关科室会诊 □ 上级医师查房，根据病情予以药物治疗 □ 观察患者临床症状和体征 □ 完成上级医师查房记录	□ 上级医师查房及诊疗评估，确定患者可以出院 □ 通知患者及其家属出院，交代出院注意事项 □ 完成出院小结、病案首页、出院诊断书等医疗文件
重点医嘱	**长期医嘱** □ 二级护理 □ 饮食 □ 质子泵抑制剂 □ 黏膜保护剂 □ 促动力药 **临时医嘱**（同级别医院近期内已查项目可自行决定是否取用） □ 血常规、大便常规和隐血、尿常规 □ 肝功能，肾功能，血糖，血脂，电解质 □ 心电图、X 线胸片、腹部彩超 □ 胃镜（检查前做乙型肝炎、丙型肝炎等感染性疾病筛查） □ 必要时行内镜下活体组织学检查、食管测压、食管钡餐造影、食管 24 小时 pH 值监测和阻抗 □ 补液支持（必要时）	**长期医嘱** □ 二级护理 □ 饮食 □ 质子泵抑制剂 □ 黏膜保护剂 □ 促动力药 **临时医嘱** □ 必要时行内镜下活体组织学检查、食管测压、食管钡餐造影、食管 24 小时 pH 值监测和阻抗 □ 补液支持（必要时）	**出院医嘱** □ 今日出院
主要护理工作	□ 协助办理入院手续 □ 入院宣教 □ 入院护理评估 □ 指导饮食及生活方式	□ 基本生活和心理护理 □ 指导饮食及生活方式 □ 督促患者用药	□ 协助办理出院手续 □ 出院宣教

续　表

时间	住院第 1 天	住院第 2~4 天	住院第 5~7 天（出院日）
病情 变异 记录	□无　□有，原因： 1. 2.	□无　□有，原因： 1. 2.	□无　□有，原因： 1. 2.
护士 签名			
医师 签名			

第十一章

急性胃炎临床路径释义

一、急性胃炎编码

1. 国家卫生和计划生育委员会原编码：

疾病名称及编码：急性胃炎（ICD-10：K25.302）

2. 修改编码：

疾病名称及编码：急性糜烂性胃炎（ICD-10：K29.101）

二、临床路径检索方法

K29.101

三、急性胃炎临床路径标准住院流程

（一）适用对象

第一诊断为急性糜烂性胃炎（ICD-10：K25.302）。

> **释义**
> ■ 适用对象编码参见第一部分。
> ■ 本路径适用对象为临床诊断为急性胃炎的患者，如合并消化道出血、消化道穿孔、胃扩等并发症，需进入其他相应路径。

（二）诊断依据

根据《实用内科学（第14版）》（陈灏珠主编，人民卫生出版社），急性胃炎分为急性单纯性胃炎、急性腐蚀性胃炎、急性化脓性胃炎和急性胃黏膜病变，后者又分为急性糜烂性胃炎、急性出血性胃炎和应激性溃疡，合并肠炎时即急性胃肠炎。本路径适用于急性糜烂性胃炎。

1. 有应激状态、饮酒、进食不洁食物、应用特殊药物（如非甾体抗炎药、肾上腺皮质激素、抗菌药物、抗肿瘤药物）等诱因。

2. 临床表现：急性起病，表现为腹痛、腹胀、恶心、呕吐等非特异性消化不良症状，严重者起病急骤。

3. 内镜检查：可见胃黏膜充血、水肿、渗出、糜烂。

> **释义**
> ■ 本路径的制订主要参考国内权威参考书籍和诊疗指南。
> ■ 有症状者结合病史是诊断急性胃炎的依据，多数患者症状表现不明显，或症状被原发疾病所掩盖。有症状者主要表现为上腹痛、饱胀不适、恶心、呕吐和食欲

缺乏等。急性应激或摄入非甾体类抗炎药（NSAIDs）所致的急性糜烂出血性胃炎患者，以突然呕血和（或）黑便为首发症状。急性糜烂出血性胃炎的确诊有赖于急诊胃镜诊断，一般应在出血后 24~48 小时内进行，可见到以多灶性糜烂、浅表溃疡和出血灶为特征的急性胃黏膜病变。

（三）治疗方案的选择

根据《实用内科学（第 14 版）》（陈灏珠主编，人民卫生出版社），中国急性胃黏膜病变急诊专家共识［中国急救医学，2015，35（9）：769-775］。

1. 一般治疗：去除病因、适当休息，清淡流质饮食。
2. 维持水电解质平衡、营养支持治疗。
3. 抑酸药物（质子泵抑制剂、H_2 受体拮抗剂）。
4. 胃黏膜保护剂（胶体果胶铋、铝碳酸镁、硫糖铝、替普瑞酮等）。
5. 细菌感染所致者给予抗菌药物。
6. 腹痛明显可给予阿托品或山莨菪碱。

释义

■ 本病确诊后即应开始综合性治疗，包括内科基本治疗和药物治疗，目的在于消除病因、缓解临床症状、促进黏膜修复和减少并发症的发生。

■ 内科一般治疗包括调整生活方式（适当休息），注意饮食（清淡流质饮食），避免使用可加重本病的药物或饮食（如 NSAIDs、酒精等）。

■ 治疗急性胃炎的药物主要包括抑酸药物、黏膜保护剂、胃肠动力调节药物和抗菌药物等。首先针对原发疾病和病因采取防治措施，对有上述严重原发病而怀疑有急性胃黏膜病变可能者，可预防性给予 H_2 受体拮抗剂（H_2RA）或质子泵抑制剂（PPI），以防患于未然。以恶心、呕吐或上腹痛为主要表现者应用甲氧氯普胺、多潘立酮、莨菪碱、间苯三酚等药物进行对症处理，脱水者补充水和电解质。细菌感染引起者选用抗菌药物治疗。有胃黏膜糜烂、出血者，可用抑制胃酸分泌的 H_2RA 或 PPI，或具有胃黏膜保护作用的硫糖铝等。一旦发生大出血则应采取综合措施进行抢救。

■ 降低胃酸可以促进溃疡愈合，目前抑制胃酸分泌药物包括 H_2RA 和 PPI 两大类，H_2RA 的常用药物包括西咪替丁、雷尼替丁、法莫替丁等，PPI 的常用药物包括奥美拉唑、雷贝拉唑、泮托拉唑、埃索美拉唑、艾普拉唑等。PPI 较 H_2RA 抑制胃酸分泌的作用更强，持续时间更久。一般来说，急性糜烂出血性胃炎的治疗疗程为 4~5 天。

■ 胃黏膜保护剂和胃肠动力药物可以减轻患者腹痛、腹胀、恶心、呕吐等症状，酌情予以对症治疗，腹痛明显者可使用平滑肌解痉药，如间苯三酚注射液。

（四）标准住院日

4~5 日。

> **释义**
>
> ■ 怀疑急性糜烂出血性胃炎的患者入院后，即可开始药物治疗，其中第 1~2 天行胃镜检查，主要观察临床症状的缓解情况和有无药物副作用，总住院时间不超过 5 天符合本路径要求。

(五) 进入路径标准

1. 第一诊断高度怀疑急性糜烂性胃炎（疾病编码 ICD-10：K25.302）
(1) 有急性胃黏膜病变的诱因（应激状态、酒精、进食不洁食物、特殊药物等）。
(2) 急性起病，有腹痛、腹胀、恶心、呕吐等临床症状。
2. 当患者同时具有其他疾病诊断，但在住院期间不需要特殊处理，也不影响第一诊断的临床路径流程实施时，可以进入路径。

> **释义**
>
> ■ 进入本路径的患者为第一诊断为急性糜烂性胃炎，需除外消化道出血、穿孔等并发症。
>
> ■ 入院后常规检查发现有基础疾病，如高血压、冠状动脉粥样硬化性心脏病、糖尿病、肝肾功能不全等，经系统评估后对溃疡病诊断治疗无特殊影响者，可进入路径。但可能增加医疗费用，延长住院时间。

(六) 住院期间的检查项目

1. 必须的检查项目（同级别医院近期内已查项目可自行决定是否取用）：
(1) 血常规、便常规+隐血、尿常规。
(2) 肝功能、肾功能、电解质、血糖、血淀粉酶。
(3) 心电图、腹部彩超、腹部 X 线检查、胸部 X 线检查。
(4) 胃镜检查（胃镜检查前做乙肝、丙肝等感染性疾病筛查）。
2. 根据患者病情可选择的检查项目：Hp 感染相关检测、心肌损伤标志物、胃蛋白酶酶原 I／II、胃泌素。

> **释义**
>
> ■ 血常规、尿常规、便常规+隐血是最基本的三大常规检查，进入路径的患者均需完成。便隐血试验和血红蛋白检测可以进一步了解患者有无急性或慢性失血；肝肾功能、电解质、血糖、凝血功能、心电图、X 线胸片可评估有无基础疾病，是否影响住院时间、费用及其治疗预后；感染性疾病筛查用于胃镜检查前准备；怀疑急性糜烂出血性胃炎无禁忌证患者可行胃镜检查，同时行 ^{13}C 或 ^{14}C 尿素呼气试验或者胃黏膜病理学检查/快速尿素酶试验检测幽门螺杆菌感染。
>
> ■ 本病需与其他引起上腹痛的疾病相鉴别，如怀疑胆囊炎、胆石症，除查血常规、肝功能外，应行腹部超声、CT 或 MRI；急性腹痛持续不缓解，不能除外胰腺炎者，应行血淀粉酶/脂肪酶以及腹部 CT、MRI 检查；立位腹平片可以协助诊断消化

道梗阻、穿孔；急性糜烂出血性胃炎的确诊有赖于急诊胃镜诊断，同时可鉴别消化性溃疡、胃恶性肿瘤等疾病。

（七）治疗方案的选择

1. 去除病因、适当休息，清淡流质饮食，监测生命体征。
2. 抑酸药物（质子泵抑制剂、H_2 受体拮抗剂）。
3. 胃黏膜保护剂（胶体果胶铋、铝碳酸镁、硫糖铝、替普瑞酮等）。
5. 细菌感染所致者给予抗菌药物。
6. 腹痛明显可给予阿托品或山莨菪碱。

> **释义**
>
> ■ 降低胃酸可以促进溃疡愈合，目前抑制胃酸分泌药物包括 H_2RA 和 PPI 两大类，H_2RA 的常用药物包括西咪替丁、雷尼替丁、法莫替丁等，PPI 的常用药物包括奥美拉唑、雷贝拉唑、泮托拉唑、埃索美拉唑、艾普拉唑等。PPI 较 H_2RA 抑制胃酸分泌的作用更强，持续时间更久。一般来说，急性糜烂出血性胃炎的治疗疗程为 4~5 天。
>
> ■ 胃黏膜保护剂和胃肠动力药物可以减轻患者腹痛、腹胀、恶心、呕吐等症状，酌情予以对症治疗。
>
> ■ 对消化道致病菌敏感的抗菌药物有喹诺酮类、磺胺类、硝基呋喃类、第三代头孢类抗菌药物。抗菌药物不宜长期应用，长期应用可能出现菌群失调。

（八）出院标准

1. 明确诊断，除外其他疾病。
2. 腹痛症状缓解，无腹胀、恶心、呕吐，进食后症状无反复，可应用口服药维持治疗。

> **释义**
>
> ■ 患者出院前应完成所有必须检查项目，且临床症状已减轻或消失，无明显药物相关不良反应。

（九）变异及原因分析

1. 检查后发现消化性溃疡等其他消化系统疾病，出径或进入相关路径。
2. 合并出血、穿孔等并发症，出径或进入相关路径。
3. 合并其他脏器严重疾病需进行相关检查及治疗，出径或进入相关路径。
4. 入院 72 小时内未行胃镜检查。
5. 患者在被充分告知的情况下，拒绝配合必要的检查项目和（或）治疗方案。

释义

　　■ 按标准治疗方案如患者腹痛缓解不明显，发现其他严重基础疾病，需调整药物治疗或继续其他基础疾病的治疗，则终止本路径；出现消化道出血、穿孔、梗阻或癌变等并发症时，需转入相应路径。

　　■ 认可的变异原因主要是指患者入选路径后，在检查及治疗过程中发现患者合并存在事前未预知的、对本路径治疗可能产生影响的情况，需要终止执行路径或延长治疗时间、增加治疗费用。医师需在表单中明确说明。

　　■ 因患者方面的主观原因导致执行路径出现变异，需医师在表单中予以说明。

四、急性胃炎临床路径给药方案

【用药选择】

1. 抑酸药：

（1）质子泵抑制剂（PPI）：PPI是抑制胃酸的首选药物，抑制胃酸分泌可以促进炎症修复，常用的PPI药物包括奥美拉唑、埃索美拉唑、泮托拉唑、雷贝拉唑、兰索拉唑、艾普拉唑等，在患者呕吐期间可以予以PPI静脉输注，如奥美拉唑或埃索美拉唑40mg，每日1次，呕吐停止后继续口服单剂量PPI，每日1~2次，总疗程3~5天。

（2）H_2受体拮抗剂（H_2RA）：H_2RA抑制胃酸分泌的作用较PPI弱，对于病变较轻或基层医院可考虑应用，如法莫替丁20mg，静脉滴注，每日1~2次或法莫替丁20mg，口服，每日2次。

2. 黏膜保护剂：在急性糜烂性胃炎的治疗中，黏膜保护剂联合抑酸药，促进炎症修复。常用的黏膜保护剂有胶体果胶铋、铝碳酸镁、硫糖铝、替普瑞酮等。胶体铋主要在酸性环境下与糜烂面的黏蛋白形成螯合剂，覆盖于胃黏膜上发挥治疗作用，促进胃上皮细胞分泌黏液，抑制胃蛋白酶活性；硫糖铝在酸性胃液中凝聚成糊状黏稠物，附着于黏膜表面，阻止胃蛋白酶侵袭糜烂面，有利于黏膜上皮细胞的再生，促进炎症修复。

3. 抗菌药物：细菌感染引起者选用抗菌药物治疗。抗菌药物可据情选择喹诺酮类、头孢三代或氨基糖苷类抗菌药物。喹诺酮类可选用左氧氟沙星400mg，每日1次，头孢三代可选用头孢曲松钠静脉滴注，每24小时1~2g或每12小时0.5~1g。氨基糖苷类抗菌药物可选用丁胺卡那霉素肌内注射或静脉滴注，一日15mg/kg，分2~3次给药，成人日量不超过1.5g。

【药学提示】

1. 质子泵抑制剂（PPI）：用药相对安全，不良反应包括：①胃肠道反应，包括腹痛、腹胀、食欲减退、恶心、腹泻等；②皮肤损害，主要引起皮疹、皮肤瘙痒等症状；③神经内分泌系统，多出现头痛、头晕、口干、失眠、疲倦、嗜睡、乏力等；④少数患者可出现肝酶一过性升高，白细胞计数暂时性降低。

2. H_2受体拮抗剂（H_2RA）：不良反应相对较少，少数患者可有皮肤损害、口干、头晕、失眠、便秘、腹泻、皮疹、面部潮红、白细胞减少。偶有轻度一过性转氨酶增高等。个别患者应用H_2RA可出现中枢神经系统不良反应，表现为躁狂、谵妄、抽搐、意识障碍等。

3. 喹诺酮类抗菌药物：不良反应主要有：①胃肠道反应：恶心、呕吐、不适、疼痛等；②中枢反应：头痛、头晕、睡眠不良等，并可致精神症状；③由于本类药物可抑制 γ-氨基丁酸（GABA）的作用，因此可诱发癫痫，有癫痫病史者慎用；④本类药物可影响软骨发育，孕妇、未成年儿童应慎用；⑤可产生结晶尿，尤其在碱性尿中更易发生；⑥大剂量或长期应用本类药物易致肝损害。

4. 氨基糖苷类抗菌药物：不良反应主要有：①耳毒性：包括前庭功能障碍和耳蜗听神经损伤；②肾毒性：氨基糖苷类抗菌药物主要以原形由肾脏排泄，并可通过细胞膜吞饮作用使药物大量蓄积在肾皮质，故可引起肾毒性。轻则引起肾小管肿胀，重则产生肾小管急性坏死，但一般不损伤肾小球。肾毒性通常表现为蛋白尿、管型尿、血尿等，严重时可产生氮质血症和导致肾功能降低；③神经肌肉阻断：最常见于大剂量腹膜内或胸膜内应用后，也偶见于肌内注射或静脉注射后；④变态反应：少见皮疹、发热、血管神经性水肿及剥脱性皮炎等。

【注意事项】

1. 急性胃炎多因饮食不当引起，多自限性。故宜以去除病因、适当休息，清淡流质饮食，监测生命体征，维持水、电解质平衡等对症治疗为主。

2. 抑酸、抗菌药物治疗适应证控制需合理，疗程建议在 3 天内。

五、推荐表单

(一) 医师表单

急性胃炎临床路径医师表单

适用对象：第一诊断为急性糜烂性胃炎（ICD-10：K25.302）（无并发症患者）

患者姓名：	性别： 年龄： 门诊号：	住院号：
住院日期： 年 月 日	出院日期： 年 月 日	标准住院日：4~5 天

时间	住院第 1 天	住院第 2 天	住院第 3 天
主要诊疗工作	□ 完成询问病史和体格检查，按要求完成病历书写 □ 评估有无急性并发症（如大出血、穿孔等） □ 查血淀粉酶除外胰腺炎 □ 安排完善常规检查	□ 上级医师查房 □ 明确下一步诊疗计划 □ 完成上级医师查房记录 □ 做好行胃镜检查准备 □ 对患者进行有关溃疡病和行胃镜检查的宣教 □ 向患者及家属交代病情，签署胃镜检查同意书	□ 上级医师查房 □ 完成三级查房记录 □ 怀疑急性糜烂出血性胃炎无禁忌证患者可行胃镜检查，并行 Hp 检测及组织活检 □ 观察有无胃镜检查后并发症（如穿孔、出血等） □ 予以标准药物治疗（参见标准药物治疗方案）
重点医嘱	**长期医嘱** □ 消化内科护理常规 □ 二级护理 □ 清淡流质饮食 □ 对症治疗 **临时医嘱** □ 血、尿、便常规+隐血 □ 肝肾功能、电解质、血糖、凝血功能、血型、Rh 因子、感染性疾病筛查 □ 心电图、X 线胸片 □ 其他检查（酌情）：血淀粉酶、胃泌素水平、肿瘤标志物筛查，^{13}C 或 ^{14}C 呼气试验，腹部超声、立位腹平片、上腹部 CT 或 MRI	**长期医嘱** □ 消化内科护理常规 □ 二级护理 □ 清淡流质饮食 □ 对症治疗 **临时医嘱** □ 次晨禁食	**长期医嘱** □ 消化内科护理常规 □ 二级护理 □ 半流质饮食 □ 细菌感染所致者给予抗菌药物 □ 其他对症治疗 **临时医嘱** □ 复查便常规+隐血 □ 复查血常规
病情变异记录	□ 无 □ 有，原因： 1. 2.	□ 无 □ 有，原因： 1. 2.	□ 无 □ 有，原因： 1. 2.
医师签名			

时间	住院第 4 天	住院第 5 天（出院日）
主要诊疗工作	□ 观察患者腹部症状和体征，注意患者大便情况 □ 上级医师查房及诊疗评估 □ 完成查房记录 □ 对患者坚持治疗和预防复发进行宣教	□ 上级医师查房，确定能否出院 □ 通知出院处 □ 通知患者及家属准备出院 □ 向患者及家属交代出院后注意事项，预约复诊时间，将出院记录的副本交给患者 □ 如果患者不能出院，在病程记录中说明原因和继续治疗的方案
重点医嘱	**长期医嘱** □ 消化内科护理常规 □ 二级护理 □ 软食 □ 细菌感染所致者给予抗菌药物 □ 怀疑有急性胃黏膜病变可能者，可预防性给予 H_2 受体拮抗剂或质子泵抑制剂 □ 其他对症治疗	**临时医嘱** □ 出院带药（参见标准药物治疗方案） □ 门诊随诊
病情变异记录	□ 无 □ 有，原因： 1. 2.	□ 无 □ 有，原因： 1. 2.
医师签名		

（二）护士表单

急性胃炎临床路径护士表单

适用对象：第一诊断为急性糜烂性胃炎（ICD-10：K25.302）（无并发症患者）

患者姓名：	性别：	年龄：	门诊号：	住院号：
住院日期：　　年　月　日	出院日期：　　年　月　日			标准住院日：4~5天

时间	住院第1天	住院第2天	住院第3天
健康宣教	□ 入院宣教 　介绍主管医师、护士 　介绍环境、设施 　介绍住院注意事项 　介绍探视和陪护制度 　介绍贵重物品制度	□ 药物宣教 □ 胃镜检查前宣教 　宣教胃镜检查前准备及检查后注意事项 　告知胃镜检查后饮食 　告知患者在检查中配合医师 　主管护士与患者沟通，消除患者紧张情绪 　告知检查后可能出现的情况及应对方式	□ 胃镜检查当日宣教 　告知饮食、体位要求 　告知胃镜检查后需禁食2~4小时 　给予患者及家属心理支持 　再次明确探视和陪护须知
护理处置	□ 核对患者姓名，佩戴腕带 □ 建立入院护理病历 □ 协助患者留取各种标本 □ 测量体重	□ 协助医师完成胃镜检查前的相关化验 □ 胃镜检查前准备 □ 禁食、禁水	□ 送患者至内镜中心 　摘除患者义齿 □ 核对患者资料及带药 □ 接患者 　核对患者姓名及资料
基础护理	□ 三级护理 □ 晨晚间护理 □ 排泄管理 □ 患者安全管理	□ 三级护理 □ 晨晚间护理 □ 排泄管理 □ 患者安全管理	□ 二级/一级护理 □ 晨晚间护理 □ 患者安全管理
专科护理	□ 护理查体 □ 病情观察 □ 呕吐物及大便的观察 □ 腹部体征的观察 □ 需要时，填写跌倒及压疮防范表 □ 需要时，请家属陪护 □ 确定饮食种类 □ 心理护理	□ 病情观察 □ 呕吐物及大便的观察 □ 腹部体征的观察 □ 遵医嘱完成相关检查 □ 心理护理	□ 遵医嘱予补液 □ 病情观察 □ 呕吐物及大便的观察 □ 腹部体征的观察 □ 心理护理
重点医嘱	□ 详见医嘱执行单	□ 详见医嘱执行单	□ 详见医嘱执行单

续　表

时间	住院第 1 天	住院第 2 天	住院第 3 天
病情 变异 记录	□无　□有，原因： 1. 2.	□无　□有，原因： 1. 2.	□无　□有，原因： 1. 2.
护士 签名			

时间	住院第 4 天	住院第 5 天（出院日）
健康宣教	□ 胃镜检查后宣教 药物作用及频率 饮食、活动指导	□ 出院宣教 复查时间 服药方法 活动休息 指导饮食 指导办理出院手续
护理处置	□ 遵医嘱完成相关检查	□ 办理出院手续 书写出院小结
基础护理	□ 二级护理 □ 晨晚间护理 □ 排泄管理 □ 患者安全管理	□ 三级护理 □ 晨晚间护理 □ 协助或指导进食、进水 □ 协助或指导活动 □ 患者安全管理
专科护理	□ 病情观察 监测生命体征 出血、感染等并发症的观察 大便的观察 腹部体征的观察 □ 心理护理	□ 病情观察 监测生命体征 出血、感染等并发症的观察 大便的观察 腹部体征的观察 □ 出院指导心理护理
重点医嘱	□ 详见医嘱执行单	□ 详见医嘱执行单
病情变异记录	□ 无 □ 有，原因： 1. 2.	□ 无 □ 有，原因： 1. 2.
护士签名		

（三）患者表单

急性胃炎临床路径患者表单

适用对象：第一诊断为急性糜烂性胃炎（ICD-10：K25.302）（无并发症患者）

患者姓名：	性别： 年龄： 门诊号：	住院号：
住院日期：　年　月　日	出院日期：　年　月　日	标准住院日：4~5 天

时间	入院	胃镜术前	胃镜检查当天
医患配合	□ 配合询问病史、收集资料，请务必详细告知既往史、用药史、过敏史 □ 配合进行体格检查 □ 有任何不适请告知医师	□ 配合完善胃镜检查前相关检查、化验，如采血、留尿、心电图、X 线胸片 □ 医师与患者及家属介绍病情及胃镜检查谈话、胃镜检查前签字	□ 配合完善相关检查、化验如采血、留尿、胃镜 □ 配合医师摆好检查体位
护患配合	□ 配合测量体温、脉搏、呼吸频率3次、血压、体重1次 □ 配合完成入院护理评估（简单询问病史、过敏史、用药史） □ 接受入院宣教（环境介绍、病室规定、订餐制度、贵重物品保管等） □ 配合执行探视和陪护制度 □ 有任何不适请告知护士	□ 配合测量体温、脉搏、呼吸频率3次、询问大便1次 □ 接受胃镜检查前宣教 □ 接受饮食宣教 □ 接受药物宣教	□ 配合测量体温、脉搏、呼吸频率3次、询问大便1次 □ 送内镜中心前，协助完成核对，带齐影像资料及用药 □ 返回病房后，配合接受生命体征的测量 □ 配合检查意识（全身麻醉者） □ 配合缓解疼痛 □ 接受胃镜检查后宣教 □ 接受饮食宣教：胃镜当天禁食 □ 接受药物宣教 □ 有任何不适请告知护士
饮食	□ 遵医嘱饮食	□ 遵医嘱饮食	□ 胃镜检查前禁食、禁水 □ 胃镜检查后，根据医嘱2小时后试饮水，无恶心呕吐可进少量流食或半流食
排泄	□ 正常排尿便	□ 正常排尿便	□ 正常排尿便
活动	□ 正常活动	□ 正常活动	□ 正常活动

时间	胃镜检查后	出院
医患配合	□ 配合腹部检查 □ 配合完善术后检查：如采血、留尿便等	□ 接受出院前指导 □ 知道复查程序 □ 获取出院诊断书
护患配合	□ 配合定时测量生命体征、每日询问大便 □ 配合检查腹部 □ 接受输液、服药等治疗 □ 接受进食、进水、排便等生活护理 □ 配合活动，预防皮肤压力伤 □ 注意活动安全，避免坠床或跌倒 □ 配合执行探视及陪护	□ 接受出院宣教 □ 办理出院手续 □ 获取出院带药 □ 知道服药方法、作用、注意事项 □ 知道复印病历程序
饮食	□ 遵医嘱饮食	□ 遵医嘱饮食
排泄	□ 正常排尿便	□ 正常排尿便
活动	□ 正常适度活动，避免疲劳	□ 正常适度活动，避免疲劳

附：原表单（2016 年版）

急性胃炎临床路径表单

适用对象：第一诊断为急性糜烂性胃炎（ICD-10：K25.302）（无并发症患者）

患者姓名：	性别： 年龄： 门诊号：	住院号：
住院日期： 年 月 日	出院日期： 年 月 日	标准住院日：4~5 天

日期	住院第 1 天	住院第 2 天
主要诊疗工作	□ 询问病史和体格检查 □ 完成病历书写 □ 完善常规检查 □ 病情评估，病情告知 □ 对患者进行胃镜检查宣教，签署胃镜检查知情同意书 □ 健康宣教，调整生活方式	□ 完成相关检查，明确诊断，若合并其他脏器疾病，提请相关科室会诊 □ 上级医师查房，根据病情制订治疗方案 □ 观察患者临床症状及体征 □ 完成上级医师查房记录
重点医嘱	**长期医嘱** □ 一级护理 □ 禁食、禁水/全流食 □ 生命体征监测 □ 抑酸治疗 □ 保护胃黏膜治疗 □ 必要时抗感染治疗 □ 必要时补液治疗 **临时医嘱**（同级别医院近期内已查项目可自行决定是否取用） □ 血、便常规+隐血、尿常规 □ 肝功能、肾功能、电解质、血糖、血淀粉酶 □ 心电图、腹部彩超、X 线胸片、腹片 □ 胃镜（胃镜检查前做乙型肝炎、丙型肝炎等感染性疾病筛查） □ 必要时检查：Hp 感染相关检测、心肌损伤标志物、胃蛋白酶原I/Ⅱ、胃泌素 □ 必要时给予阿托品或山莨菪碱	**长期医嘱** □ 一级护理 □ 全流食/半流食 □ 生命体征监测 □ 抑酸治疗 □ 保护胃黏膜治疗 □ 必要时抗感染治疗 □ 必要时补液治疗 **临时医嘱** □ 必要时复查血常规、电解质、便常规+隐血 □ 必要时检查：Hp 感染相关检测、心肌损伤标志物、胃蛋白酶原I/Ⅱ、胃泌素、腹部 CT □ 必要时时给予阿托品或山莨菪碱
主要护理工作	□ 协助办理入院手续 □ 进行入院宣教 □ 入院护理评估 □ 记录体温，观察尿便情况	□ 基本生活和心理护理 □ 记录体温， □ 观察尿、便情况 □ 指导饮食、体位及生活方式，督促患者用药
病情变异记录	□ 无 □ 有，原因： 1. 2.	□ 无 □ 有，原因： 1. 2.

续　表

日期	住院第 1 天	住院第 2 天
护士 签名		
医师 签名		

日期	住院第 3 天	住院第 4~5 天
主要诊疗工作	□ 观察患者腹部症状和体征 □ 上级医师查房及诊疗评估 □ 完成查房记录 □ 对患者进行坚持治疗和预防复发的宣教 □ 注意患者体温及进食情况	□ 上级医师查房，确定可以出院 □ 通知患者及家属出院，交代出院后注意事项 □ 完成出院记录、病案首页、出院诊断书等医疗文件
重点医嘱	**长期医嘱** □ 二级护理 □ 半流食/普通饮食 □ 抑酸治疗 □ 保护胃黏膜治疗 □ 必要时抗感染治疗 □ 必要时补液治疗 **临时医嘱** □ 根据病情变化及异常结果复查相关项目 □ 必要时给予阿托品或山莨菪碱	**出院医嘱** □ 今日出院
主要护理工作	□ 基本生活和心理护理 □ 记录体温，观察尿、便情况 □ 指导饮食、体位及生活方式，督促患者用药	□ 帮助患者办理出院手续 □ 进行出院宣教
病情变异记录	□ 无 □ 有，原因： 1. 2.	□ 无 □ 有，原因： 1. 2.
护士签名		
医师签名		

第十二章
慢性胃炎临床路径释义

一、慢性胃炎编码

1. 国家卫生和计划生育委员会原编码：

疾病名称及编码：慢性胃炎（ICD-10：K29.502；K29.501；K29.401）

2. 修改编码：

疾病名称及编码：慢性胃炎（ICD-10：K29.5）

慢性浅表性胃炎（ICD-10：K29.3）

慢性萎缩性胃炎（ICD-10：K29.4）

二、临床路径检索方法

K29.5/K29.3/K29.4

三、慢性胃炎临床路径标准住院流程

（一）适用对象

第一诊断临床诊断为：慢性胃炎（疾病编码 ICD-10：K29.502；K29.501；K29.401）。

> **释义**
>
> ■ 适用对象编码参见第一部分。
> ■ 本路径适用对象为临床诊断为慢性胃炎的患者。

（二）诊断依据

根据《中国慢性胃炎共识意见（2012 年，上海）》（中华医学会消化病学分会），《实用内科学》（陈灏珠主编，人民卫生出版社，第 14 版）。

1. 具备反酸、嗳气、上腹饱胀和疼痛等临床症状。

2. 胃镜检查提示存在胃炎或 X 线钡餐检查提示胃炎征象。

> **释义**
>
> ■ 本路径的制订主要参考国内权威参考书籍和诊疗指南。
> ■ 慢性胃炎指各种病因引起的胃黏膜慢性炎症，主要依赖于组织学检查。病史和临床症状是诊断慢性胃炎的初步依据，多数慢性胃炎患者无任何症状，有症状者主要为消化不良症状，且为非特异性。患者可表现为反酸、上腹疼痛以及嗳气、上腹饱胀等消化不良症状，也可伴有上腹不适、早饱、恶心等。消化不良症状的有无和严重程度与慢性胃炎的内镜所见及胃黏膜的病理组织学分级无明显相关性。慢性胃炎的确诊主要依赖内镜检查和胃黏膜活检组织学检查，尤其是后者的诊断价值更

大。内镜下将慢性胃炎分为慢性非萎缩性胃炎（即旧称的慢性浅表性胃炎）及慢性萎缩性胃炎两大基本类型。如同时存在平坦或隆起糜烂、出血、粗大黏膜皱襞或胆汁反流等征象，则可依次诊断为慢性非萎缩性胃炎或慢性萎缩性胃炎伴糜烂、胆汁反流等。

（三）治疗方案的选择

根据《中国慢性胃炎共识意见（2012 年，上海）》（中华医学会消化病学分会），《实用内科学（第 14 版）》（陈灏珠主编，人民卫生出版社）。

1. 质子泵抑制剂。
2. H_2 受体拮抗剂。
3. Hp 检测阳性者行 Hp 根除治疗。
4. 胃黏膜保护剂。

> **释义**
>
> ■ 本病治疗目的是缓解症状和改善胃黏膜炎症；治疗应尽可能针对病因，遵循个体化原则。
>
> ■ 胃酸/胃蛋白酶在胃黏膜糜烂（尤其是平坦糜烂）、反酸和上腹痛等症状的发生中起重要作用，抗酸或抑酸治疗对愈合糜烂和消除上述症状有效。PPI 抑酸作用强而持久，可根据病情或症状严重程度选用。
>
> ■ H. pylori 感染是慢性胃炎的主要病因，建议作为慢性胃炎病因诊断的常规检测。国内 H. pylori 感染处理共识推荐对有胃黏膜萎缩、糜烂或有消化不良症状者根除 H. pylori。根除治疗可使 H. pylori 阳性功能性消化不良患者症状得到长期缓解。根除 H. pylori 可使胃黏膜组织学得到改善，对预防消化性溃疡和胃癌等有重要意义，对改善或消除消化不良症状也具有费用-疗效比优势。
>
> ■ 当存在削弱或破坏胃黏膜屏障功能的因素时，可使胃黏膜遭到消化液作用，产生炎症、糜烂、出血和上皮化生等病变。胃黏膜保护剂可改善胃黏膜屏障，促进胃黏膜糜烂愈合。
>
> ■ 此外，症状治疗中还应包括胃肠促动力剂。

（四）标准住院日

7~9 日。

> **释义**
>
> ■ 怀疑慢性胃炎的患者入院后，胃镜前准备 1~2 天，第 2~3 天行胃镜检查或 X 线钡餐检查，检查后开始药物治疗，主要观察临床症状的缓解情况和有无药物不良反应，总住院时间不超过 9 天符合本路径要求。

（五）进入路径标准

1. 第一诊断高度怀疑慢性胃炎（疾病编码 ICD-10：K29.502；K29.501；K29.401）。
2. 当患者同时具有其他疾病诊断，但在住院期间不需要特殊处理也不影响第一诊断的临床路径流程实施时，可以进入路径。

> **释义**
>
> ■ 进入本路径的患者为第一诊断为慢性胃炎，需除外嗜酸性粒细胞性胃炎、消化性溃疡、胃癌等。
>
> ■ 入院后常规检查发现有基础疾病，如高血压、冠状动脉粥样硬化性心脏病、糖尿病、肝肾功能不全等，经系统评估后对慢性胃炎诊断治疗无特殊影响者，可进入路径。但可能增加医疗费用，延长住院时间。

（六）住院期间的检查项目

1. 必须的检查项目（同级别医院近期内已查项目可自行决定是否取用）：
（1）血常规、便常规和隐血、尿常规。
（2）肝功能、肾功能、电解质、血糖。
（3）Hp 感染相关检测。
（4）胃镜或消化道钡餐检查（胃镜检查前做乙型肝炎、丙型肝炎等感染性疾病筛查）。
（5）心电图。
（6）X 线胸片。
（7）腹部彩超。
2. 根据患者病情可选择的检查项目：
（1）血淀粉酶。
（2）血型。
（3）血脂。
（4）胃泌素 G17。
（5）胃蛋白酶原。
（6）肿瘤标志物筛查。
（7）凝血功能。
（8）血清铁、铁蛋白、叶酸、维生素 B_{12}、促红素水平、网织红细胞。
（9）上消化道动力学检测。
（10）上腹部 CT 或 MRI。
（11）内镜下活体病理学检查。

> **释义**
>
> ■ 血常规、尿常规、便常规+隐血是最基本的三大常规检查，进入路径的患者均需完成。便隐血试验和血红蛋白检测可以了解患者有无急性或慢性失血以及因自身免疫性胃炎而产生的维生素 B_{12} 吸收不良从而导致的恶性贫血；肝肾功能、电解质、血糖、凝血功能、心电图、X 线胸片可评估有无基础疾病，是否影响住院时间、费用及其治疗预后；乙型肝炎、丙型肝炎等感染性疾病筛查用于胃镜检查前和输血前准备；无禁忌证患者应行胃镜或 X 线钡餐检查，同时行 ^{13}C 或 ^{14}C 尿素呼气试验或者

胃黏膜病理学检查/快速尿素酶试验检测幽门螺杆菌感染。

■ 本病需与其他引起上腹部不适症状的疾病相鉴别，如怀疑胆囊炎、胆石症，除查血常规、肝功能外，应行腹部超声、CT 或 MRI；患者慢性中上腹隐痛当急性发作时，不能除外胰腺炎者，应行血淀粉酶、血脂以及腹部 CT、MRI 检查；了解有无胃黏膜萎缩以及萎缩部位的判断时，可以检测血清胃泌素 G17 以及胃蛋白酶原 I 和 II，胃体萎缩者血清胃泌素 G17 水平显著升高，胃蛋白酶原 I 或胃蛋白酶原 I/II 比值降低；胃窦萎缩者，前者降低，后者正常；全胃萎缩者则两者均降低；血清肿瘤标志物可筛查一些消化道恶性疾病；有贫血者检测血清铁、铁蛋白、促红素水平、网织红细胞，怀疑自身免疫所致者建议检测叶酸、维生素 B_{12}。有上腹饱胀、嗳气、早饱等动力障碍性症状者可行上消化道动力学检测。

（七）治疗方案的选择

1. 质子泵抑制剂。
2. H_2 受体拮抗剂。
3. Hp 检测阳性者行 Hp 根除治疗。
4. 胃黏膜保护剂。

释义

■ 胃酸/胃蛋白酶在胃黏膜糜烂（尤其是平坦糜烂）、反酸和上腹痛等症状的发生中起重要作用，抗酸或抑酸治疗对愈合糜烂和消除上述症状有效。目前抑制胃酸分泌药物包括 H_2 受体拮抗剂（H_2RA）和质子泵抑制剂（PPI）两大类。包括奥美拉唑、埃索美拉唑、兰索拉唑、雷贝拉唑和泮托拉唑等在内的 PPI 抑酸作用强而持久，可根据病情或症状严重程度选用。

■ H_2 受体拮抗剂（H_2RA）的常用药物包括西咪替丁、雷尼替丁、法莫替丁等。H_2RA 抑制胃酸分泌的作用较 PPI 要弱，持续时间要短。但是某些患者选择适度抑酸的 H_2 受体拮抗剂治疗可能更经济和较少不良反应。

■ *H. pylori* 感染是慢性胃炎的主要病因。根据 2016 年 12 月我国浙江杭州《第五次全国幽门螺杆菌感染处理共识报告》，推荐对有胃黏膜萎缩、糜烂或有消化不良症状者根除 *H. pylori*。根除幽门螺杆菌方案推荐铋剂+PPI+两种抗菌药物组成的四联疗法，疗程推荐 14 天。在停用抗 *H. pylori* 治疗 4 周后，应行 ^{13}C 或 ^{14}C-尿素呼气试验以明确是否达到 *H. pylori* 根除，复查前 2 周停用抗酸药物，否则可能造成假阴性结果。

■ 当存在削弱或破坏胃黏膜屏障功能的因素时，可使胃黏膜遭到消化液作用，产生炎症、糜烂、出血和上皮化生等病变。胃黏膜保护剂如瑞巴派特、硫糖铝、替普瑞酮、吉法酯、依卡倍特等可改善胃黏膜屏障，促进胃黏膜糜烂愈合。而有结合胆酸作用的铝碳酸镁制剂，可增强胃黏膜屏障并可结合胆酸，从而减轻或消除胆汁反流所致的胃黏膜损害。有明显的进食相关的腹胀、食欲缺乏、嗳气等消化不良症状者。可考虑应用消化酶制剂如复方阿嗪米特肠溶片。

（八）出院标准

1. 诊断明确，除外其他疾病。
2. 反酸、嗳气、上腹饱胀和疼痛等临床症状缓解，可应用口服药物维持治疗。

> **释义**
>
> ■ 患者出院前应完成所有必须检查项目，除外引起这些非特异性症状的其他病因。
>
> ■ 开始药物治疗，观察临床症状是否减轻或消失，有无明显药物相关不良反应。

（九）变异及原因分析

1. 可疑胃癌需进行特殊内镜检查技术。
2. 合并胃癌或消化道出血等并发症需进行相关治疗，出径并进入相关路径。
3. 合并其他脏器严重疾病需进行相关检查及治疗，或转入相关路径。
4. 患者在被充分告知的情况下，拒绝配合必要的检查项目和（或）治疗方案。

> **释义**
>
> ■ 白光内镜和活体病理组织检查怀疑上皮内瘤变或者早期胃癌者，可选择进一步特殊内镜检查，包括放大内镜结合染色能清楚地显示胃黏膜微小结构；电子染色结合放大内镜对于慢性胃炎以及胃癌前病变具有较高的敏感性和特异性；共聚焦激光显微内镜等光学活检技术对胃黏膜的观察可达到细胞水平，能够实时辨认胃小凹、上皮细胞、杯状细胞等细微结构变化；同时，光学活检可选择性对可疑部位进行靶向活检，有助于提高活检取材的准确性。
>
> ■ 患者入选路径后，在检查及治疗过程中如果发现患者存在胃癌或合并消化道出血等并发症需进行相关治疗，则需要终止本路径并转入相应路径。
>
> ■ 按标准治疗方案如患者症状缓解不明显，并发现合并其他脏器严重疾病，需调整药物治疗或继续其他基础疾病的治疗，则终止本路径转入相关路径。
>
> ■ 因患者方面的主观原因导致执行路径出现变异，需医师在表单中予以说明。

四、慢性胃炎临床路径给药方案

【用药选择】

1. 根除幽门螺杆菌的治疗：幽门螺杆菌感染是胃十二指肠溃疡的主要病因，根除幽门螺杆菌对溃疡愈合和预防复发至关重要。根据 2016 年 12 月我国浙江杭州《第五次全国幽门螺杆菌感染处理共识报告》，推荐 PPI+两种抗菌药物+铋剂组成的四联疗法，疗程 14 天，抗菌药物的组合方案为：①阿莫西林+克拉霉素；②阿莫西林+左氧氟沙星；③阿莫西林+呋喃唑酮；④四环素+甲硝唑；⑤四环素+呋喃唑酮；⑥阿莫西林+甲硝唑；⑦阿莫西林+四环素。青霉素过敏者推荐的抗菌药物方案为：①克拉霉素+左氧氟沙星；②克拉霉素+呋喃唑酮；③四环素+甲硝唑或呋喃唑酮；④克拉霉素+甲硝唑；⑤四环素+甲硝唑；⑥四环素+呋喃唑酮。
2. 抑酸药：
（1）质子泵抑制剂（PPI）：PPI 是公认的有效抑制胃酸的药物，抑制胃酸分泌可以促进溃疡愈合，常用的 PPI 药物包括奥美拉唑、埃索美拉唑、泮托拉唑、雷贝拉唑、兰索拉唑、艾普拉唑等，在急性期可以予以 PPI 静脉输注，如奥美拉唑或埃索美拉唑 40mg，每 12 小时 1 次，然后继续口服单剂量 PPI，每日 1~2 次，总疗程十二指肠溃疡为 4~6 周，胃溃疡为 6~8 周。常规剂量 PPI 治疗，可予 PPI 口服，如埃索美拉唑 20mg，早餐前半小时吞服（不可咀嚼），一日 1 次，给药剂量更小，提高了用药安全性，适于临床用药。

（2）H_2 受体拮抗剂（H_2RA）：H_2RA 抑制胃酸分泌的作用较 PPI 弱，对于病变较轻或基层医院可考虑应用，如法莫替丁 20mg，静脉滴注，每日 1~2 次或法莫替丁 20mg，口服，每日 2 次。

3. 黏膜保护剂：在消化性溃疡的治疗中，黏膜保护剂联合抑酸药，促进溃疡愈合。常用的黏膜保护剂有胶体铋、硫糖铝等。胶体铋主要在酸性环境下与溃疡面的黏蛋白形成螯合剂，覆盖于胃黏膜上发挥治疗作用，促进胃上皮细胞分泌黏液，抑制胃蛋白酶活性，干扰幽门螺杆菌的代谢，使菌体与黏膜上皮失去黏附作用；硫糖铝在酸性胃液中凝聚成糊状黏稠物，附着于黏膜表面，阻止胃蛋白酶侵袭溃疡面，有利于黏膜上皮细胞的再生，促进溃疡的愈合。

4. 中成药：中西医联合治疗在慢性胃炎诊疗领域有着多年经验，尤其在改善临床症状、提高生活质量方面独具优势，如气滞胃痛颗粒，能解痉镇痛，促进胃肠蠕动，尤适用于以胸腹闷胀感强烈，胃部疼痛明显为临床特点的慢性胃炎。

【药学提示】

1. 质子泵抑制剂（PPI）：用药相对安全，不良反应包括：①胃肠道反应，包括腹痛、腹胀、食欲减退、恶心、腹泻等；②皮肤损害，主要引起皮疹、皮肤瘙痒等症状；③神经内分泌系统，多出现头痛、头晕、口干、失眠、疲倦、嗜睡、乏力等；④少数患者可出现肝酶一过性升高，白细胞计数暂时性降低。此外，长期应用需要警惕骨质疏松、骨折、肠道菌群紊乱和低镁血症风险。

2. H_2 受体拮抗剂（H_2RA）：不良反应相对较少，少数患者可有皮肤损害、口干、头晕、失眠、便秘、腹泻、皮疹、面部潮红、白细胞减少。偶有轻度一过性转氨酶增高等。个别患者应用 H_2RA 可出现中枢神经系统不良反应，表现为躁狂、谵妄、抽搐、意识障碍等。

3. 氯吡格雷是一种抗凝血药，主要用于心脏病史患者预防新的心脏事件的发生，但目前研究发现某些 PPI 会降低氯吡格雷的疗效，使患者血栓事件发生的概率增加，以奥美拉唑的抑制作用最明显。如使用氯吡格雷的患者必须使用 PPI 时，应考虑不会产生强烈相互作用的药物，如雷贝拉唑、泮托拉唑。

【注意事项】

1. 质子泵抑制剂（PPI）长期用药可能造成骨质疏松症和肠道菌群紊乱。

2. PPI 对胃恶性病变引起的症状同样有较好的疗效，因此需要除外恶性病变的可能性。

3. 奥美拉唑在 0.9% 氯化钠溶液中比 5% 葡萄糖溶液更稳定，最好选用 0.9% 氯化钠来配制静脉输注的奥美拉唑溶液，且 0.9% 氯化钠输液体积以 100ml 为宜；奥美拉唑溶液应单独使用，不应添加其他药物。

4. 胃溃疡和幽门螺杆菌根除的治疗更强调患者用药要足量足疗程，以免出现病情复发。

五、推荐表单

（一）医师表单

慢性胃炎临床路径医师表单

适用对象：第一诊断为慢性胃炎（ICD-10：K29.502；K29.501；K29.401）

患者姓名：		性别：	年龄：	门诊号：	住院号：
住院日期：	年 月 日	出院日期：	年 月 日		标准住院日：7~9 天

时间	住院第 1 天	住院第 2~3 天
主要诊疗工作	□ 询问病史及体格检查 □ 完成病历书写 □ 安排入院常规检查 □ 病情评估，病情告知 □ 对患者进行有关胃镜检查的宣教，签署胃镜检查同意书	□ 完成相关检查，明确诊断，若合并其他脏器疾病，提请相关科室会诊 □ 上级医师查房，根据病情予以药物治疗 □ 观察患者临床症状和体征 □ 完成上级医师查房记录
重点医嘱	**长期医嘱** □ 二级护理 □ 软食 □ 质子泵抑制剂 □ 胃黏膜保护剂 □ 对症治疗（必要时） **临时医嘱**（同级别医院近期内已查项目可自行决定是否取用） □ 血常规、便常规和隐血、尿常规 □ 肝功能、肾功能、电解质、血糖 □ Hp 感染相关检测 □ 心电图、X 线胸片、腹部彩超 □ 胃镜或消化道钡餐造影（胃镜检查前做乙型肝炎、丙型肝炎等感染性疾病筛查） □ 心电图、X 线胸片、腹部彩超 □ 必要时行血淀粉酶、血型、血脂、胃蛋白酶原、胃泌素 G17、肿瘤标志物筛查、凝血功能、血清铁、铁蛋白、叶酸、维生素 B_{12}、促红素水平、网织红细胞、上消化道动力学检测、上腹部 CT 或 MRI、内镜下活体组织学检查等检查	**长期医嘱** □ 二级护理 □ 软食 □ 质子泵抑制剂 □ 胃黏膜保护剂 □ Hp 检测阳性者行 Hp 根除治疗 □ 对症治疗（必要时） **临时医嘱** □ 必要时行血淀粉酶、血型、血脂、胃蛋白酶原、胃泌素 G17、肿瘤标志物筛查、凝血功能、血清铁、铁蛋白、叶酸、维生素 B_{12}、促红素水平、网织红细胞、上消化道动力学检测、上腹部 CT 或 MRI、内镜下活体组织学检查等检查
主要护理工作	□ 协助办理入院手续 □ 入院宣教 □ 入院护理评估 □ 指导饮食	□ 基本生活、心理护理 □ 指导饮食 □ 督促患者用药
病情变异记录	□ 无 □ 有，原因： 1. 2.	□ 无 □ 有，原因： 1. 2.

续　表

时间	住院第 1 天	住院第 2~3 天
护士 签名		
医师 签名		

时间	住院第 4~6 天	住院第 7~9 天（出院日）
主要诊疗工作	□ 上级医师查房，根据病情予以药物治疗 □ 观察患者临床症状和体征 □ 完成上级医师查房记录	□ 上级医师查房及诊疗评估，确定患者可以出院 □ 通知患者及其家属出院，交代注意事项 □ 告知根除 Hp 疗效评价时间 □ 完成出院小结、病案首页、出院诊断书等医疗文件
重点医嘱	**长期医嘱** □ 二级护理 □ 软食 □ 质子泵抑制剂 □ 胃黏膜保护剂 □ Hp 检测阳性者行 Hp 根除治疗 □ 对症治疗（必要时）	**临时医嘱** □ 今日出院
主要护理工作	□ 基本生活、心理护理 □ 指导饮食 □ 督促患者用药	□ 协助办理出院手续 □ 出院宣教
病情变异记录	□ 无 □ 有，原因： 1. 2.	□ 无 □ 有，原因： 1. 2.
护士签名		
医师签名		

（二）护士表单

慢性胃炎临床路径护士表单

适用对象：第一诊断为慢性胃炎（ICD-10：K29.502；K29.501；K29.401）

患者姓名：	性别：　　年龄：　　门诊号：	住院号：
住院日期：　　年　月　日	出院日期：　　年　月　日	标准住院日：7~9 天

时间	住院第 1 天	住院第 2 天	住院第 3 天
健康宣教	□ 入院宣教 　　介绍主管医师、护士 　　介绍环境、设施 　　介绍住院注意事项 　　介绍探视和陪护制度 　　介绍贵重物品制度	□ 药物宣教 □ 胃镜检查前宣教 　　宣教胃镜检查前准备及检查 　　后注意事项 　　告知胃镜检查后饮食 　　告知患者在检查中配合医师 　　主管护士与患者沟通，消除 　　患者紧张情绪 　　告知检查后可能出现的情况 　　及应对方式	□ 胃镜检查当日宣教 　　告知饮食、体位要求 　　告知胃镜检查后需禁食 2~4 　　小时 　　给予患者及家属心理支持 　　再次明确探视陪护须知
护理处置	□ 核对患者姓名，佩戴腕带 □ 建立入院护理病历 □ 协助患者留取各种标本 □ 测量体重	□ 协助医师完成胃镜检查前的 　　相关化验 □ 胃镜检查前准备 □ 禁食、禁水	□ 送患者至内镜中心 　　摘除患者义齿 　　核对患者资料及带药 □ 接患者 　　核对患者及资料
基础护理	□ 三级护理 □ 晨晚间护理 □ 排泄管理 □ 患者安全管理	□ 三级护理 □ 晨晚间护理 □ 排泄管理 □ 患者安全管理	□ 二级/一级护理 □ 晨晚间护理 □ 患者安全管理
专科护理	□ 护理查体 □ 病情观察 　　呕吐物及大便的观察 　　腹部体征的观察 □ 需要时，填写跌倒及压疮防 　　范表 □ 需要时，请家属陪护 □ 确定饮食种类 □ 心理护理	□ 病情观察 　　呕吐物及大便的观察 　　腹部体征的观察 □ 遵医嘱完成相关检查 □ 心理护理	□ 遵医嘱予补液 □ 病情观察 　　呕吐物及大便的观察 　　腹部体征的观察 □ 心理护理
重点医嘱	□ 详见医嘱执行单	□ 详见医嘱执行单	□ 详见医嘱执行单

续　表

时间	住院第 1 天	住院第 2 天	住院第 3 天
病情 变异 记录	□无　□有，原因： 1. 2.	□无　□有，原因： 1. 2.	□无　□有，原因： 1. 2.
护士 签名			

时间	住院第4~6天	住院第7~9天（出院日）
健康宣教	□ 胃镜检查后宣教 　药物作用及频率 　饮食、活动指导	□ 出院宣教 　复查时间 　服药方法 　活动休息 　指导饮食 　指导办理出院手续
护理处置	□ 遵医嘱完成相关检查	□ 办理出院手续 　书写出院小结
基础护理	□ 二级护理 □ 晨晚间护理 □ 排泄管理 □ 患者安全管理	□ 三级护理 　晨晚间护理 　协助或指导进食、进水 　协助或指导活动 　患者安全管理
专科护理	□ 病情观察 　监测生命体征 　出血、穿孔、感染等并发症的观察 　大便的观察 　腹部体征的观察 □ 心理护理	□ 病情观察 　监测生命体征 　出血、穿孔、感染等并发症的观察 　大便的观察 　腹部体征的观察 □ 出院指导（幽门螺杆菌阳性患者需要治疗 　后复查 ^{13}C 或 ^{14}C 呼气试验） □ 心理护理
重点医嘱	□ 详见医嘱执行单	□ 详见医嘱执行单
病情变异记录	□ 无　□ 有，原因： 1. 2.	□ 无　□ 有，原因： 1. 2.
护士签名		

（三）患者表单

慢性胃炎临床路径患者表单

适用对象：第一诊断为慢性胃炎（ICD-10：K29.502；K29.501；K29.401）

患者姓名：		性别：　　年龄：　　门诊号：	住院号：
住院日期：　　年　月　日		出院日期：　　年　月　日	标准住院日：7~9 天

时间	入院	胃镜术前	胃镜检查当天
医患配合	□ 配合询问病史、收集资料，请务必详细告知既往史、用药史、过敏史 □ 配合进行体格检查 □ 有任何不适请告知医师	□ 配合完善胃镜检查前相关检查、化验，如采血、留尿、心电图、X线胸片 □ 医师与患者及家属介绍病情及胃镜检查谈话、胃镜检查前签字	□ 配合完善相关检查、化验如采血、留尿、胃镜 □ 配合医师摆好检查体位
护患配合	□ 配合测量体温、脉搏、呼吸频率3次、血压、体重1次 □ 配合完成入院护理评估（简单询问病史、过敏史、用药史） □ 接受入院宣教（环境介绍、病室规定、订餐制度、贵重物品保管等） □ 配合执行探视和陪护制度 □ 有任何不适告知护士	□ 配合测量体温、脉搏、呼吸频率3次，询问大便1次 □ 接受胃镜检查前宣教 □ 接受饮食宣教 □ 接受药物宣教	□ 配合测量体温、脉搏、呼吸频率3次，询问大便1次 □ 送内镜中心前，协助完成核对，带齐影像资料及用药 □ 返回病房后，配合接受生命体征的测量 □ 配合检查意识（全身麻醉者） □ 配合缓解疼痛 □ 接受胃镜检查后宣教 □ 接受饮食宣教：胃镜当天禁食 □ 接受药物宣教 □ 有任何不适请告知护士
饮食	□ 遵医嘱饮食	□ 遵医嘱饮食	□ 胃镜检查前禁食、禁水 □ 胃镜检查后，根据医嘱2小时后试饮水，无恶心呕吐可进少量流食或者半流食
排泄	□ 正常排尿便	□ 正常排尿便	□ 正常排尿便
活动	□ 正常活动	□ 正常活动	□ 正常活动

时间	胃镜检查后	出院
医患配合	□ 配合腹部检查 □ 配合完善术后检查：如采血、留尿、便等	□ 接受出院前指导 □ 知道复查程序 □ 获取出院诊断书
护患配合	□ 配合定时测量生命体征、每日询问大便情况 □ 配合检查腹部 □ 接受输液、服药等治疗 □ 接受进食、进水、排便等生活护理 □ 配合活动，预防皮肤压力伤 □ 注意活动安全，避免坠床或跌倒 □ 配合执行探视及陪护	□ 接受出院宣教 □ 办理出院手续 □ 获取出院带药 □ 知道服药方法、作用、注意事项 □ 知道复印病历程序
饮食	□ 遵医嘱饮食	□ 遵医嘱饮食
排泄	□ 正常排尿便	□ 正常排尿便
活动	□ 正常适度活动，避免疲劳	□ 正常适度活动，避免疲劳

附：原表单（2016 年版）

慢性胃炎临床路径表单

适用对象：第一诊断为慢性胃炎（ICD-10：K29.502；K29.501；K29.401）

患者姓名：		性别：	年龄：	门诊号：	住院号：
住院日期：	年　月　日	出院日期：	年　月　日		标准住院日：7~9 天

时间	住院第 1 天	住院第 2~3 天
主要诊疗工作	□ 询问病史及体格检查 □ 完成病历书写 □ 安排入院常规检查 □ 病情评估，病情告知 □ 对患者进行有关胃镜检查的宣教，签署胃镜检查同意书	□ 完成相关检查，明确诊断，若合并其他脏器疾病，提请相关科室会诊 □ 上级医师查房，根据病情予以药物治疗 □ 观察患者临床症状和体征 □ 完成上级医师查房记录
重点医嘱	**长期医嘱** □ 二级护理 □ 软食 □ 质子泵抑制剂 □ 胃黏膜保护剂 □ 对症治疗（必要时） **临时医嘱**（同级别医院近期内已查项目可自行决定是否取用） □ 血常规、便常规和隐血、尿常规 □ 肝功能、肾功能、电解质、血糖 □ Hp 感染相关检测 □ 心电图、X 线胸片、腹部彩超 □ 胃镜或消化道钡餐造影（胃镜检查前做乙型肝炎、丙型肝炎等感染性疾病筛查） □ 心电图、X 线胸片、腹部彩超 □ 必要时行血淀粉酶、血型、血脂、胃蛋白酶原、胃泌素 G17、肿瘤标志物筛查、凝血功能、血清铁、铁蛋白、叶酸、维生素 B_{12}、促红素水平、网织红细胞、上消化道动力学检测、上腹部 CT 或 MRI、内镜下活体组织学检查等检查	**长期医嘱** □ 二级护理 □ 软食 □ 质子泵抑制剂 □ 胃黏膜保护剂 □ Hp 检测阳性者行 Hp 根除治疗 □ 对症治疗（必要时） **临时医嘱** □ 必要时行血淀粉酶、血型、血脂、胃蛋白酶原、胃泌素 G17、肿瘤标志物筛查、凝血功能、血清铁、铁蛋白、叶酸、维生素 B_{12}、促红素水平、网织红细胞、上消化道动力学检测、上腹部 CT 或 MRI、内镜下活体组织学检查等检查
主要护理工作	□ 协助办理入院手续 □ 入院宣教 □ 入院护理评估 □ 指导饮食	□ 基本生活、心理护理 □ 指导饮食 □ 督促患者用药
病情变异记录	□ 无　□ 有，原因： 1. 2.	□ 无　□ 有，原因： 1. 2.

续　表

时间	住院第1天	住院第2~3天
护士 签名		
医师 签名		

时间	住院第 4~6 天	住院第 7~9 天（出院日）
主要诊疗工作	□ 上级医师查房，根据病情予以药物治疗 □ 观察患者临床症状和体征 □ 完成上级医师查房记录	□ 上级医师查房及诊疗评估，确定患者可以出院 □ 通知患者及其家属出院，交代注意事项 □ 告知根除 Hp 疗效评价时间 □ 完成出院小结、病案首页、出院诊断书等医疗文件
重点医嘱	**长期医嘱** □ 二级护理 □ 软食 □ 质子泵抑制剂 □ 胃黏膜保护剂 □ Hp 检测阳性者行 Hp 根除治疗 □ 对症治疗（必要时）	**临时医嘱** □ 今日出院
主要护理工作	□ 基本生活、心理护理 □ 指导饮食 □ 督促患者用药	□ 协助办理出院手续 □ 出院宣教
病情变异记录	□ 无　□ 有，原因： 1. 2.	□ 无　□ 有，原因： 1. 2.
护士签名		
医师签名		

第十三章

消化性溃疡临床路径释义

一、消化性溃疡编码

疾病名称及编码：消化性溃疡（ICD-10：K25-K27）

二、临床路径检索方法

K25-K27

三、消化性溃疡临床路径标准住院流程

（一）适用对象

第一诊断为消化性溃疡（疾病编码 ICD-10：K25-K27）。

> 释义
>
> ■ 适用对象编码参见第一部分。
> ■ 本路径适用对象为临床诊断为消化性溃疡的患者，包括胃溃疡、十二指肠溃疡、胃十二指肠溃疡，如合并消化道出血、消化道穿孔、梗阻和癌变等并发症，需进入其他相应路径。

（二）诊断依据

根据《消化性溃疡诊断与治疗规范》（中华消化杂志编委会）、《实用内科学（第 14 版）》（陈灏珠主编，人民卫生出版社）诊断消化性溃疡，包括胃溃疡和十二指肠溃疡。
1. 有中上腹疼痛、反酸。
2. 可有恶心、厌食、食欲缺乏、腹胀等表现。
3. 胃镜检查或消化道钡餐检查确诊为消化性溃疡，且仅需药物治疗者。

> 释义
>
> ■ 本路径的制订主要参考国内权威参考书籍和诊疗指南。
> ■ 病史和临床症状是诊断消化性溃疡的初步依据，多数患者表现为慢性周期性、节律性中上腹疼痛和反酸可伴有恶心、厌食、食欲缺乏、腹胀等表现。胃镜检查可见黏膜溃疡，X 线钡餐检查提示龛影可明确诊断。部分患者临床表现不典型，如胃镜或 X 线钡餐检查支持胃十二指肠溃疡，亦可进入路径。进入路径的患者仅需药物治疗，如需要内镜、介入或手术干预，则进入其他路径。

（三）治疗方案的选择

根据《消化性溃疡诊断与治疗规范》（中华消化杂志编委会）、《实用内科学（第 14 版）》

（陈灏珠主编，人民卫生出版社）。

1. 健康宣传教育，调整生活方式。

2. 药物治疗：Hp 根除治疗，质子泵抑制剂；H_2 受体拮抗剂；胃黏膜保护剂。

3. 合并出血的患者，若有休克者，密切观察生命体征，补充血容量，纠正酸中毒。在上述治疗的基础上，可应用局部止血药及内镜下止血等治疗。

4. 合并穿孔的患者，需外科治疗。

5. 合并输出道梗阻的患者，纠正水、电解质代谢紊乱、放置胃管、应用质子泵抑制剂，不全性梗阻可应用促进胃动力药，器质性幽门梗阻需外科治疗。

释义

■ 本病确诊后即应开始综合性治疗，包括内科基本治疗和药物治疗，目的在于消除病因、缓解临床症状、促进溃疡愈合、防止溃疡复发和减少并发症的发生。

■ 内科一般治疗包括调整生活方式（避免劳累和精神紧张），注意饮食（戒烟戒酒，少食多餐，避免咖啡、浓茶、辛辣等刺激性食物），避免使用可诱发消化性溃疡的药物（如 NSAIDs、肾上腺糖皮质激素等）。

■ 治疗消化性溃疡的药物主要包括降低胃酸药物、黏膜保护剂、根除幽门螺杆菌（Hp）药物等，具体治疗方案参见"（七）治疗方案与药物选择"。对老年人消化性溃疡病、巨大溃疡、复发性溃疡，在抑酸、抗幽门螺杆菌（Hp）同时，必要时可考虑使用黏膜保护剂。

■ 当消化性溃疡合并出血时，需要密切监测生命体征，出现休克表现时，补充血容量（补充胶体、晶体，输血），纠正酸中毒。在药物治疗和支持治疗基础上，必要时可以局部应用止血药物、内镜下止血、介入止血等，但这部分患者需要进入其他路径。

■ 当消化性溃疡合并穿孔时，应积极进行外科手术治疗，并退出本路径。

■ 当消化性溃疡合并消化道梗阻时，在应用质子泵抑制剂、纠正水、电解质紊乱基础上，可放置胃管减压引流。如为不全梗阻，可酌情使用促动力剂（包括多潘立酮、莫沙必利等）；如为完全梗阻，需要外科手术治疗。上述情况均需要退出本路径。

（四）标准住院日

7~9 日。

释义

■ 疑诊消化性溃疡的患者入院后，完善常规检查、病情评估、胃镜/消化道钡餐前准备 1 天，第 1~3 天完善胃镜检查或消化道钡餐检查，并开始药物治疗，如存在幽门螺杆菌感染，同时予以抗幽门螺杆菌治疗，主要观察临床症状的缓解情况和有无药物不良反应，总住院时间 7~9 天符合本路径要求。

（五）进入路径标准

1. 第一诊断符合消化性溃疡（疾病编码 ICD-10：K25-K27）。

2. 当患者同时具有其他疾病诊断，但在住院期间不需要特殊处理也不影响第一诊断的临床路径流程实施时，可以进入路径。

> **释义**
>
> ■ 进入本路径的患者为第一诊断为消化性溃疡，需除外出血、穿孔、梗阻、癌变等溃疡病并发症。
>
> ■ 入院后常规检查发现有基础疾病，如高血压、冠状动脉粥样硬化性心脏病、糖尿病、肝肾功能不全等，经系统评估后对溃疡病诊断治疗无特殊影响者，可进入路径。但可能增加医疗费用，延长住院时间。

（六）住院期间检查项目

1. 必须的检查项目（同级别医院近期内已查项目可自行决定是否采用）：
（1）血常规、便常规和隐血、尿常规。
（2）肝功能、肾功能、电解质、凝血功能、血糖。
（3）Hp 感染相关检测。
（4）胃镜或消化道钡餐检查（胃镜检查前做乙型肝炎、丙型肝炎等感染性疾病筛查）。
（5）心电图。
（6）X 线胸片。
（7）腹部彩超。

2. 同时具有其他疾病诊断，只要是发现消化道出血：
（1）内镜下活体组织学检查。
（2）淀粉酶。
（3）血型。
（4）腹部平片。
（5）腹部 CT 平扫和（或）增强，或腹部 MRI。
（6）胃蛋白酶原、胃泌素 G17。
（7）肿瘤标志物筛查。

> **释义**
>
> ■ 血常规、尿常规、便常规+隐血是最基本的三大常规检查，进入路径的患者均需完成。便隐血试验和血红蛋白检测可以进一步了解患者有无急性或慢性消化道失血及贫血；肝肾功能、电解质、血糖、凝血功能、心电图、X 线胸片、腹部彩超可评估有无基础疾病，是否影响住院时间、费用及其治疗预后；感染性疾病筛查用于胃镜检查前准备，包括乙型肝炎、丙型肝炎等；无禁忌证患者均应行胃镜或 X 线钡餐检查，同时行[13]C 或[14]C 尿素呼气试验或者胃黏膜病理学检查/快速尿素酶试验检测幽门螺杆菌感染。
>
> ■ 对于胃溃疡患者，应行内镜下黏膜活体组织检测，以鉴别良恶性溃疡。本病还需与其他引起上腹痛的疾病相鉴别，如怀疑胆囊炎、胆石症，除查血常规、肝功能外，应行腹部超声、CT 或 MRI；急性腹痛持续不缓解，不能除外胰腺炎者，应行血淀粉酶/脂肪酶以及腹部 CT、MRI 检查；立位腹平片可以协助诊断消化道梗阻、穿孔；难治性的、多发溃疡的、胃大部切除后迅速复发的或伴有腹泻的消化性溃疡者，需要考虑胃泌素瘤的可能，血清胃泌素 G17 检测有助于定性诊断，腹部影像学有助于定位诊断；血清肿瘤标志物可协助良、恶性溃疡的鉴别。胃蛋白酶原 I/II 用于反映不同部位胃黏膜功能，其比值降低与胃黏膜萎缩进展相关。血型、Rh 因子用于输血前检查。

（七）治疗方案与药物选择

1. 质子泵抑制剂。
2. H_2 受体拮抗剂。
3. Hp 检测阳性者行 Hp 根除治疗。
4. 胃黏膜保护剂：铋剂、硫糖铝、米索前列醇、铝碳酸镁、替普瑞酮等。
5. 营养支持治疗。

> **释义**
>
> ■ 降低胃酸可以促进溃疡愈合，目前抑制胃酸分泌药物包括质子泵抑制剂（PPI）和 H_2 受体拮抗剂（H_2RA）两大类，质子泵抑制剂（PPI）的常用药物包括奥美拉唑、兰索拉唑、雷贝拉唑、泮托拉唑、埃索美拉唑、艾普拉唑等；H_2 受体拮抗剂（H_2RA）的常用药物包括西咪替丁、雷尼替丁、法莫替丁、罗沙替丁等。PPI 较 H_2RA 抑制胃酸分泌的作用更强，持续时间更久。一般来说，十二指肠溃疡的治疗疗程为 4~6 周，胃溃疡的治疗疗程为 6~8 周。
>
> ■ 幽门螺杆菌（Hp）感染是消化性溃疡的主要病因之一，十二指肠溃疡患者的 Hp 感染率为 90%~100%，胃溃疡患者 Hp 感染率为 80%~90%，消化性溃疡合并 Hp 感染者均应予以根除 Hp 治疗。根据 2016 年 12 月我国浙江杭州《第五次全国幽门螺杆菌感染处理共识报告》，根除幽门螺杆菌方案推荐铋剂+PPI+两种抗菌药物组成的四联疗法，疗程推荐 14 天。必要时可考虑联合使用具有肠道菌群调节作用的微生态制剂提高根除率，降低患者腹痛、腹胀、恶心、呕吐等不良反应。在停用抗 Hp 治疗 4 周后，应行 ^{13}C 或 ^{14}C-尿素呼气试验以明确是否达到 Hp 根除，复查呼气试验前 2 周停用抗酸药物，否则可能造成假阴性结果。
>
> ■ 对老年人消化性溃疡、巨大溃疡、复发性溃疡，在抗酸，抗 H. pylori 同时，必要时可考虑使用黏膜保护剂，包括瑞巴派特、硫糖铝、铝碳酸镁、替普瑞酮、复方尿囊素、铋剂如枸橼酸铋镁等，可以更快缓解症状，并促进胃黏膜组织形态结构的恢复，提高溃疡愈合质量。
>
> ■ 根据患者进食和营养状况，适当予以口服或静脉营养支持，维持水电解质平衡。

（八）出院标准

1. 诊断明确，除外其他疾病。
2. 腹痛、反酸等症状缓解，可应用口服药物维持治疗。

> **释义**
>
> ■ 患者消化性溃疡诊断明确，通过系统检查除外其他疾病。
>
> ■ 患者治疗后腹痛、反酸症状缓解，不需要使用静脉药物，口服药物即可维持治疗时，符合出院标准。

（九）变异及原因分析

1. 合并溃疡并发症（出血、穿孔、梗阻等），需内镜下止血等治疗，出径或进入相关路径。

2. 检查后发现胃癌等其他消化系统疾病，出径或进入相关路径。

3. 合并其他脏器严重疾病需进行相关检查及治疗，或转入相关路径。

4. 患者在被充分告知的情况下，拒绝配合必要的检查项目和（或）治疗方案。

> **释义**
>
> ■ 当消化性溃疡合并消化道出血、穿孔、梗阻等并发症时，需要内镜下止血或手术治疗时，需退出本路径或进入相应路径。
>
> ■ 当消化性溃疡经诊断证实为胃癌等其他消化系统疾病时，需要退出本路径或进入相应路径。
>
> ■ 如合并其他严重基础疾病，需调整药物治疗或继续其他基础疾病的治疗，则退出本路径或进入相应路径。
>
> ■ 因患者方面的主观原因（即便充分告知，仍拒绝配合）导致执行路径出现变异，需医师在表单中予以说明。

四、消化性溃疡临床路径给药方案

【用药选择】

1. 根除幽门螺杆菌的治疗：幽门螺杆菌感染是胃十二指肠溃疡的主要病因，根除幽门螺杆菌对溃疡愈合和预防复发至关重要。根据 2016 年 12 月我国浙江杭州《第五次全国幽门螺杆菌感染处理共识报告》，推荐 PPI+两种抗菌药物+铋剂组成的四联疗法，疗程 14 天，抗菌药物的组合方案为：①阿莫西林+克拉霉素；②阿莫西林+左氧氟沙星；③阿莫西林+呋喃唑酮；④四环素+甲硝唑；⑤四环素+呋喃唑酮；⑥阿莫西林+甲硝唑；⑦阿莫西林+四环素。青霉素过敏者推荐的抗菌药物方案为：①克拉霉素+左氧氟沙星；②克拉霉素+呋喃唑酮；③四环素+甲硝唑或呋喃唑酮；④克拉霉素+甲硝唑；⑤四环素+甲硝唑；⑥四环素+呋喃唑酮。

2. 抑酸药

（1）质子泵抑制剂（PPI）：PPI 是公认的有效抑制胃酸的药物，抑制胃酸分泌可以促进溃疡愈合，常用的 PPI 药物包括奥美拉唑、兰索拉唑、雷贝拉唑、泮托拉唑、埃索美拉唑、艾普拉唑等，在急性期可以予以 PPI 静脉输注，如奥美拉唑或埃索美拉唑 40mg，每 12 小时 1 次，然后继续口服单剂量 PPI，每日 1~2 次，总疗程十二指肠溃疡为 4~6 周，胃溃疡为 6~8 周。常规剂量 PPI 治疗，可予 PPI 口服，如埃索美拉唑 20mg，早餐前半小时吞服（不可咀嚼），一日 1 次，给药剂量更小，提高了用药安全性，适于临床用药。

（2）H_2 受体拮抗剂（H_2RA）：H_2RA 如法莫替丁、罗沙替丁等，抑制胃酸分泌的作用较 PPI 弱，但其抑制夜间基础胃酸分泌效果，对促进溃疡愈合有一定意义。对于病变较轻或基层医院可考虑应用，如法莫替丁 20mg，静脉滴注，每日 1~2 次或罗沙替丁 75mg，静脉滴注，每日 2 次。

3. 黏膜保护剂：在消化性溃疡的治疗中，黏膜保护剂联合抑酸药，促进溃疡愈合。常用的黏膜保护剂有瑞巴派特、胶体铋、胃铋镁、硫糖铝、铝碳酸镁等。瑞巴派特能促进环氧化酶及前列腺素的合成，提高胃黏膜细胞增生修复能力，同时其抑制了 H. P 黏附以及 IL-8D 产生，减少胃黏膜损伤并抑制乙醇引起的胃黏膜电位差低下，瑞巴派特因具有清除氧自由基，抑制中性粒细胞活化特性因此具有一定的抗炎活性；胶体铋主要在酸性环境下与溃疡面的黏蛋白形成螯合剂，覆盖于胃黏膜上发挥治疗作用，促进胃上皮细胞分泌黏液，抑制胃蛋白酶活性，干扰幽门螺杆菌的代谢，使菌体与黏膜上皮失去黏附作用；胃铋镁为复方制剂，可在溃疡表面形成保护膜，同时具有抗酸、减轻炎症反应等作用，干扰幽门螺杆菌代谢，促进溃疡愈合，并减少铋在脑、肾等脏器的蓄积；硫糖铝在酸性胃液中凝聚成糊状黏稠物，附着于黏膜表面，阻止胃蛋白酶侵袭溃疡面，有利于黏膜上皮细胞的再生，促进溃疡的愈合；铝碳酸镁可促进胃黏膜组织形态结构的恢复，提高溃疡愈合质量。

【药学提示】

1. 质子泵抑制剂（PPI）：用药相对安全，不良反应包括：①胃肠道反应，包括腹痛、腹胀、食欲减退、恶心、腹泻等；②皮肤损害，主要引起皮疹、皮肤瘙痒等症状；③神经内分泌系统，多出现头痛、头晕、口干、失眠、疲倦、嗜睡、乏力等；④少数患者可出现肝酶一过性升高，白细胞计数一过性降低。此外，长期应用需要警惕骨质疏松、骨折、肠道菌群紊乱和低镁血症风险。

2. H_2受体拮抗剂（RA）：不良反应相对较少，少数患者可有皮肤损害、口干、头晕、失眠、便秘、腹泻、心动过缓、面部潮红、白细胞减少。偶有轻度一过性转氨酶增高等。个别患者应用 H_2RA 可出现中枢神经系统不良反应，表现为躁狂、谵妄、抽搐、意识障碍等。

3. 氯吡格雷是一种抗血小板药，主要用于心脏病史患者预防新的心脏事件的发生，但目前研究发现某些 PPI 会降低氯吡格雷的疗效，使患者血栓事件发生的概率增加，以奥美拉唑的抑制作用最明显。如使用氯吡格雷的患者必须使用 PPI 时，应考虑不会产生强烈相互作用的药物，如雷贝拉唑、泮托拉唑。也可考虑选用 H_2 受体拮抗剂进行抑酸治疗，如法莫替丁、罗沙替丁等。

【注意事项】

1. 质子泵抑制剂（PPI）长期用药可能造成骨质疏松症和肠道菌群紊乱。

2. PPI 对胃恶性病变引起的症状同样有较好的疗效，因此需要除外恶性病变的可能性。

3. 奥美拉唑在 0.9% 氯化钠溶液中比 5% 葡萄糖溶液更稳定，最好选用 0.9% 氯化钠来配制静脉输注的奥美拉唑溶液，且 0.9% 氯化钠输液体积以 100ml 为宜；奥美拉唑溶液应单独使用，不应添加其他药物。

4. 胃溃疡和幽门螺杆菌根除治疗更强调患者用药要足量足疗程，以免出现病情复发。

五、推荐表单

(一) 医师表单

消化性溃疡临床路径医师表单

适用对象：第一诊断为消化性溃疡（ICD-10：K25-K27）

患者姓名：	性别： 年龄： 门诊号：	住院号：
住院日期： 年 月 日	出院日期： 年 月 日	标准住院日：7~9 天

时间	住院第 1 天	住院第 2~3 天
主要诊疗工作	□ 询问病史及体格检查 □ 完成病历书写 □ 安排人院常规检查 □ 病情评估，病情告知 □ 对患者进行有关胃镜检查的宣教，签署胃镜检查同意书	□ 完成相关检查，明确诊断，若合并其他脏器疾病，提请相关科室会诊 □ 上级医师查房，根据病情予以药物治疗 □ 观察患者临床症状和体征 □ 完成上级医师查房记录
重点医嘱	**长期医嘱** □ 二级护理 □ 软食 □ 质子泵抑制剂 □ 胃黏膜保护剂 □ 营养支持治疗（必要时） **临时医嘱**（同级别医院近期内已查项目可自行决定是否取用） □ 血常规、便常规和隐血、尿常规 □ 肝功能、肾功能、凝血功能、血糖、电解质 □ Hp 感染检测 □ 心电图、X 线胸片、腹部彩超 □ 胃镜或消化道钡餐造影（胃镜检查前做乙型肝炎、丙型肝炎等感染性疾病筛查） □ 必要时行内镜下活体组织学检查、血型、淀粉酶、肿瘤标志物筛查、胃蛋白酶原、胃泌素 G17、腹部平片、腹部 CT 或 MRI 等检查	**长期医嘱** □ 二级护理 □ 软食 □ 质子泵抑制剂 □ 胃黏膜保护剂 □ Hp 检测阳性者行 Hp 根除治疗 □ 营养支持治疗（必要时） **临时医嘱** □ 必要时行内镜下活体组织学检查、血型、淀粉酶、肿瘤标志物筛查、胃蛋白酶原、胃泌素 G17、腹部平片、腹部 CT 或 MRI 等检查
病情变异记录	□ 无 □ 有，原因： 1. 2.	□ 无 □ 有，原因： 1. 2.
医师签名		

时间	住院第 4~6 天	住院第 7~9 天（出院日）
主要诊疗工作	□ 上级医师查房，根据病情予以药物治疗 □ 观察患者临床症状和体征 □ 完成上级医师查房记录	□ 上级医师查房及诊疗评估，确定患者可以出院 □ 通知患者及其家属出院，交代注意事项及门诊随诊 □ 告知根除 Hp 疗效评价时间 □ 完成出院小结、病案首页、出院诊断书等医疗文件
重点医嘱	**长期医嘱** □ 二级护理 □ 软食 □ 质子泵抑制剂 □ 胃黏膜保护剂 □ HP 检测阳性者行 Hp 根除治疗 □ 营养支持治疗（必要时） **临时医嘱** □ 根据病情变化及异常结果复查相关检查	**出院医嘱** □ 今日出院
病情变异记录	□ 无 □ 有，原因： 1. 2.	□ 无 □ 有，原因： 1. 2.
医师签名		

（二）护士表单

消化性溃疡临床路径护士表单

适用对象：第一诊断为消化性溃疡（ICD-10：K25-K27）

患者姓名：	性别：　年龄：　门诊号：	住院号：
住院日期：　　年　月　日	出院日期：　　年　月　日	标准住院日：7~9 天

时间	住院第 1 天	住院第 2~3 天
健康宣教	□ 入院宣教 　介绍主管医师、护士 　介绍环境、设施 　介绍住院注意事项 　介绍探视和陪护制度 　介绍贵重物品制度 □ 药物宣教 　胃镜/消化道造影检查前宣教，告知检查前准备及检查后注意事项，检查中配合医师，消除患者紧张情绪	□ 胃镜检查后宣教 　饮食宣教 　药物使用宣教 □ 再次明确探视陪护须知
护理处置	□ 核对患者姓名，佩戴腕带 □ 建立入院护理病历 □ 协助患者留取各种标本 □ 测量体重 □ 协助医师完成胃镜检查前相关化验及检查前准备 □ 检查前禁食、禁水	□ 遵医嘱完成各项检查 □ 遵医嘱完成药物治疗
基础护理	□ 二级护理 □ 晨晚间护理 □ 排泄管理 □ 患者安全管理	□ 二级护理 □ 晨晚间护理 □ 排泄管理 □ 患者安全管理
专科护理	□ 护理查体 □ 病情观察 □ 呕吐物及大便的观察 □ 腹部体征的观察 □ 需要时，填写跌倒及压疮防范表 □ 需要时，请家属陪护 □ 确定饮食种类 □ 心理护理	□ 病情观察 □ 呕吐物及大便的观察 □ 腹部体征的观察 □ 遵医嘱完成相关检查 □ 心理护理
重点医嘱	□ 详见医嘱执行单	□ 详见医嘱执行单

续　表

时间	住院第1天	住院第2~3天
病情 变异 记录	□无　□有，原因： 1. 2.	□无　□有，原因： 1. 2.
护士 签名		

时间	住院第 4~6 天	住院第 7~9 天（出院日）
健康宣教	□ 药物作用及频率 　　饮食、活动指导	□ 出院宣教 　　复查时间 　　服药方法 　　活动休息 　　指导饮食 □ 指导办理出院手续
护理处置	□ 遵医嘱完成相关检查 □ 遵医嘱完成药物治疗	□ 办理出院手续 □ 书写出院小结
基础护理	□ 三级护理 □ 晨晚间护理 □ 排泄管理 □ 患者安全管理	□ 三级护理 □ 晨晚间护理 □ 协助或指导进食、进水 □ 协助或指导活动 □ 患者安全管理
专科护理	□ 病情观察 　　呕吐物及大便的观察 　　腹部体征的观察 □ 心理护理	□ 病情观察 　　呕吐物及大便的观察 　　腹部体征的观察 □ 出院指导（胃溃疡者需要治疗后复查胃镜和病理） □ 心理护理
重点医嘱	□ 详见医嘱执行单	□ 详见医嘱执行单
病情变异记录	□ 无　□ 有，原因： 1. 2.	□ 无　□ 有，原因： 1. 2.
护士签名		

（三）患者表单

消化性溃疡临床路径患者表单

适用对象：第一诊断为消化性溃疡（ICD-10：K25-K27）

患者姓名：	性别：	年龄：	门诊号：	住院号：
住院日期：　　年　月　日	出院日期：　　年　月　日		标准住院日：7~9 天	

时间	住院第 1 天	住院第 2~3 天
医患配合	□ 配合询问病史、收集资料，请务必详细告知既往史、用药史、过敏史 □ 配合进行体格检查 □ 有任何不适请告知医师 □ 配合完善胃镜检查前相关检查、化验，如采血、留尿、心电图、X 线胸片 □ 医师与患者及家属介绍病情及胃镜检查谈话、胃镜检查前签字	□ 配合完善相关检查、化验，如采血、留尿、胃镜 □ 配合医师摆好检查体位
护患配合	□ 配合测量体温、脉搏、呼吸频率 3 次，血压、体重 1 次 □ 配合完成入院护理评估（简单询问病史、过敏史、用药史） □ 接受入院宣教（环境介绍、病室规定、订餐制度、贵重物品保管等） □ 配合执行探视和陪护制度 □ 有任何不适请告知护士 □ 接受胃镜检查前宣教 □ 接受饮食宣教 □ 接受药物宣教	□ 配合测量体温、脉搏、呼吸频率 3 次，询问大便 1 次 □ 接受饮食宣教 □ 接受药物宣教 □ 有任何不适请告知护士
饮食	□ 遵医嘱饮食 □ 胃镜检查前禁食、禁水 □ 胃镜检查后，根据医嘱 2 小时后试饮水，无恶心呕吐可进少量流食或者半流食	□ 遵医嘱饮食
排泄	□ 正常排尿便	□ 正常排尿便
活动	□ 正常活动	□ 正常活动

附：原表单（2016 年版）

消化性溃疡临床路径表单

适用对象：第一诊断为消化性溃疡（ICD-10：K25-K27）

患者姓名：	性别： 年龄： 门诊号：	住院号：
住院日期： 年 月 日	出院日期： 年 月 日	标准住院日：7~9 天

时间	住院第 1 天	住院第 2~3 天
主要诊疗工作	□ 询问病史及体格检查 □ 完成病历书写 □ 安排入院常规检查 □ 病情评估，病情告知 □ 对患者进行有关胃镜检查的宣教，签署胃镜检查同意书	□ 完成相关检查，明确诊断，若合并其他脏器疾病，提请相关科室会诊 □ 上级医师查房，根据病情予以药物治疗 □ 观察患者临床症状和体征 □ 完成上级医师查房记录
重点医嘱	**长期医嘱** □ 二级护理 □ 软食 □ 质子泵抑制剂 □ 胃黏膜保护剂 □ 营养支持治疗（必要时） **临时医嘱**（同级别医院近期内已查项目可自行决定是否采用） □ 血常规、便常规和隐血、尿常规 □ 肝功能、肾功能、凝血功能、血糖、电解质 □ Hp 感染检测 □ 心电图、X 线胸片、腹部彩超 □ 胃镜或消化道钡餐造影（胃镜检查前做乙型肝炎、丙型肝炎等感染性疾病筛查） □ 必要时行内镜下活体组织学检查、血型、淀粉酶、肿瘤标志物筛查、胃蛋白酶原、胃泌素 G17、腹部平片、腹部 CT 或 MRI 等检查	**长期医嘱** □ 二级护理 □ 软食 □ 质子泵抑制剂 □ 胃黏膜保护剂 □ Hp 检测阳性者行 Hp 根除治疗 □ 营养支持治疗（必要时） **临时医嘱** □ 必要时行内镜下活体组织学检查、血型、淀粉酶、肿瘤标志物筛查、胃蛋白酶原、胃泌素 G17、腹部平片、腹部 CT 或 MRI 等检查
主要护理工作	□ 协助办理入院手续 □ 入院宣教 □ 入院护理评估 □ 指导饮食 □ 观察尿便情况	□ 基本生活、心理护理 □ 指导饮食 □ 观察尿便情况 □ 督促患者用药
病情变异记录	□ 无 □ 有，原因： 1. 2.	□ 无 □ 有，原因： 1. 2.
护士签名		
医师签名		

时间	住院第 4~6 天	住院第 7~9 天（出院日）
主要诊疗工作	□ 上级医师查房，根据病情予以药物治疗 □ 观察患者临床症状和体征 □ 完成上级医师查房记录	□ 上级医师查房及诊疗评估，确定患者可以出院 □ 通知患者及其家属出院，交代注意事项及门诊随诊 □ 告知根除 Hp 疗效评价时间 □ 完成出院小结、病案首页、出院诊断书等医疗文件
重点医嘱	**长期医嘱** □ 二级护理 □ 软食 □ 质子泵抑制剂 □ 胃黏膜保护剂 □ Hp 检测阳性者行 Hp 根除治疗 □ 营养支持治疗（必要时） **临时医嘱** □ 根据病情变化及异常结果复查相关检查	**出院医嘱** □ 今日出院
主要护理工作	□ 基本生活、心理护理 □ 指导饮食 □ 观察尿便情况 □ 督促患者用药	□ 协助办理出院手续 □ 出院宣教
病情变异记录	□ 无　□ 有，原因： 1. 2.	□ 无　□ 有，原因： 1. 2.
护士签名		
医师签名		

时间	住院第4~6天	住院第7~9天（出院日）
医患配合	□ 配合腹部检查 □ 配合完善术后检查：如采血、留尿便等	□ 接受出院前指导 □ 知道复查程序 □ 获取出院诊断书
护患配合	□ 配合定时测量生命体征、每日询问大便情况 □ 配合检查腹部 □ 接受输液、服药等治疗 □ 接受进食、进水、排便等生活护理 □ 配合活动，预防皮肤压力伤 □ 注意活动安全，避免坠床或跌倒 □ 配合执行探视及陪护	□ 接受出院宣教 □ 办理出院手续 □ 获取出院带药 □ 知道服药方法、作用、注意事项 □ 知道复印病历程序
饮食	□ 遵医嘱饮食	□ 遵医嘱饮食
排泄	□ 正常排尿便	□ 正常排尿便
活动	□ 正常适度活动，避免疲劳	□ 正常适度活动，避免疲劳

第十四章

内镜下胃息肉切除术临床路径释义

一、内镜下胃息肉切除术编码

疾病名称及编码：胃息肉（ICD-10：K31.7）

　　　　　　　　胃腺瘤样息肉（ICD-10：D13.1）

手术操作及编码：内镜下胃息肉切除术（ICD-9-CM-3：43.41）

二、临床路径检索途径

（K31.7/D13.1）伴 43.41

三、内镜下胃息肉切除术临床路径标准住院流程

（一）适用对象

第一诊断为胃息肉 ICD-10：K31.7/D13.1，行内镜下胃息肉切除术（ICD-9-CM-3：43.4102）。

> **释义**
>
> ■ 消化道息肉泛指来源于黏膜上皮、隆起于黏膜表面并凸向腔内的新生物。根据所在部位，分别称之为胃息肉、大肠息肉等。其形态上可分为有蒂、亚蒂和无蒂息肉（包括侧向发育息肉）。根据息肉的数目可分为单发、多发性息肉病。息肉的组织病理学可分为增生性、炎症性、错构瘤性及腺瘤性。
>
> ■ 一般而言，内镜下息肉切除术指在内镜直视下将消化道上皮来源且没有恶变证据的息肉进行局部切除。息肉内镜切除的绝对适应证为：各种大小的有蒂息肉、无蒂息肉和腺瘤；单发或多发性腺瘤和息肉。随着内镜设备、附件及操作技术的发展改进，内镜下息肉切除的适应证日益扩增，尤其对于息肉大小通常没有绝对的限制。消化道息肉内镜下切除治疗的意义在于：①明确息肉性质；②治疗息肉引起的出血等相关疾病；③切除癌前病变（腺瘤或上皮内瘤变），预防胃癌发生。
>
> ■ 临床上需要根据息肉性质、分布范围，以及患者年龄、全身情况等综合因素来进行治疗方式的选择。而对于：①内镜检查禁忌者；②多发性腺瘤和息肉，分布局限，数目较多者；③家族性腺瘤息肉病；④内镜下形态已有明显恶变征象者或黏膜下浸润超出内镜切除范围，通常不适合普通的内镜下切除治疗。

（二）诊断依据

根据《实用内科学（第12版）》（复旦大学医学院编著，人民卫生出版社，2005年）、《消化内镜学（第2版）》（李益农、陆星华主编，科学出版社，2004年）等国内、外临床、内镜诊断及治疗指南。

1. 胃镜发现胃息肉。

2. 钡餐造影检查发现充盈缺损，提示胃息肉。

> **释义**
>
> ■胃息肉通常没有特异性症状。往往因为其他原因进行胃镜或消化道造影检查而被发现。随着影像学水平的提高，亦有患者通过 CT 检查发现胃部息肉。较大的胃息肉可以出现糜烂、溃疡甚至出血，临床可以有消化道出血等表现。少数息肉甚至可以引起幽门梗阻。多发性息肉病或较大的息肉可以出现腹泻、蛋白丢失性胃病。
>
> ■此外，胃肠道息肉病患者常常具有胃肠道以外的特征性表现：Gardner 综合征是常染色体显性遗传病，常伴有骨和软组织肿瘤；Peutz-Jeghers 综合征常伴有口唇颊部黏膜及指趾皮肤的色素斑；Cronkhite-Canada 综合征常常有脱发、指/趾甲萎缩及皮肤色素沉着等外胚层受累表现。

（三）治疗方案的选择

根据《实用内科学（第12版）》（复旦大学医学院编著，人民卫生出版社，2005年）、《消化内镜学（第2版）》（李益农、陆星华主编，科学出版社，2004年）等国内、外临床、内镜诊断及治疗指南。

1. 内科基本治疗（包括生活方式、饮食等）。

2. 内镜下治疗。

> **释义**
>
> ■内镜下息肉切除可以采取以下技术手段：0.5cm 以下、可采用冷切除；活检钳除、圈套器完整或分次切除、尼龙圈套扎后用圈套器进行黏膜切除术、局部黏膜下注射后圈套切除（endoscopic mucosal resection，EMR），大息肉分次切除等。不同的方法适用于不同大小及类型的息肉，需要不同的内镜下治疗器械，对操作者的技术要求不同，产生的医疗费用也有所不同，各医疗单位应根据自身条件及患者息肉的类型、大小、部位等特征，合理选择治疗方式，开展安全、有效的治疗。
>
> ■随着消化内镜技术及内镜器械的不断发展，消化道息肉的内镜下切除的适应证日益扩大。但是，上述的各种内镜下切除方式仍仅限于病变局部的切除治疗，因此明确恶变者，不适合上述的内镜下切除手段，对于有恶变倾向（如高级别瘤变）的病变，或者有癌变但限于黏膜下层浅层以上患者，为减少病变残留复发风险，可采用内镜下黏膜剥离（endoscopic submucosal disection，ESD）切除方式，完整切除病变并进行准确病理评估切除标本，这部分不包括在本路径的内镜下切除方法中。

（四）标准住院日

5~7 天。

> **释义**
>
> ■胃息肉患者入院后，第 2~3 天实施内镜治疗，治疗后观察 1~7 天，必要时等待息肉病理检查结果。总住院时间不超过 10 天均符合路径要求。

（五）进入临床路径标准

1. 第一诊断必须符合 ICD-10：K31.7/D13.1 胃息肉疾病编码。
2. 符合胃息肉内镜下切除适应证。
3. 当患者同时具有其他疾病诊断时，但住院期间不需要特殊处理，也不影响第一诊断的临床路径流程实施时，可以进入路径。

> **释义**
>
> ■ 进入本临床路径的患者必须经过相关检查已经诊断胃息肉，入院目的为拟行胃息肉内镜下切除术。疑诊胃肠道息肉病者，不符合进入本路径标准。怀疑或者明确癌变患者，不符合本路径标准。
>
> ■ 经入院常规检查发现伴有基础疾病，如高血压、糖尿病、凝血功能障碍、肝肾功能不全等，可对患者健康影响严重，或者该疾病可影响内镜下治疗，则应优先考虑治疗该种基础疾病，暂不宜进入路径。
>
> ■ 上述基础疾病经合理治疗后达到稳定，或目前尚需要持续用药，但经评估无内镜下检查治疗禁忌，可进入路径。但可能会增加医疗费用，延长住院时间。

（六）住院期间检查项目

1. 必须的检查项目：
（1）血常规、血型及 Rh 因子。
（2）尿常规。
（3）粪便常规+隐血。
（4）肝肾功能、电解质、血糖。
（5）感染指标筛查（乙型肝炎病毒、丙型肝炎病毒、HIV、梅毒）。
（6）凝血功能。
（7）心电图、腹部超声、X 线胸片。
2. 根据患者情况可选择的检查项目：
（1）消化道肿瘤指标筛查（CA199、CA242、CEA 等）。
（2）超声内镜。
（3）结肠镜检查。

> **释义**
>
> ■ 所有进入路径的患者均应完成上述常规检查，以确保内镜下治疗的安全、有效。治疗前应认真分析检查结果，以及时发现异常情况并采取对应处置。
>
> ■ 血常规、肝肾功能、电解质、血糖和凝血功能检查可以判断有无基础疾病，尤其是可能损害凝血功能，影响内镜下治疗及转归的基础疾病（例如慢性肝肾疾病、血小板减少等）。血型和输血前检查（乙型和丙型肝炎、艾滋病、梅毒等疾病筛查）为发生大出血等并发症可能需要输血时做准备。
>
> ■ 消化道肿瘤标志物筛查及腹部超声等检查，是为了排除潜在的恶性疾病。
>
> ■ 心电图和 X 线胸片检查为入院常规检查，有助于了解患者心肺功能状况，排除潜在疾病，减少并发症发生机会。

■ 较大息肉或广基息肉，术前酌情选择超声内镜检查，了解病变累及深度及根部血管情况，帮助确定手术方案并减少并发症，但会相应增加医疗费用。某些特殊部位（如贲门部）的息肉，内镜切除时操作难度较大，需要在麻醉状态下完成，也会增加医疗费用。

■ 接受镇静/麻醉内镜操作的患者，术前需要经麻醉科医师会诊，评估麻醉风险并签署麻醉同意书，评估所需其他检查由麻醉科医师判定，可能会增加相关检查造成相应医疗费用增加（如肺功能评估、超声心动图等）。

■ 结肠镜和小肠 CT 或小肠造影，小肠气钡双重对比造影等有助于发现胃以外的消化道病变，但应严格把握治疗适应证。

■ 为了缩短住院日，上述检查项目及评估可以在患者入院前于门诊完成。

（七）内镜下治疗

住院后第 3 天。

1. 术前完成胃镜检查和治疗同意书。
2. 可使用镇静或麻醉药：术中需监测生命体征，术后要在内镜室观察至清醒后返回病房。
3. 按顺序进行常规胃镜检查。
4. 根据术中所见息肉形态、大小、数目等决定内镜下治疗方案并按胃息肉内镜治疗规范实施治疗，围术期采用适当措施避免可能的治疗并发症。
5. 抗血小板药物停用 5 天或以上。
6. 尽可能回收切除标本送病理检查。
7. 术后密切观察病情，及时发现并处理可能的并发症。

> **释义**
>
> ■ 消化内镜检查及内镜下治疗属于有创性操作，有潜在并发症的风险，需在患者充分知情并签署知情同意书后进行。
>
> ■ 接受无痛内镜操作的患者，术前需经麻醉科医师会诊评估麻醉风险，让患者了解麻醉的风险及注意事项，并签署麻醉知情同意书。
>
> ■ 各医疗单位应根据自身设备条件、治疗经验及患者息肉的形态类型、大小、部位等特征，合理选择内镜下治疗方式，按各种方法的内镜治疗规范开展安全、有效的治疗。
>
> ■ 内镜下胃息肉切除术并发症包括大出血、胃穿孔，可发生在手术中至术后 2 周内。为了预防并发症，必要时可在息肉切除后预防性热活检钳电凝处理或应用金属钛夹钳夹和（或）尼龙套封闭创面，降低出血及穿孔的风险，但可能会相应增加医疗费用。
>
> ■ 术后密切观察，术后两天必须复查血常规及便常规与便隐血，其他时间根据需要进行相关检查（血常规、便常规与隐血、腹平片等），必要时可以增加同一检查的频次。术后应注意休息，避免剧烈运动，根据术中切除情况短期禁食或进流食-少渣半流食，密切观察病情，警惕并发症发生。

（八）选择用药

1. 使用抑酸剂（如 PPI/H_2RA）。
2. 用黏膜保护剂。
3. 必要时用抗菌药物。

> **释义**
>
> ■ 胃息肉切除术后局部创面会继发溃疡形成，可按照消化性溃疡处理，予以 PPI/H_2RA 和（或）黏膜保护剂治疗。个别创面较大，延迟出血或迟发穿孔风险高者，可以酌情加大 PPI 剂量，或者早期采用静脉用药。较大/较深的创面、多个息肉切除、操作时间长、有误吸导致肺部感染风险、免疫力低下等易合并感染的患者，可酌情使用抗菌药物。

（九）出院标准

1. 无出血、穿孔、感染等并发症。
2. 患者一般情况允许。

> **释义**
>
> ■ 患者出院前应完成必须复查项目（血常规，大便常规及隐血，酌情行腹平片检查），且应无明显异常。检查结果明显异常者，应进行仔细分析并作出相应处置。
>
> ■ 符合胃息肉切除出院标准，虽然合并其他基础疾病患者，合并疾病如病情稳定则不影响出院。病情不稳定或恶化，需住院处理者，转入相应基础疾病治疗临床路径流程。
>
> ■ 出院时应尽量明确息肉病理检查结果，为制定进一步治疗及随诊方案。尚未得到病理诊断者，应约定患者到门诊复诊。

（十）变异及原因分析

1. 患者年龄小于 18 岁，或大于 65 岁者，进入特殊人群临床路径。
2. 具有胃镜操作禁忌证的患者进入特殊人群临床路径：如心肺等重要脏器功能障碍及凝血功能障碍，有精神疾患不能配合者，上消化道穿孔的急性期或消化道手术的围术期，严重咽喉部疾患内镜不能插入，腐蚀性食管损伤的急性期等。
3. 应用影响血小板及凝血功能药物者，进入特殊人群临床路径。
4. 息肉不符合内镜治疗指征，或患者存在内镜治疗禁忌证，出院或转外科，进入胃肿瘤外科治疗临床路径。
5. 合并急性消化道大出血，进入消化道出血临床路径，进行内镜下止血，必要转外科手术。
6. 合并感染，需要继续抗感染治疗，进入消化道感染临床路径。
7. 合并消化道穿孔，转外科手术，进入相应临床路径。
8. 病理提示恶性，转外科手术，进入其他路径。
9. 多发息肉、大息肉或复杂情况：多发大于 3 枚，或息肉直径≥2cm 或广基息肉或粗蒂息肉

（蒂直径≥1cm）。

> **释义**
>
> ■ 变异是指入选临床路径的患者未能按路径流程完成医疗行为或未达到预期的医疗质量控制目标。包含三方面情况：①按路径流程完成治疗，但出现非预期结果，可能需要后续进一步处理。如本路径治疗后出现并发症或病理检查发现息肉性质为恶性肿瘤等；②按路径流程完成治疗，但超出了路径规定的时限或限定的费用。如实际住院日超出标准住院日要求或未能在规定的时间限定内实施内镜下治疗等；③不能按路径流程完成治疗，患者需要中途退出路径。如治疗过程中出现严重并发症（如消化道大出血、胃穿孔），导致必须终止路径或需要转入其他路径进行治疗等。对这些患者，均应进行变异原因的分析，并在临床路径的表单中予以说明。
>
> ■ 患者进入选路径后，在检查及治疗过程中发现患者合并事前未预知的对本路径治疗可能产生影响的情况，需终止执行路径或延长治疗时间、增加治疗费用等，医师需在表单中明确说明。如术前检查发现严重凝血功能障碍、胃镜检查发现息肉不符合内镜治疗指征，或者怀疑息肉癌变等。
>
> ■ 由于患者原因导致执行路径出现变异，如未按要求进行胃镜的术前准备，不能配合进行内镜下治疗等，需医师在表单中予以说明。
>
> ■ 其他意外情况导致执行路径出现变异，需医师在表单中予以说明。
>
> ■ 年龄小于18岁的患者，需仔细检查分析是否存在特殊类型的消化道息肉病，不适用本路径。老年胃息肉患者（>65岁）需要在内镜下治疗前充分地评估风险，并及时治疗合并疾病。
>
> ■ 3枚以上胃息肉的患者，直径≥2cm息肉，在息肉切除前应先明确息肉的性质（特殊检查、取活检等待病理检查结果），除外合并息肉病等情况，故不适用于本路径。其他情况复杂的胃息肉（广基息肉、粗蒂息肉）选择上述常规内镜下切除方法操作风险高，有时难以达到满意治疗效果，不适用于本路径。

四、内镜下胃息肉切除术临床路径给药方案

【用药选择】

1. 胃息肉切除术后，可予以 PPI/H_2RA 治疗，如奥美拉唑，法莫替丁等。多数以口服为主，个别创面较大，延迟出血或迟发穿孔风险高的患者，可以酌情加大 PPI 用量，或静脉给药。PPI/H_2RA 通过提高胃内 pH 值，达到促进创面愈合及预防出血/止血的作用。

2. 除 PPI/H_2RA 外，还可酌情予以黏膜保护剂治疗，如铋剂、硫糖铝等。

3. 胃息肉切除术后，通常不常规使用抗菌药物。

【药学提示】

1. 奥美拉唑常见不良反应包括：头痛、腹泻、恶心、呕吐、便秘、腹痛及腹胀等。对该药品过敏者禁用，过敏体质者慎用。法莫替丁不良反应较少，最常见的有头痛、头晕、便秘和腹泻，偶有皮疹、荨麻疹、白细胞减少、转氨酶升高等。

2. 黏膜保护剂不良反应少，少数患者可以出现便秘、恶心等不适。

【注意事项】

1. 奥美拉唑具有酶抑制作用，可延缓经肝脏细胞色素 P450 系统代谢的药物（如双香豆素、

地西泮、苯妥英钠、华法林、硝苯地平）在体内的消除。当本药品与上述药物一起使用时，应酌情减轻后者用量。

2. 铋剂服用后可以造成粪便呈灰黑色，停药后可自行消失。硫糖铝不宜与多酶片合用，否则二者疗效均有所下降。

五、推荐表单

（一）医师表单

内镜下胃息肉切除术临床路径医师表单

适用对象：第一诊断为胃息肉（ICD-10：K31.7/D13.1）
行内镜下胃息肉切除（ICD-9-CM-3：43.4102）

患者姓名：	性别：　年龄：　门诊号：	住院号：
住院日期：　　年　月　日	出院日期：　　年　月　日	标准住院日：5~10 日

日期	住院第 1 天	住院第 2 天	住院第 3 天
主要诊疗工作	□ 完成询问病史和体格检查 □ 完成病历书写 □ 开据实验室检查单，完善术前检查 □ 确认停止服用阿司匹林、硫酸氢氯吡格雷片等抗血小板药物 5 天以上	□ 上级医师查房 □ 评估内镜下治疗的指征与风险 □ 确定胃镜检查时间、落实术前检查 □ 确定内镜下治疗方案，向患者及其家属交代手术前、手术中和手术后注意事项 □ 与患者及家属签署胃镜检查及治疗同意书 □ 签署自费用品协议书 □ 完成上级医师查房记录 □ 根据需要，请相关科室会诊	□ 术前禁食、禁水 8 小时 □ 上级医师查房 □ 完成查房记录 □ 行胃镜检查治疗，酌情行超声内镜检查，根据检查所见采用相应内镜下治疗措施切除息肉 □ 将回收标本送病理检查 □ 观察有无胃镜治疗后并发症（如穿孔、出血等） □ 病程记录
重点医嘱	**长期医嘱** □ 内科护理常规 □ 二级护理 □ 少渣饮食 **临时医嘱** □ 血常规、血型、Rh 因子（急查） □ 尿常规 □ 粪便常规+隐血 □ 肝肾功能、电解质、血糖 □ 感染指标筛查 □ 凝血功能（急查） □ 心电图、腹部超声、X 线胸片 □ 肿瘤指标筛查（必要时） □ 肺功能评估（部分麻醉患者）	**长期医嘱** □ 内科护理常规 □ 一级护理 □ 少渣饮食 **临时医嘱** □ 次晨禁食、禁水 □ 相关科室会诊（必要时） □ 24 小时备血（必要时）	**长期医嘱** □ 内科护理常规 □ 一级护理 □ 禁食，不禁水（检查治疗后） □ 酌情予静脉输液治疗 □ PPI 治疗 □ 黏膜保护剂 **临时医嘱** □ 利多卡因胶浆 □ 术前半小时静脉滴注一次抗菌药物（必要时） □ 心电监护（必要时） □ 术后静脉滴注抗菌药物（必要时）
病情变异记录	□ 无　□ 有，原因： 1. 2.	□ 无　□ 有，原因： 1. 2.	□ 无　□ 有，原因： 1. 2.
医师签名			

日期	住院第 4 天	住院第 5 天	住院第 6~10 天（出院日）
主要诊疗工作	□ 观察患者生命体征、腹部症状和体征，观察粪便性状，注意有无消化道出血、感染及穿孔 □ 上级医师查房 □ 完成病程记录	□ 继续观察患者腹部症状和体征，注意观察有无并发症情况 □ 上级医师查房 □ 完成查房记录	□ 继续观察患者腹部症状和体征，注意观察有无并发症如果患者可以出院 □ 通知出院处 □ 通知患者及家属今日出院 □ 向患者及家属交代出院后注意事项，不适及时就诊。嘱患者等病理回报后门诊随诊，决定下部诊治方案 □ 饮食宣教，预约复诊时间，随诊胃息肉病理报告 □ 将出院记录的副本交给患者 □ 准备出院带药及出院证明 □ 如果患者不能出院，在病程记录中说明原因和继续治疗的方案
重点医嘱	**长期医嘱** □ 消化内科护理常规 □ 一级护理 □ 流食 □ PPI 治疗 □ 黏膜保护剂 **临时医嘱** □ 复查血常规 □ 粪便常规+隐血 □ 抗菌药物（必要时）	**长期医嘱** □ 消化内科护理常规 □ 二级护理 □ 半流食 □ PPI 治疗 □ 黏膜保护剂 **临时医嘱** □ 复查血常规（必要时） □ 粪便常规+隐血（必要时） □ 抗菌药物（必要时）	**长期医嘱** □ 消化内科护理常规 □ 二级护理 □ 少渣饮食 □ PPI 治疗 □ 黏膜保护剂 **临时医嘱** □ 出院带药
病情变异记录	□ 无 □ 有，原因： 1. 2.	□ 无 □ 有，原因： 1. 2.	□ 无 □ 有，原因： 1. 2.
医师签字			

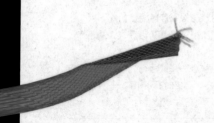

（二）护士表单

内镜下胃息肉切除临床路径护士表单

适用对象：第一诊断为胃息肉（ICD-10：K31.7/D13.1）

行内镜下胃息肉切除（ICD-9-CM-3：43.4102）

患者姓名：	性别： 年龄： 门诊号：	住院号：
住院日期： 年 月 日	出院日期： 年 月 日	标准住院日：5~10 日

时间	住院第 1 天	住院第 2 天	住院第 3 天
健康宣教	□ 入院宣教 　介绍主管医师、责任护士 　介绍环境、设施、贵重物品保管 　介绍注意事项、探视陪护制度 □ 饮食宣教：少渣饮食 □ 出入量宣教，留取标本的宣教 □ 药物宣教：停用阿司匹林、氯吡格雷等抗血小板药物 5 天以上	□ 宣教用药知识 □ 宣教疾病知识 □ 宣教胃镜的注意事项 □ 宣教胃镜时的呼吸控制 □ 主管护士与患者沟通，了解并指导心理应对	□ 宣教用药知识 □ 宣教疾病知识 □ 宣教胃镜的注意事项 □ 宣教胃镜时的呼吸控制 □ 主管护士与患者沟通，了解并指导心理应对
护理处置	□ 核对患者姓名，佩戴腕带 □ 建立入院护理病历 □ 卫生处置：前指（趾）甲、洗澡，更换病号服 □ 静脉抽血	□ 遵医嘱记录 24 小时出入量 □ 遵医嘱完成相关检查 □ 正确执行医嘱 □ 静脉抽血（备血）	□ 送患者至内镜中心 　嘱患者摘除义齿 　核对患者资料及带药 □ 配合医师完成胃镜 □ 并完成护理记录 □ 记录 24 小时出入量 □ 遵医嘱完成相关检查 □ 正确执行医嘱
基础护理	□ 二级护理 □ 晨晚间护理 □ 患者安全管理	□ 一级护理 □ 晨晚间护理 □ 患者安全管理	□ 二级护理 □ 晨晚间护理 □ 患者安全管理
专科护理	□ 监测生命体征、测量体重 □ 少渣食物 □ 需要时，填写跌倒及压疮防范表 □ 需要时，请家属陪护 □ 心理护理	□ 监测生命体征 □ 观察腹部体征 □ 少渣食物 □ 心理护理	□ 监测生命体征 □ 胃镜护理 □ 观察患者神志情况 □ 观察腹部体征 □ 禁食、禁水，出入量护理 □ 遵医嘱静脉输液治疗 □ 遵医嘱 PPI 治疗遵医嘱黏膜保护剂 □ 遵医嘱抗菌药物、心电监护（必要时） □ 心理护理

续 表

时间	住院第 1 天	住院第 2 天	住院第 3 天
重点 医嘱	□ 详见医嘱执行单	□ 详见医嘱执行单	□ 详见医嘱执行单
病情 变异 记录	□ 无 □ 有，原因： 1. 2.	□ 无 □ 有，原因： 1. 2.	□ 无 □ 有，原因： 1. 2.
护士 签名			

时间	住院第 4 天	住院第 5 天	住院第 6~10 天
健康宣教	□ 药物宣教 □ 饮食宣教	□ 药物宣教 □ 饮食宣教	□ 出院宣教 □ 复查时间 □ 服药方法 □ 活动休息 □ 指导饮食 □ 指导办理出院手续 □ 对患者进行坚持治疗和预防复发的宣教
护理处置	□ 遵医嘱完成相关检查 □ 正确完成医嘱 □ 静脉抽血 □ 留取粪便	□ 遵医嘱完成相关检查 □ 正确完成医嘱 □ 静脉抽血（必要时） □ 留取粪便（必要时）	□ 办理出院手续 □ 书写出院小结
基础护理	□ 一级护理 □ 晨晚间护理 □ 患者安全管理	□ 一级护理 □ 晨晚间护理 □ 患者安全管理	□ 二级护理 □ 晨晚间护理 □ 患者安全管理
专科护理	□ 监测生命体征、观察腹部体征及粪便 □ 半流食 □ 遵医嘱 PPI 治疗 □ 遵医嘱予黏膜保护剂 □ 心理护理	□ 监测生命体征、观察腹部体征及粪便 □ 少渣饮食 □ 遵医嘱 PPI 治疗 □ 遵医嘱予黏膜保护剂 □ 心理护理	□ 监测生命体征、测量体重 □ 少渣饮食 □ 心理护理
重点医嘱	□ 详见医嘱执行单	□ 详见医嘱执行单	□ 详见医嘱执行单
病情变异记录	□ 无 □ 有，原因： 1. 2.	□ 无 □ 有，原因： 1. 2.	□ 无 □ 有，原因： 1. 2.
护士签名			

（三）患者表单

内镜下胃息肉切除临床路径患者表单

适用对象：第一诊断为胃息肉（ICD-10：K31.7/D13.1）
　　　　　行内镜下胃息肉切除（ICD-9-CM-3：43.4102）

患者姓名：	性别：　　年龄：　　门诊号：	住院号：
住院日期：　　年　月　日	出院日期：　　年　月　日	标准住院日：5~10日

时间	入院	胃镜治疗当天
医患配合	□ 配合询问病史、收集资料，请务必详细告知既往史、用药史、过敏史 □ 配合进行体格检查 □ 有任何不适请告知医师	□ 配合完善胃镜前相关检查、化验 □ 医师与患者及家属介绍病情及胃镜前谈话、签字
护患配合	□ 配合测量体温、脉搏、呼吸频率、血压、体重1次 □ 配合完成入院护理评估（简单询问病史、过敏史、用药史） □ 接受入院宣教（环境介绍、病室规定、订餐制度、贵重物品保管等） □ 有任何不适请告知护士	□ 配合测量体温、脉搏、呼吸频率3次，询问粪便1次 □ 接受穿刺前相关知识的宣教 □ 去掉活动性义齿 □ 配合取胃镜体位 □ 配合胃镜时的呼吸控制
饮食	□ 少渣饮食	□ 禁食、禁水
排泄	□ 正常排尿便 □ 避免便秘	□ 正常排尿便 □ 避免便秘
活动	□ 正常活动，避免疲劳	□ 正常活动，避免疲劳

时间	胃镜治疗后	出院
医患配合	□ 配合腹部查体 □ 配合完成相关检查	□ 接受出院前指导 □ 知道复查程序 □ 获取出院诊断书
护患配合	□ 配合定时测量生命体征、每日询问排便 □ 配合测量体重，询问出入量 □ 接受静脉输液等治疗 □ 接受必要的生活护理 □ 配合检查穿刺处情况 □ 注意活动安全，避免坠床或跌倒 □ 配合执行探视及陪护	□ 接受出院宣教 □ 办理出院手续 □ 获取出院带药 □ 知道服药方法、作用、注意事项 □ 知道复印病历程序
饮食	□ 半流食	□ 少渣饮食
排泄	□ 正常排尿便 □ 避免便秘	□ 正常排尿便 □ 避免便秘
活动	□ 正常适度活动，避免疲劳	□ 正常适度活动，避免疲劳

附：原表单（2011 年版）

内镜下胃息肉切除术临床路径表单

适用对象：第一诊断为胃息肉（ICD-10：K31.7/D13.1）

行内镜下胃息肉切除（ICD-9-CM-3：43.4102）

患者姓名：	性别： 年龄： 门诊号：	住院号：
住院日期： 年 月 日	出院日期： 年 月 日	标准住院日：5~7 日

日期	住院第 1 天	住院第 2 天	住院第 3 天
主要诊疗工作	□ 完成询问病史和体格检查 □ 完成病历书写 □ 开据实验室检查单，完善术前检查 □ 确认停止服用阿司匹林、硫酸氢氯吡格雷片等抗血小板药物至少 5 天以上	□ 上级医师查房 □ 评估内镜下治疗的指征与风险 □ 确定胃镜检查时间、落实术前检查 □ 确定内镜下治疗方案，向患者及其家属交代手术前、手术中和手术后注意事项 □ 与患者及家属签署胃镜检查及治疗同意书 □ 签署自费用品协议书 □ 完成上级医师查房记录 □ 根据需要，请相关科室会诊	□ 术前禁食、禁水 8 小时 □ 上级医师查房 □ 完成查房记录 □ 行胃镜检查治疗，酌情行超声内镜检查，根据检查所见采用相应内镜下治疗措施切除息肉 □ 将回收标本送病理检查 □ 观察有无胃镜治疗后并发症（如穿孔、出血等） □ 病程记录
重点医嘱	**长期医嘱** □ 内科护理常规 □ 二级护理 □ 少渣饮食 **临时医嘱** □ 血常规、血型、Rh 因子（急查） □ 尿常规 □ 粪便常规+隐血 □ 肝肾功能、电解质、血糖 □ 感染指标筛查 □ 凝血功能（急查） □ 心电图、腹部超声、X 线胸片 □ 肿瘤指标筛查（必要时）	**长期医嘱** □ 内科护理常规 □ 一级护理 □ 少渣饮食 **临时医嘱** □ 次晨禁食、禁水 □ 相关科室会诊（必要时） □ 24 小时备血（必要时）	**长期医嘱** □ 内科护理常规 □ 一级护理 □ 禁食，不禁水（检查治疗后） □ 酌情予静脉输液治疗 □ PPI 治疗 □ 黏膜保护剂 **临时医嘱** □ 利多卡因胶浆 □ 术前半小时静脉滴注一次抗菌药物（必要时） □ 心电监护（必要时） □ 术后静脉滴注抗菌药物（必要时）
主要护理工作	□ 协助患者及家属办理入院手续 □ 进行入院宣教 □ 准备次晨空腹静脉抽血	□ 基本生活和心理护理 □ 进行关于胃镜检查宣教	□ 基本生活和心理护理 □ 检查及治疗后常规护理 □ 治疗后饮食生活宣教 □ 并发症观察

续　表

日期	住院第 1 天	住院第 2 天	住院第 3 天
病情 变异 记录	□无　□有，原因： 1. 2.	□无　□有，原因： 1. 2.	□无　□有，原因： 1. 2.
护士 签名			
医师 签名			

日期	住院第 4 天	住院第 5 天	住院第 6~10 天（出院日）
主要诊疗工作	□ 观察患者生命体征、腹部症状和体征，观察粪便性状，注意有无消化道出血、感染及穿孔 □ 上级医师查房 □ 完成病程记录	□ 继续观察患者腹部症状和体征，注意观察有无并发症情况 □ 上级医师查房 □ 完成查房记录	□ 继续观察患者腹部症状和体征，注意观察有无并发症 　如果患者可以出院 □ 通知出院处 □ 通知患者及家属今日出院 □ 向患者及家属交代出院后注意事项，不适及时就诊 □ 饮食宣教，预约复诊时间，随诊胃息肉病理报告 □ 将出院记录的副本交给患者 □ 准备出院带药及出院证明 □ 如果患者不能出院，在病程记录中说明原因和继续治疗的方案
重点医嘱	**长期医嘱** □ 消化内科护理常规 □ 一级护理 □ 半流食 □ PPI 治疗 □ 黏膜保护剂 **临时医嘱** □ 复查血常规 □ 粪便常规 □ 抗菌药物（必要时）	**长期医嘱** □ 消化内科护理常规 □ 二级护理 □ 少渣饮食 □ PPI 治疗 □ 黏膜保护剂 □ 抗菌药物（必要时）	**长期医嘱** □ 消化内科护理常规 □ 二级护理 □ 少渣饮食 □ PPI 治疗 □ 黏膜保护剂 **临时医嘱** □ 出院带药
主要护理工作	□ 基本生活和心理护理 □ 检查治疗后常规护理 □ 饮食生活宣教、并发症观察	□ 基本生活和心理护理 □ 检查治疗后常规护理	□ 帮助患者办理出院手续、交费等事宜 □ 出院指导
病情变异记录	□ 无　□ 有，原因： 1. 2.	□ 无　□ 有，原因： 1. 2.	□ 无　□ 有，原因： 1. 2.
护士签字			
医师签字			

第十五章

胃部 ESD/EMR 术临床路径释义

一、胃部 ESD/EMR 术编码

1. 国家卫生和计划生育委员会原编码：

未提供

2. 修改编码：

疾病名称及编码：消化道（不包括肛门）恶性肿瘤（ICD-10：C15-20）

食管良性肿瘤（ICD-10：D12.0-D12.8）

结肠、直肠良性肿瘤（ICD-10：D13.0）

食管良性肿瘤（ICD-10：D13.0）

胃良性肿瘤（ICD-10：D13.1）

十二指肠良性肿瘤（ICD-10：D13.2）

小肠良性肿瘤（ICD-10：D13.3）

食管交界恶性肿瘤（ICD-10：D37.701）

食管肿瘤（ICD-10：D37.702）

消化道交界恶性或性质未知的肿瘤（ICD-10：D37.1-D37.5）

手术操作名称及编码：内镜下胃黏膜下剥离术［ESD］（ICD-9-CM-3 43.4107）

内镜下胃黏膜切除术［EMR］（ICD-9-CM-3：43.4108）

二、临床路径检索方法

C15-20/D12.0-D12.8/D13.0-D13.3/D37.701/D37.702/D37.1-D37.5 伴 43.4107/43.4108

三、胃部 ESD/EMR 术临床路径标准住院流程

（一）适用对象

胃黏膜中高级别上皮内瘤变或早期胃癌拟行 ESD/EMR 术。

> **释义**
>
> ■ ESD/EMR，即内镜下黏膜剥离术/内镜下黏膜切除术，均可用于局限于消化道表浅肿瘤性病变的切除。EMR 可以对 2cm 以下的病变进行整块切除，而对 2cm 以上的病变往往需要 EMR 分片切除，不利于病理评估，且增加残留复发风险。与 EMR 相比，ESD 可以对较大面积的病变进行整块切除，包括合并溃疡甚至纤维化瘢痕的病变，因此对于早期癌变病灶或怀疑癌变者更适合采用 ESD，但其操作难度及相关并发症风险较 EMR 均明显增高。
>
> ■ 胃癌的治疗主要包括内镜下治疗、手术治疗和化疗。根据中国早期胃癌筛查及内镜诊治共识意见（2014 年，长沙），内镜下治疗主要用于淋巴结转移风险低且可能完整切除的胃癌病变。国内参考《日本胃癌指南》（2010 年版），其绝对适应证为：病变最大径≤2cm 且无溃疡的分化型黏膜内癌。相对适应证为：①无溃疡性病灶，且最大径>2cm 的分化型黏膜内癌；②合并溃疡者，病变最大径≤3cm 的分化型黏

膜内癌；③无溃疡性病灶，且最大径≤2cm 的未分化型黏膜内癌。对于上述适应证以外的胃癌，仍以手术治疗为主，不适用于本路径。

■ 不同消化道部位的病变，其进行内镜下切除（ESD/EMR）的适应证有所不同。根据《中国早期食管癌筛查及内镜诊治专家共识意见》（2014 年，北京），早期食管癌和癌前病变内镜下切除的绝对适应证为：病变局限于上皮层或黏膜固有层（M_1、M_2）；食管黏膜重度异型增生。相对适应证为：病变浸润黏膜肌层或黏膜下层（M_3、SM_1），未发现淋巴结转移征象；病变范围大于 3/4 环周、切除后狭窄风险大者亦为相对适应证。根据《中国早期结直肠癌及癌前病变筛查与诊治共识》，推荐结直肠腺瘤、黏膜内癌为内镜下治疗的绝对适应证；向黏膜下层轻度浸润的 SM_1 癌为内镜下治疗的相对适应证。

（二）诊断依据

根据《中华胃肠外科杂志》2012 年 10 月第 15 期第 10 卷等国内、外临床、内镜诊断及治疗指南。
1. 胃镜发现胃黏膜中高级别上皮内瘤变或早期癌病变。
2. 病理证实。
3. 必要时超声内镜明确病变浸润深度不超过 SM_1。

> **释义**
>
> ■ 内镜下治疗前，通常需要活检病理证实为肿瘤性病变或癌前病变。同时，应结合内镜下病变大体形态、色素和放大内镜下的表面微细结构及血管形态，以及超声内镜检查，对组织病理分化类型、浸润深度等进行临床判断。

（三）治疗方案的选择

根据《中华胃肠外科杂志》2012 年 10 月第 15 期第 10 卷等国内、外临床、内镜诊断及治疗指南。
1. 内科基本治疗（包括生活方式、饮食等）。
2. 内镜下治疗。

> **释义**
>
> ■ 内科一般治疗包括生活方式改变及饮食习惯的调整，如：戒烟、戒酒，不吃腌制食品，增加新鲜蔬菜水果的摄入等。此外，对于合并 Hp 感染者，推荐予以根除治疗。
>
> ■ 根据病变大小、是否合并溃疡和（或）瘢痕等因素，选择 EMR 或 ESD。

（四）标准住院日

5~7 天。

> **释义**
>
> ■ 内镜下切除（ESD/EMR）标准住院时间为 5~7 天：第 1~2 天完善操作前准备；第 3 天行内镜下治疗；第 4~7 天监测术后并发症，逐渐过渡经口进食后可准予出院。总住院时间不超过 7 天者均可进入本路径。

（五）进入临床路径标准

1. 第一诊断必须符合胃黏膜中高级别上皮内瘤变或早期胃癌。
2. 符合内镜下治疗的适应证。
3. 当患者同时具有其他疾病诊断时，但在住院期间不需要特殊处理也不影响第一诊断的临床路径流程实施时，可以进入路径。

> **释义**
>
> ■ 入院常规检查发现其他基础疾病，如高血压、糖尿病、心功能不全、心律失常、肝肾功能不全、心脑血管疾病、凝血功能障碍等，对患者健康影响严重，影响手术实施、增加手术和麻醉风险、影响预后，则应优先考虑治疗该基础疾病，暂不宜进入路径。近期因各种原因使用抗凝血或抗血小板药物者，亦不宜进入本路径。
>
> ■ 若既往患有上述基础疾病，经治疗后病情稳定，经评估无手术及麻醉禁忌证，可以进入路径，但可能增加围术期并发症及医疗费用，延长住院时间。

（六）住院期间检查项目

1. 必须的检查项目：
（1）血常规，血型及 Rh 因子。
（2）尿常规。
（3）便常规+OB。
（4）肝肾功能、电解质、血糖。
（5）感染指标筛查（乙型肝炎病毒、丙型肝炎病毒，HIV，梅毒）。
（6）凝血功能。
（7）心电图、腹部超声、X 线胸片。
2. 根据病情可选择的检查项目：
（1）消化道肿瘤指标筛查（CA199、CA242、CEA 等）。
（2）超声内镜检查。
（3）腹部增强 CT
（4）动脉血气分析（既往有基础肺病的患者）。

> **释义**
>
> ■ 必查项目是确保手术治疗安全、有效的基础，在术前必须完成。
>
> ■ 应认真分析检查结果，及时发现异常情况并采取对应处置。重要的异常发现，若可能影响手术实施、增加操作风险时，应权衡利弊，可暂不进入本路径。为缩短患者术前等待时间，检查项目可以在患者入院前于门诊完成。

■ 超声内镜检查可以进一步了解病变在胃壁的浸润层次，尤其对于内镜下大体形态有可疑黏膜下累及的病例，有助于治疗方案的选择。

■ 腹部 CT 可以显示胃及周围脏器的结构，有利于除外区域性淋巴结转移。

（七）内镜下治疗

住院后第 2~3 天。

1. 术前完成胃镜检查和治疗同意书、全麻同意书。

2. 使用镇静或麻醉药：术中需监测生命体征，术后要在内镜室观察至清醒后返回病房；麻醉药品及麻醉操作费、监护费用另行收取。

3. 按顺序进行常规胃镜检查。

4. 根据术中所见病灶形态、大小、数目等决定内镜下治疗方案并按内镜治疗规范实施治疗，围手术期采用适当措施避免可能的治疗并发症。

5. 切除标本送病理检查，报告包括切缘及浸润深度。

6. 术后密切观察病情，及时发现并处理可能的并发症。

释义

■ 内镜下治疗属于有创性操作，有潜在并发症的风险，必须在患者充分知情并签署知情同意书后才可以进行。

■ 采用麻醉状态下进行内镜下切除的患者，术前需经麻醉科医师会诊评估麻醉风险，并充分告知麻醉风险及注意事项，并签署麻醉同意书。

■ 各医疗单位应根据自身设备条件、治疗经验及病变形态类型、大小、部位等因素，合理选择内镜下治疗器械及设备参数，按照治疗规范安全有效地进行内镜下切除，并采取适当措施［如金属钛夹钳夹和（或）尼龙圈套封闭创面］处理/避免出血、穿孔等治疗相关并发症，可能会由此增加一定医疗费用。

■ 病变范围广泛、局部黏膜下层粘连/浸润、困难部位、出血倾向明显者，往往造成内镜下操作困难，将延长操作时间、增加操作及麻醉并发症，并增加医疗费用。

■ 应及时妥善处理切除后标本以便病理组织学评估，包括展平固定、测量观察、标记口侧/肛侧等多个环节。

■ 术后 1 天禁食，密切观察生命体征，并进行相关检查（血常规、便常规与隐血、腹平片等），必要时可以增加同一检查的频次。术后应注意休息，避免剧烈运动，根据术中切除情况短期禁食或进流食—少渣半流食。

（八）选择用药

1. 术后使用静脉 PPI 3 天。

2. 黏膜保护剂。

3. 必要时抗菌药物治疗。

> **释义**
>
> ■ 内镜下治疗后，局部将形成溃疡，因此推荐使用 PPI 治疗。个别创面较大，延迟出血或迟发穿孔风险高者，可以酌情加大 PPI 剂量。联合使用黏膜保护剂如瑞巴派特能有效提高人工溃疡的愈合速度和质量。对于切除范围大、操作时间长、术中曾有/可能穿孔、有误吸导致肺部感染风险、免疫力低下等易合并感染的患者可以酌情使用抗菌药物治疗。

（九）出院标准

1. 无出血、穿孔、感染等并发症。
2. 患者一般情况允许。

> **释义**
>
> ■ 患者出院前应完成必须的复查项目，且无明显异常。检查结果明显异常者，应进行仔细分析并做出相应处置。内镜治疗后无相关并发症但合并其他基础疾病者，如病情稳定不影响出院；对于病情不稳定或恶化，需住院处理者，转入相应基础疾病治疗临床路径流程。
>
> ■ 出院时获得病理检查结果者，主管医师应为其制订进一步治疗及随诊方案。出院时尚未获得病理诊断者，应约定患者近期门诊复诊。

（十）变异及原因分析

1. 患者年龄小于 18 岁或大于 75 岁者，进入特殊人群临床路径。
2. 具有胃镜操作禁忌证的患者进入特殊人群临床路径：如心肺等重要脏器功能障碍及凝血功能障碍，有精神疾患不能配合者，上消化道穿孔的急性期或消化道手术的围术期，严重咽喉部疾患内镜不能插入，腐蚀性食管损伤的急性期等。
3. 应用影响血小板及凝血功能药物者，进入特殊人群临床路径。
4. 病变不符合内镜治疗指征，或患者存在内镜治疗禁忌证，出院或转外科，进入胃肿瘤外科治疗临床路径。
5. 合并急性消化道大出血，进入消化道出血临床路径，进行内镜下止血，必要转外科手术。
6. 合并感染，需要继续抗感染治疗，进入消化道感染临床路径。
7. 合并消化道穿孔，转外科手术，进入相应临床路径。

> **释义**
>
> ■ 变异是指入选临床路径的患者未能按路径流程完成医疗行为或未达到预期的医疗质量控制目标。包含三方面情况：①按路径流程完成治疗，但出现非预期结果，可能需要后续进一步处理。如本路径治疗后出现并发症等；②按路径流程完成治疗，但超出了路径规定的时限或限定的费用。如实际住院日超出标准住院日要求或未能在规定的时间限定内实施内镜下治疗等；③不能按路径流程完成治疗，患者需要中途退出路径。如治疗过程中出现严重并发症（如消化道大出血、胃穿孔），导致必须终止路径或需要转入其他路径进行治疗等。对这些患者，均应进行变异原因的分

析，并在临床路径的表单中予以说明。

■ 患者入选路径后，在检查及治疗过程中发现患者合并事前未预知的对本路径治疗可能产生影响的情况，需终止执行路径或延长治疗时间、增加治疗费用等，医师需在表单中明确说明。如本路径术前检查发现严重凝血功能障碍；如胃镜检查发现病变不符合内镜治疗指征等。

■ 患者原因导致执行路径出现变异，如未按要求进行胃镜的术前准备，不能配合进行内镜下治疗等，需医师在表单中予以说明。

■ 其他意外情况导致执行路径出现变异，需医师在表单中予以说明。

■ 患者年龄小于 18 岁的患者，不适用本路径。老年患者（>65 岁）需要在内镜下治疗前充分地评估风险，并及时治疗合并疾病。

四、胃部 ESD/EMR 临床路径给药方案

【用药选择】

1. 内镜下黏膜切除术后，局部形成溃疡，应采用 PPI 或者 H_2 受体拮抗剂进行抗溃疡治疗。在预防胃部 ESD 术后出血方面，PPI 疗效优于 H_2 受体拮抗剂。常用的 PPI 药物包括奥美拉唑、埃索美拉唑、泮托拉唑、雷贝拉唑、兰索拉唑、艾普拉唑等。术后短期可以予以 PPI 静脉输注，如奥美拉唑或埃索美拉唑 40mg，每 12 小时 1 次；如出血明显，可予以静脉持续泵入。经口进食后，可序贯口服 PPI 药物，每日 1～2 次，或 H_2RA 药物，如法莫替丁 20mg，每日 2 次。

2. 黏膜保护剂联合抑酸药，可促进黏膜溃疡愈合。常用的黏膜保护剂有胶体铋、硫糖铝等。

3. 切除范围大、操作时间长、并发消化道穿孔风险高者，可以预防性使用抗菌药物。切除术后可酌情应用抗菌药物。

【药学提示】

1. 奥美拉唑常见不良反应包括：头痛、腹泻、恶心、呕吐、便秘、腹痛及腹胀等。长期用药可能造成骨质疏松症和肠道菌群紊乱。对该药品过敏者禁用，过敏体质者慎用。法莫替丁不良反应较少，最常见的有头痛、头晕、便秘和腹泻，偶有皮疹、荨麻疹、白细胞减少、转氨酶升高等。

2. 黏膜保护剂不良反应少，少数患者可以出现黑便、恶心等不适。

【注意事项】

1. 奥美拉唑具有酶抑制作用，可延缓经肝脏细胞色素 P450 系统代谢的药物（如双香豆素、地西泮、苯妥英钠、华法林、硝苯地平）在体内的消除。当本药品与上述药物一起使用时，应酌情减轻后者用量。

2. 铋剂服用后可以造成粪便呈灰黑色，停药后可自行消失。硫糖铝应不宜与多酶片合用，否则二者疗效均有所下降。

五、推荐表单

(一) 医师表单

胃部 ESD/EMR 临床路径医师表单

适用对象: 胃黏膜中、高级别上皮内瘤变或早期胃癌

　　　　　拟行 ESD/EMR 术

患者姓名:		性别:　　　年龄:　　　门诊号:		住院号:
住院日期:　　　年　月　日		出院日期:　　　年　月　日		标准住院日:5~7 天

日期	住院第 1 天	住院第 2 天	住院第 3 天
主要诊疗工作	□ 完成询问病史和体格检查 □ 完成病历书写 □ 开据实验室检查单,完善术前检查 □ 确认停止服用阿司匹林、硫酸氢氯吡格雷片等抗血小板药物至少 7 天以上	□ 上级医师查房 □ 评估内镜下治疗的指征与风险 □ 确定胃镜检查时间、落实术前检查 □ 确定内镜下治疗方案,向患者及其家属交代手术前、手术中和手术后注意事项 □ 与患者及家属签署胃镜检查及治疗同意书,全身麻醉同意书 □ 签署自费用品协议书 □ 完成上级医师查房记录 □ 根据需要,请相关科室会诊	□ 术前禁食、禁水 8 小时 □ 上级医师查房 □ 完成查房记录 □ 行胃镜检查治疗,酌情行超声内镜检查,根据检查所见采用相应内镜下治疗措施 □ 将回收标本送病理检查 □ 观察有无胃镜治疗后并发症(如穿孔、出血等) □ 病程记录
重点医嘱	**长期医嘱** □ 消化内科护理常规 □ 二级护理 □ 少渣饮食 **临时医嘱** □ 血常规;血型、Rh 因子 □ 尿常规 □ 便常规+OB □ 肝肾功能、电解质、血糖 □ 凝血功能 □ 感染指标筛查 □ 心电图、腹部超声、X 线胸片 □ 肿瘤指标筛查 □ 超声内镜 □ 动脉血气分析	**长期医嘱** □ 消化内科护理常规 □ 一级护理 □ 少渣饮食 **临时医嘱** □ 次晨禁食、禁水	**长期医嘱** □ 消化内科护理常规 □ 特级护理 □ 禁食,不禁水(检查治疗后) □ 酌情予静脉输液治疗 □ PPI 治疗 □ 黏膜保护剂 **临时医嘱** □ 利多卡因胶浆

续 表

日期	住院第 1 天	住院第 2 天	住院第 3 天
主要护理工作	□ 协助患者及家属办理入院手续 □ 进行入院宣教 □ 准备次晨空腹静脉抽血	□ 基本生活和心理护理 □ 进行关于胃镜检查宣教	□ 基本生活和心理护理 □ 检查及治疗后常规护理 □ 治疗后饮食生活宣教 □ 并发症观察
病情变异记录	□ 无 □ 有，原因： 1. 2.	□ 无 □ 有，原因： 1. 2.	□ 无 □ 有，原因： 1. 2.
护士签名			
医师签名			

日期	住院第4天	住院第5天	住院第6~7天（出院日）
主要诊疗工作	□ 观察患者生命体征、腹部症状和体征，观察大便性状，注意有无消化道出血、感染及穿孔 □ 上级医师查房 □ 完成病程记录	□ 继续观察患者腹部症状和体征，注意观察有无并发症情况 □ 上级医师查房 □ 完成查房记录	□ 继续观察患者腹部症状和体征，注意观察有无并发症 □ 如果患者可以出院 □ 通知出院处 □ 通知患者及家属今日出院 □ 向患者及家属交代出院后注意事项，不适及时就诊；饮食宣教，预约复诊时间，随诊切除病变病理报告 □ 将出院记录的副本交给患者 □ 准备出院带药及出院证明 □ 如果患者不能出院，在病程记录中说明原因和继续治疗的方案
重点医嘱	**长期医嘱** □ 消化内科护理常规 □ 一级护理 □ 半流食 □ PPI治疗 □ 黏膜保护剂 **临时医嘱** □ 复查血常规	**长期医嘱** □ 消化内科护理常规 □ 二级护理 □ 少渣饮食 □ PPI治疗 □ 黏膜保护剂	**长期医嘱** □ 消化内科护理常规 □ 二级护理 □ 少渣饮食 □ PPI治疗 □ 黏膜保护剂 **临时医嘱** □ 出院带药
主要护理工作	□ 基本生活和心理护理 □ 检查治疗后常规护理 □ 饮食生活宣教、并发症观察	□ 基本生活和心理护理 □ 检查治疗后常规护理	□ 帮助患者办理出院手续、交费等事宜 □ 出院指导
病情变异记录	□ 无　□ 有，原因： 1. 2.	□ 无　□ 有，原因： 1. 2.	□ 无　□ 有，原因： 1. 2.
护士签字			
医师签字			

（二）护士表单

胃部 ESD/EMR 术临床路径护士表单

适用对象：胃黏膜中、高级别上皮内瘤变或早期胃癌

拟行 ESD/EMR 术

患者姓名：		性别：　　年龄：　　门诊号：		住院号：
住院日期：　　　年　月　日		出院日期：　　　年　月　日		标准住院日：5~7 天

时间	住院第 1 天	住院第 2 天	住院第 3 天
健康宣教	□ 入院宣教 　介绍主管医师、责任护士 　介绍环境、设施、贵重物品保管 　介绍注意事项、探视和陪护制度 □ 饮食宣教：少渣饮食 □ 出入量宣教，留取标本的宣教 □ 确认停用阿司匹林、氯吡格雷等抗血小板药物至少 7 天以上	□ 宣教用药知识 □ 宣教疾病知识 □ 宣教胃镜的注意事项 □ 宣教麻醉的注意事项 □ 主管护士与患者沟通，了解并指导心理应对	□ 宣教用药知识 □ 宣教疾病知识 □ 宣教胃镜的注意事项 □ 宣教麻醉的注意事项 □ 主管护士与患者沟通，了解并指导心理应对
护理处置	□ 核对患者姓名，佩戴腕带 □ 建立入院护理病历 □ 卫生处置：剪指（趾）甲、洗澡，更换病号服 □ 静脉抽血	□ 遵医嘱记录 24 小时出入量 □ 遵医嘱完成相关检查 □ 正确执行医嘱 □ 静脉抽血（备血）	□ 术前禁食、禁水 6~8 小时 □ 核对患者资料及带药 □ 送患者至内镜中心 □ 嘱患者摘除义齿 □ 内镜治疗后记护理记录 □ 记录 24 小时出入量 □ 遵医嘱完成相关检查 □ 正确执行医嘱
基础护理	□ 二级护理 □ 晨晚间护理 □ 患者安全管理	□ 一级护理 □ 晨晚间护理 □ 患者安全管理	□ 特级护理 □ 晨晚间护理 □ 患者安全管理
专科护理	□ 监测生命体征、测量体重 □ 少渣食物 □ 需要时，填写跌倒及压疮防范表 □ 需要时，请家属陪护 □ 心理护理	□ 监测生命体征 □ 观察腹部体征 □ 少渣食物，次日晨禁食、禁水 □ 心理护理	□ 监测生命体征 □ 胃镜护理 □ 观察患者神志情况 □ 观察腹部体征 □ 禁食、禁水，出入量护理 □ 遵医嘱静脉输液治疗 □ 遵医嘱 PPI 治疗遵医嘱黏膜保护剂 □ 遵医嘱抗菌药物、心电监护（必要时） □ 心理护理

续 表

时间	住院第 1 天	住院第 2 天	住院第 3 天
重点医嘱	□ 详见医嘱执行单	□ 详见医嘱执行单 □ 次日晨禁食、禁水	□ 详见医嘱执行单
病情变异记录	□ 无 □ 有，原因： 1. 2.	□ 无 □ 有，原因： 1. 2.	□ 无 □ 有，原因： 1. 2.
护士签名			

时间	住院第 4 天	住院第 5 天	住院第 6~7 天
健康宣教	□ 药物宣教 □ 饮食宣教	□ 药物宣教 □ 饮食宣教	□ 出院宣教 □ 复查时间 □ 服药方法 □ 活动休息 □ 指导饮食 □ 指导办理出院手续 □ 对患者进行坚持治疗和预防复发的宣教
护理处置	□ 遵医嘱完成相关检查 □ 正确完成医嘱 □ 静脉抽血	□ 遵医嘱完成相关检查 □ 正确完成医嘱 □ 静脉抽血（必要时） □ 留取大便（必要时）	□ 办理出院手续 □ 书写出院小结
基础护理	□ 一级护理 □ 晨晚间护理 □ 患者安全管理	□ 二级护理 □ 晨晚间护理 □ 患者安全管理	□ 二级护理 □ 晨晚间护理 □ 患者安全管理
专科护理	□ 监测生命体征、观察腹部体征及大便 □ 遵嘱饮食 □ 遵医嘱 PPI 治疗 □ 遵医嘱予黏膜保护剂 □ 心理护理	□ 生命体征、观察腹部体征及大便 □ 遵嘱饮食 □ 遵医嘱 PPI 治疗 □ 遵医嘱予黏膜保护剂 □ 心理护理	□ 监测生命体征、测量体重 □ 遵嘱饮食 □ 心理护理
重点医嘱	□ 详见医嘱执行单	□ 详见医嘱执行单	□ 详见医嘱执行单
病情变异记录	□ 无 □ 有，原因： 1. 2.	□ 无 □ 有，原因： 1. 2.	□ 无 □ 有，原因： 1. 2.
护士签名			

（三）患者表单

胃部 ESD/EMR 术临床路径患者表单

适用对象：胃黏膜中、高级别上皮内瘤变或早期胃癌
　　　　　拟行 ESD/EMR 术

患者姓名：	性别：　　年龄：　　门诊号：	住院号：
住院日期：　　年　月　日	出院日期：　　年　月　日	标准住院日：5~7 天

时间	入院	内镜治疗当天
医患配合	□ 配合询问病史、收集资料，请务必详细告知既往史、用药史、过敏史 □ 配合进行体格检查 □ 有任何不适请告知医师	□ 配合完善内镜治疗前相关检查、化验，医师与患者及家属介绍病情及内镜治疗前谈话、签字
护患配合	□ 配合测量体温、脉搏、呼吸频率、血压、体重1次 □ 配合完成入院护理评估（简单询问病史、过敏史、用药史） □ 接受入院宣教（环境介绍、病室规定、订餐制度、贵重物品保管等） □ 有任何不适请告知护士	□ 配合测量体温、脉搏、呼吸频率3次，询问大便1次 □ 接受穿刺前相关知识的宣教 □ 去掉活动性义齿 □ 配合内镜治疗及麻醉时的注意事项
饮食	□ 少渣饮食	□ 遵嘱禁食
排泄	□ 正常排尿便 □ 避免便秘	□ 正常排尿便 □ 避免便秘
活动	□ 正常活动，避免疲劳	□ 正常活动，避免疲劳

时间	内镜治疗后	出院
医患配合	□ 配合腹部查体 □ 配合完成相关检查	□ 接受出院前指导 □ 知道复查程序 □ 获取出院诊断书
护患配合	□ 配合定时测量生命体征、每日询问大便 □ 配合测量体重，询问出入量 □ 接受静脉输液等治疗 □ 接受必要的生活护理 □ 配合检查穿刺处情况 □ 注意活动安全，避免坠床或跌倒 □ 配合执行探视及陪护	□ 接受出院宣教 □ 办理出院手续 □ 获取出院带药 □ 知道服药方法、作用、注意事项 □ 知道复印病历程序
饮食	□ 遵嘱饮食、并逐渐过渡	□ 遵嘱饮食
排泄	□ 正常排尿便 □ 避免便秘	□ 正常排尿便 □ 避免便秘
活动	□ 避免剧烈活动，避免疲劳	□ 避免剧烈活动，避免疲劳

附：原表单（2016 年版）

胃部 ESD/EMR 术临床路径表单

适用对象：胃黏膜中、高级别上皮内瘤变或早期胃癌
拟行 ESD/EMR 术

患者姓名：	性别： 年龄： 门诊号：	住院号：
住院日期： 年 月 日	出院日期： 年 月 日	标准住院日：5~7 天

日期	住院第 1 天	住院第 2 天	住院第 3 天
主要诊疗工作	□ 完成询问病史和体格检查 □ 完成病历书写 □ 开据实验室检查单，完善术前检查 □ 确认停止服用阿司匹林、硫酸氢氯吡格雷片等抗血小板药物至少 7 天以上	□ 上级医师查房 □ 评估内镜下治疗的指征与风险 □ 确定胃镜检查时间、落实术前检查 □ 确定内镜下治疗方案，向患者及其家属交代手术前、手术中和手术后注意事项 □ 与患者及家属签署胃镜检查及治疗同意书，全身麻醉同意书 □ 签署自费用品协议书 □ 完成上级医师查房记录 □ 根据需要，请相关科室会诊	□ 术前禁食、禁水 8 小时 □ 上级医师查房 □ 完成查房记录 □ 行胃镜检查治疗，酌情行超声内镜检查，根据检查所见采用相应内镜下治疗措施 □ 将回收标本送病理检查 □ 观察有无胃镜治疗后并发症（如穿孔、出血等） □ 病程记录
重点医嘱	**长期医嘱** □ 消化内科护理常规 □ 二级护理 □ 少渣饮食 **临时医嘱** □ 血常规；血型、Rh 因子 □ 尿常规 □ 便常规+OB □ 肝肾功能、电解质、血糖 □ 凝血功能 □ 感染指标筛查 □ 心电图、腹部超声、X 线胸片 □ 肿瘤指标筛查 □ 超声内镜 □ 动脉血气分析	**长期医嘱** □ 消化内科护理常规 □ 一级护理 □ 少渣饮食 **临时医嘱** □ 次晨禁食、禁水	**长期医嘱** □ 消化内科护理常规 □ 特级护理 □ 禁食，不禁水（检查治疗后） □ 酌情予静脉输液治疗 □ PPI 治疗 □ 黏膜保护剂 **临时医嘱** □ 利多卡因胶浆
主要护理工作	□ 协助患者及家属办理入院手续 □ 进行入院宣教 □ 准备次晨空腹静脉抽血	□ 基本生活和心理护理 □ 进行关于胃镜检查宣教	□ 基本生活和心理护理 □ 检查及治疗后常规护理 □ 治疗后饮食生活宣教 □ 并发症观察

日期	住院第 1 天	住院第 2 天	住院第 3 天
病情 变异 记录	□无　□有，原因： 1. 2.	□无　□有，原因： 1. 2.	□无　□有，原因： 1. 2.
护士 签名			
医师 签名			

日期	住院第 4 天	住院第 5 天	住院第 6~7 天（出院日）
主要诊疗工作	□ 观察患者生命体征、腹部症状和体征，观察大便性状，注意有无消化道出血、感染及穿孔 □ 上级医师查房 □ 完成病程记录	□ 继续观察患者腹部症状和体征，注意观察有无并发症情况 □ 上级医师查房 □ 完成查房记录	□ 继续观察患者腹部症状和体征，注意观察有无并发症 □ 如果患者可以出院 □ 通知出院处 □ 通知患者及家属今日出院 □ 向患者及家属交代出院后注意事项，不适及时就诊；饮食宣教，预约复诊时间，随诊切除病变病理报告 □ 将出院记录的副本交给患者 □ 准备出院带药及出院证明 □ 如果患者不能出院，在病程记录中说明原因和继续治疗的方案
重点医嘱	**长期医嘱** □ 消化内科护理常规 □ 一级护理 □ 半流食 □ PPI 治疗 □ 黏膜保护剂 **临时医嘱** □ 复查血常规	**长期医嘱** □ 消化内科护理常规 □ 二级护理 □ 少渣饮食 □ PPI 治疗 □ 黏膜保护剂	**长期医嘱** □ 消化内科护理常规 □ 二级护理 □ 少渣饮食 □ PPI 治疗 □ 黏膜保护剂 **临时医嘱** □ 出院带药
主要护理工作	□ 基本生活和心理护理 □ 检查治疗后常规护理 □ 饮食生活宣教、并发症观察	□ 基本生活和心理护理 □ 检查治疗后常规护理	□ 帮助患者办理出院手续、交费等事宜 □ 出院指导
病情变异记录	□ 无 □ 有，原因： 1. 2.	□ 无 □ 有，原因： 1. 2.	□ 无 □ 有，原因： 1. 2.
护士签字			
医师签字			

第十六章

胃石临床路径释义

一、胃石编码

1. 国家卫生和计划生育委员会原编码：

疾病名称及编码：胃石（ICD-10：K31.8809）

2. 修改编码：

疾病名称及编码：胃石（ICD-10：K31.808）

手术操作名称及编码：内镜下胃内异物去除（ICD-9-CM-3：98.0301）

二、临床路径检索方法

K31.808+98.0301

三、胃石临床路径标准住院流程

（一）适用对象

第一诊断为胃结石（ICD-10：K31.8809），胃结石行内镜下胃石碎石术。

> **释义**
>
> ■ 适用对象编码如上。
>
> ■ 本路径适用对象为临床诊断为胃结石的患者，并无内镜操作禁忌证的患者，
> 如合并内镜操作禁忌证，需进入其他相应路径。

（二）诊断依据

根据《临床诊疗指南·消化系统疾病分册（第2版）》（中华医学会编著，人民卫生出版社，2007年）。

1. 症状：有大量进食山楂、柿子等诱因，出现上腹痛、上腹胀、恶心、呕吐，胃灼热，也可出现呕血、黑便等症状。

2. 体征：可有上腹压痛或上腹部包块体征。

3. 辅助检查：胃镜检查发现胃内的结石。

> **释义**
>
> ■ 本路径的制订主要参考国内权威参考书籍和诊疗指南。
>
> ■ 病史和临床症状是诊断胃结石的初步依据，多数患者有大量进食山楂、柿子
> 等诱因，可出现上腹痛、上腹胀、恶心、呕吐，胃灼热，也可出现呕血、黑便等症
> 状。腹部体检可出现上腹部压痛，部分患者可触及上腹部包块。胃镜检查可见胃结
> 石即可明确诊断。部分患者临床表现不典型，如胃镜检查支持胃结石，亦可进入路径。

(三) 进入路径标准

1. 第一诊断必须符合 ICD-10: K31.8809 编码。没有并发症和严重的心肺疾病等基础疾病。
2. 当患者同时具有其他疾病诊断，但在住院期间不需要特殊处理，也不影响第一诊断的临床路径流程实施时，可以进入路径。

> **释义**
>
> ■ 进入本路径的患者为第一诊断为胃结石，如合并消化道出血和消化道穿孔等并发症，或合并严重的心肺疾病等内镜操作禁忌的基础疾病，需进入其他相应路径。
> ■ 入院后常规检查发现有基础疾病，如高血压、冠状动脉粥样硬化性心脏病、糖尿病、肝肾功能不全等，经系统评估后对胃结石诊断治疗无特殊影响者，可进入路径。但可能增加医疗费用，延长住院时间。

(四) 标准住院日

6~7 天。

> **释义**
>
> ■ 怀疑胃结石的患者入院后，胃镜前准备1~2天，第2~3天行胃镜检查及胃镜下结石取出术，术后开始药物治疗，主要观察有无术后出血或穿孔、感染等并发症、临床症状的缓解情况和有无药物不良反应，总住院时间不超过7天符合本路径要求。

(五) 住院期间检查项目

1. 必须的检查项目:
(1) 血常规、尿常规、大便常规+隐血。
(2) 血生化检查: 肝功能、肾功能、电解质、血糖、凝血时间和活动度。
(3) 感染性疾病筛查 (HBV、HCV、HIV、梅毒等)。
(4) X线胸片、心电图、腹部超声检查。
(5) 胃镜检查。
2. 根据患者病情可选择的检查项目:
(1) 胃镜检查时如遇可疑病变，应作活检送病理学检查，以除外食管、胃其他病变，特别是恶性病变。
(2) 胸腹 CT。
以上检查可在住院前完成，也可在住院后进行。

> **释义**
>
> ■ 血常规、尿常规、便常规+隐血是最基本的三大常规检查，进入路径的患者均需完成。便隐血试验和血红蛋白检测可以进一步了解患者有无急性或慢性失血；肝肾功能、电解质、血糖、凝血功能、心电图、X线胸片可评估有无基础疾病，是否影响住院时间、费用及其治疗预后；感染性疾病筛查用于胃镜检查前准备；无禁忌证患者均应行胃镜检查。胃镜检查时如遇到其他可疑病变，无法鉴别病变性质时，

可做活检送病理学检查明确病变性质。

■本病需与其他引起上腹痛的疾病相鉴别，如怀疑胆囊炎、胆石症，除查血常规、肝功能外，应行腹部超声、CT 或 MRI；立位腹部平片可以协助诊断消化道梗阻、穿孔。

（六）治疗方案的选择

根据《临床诊疗指南·消化系统疾病分册》（中华医学会编著，人民卫生出版社，2007 年 11 月第 2 版）。

1. 一般治疗：禁食，补液。
2. 药物治疗：抑酸剂 PPI/H_2 受体拮抗剂，5%碳酸氢钠和复方消化酶口服。
3. 内镜下胃石碎石术。
4. 以上治疗无效者，可考虑其他治疗（外科等）。

> **释义**
>
> ■胃石中大多含有碳酸钙、鞣酸、纤维素等成分，碳酸氢钠与其中和后可溶掉部分胃石，消化酶可促进纤维素的溶解，促进胃石缩小或消失。
>
> ■胃石在胃内移动或胃石压迫可损伤胃黏膜，降低胃酸可以促进胃黏膜修复，目前抑制胃酸分泌药物包括 H_2 受体拮抗剂（H_2RA）和质子泵抑制剂（PPI）两大类，H_2 受体拮抗剂（H_2RA）的常用药物包括西咪替丁、雷尼替丁、法莫替丁等，质子泵抑制剂（PPI）的常用药物包括奥美拉唑、雷贝拉唑、泮托拉唑、埃索美拉唑、艾普拉唑等。PPI 较 H_2RA 抑制胃酸分泌的作用更强，持续时间更久。
>
> ■对于较大胃石或无法溶解的胃石，如无胃镜操作禁忌证，可行胃镜下利用碎石器进行碎石，对于药物无效或内镜下无法取出的胃石，可行手术取石。

（七）治疗方案和药物选择

1. 必要时术前需纠正电解质紊乱，维持酸碱平衡，并给予一定肠外营养支持治疗。
2. 术前内镜显示合并压力性胃溃疡患者给予抑酸剂（PPI/H_2 受体拮抗剂）及黏膜保护剂，修复胃黏膜，减低术后穿孔、出血和感染风险。
3. 术后给予抑酸剂（PPI/H_2 受体拮抗剂）及黏膜保护剂。
4. 抗菌药物（必要时）。

> **释义**
>
> ■胃石可引起消化道梗阻，少数患者会因为胃石引起小肠梗阻危及生命。长期禁食者易出现营养不良、电解质及酸碱平衡紊乱，术前应给以营养支持、纠正电解质紊乱，维持酸碱平衡。
>
> ■胃石在胃内移动或胃石压迫可损伤胃黏膜，可给以抑酸药及黏膜保护剂，修复胃黏膜，降低术后穿孔、出血和感染的风险。

> ■ 术后胃黏膜损伤轻微者，可给以抑酸药和黏膜保护剂，胃黏膜损伤较重，患者感染及穿孔风险较大者，可给以预防性应用抗菌药物。

（八）出院标准

1. 诊断已明确。
2. 治疗后胃石消失，症状减轻。

> **释义**
>
> ■ 患者出院前应完成所有必须检查项目，且胃石消失，观察临床症状是否减轻或消失，有无明显胃镜操作或药物相关不良反应。出院时最好有直接证据证明胃石消失，且无消化道梗阻的征象，完善立卧位腹平片检查。

（九）变异及原因分析

1. 胃镜检查提示其他病变，如肿瘤等，不进入本路径。
2. 胃石内镜下碎石术合并出血、穿孔等风险大。出现以上并发症后，出径或进入相应的临床路径处理。

> **释义**
>
> ■ 胃镜检查发现其他严重基础疾病，需先进行其他基础疾病的治疗时，则不进入本路径，进入相应基础疾病的临床路径。
>
> ■ 碎石前向患者解释碎石过程中潜在风险，取得患者理解并同意后方可碎石，碎石过程中合并出血或穿孔时，出径或进入相应的临床路径。
>
> ■ 认可的变异原因主要是指患者入选路径后，在检查及治疗过程中发现患者合并存在事前未预知的、对本路径治疗可能产生影响的情况，需要终止执行路径或延长治疗时间、增加治疗费用。医师需在表单中明确说明。
>
> ■ 因患者方面的主观原因导致执行路径出现变异，需医师在表单中予以说明。

四、胃石临床路径给药方案

【用药选择】

1. 碳酸氢钠和消化酶：应用碳酸氢钠治疗胃石的历史悠久，可中和鞣酸等成分，可单独口服，也可同时加服等量发泡剂，加强疗效，缩短疗程。在上述治疗的基础上加用胃蛋白酶或胰蛋白酶，也可用糜蛋白酶（α-糜蛋白酶）溶于水中口服或从胃管中注入，也有加用乙酰半胱氨酸溶于生理盐水，从胃管中注入，连续2~3天，效果更好。

2. 抑酸药：

（1）质子泵抑制剂（PPI）：PPI是公认的有效抑制胃酸的药物，抑制胃酸分泌可以促进溃疡愈合，常用的PPI药物包括奥美拉唑、埃索美拉唑、泮托拉唑、雷贝拉唑、兰索拉唑、艾普拉唑等，在急性期可以予以 PPI 静脉输注，如奥美拉唑或埃索美拉唑 40mg，每 12 小时 1 次，然后继续口服单剂量 PPI，每日 1~2 次，总疗程十二指肠溃疡为 4~6 周，胃溃疡为 6~8 周。常规剂量 PPI 治疗，可予 PPI 口服，如艾普拉唑肠溶片 10mg，早餐前半小时吞服（不可咀嚼），一日 1 次，给药剂量更小，提高了用药安全性，适于临床用药。

（2）H_2 受体拮抗剂（H_2RA）：H_2RA 抑制胃酸分泌的作用较 PPI 弱，对于病变较轻或基层医院可考虑应用，如法莫替丁 20mg，静脉滴注，每日 1~2 次或法莫替丁 20mg，口服，每日 2 次。

3. 黏膜保护剂：在消化性溃疡的治疗中，黏膜保护剂联合抑酸药，促进溃疡愈合。常用的黏膜保护剂有胶体铋、硫糖铝等。胶体铋主要在酸性环境下与溃疡面的黏蛋白形成螯合剂，覆盖于胃黏膜上发挥治疗作用，促进胃上皮细胞分泌黏液，抑制胃蛋白酶活性，干扰幽门螺杆菌的代谢，使菌体与黏膜上皮失去黏附作用；硫糖铝在酸性胃液中凝聚成糊状黏稠物，附着于黏膜表面，阻止胃蛋白酶侵袭溃疡面，有利于黏膜上皮细胞的再生，促进溃疡的愈合。

【药学提示】

1. 质子泵抑制剂（PPI）：用药相对安全，不良反应包括：①胃肠道反应，包括腹痛、腹胀、食欲减退、恶心、腹泻等；②皮肤损害，主要引起皮疹、皮肤瘙痒等症状；③神经内分泌系统，多出现头痛、头晕、口干、失眠、疲倦、嗜睡、乏力等；④少数患者可出现肝酶一过性升高，白细胞计数暂时性降低。此外，长期应用需要警惕骨质疏松、骨折、肠道菌群紊乱和低镁血症风险。

2. H_2 受体拮抗剂（H_2RA）：不良反应相对较少，少数患者可有皮肤损害、口干、头晕、失眠、便秘、腹泻、皮疹、面部潮红、白细胞减少。偶有轻度一过性转氨酶增高等。个别患者应用 H_2RA 可出现中枢神经系统不良反应，表现为躁狂、谵妄、抽搐、意识障碍等。

3. 氯吡格雷是一种抗凝血药，主要用于心脏病史患者预防新的心脏事件的发生，但目前研究发现某些 PPI 会降低氯吡格雷的疗效，使患者血栓事件发生的概率增加，以奥美拉唑的抑制作用最明显。如使用氯吡格雷的患者必须使用 PPI 时，应考虑不会产生相互影响的药物，如雷贝拉唑、泮托拉唑。

【注意事项】

1. 质子泵抑制剂（PPI）长期用药可能造成骨质疏松症和肠道菌群紊乱。

2. PPI 对胃恶性病变引起的症状同样有较好的疗效，因此需要除外恶性病变的可能性。

3. 奥美拉唑在 0.9% 氯化钠溶液中比 5% 葡萄糖溶液更稳定，最好选用 0.9% 氯化钠溶液来配制静脉输注的奥美拉唑溶液，且 0.9% 氯化钠输液体积以 100ml 为宜；奥美拉唑溶液应单独使用，不应添加其他药物。

五、推荐表单

(一) 医师表单

胃石临床路径医师表单

适用对象：第一诊断为胃结石的患者（ICD-10：K31.8809）

患者姓名：	性别： 年龄： 门诊号：	住院号：
住院日期： 年 月 日	出院日期： 年 月 日	标准住院日：6~7 天

日期	住院第 1 天	住院第 2 天
主要诊疗工作	□ 完成询问病史和体格检查 □ 完成病历书写 □ 完善常规检查 □ 完善腹部超声检查排除胆囊炎、胆结石等	□ 上级医师查房 □ 完成临床诊断 □ 完成上级医师查房记录 □ 对患者进行胃石及胃镜检查治疗的宣教 □ 向患者家属交代病情，签署胃镜检查同意书
重点医嘱	**长期医嘱** □ 消化内科常规护理 □ 二级护理 □ 禁食、禁水 □ 0.9%氯化钠注射液，每次 100ml，每天 2 次 □ 静脉注射用 PPI，每次 1 支，每天 2 次 □ 0.9%氯化钠注射液，每次 500ml，每天 2 次 □ 5%葡萄糖注射液，每次 500ml，每天 1 次 □ 中/长链脂肪乳注射液（C_{8-24}），每次 250ml，每天 1 次 □ 复方氨基酸注射液（18AA-V），每次 250ml，每天 1 次 □ 丙氨酰谷氨酰胺注射液，每次 100ml，每天 1 次 □ 注射用复方维生素（3），每次 2 支，每天 1 次 □ 氯化钾注射液，每次 10ml，每天 1 次 □ 碳酸氢钠注射液（250ml：12.5g），口服，每次 50ml，每天 4 次 **临时医嘱** □ 血、尿、便常规+隐血 □ 肝肾功能、电解质、血糖、凝血功能、感染性疾病筛查 □ 心电图、X 线胸片、腹部超声、立卧位腹平片 □ 其他检查（酌情）：上腹部 CT 或 MRI	**长期医嘱** □ 消化内科常规护理 □ 二级护理 □ 禁食、禁水 □ 0.9%氯化钠注射液，每次 100ml，每天 2 次 □ 静脉注射用 PPI，每次 1 支，每天 2 次 □ 0.9%氯化钠注射液，每次 500ml，每天 2 次 □ 5%葡萄糖注射液，每次 500ml，每天 1 次 □ 复方氨基酸注射液（18AA-V），每次 250ml，每天 1 次 □ 丙氨酰谷氨酰胺注射液，每次 100ml，每天 1 次 □ 注射用脂溶性维生素（I），每次 2 支，每天 1 次 □ 注射用复方维生素（3），每次 2 支，每天 1 次 □ 氯化钾注射液，每次 10ml，每天 1 次 □ 碳酸氢钠注射液（250ml：12.5g），每次 50ml，每天 4 次 **临时医嘱** □ 电子胃镜，共 1 次，一次性
病情变异记录	□ 无 □ 有，原因： 1. 2.	□ 无 □ 有，原因： 1. 2.
医师签名		

日期	住院第 3~4 天	住院第 5~7 天
主要诊疗工作	□ 上级医师查房 □ 确定胃镜治疗时间 □ 向家属以及患者本人交代注意事项 □ 与患者以及家属签署胃镜治疗知情同意书 □ 签署自费用品协议书 □ 完成上级医师查房记录 □ 必要时请相应科室会诊	□ 上级医师查房 □ 完成查房记录 □ 观察患者腹部症状，观察有无并发症 □ 通知出院处 □ 向患者及家属交代出院后注意事项，嘱患者及时复诊 □ 如患者不能出院，在病程记录中说明原因
重点医嘱	**长期医嘱** □ 消化内科常规护理 □ 一级护理 □ 禁食、禁水 □ 0.9%氯化钠注射液，每次 100ml，每天 2 次 □ 静脉注射用 PPI，每次 1 支，每天 2 次 □ 0.9%氯化钠注射液，每次 500ml，每天 2 次 □ 5%葡萄糖注射液，每次 500ml，每天 1 次 □ 中/长链脂肪乳注射液（C_{8-24}），每次 250ml，每天 1 次 □ 复方氨基酸注射液（18AA-V），每次 250ml，每天 1 次 □ 丙氨酰谷氨酰胺注射液，每次 100ml，每天 1 次 □ 注射用复方维生素（3），每次 2 支，每天 1 次 □ 氯化钾注射液，每次 10ml，每天 1 次 **临时医嘱** □ 电子胃镜，共 1 次，一次性	**长期医嘱** □ 消化内科常规护理 □ 二级级护理 □ 软食 □ 0.9%氯化钠注射液，每次 100ml，每天 2 次 □ 静脉注射用 PPI，每次 1 支，每天 2 次 **临时医嘱** □ 通知出院
病情变异记录	□ 无　□ 有，原因： 1. 2.	□ 无　□ 有，原因： 1. 2.
医师签名		

（二）护士表单

胃石临床路径护士表单

适用对象：第一诊断为胃结石的患者（ICD-10：K31.8809）

患者姓名：	性别： 年龄： 门诊号：	住院号：
住院日期： 年 月 日	出院日期： 年 月 日	标准住院日：6~7 天

日期	住院第 1 天	住院第 2 天
健康宣教	□ 入院宣教 　介绍主管医师、护士 　介绍环境、设施 　介绍住院注意事项 　介绍探视和陪护制度 　介绍贵重物品制度	□ 药物宣教 □ 胃镜检查前宣教 　宣教胃镜检查前准备及检查后注意事项 　告知胃镜检查后饮食 　告知患者在检查中配合医师 　主管护士与患者沟通，消除患者紧张情绪 　告知检查后可能出现的情况及应对方式
护理处置	□ 核对患者姓名，佩戴腕带 □ 建立入院护理病历 □ 协助患者留取各种标本 □ 测量体重	□ 协助医师完成胃镜检查前的相关化验 □ 胃镜检查前准备 □ 禁食、禁水
基础护理	□ 二级护理 □ 晨晚间护理 □ 排泄管理 □ 患者安全管理	□ 二级护理 □ 晨晚间护理 □ 排泄管理 □ 患者安全管理
专科护理	□ 护理查体 □ 病情观察 　呕吐物及大便的观察 　腹部体征的观察 □ 需要时，填写跌倒及压疮防范表 □ 需要时，请家属陪护 □ 确定饮食种类 □ 心理护理	□ 病情观察 　呕吐物及大便的观察 　腹部体征的观察 □ 遵医嘱完成相关检查 □ 心理护理
重点医嘱	□ 详见医嘱执行单	□ 详见医嘱执行单
病情变异记录	□ 无　□ 有，原因： 1. 2.	□ 无　□ 有，原因： 1. 2.
护士签名		

日期	住院第 3~4 天	住院第 5~7 天
健康宣教	□ 胃镜检查当日宣教 　告知饮食、体位要求 　告知胃镜检查后需禁食 2~4 小时 　给予患者及家属心理支持 　再次明确探视陪护须知	□ 出院宣教 　复查时间 　服药方法 　活动休息 　指导饮食 　指导办理出院手续
护理处置	□ 送患者至内镜中心 　摘除患者义齿 　核对患者资料及带药 □ 接患者 　核对患者及资料	□ 办理出院手续 　书写出院小结
基础护理	□ 一级护理 □ 晨晚间护理 □ 患者安全管理	□ 二级护理 □ 晨晚间护理 □ 协助或指导进食、进水 □ 协助或指导活动 □ 患者安全管理
专科护理	□ 遵医嘱予补液 □ 病情观察 　呕吐物及大便的观察 　腹部体征的观察 □ 心理护理	□ 病情观察 　监测生命体征 　出血、穿孔等并发症的观察 　大便的观察 　腹部体征的观察 □ 出院指导（胃溃疡者需要治疗后复查胃镜和病理） □ 心理护理
重点医嘱	□ 详见医嘱执行单	□ 详见医嘱执行单
病情变异记录	□ 无　□ 有，原因： 1. 2.	□ 无　□ 有，原因： 1. 2.
护士签名		

（三）患者表单

胃石临床路径患者表单

适用对象：第一诊断为胃结石的患者（ICD-10：K31.8809）

| 患者姓名： | 性别： | 年龄： | 门诊号： | 住院号： |

| 住院日期：　　年　月　日 | 出院日期：　　年　月　日 | 标准住院日：6~7 天 |

时间	入院	胃镜术前	胃镜检查当天
医患配合	□ 配合询问病史、收集资料，请务必详细告知既往史、用药史、过敏史 □ 配合进行体格检查 □ 有任何不适请告知医师	□ 配合完善胃镜检查前相关检查、化验，如采血、留尿、心电图、X 线胸片、腹部超声等 □ 医师与患者及家属介绍病情及胃镜检查谈话、胃镜检查前签字	□ 配合完善相关检查 □ 配合医师摆好检查体位
护患配合	□ 配合测量体温、脉搏、呼吸频率 3 次，血压、体重 1 次 □ 配合完成入院护理评估（简单询问病史、过敏史、用药史） □ 接受入院宣教（环境介绍、病室规定、订餐制度、贵重物品保管等） □ 配合执行探视和陪护制度 □ 有任何不适请告知护士 □ 接受输液、服药等治疗	□ 配合测量体温、脉搏、呼吸频率 3 次，询问大便 1 次 □ 接受胃镜检查前宣教 □ 接受饮食宣教 □ 接受药物宣教 □ 接受输液、服药等治疗	□ 配合测量体温、脉搏、呼吸频率 3 次，询问大便 1 次 □ 送内镜中心前，协助完成核对，带齐影像资料及用药 □ 返回病房后，配合接受生命体征的测量 □ 配合检查意识（全身麻醉者） □ 配合缓解疼痛 □ 接受胃镜检查后宣教 □ 接受饮食宣教：胃镜当天禁食 □ 接受药物宣教 □ 接受输液、服药等治疗 □ 有任何不适请告知护士
饮食	□ 禁食、禁水	□ 禁食、禁水	□ 胃镜检查前禁食、禁水 □ 胃镜检查后，根据医嘱 2~4 小时后试饮水，无恶心呕吐可进少量流食或者半流食
排泄	□ 正常排尿便	□ 正常排尿便	□ 正常排尿便
活动	□ 少量活动	□ 少量活动	□ 少量活动

时间	胃镜检查后	出院
医患配合	□ 配合腹部检查	□ 接受出院前指导 □ 知道复查程序 □ 获取出院诊断书
护患配合	□ 配合定时测量生命体征、每日询问大便 □ 配合检查腹部 □ 接受输液、服药等治疗 □ 接受进食、进水、排便等生活护理 □ 配合活动，预防皮肤压力伤 □ 注意活动安全，避免坠床或跌倒 □ 配合执行探视及陪护	□ 接受出院宣教 □ 办理出院手续 □ 获取出院带药 □ 知道服药方法、作用、注意事项 □ 知道复印病历程序
饮食	□ 遵医嘱饮食	□ 遵医嘱饮食
排泄	□ 正常排尿便	□ 正常排尿便
活动	□ 正常适度活动，避免疲劳	□ 正常适度活动，避免疲劳

附：原表单（2016 年版）

胃石临床路径表单

适用对象：第一诊断为胃结石的患者（ICD-10：K31.8809）

患者姓名：	性别： 年龄： 门诊号：	住院号：
住院日期： 年 月 日	出院日期： 年 月 日	标准住院日：6~7 天

日期	住院第 1 天	住院第 2 天
主要诊疗工作	☐ 询问病史、系统查体 ☐ 完成病历书写 ☐ 提检相应的辅助检查 ☐ 上级医师查房及病情评估	☐ 主治医师查房 ☐ 完成临床诊断 ☐ 提检相应的辅助检查 ☐ 完成上级医师查房记录等病历书写
重点医嘱	**长期医嘱** ☐ 一级/二级/三级护理，持续性 ☐ 普通饮食/全流质/半流质/低纤维素/禁食、禁水/糖尿病饮食，持续性 ☐ 0.9%氯化钠注射液，每次 100ml，每天 2 次 ☐ 静脉注射用 PPI，每次 1 支，每天 2 次 ☐ 0.9%氯化钠注射液，每次 500ml，每天 2 次 ☐ 5%葡萄糖注射液，每次 500ml，每天 1 次 ☐ 中/长链脂肪乳注射液（C_{8-24}），每次 250ml，每天 1 次 ☐ 复方氨基酸注射液（18AA-V），每次 250ml，每天 1 次 ☐ 丙氨酰谷氨酰胺注射液，每次 100ml，每天 1 次 ☐ 注射用复方维生素（3），每次 2 支，每天 1 次 ☐ 氯化钾注射液，每次 10ml，每天 1 次 ☐ 碳酸氢钠注射液（250ml：12.5g），每次 50ml，每天 4 次 **临时医嘱** ☐ 血细胞分析（五分类），共 1 次，一次性 ☐ 彩超常规检查（腹部），共 1 次，一次性 ☐ 彩超常规检查（泌尿系），共 1 次，一次性 ☐ 常规心电图检查（电），共 1 次，一次性 ☐ 电子胃镜，共 1 次，一次性	**长期医嘱** ☐ 一级/二级/三级护理，持续性 ☐ 普通饮食/全流质/半流质/低纤维素/禁食、禁水/糖尿病饮食，持续性 ☐ 0.9%氯化钠注射液，每次 100ml，每天 2 次 ☐ 静脉注射用 PPI，每次 1 支，每天 2 次 ☐ 0.9%氯化钠注射液，每次 500ml，每天 2 次 ☐ 5%葡萄糖注射液，每次 500ml，每天 1 次 ☐ 复方氨基酸注射液（18AA-V），每次 250ml，每天 1 次 ☐ 丙氨酰谷氨酰胺注射液，每次 100ml，每天 1 次 ☐ 注射用脂溶性维生素（I），每次 2 支，每天 1 次 ☐ 注射用复方维生素（3），每次 2 支，每天 1 次 ☐ 氯化钾注射液，每次 10ml，每天 1 次 ☐ 碳酸氢钠注射液（250ml：12.5g），每次 50ml，每天 4 次 **临时医嘱** ☐ 血细胞分析（五分类），共 1 次，一次性 ☐ 电子胃镜，共 1 次，一次性
主要护理工作	☐ 入院护理评估、宣教 ☐ 遵医嘱给予相应级别的护理和饮食指导	☐ 给予内镜检查前后的心理辅导，胃镜检查后给予口服药物的指导 ☐ 遵医嘱给予相应级别的护理和饮食指导

续　表

日期	住院第 1 天	住院第 2 天
病情 变异 记录	□无　□有，原因： 1. 2.	□无　□有，原因： 1. 2.
护士 签名		
医师 签名		

日期	住院第 3~5 天	住院第 6~7 天
主要诊疗工作	□ 上级医师查房 □ 确定胃镜检查时间 □ 向家属以及患者本人交代注意事项 □ 与患者以及家属签署知情同意书 □ 签署自费用品协议书 □ 完成上级医师查房记录 □ 可请相应科室会诊	□ 上级医师查房 □ 完成查房记录 □ 复查胃镜 □ 观察患者腹部症状，观察有无并发症 □ 通知出院处 □ 向患者及家属交代出院后注意事项，嘱患者及时复诊 □ 如患者不能出院，在病程记录中说明原因
重点医嘱	**长期医嘱** □ 一级/二级/三级护理，持续性 □ 普食/全流质/半流质/低纤维素/禁食、禁水/糖尿病饮食，持续性 □ 0.9%氯化钠注射液，每次 100ml，每天 2 次 □ 静脉注射用 PPI，每次 1 支，每天 2 次 □ 0.9%氯化钠注射液，每次 500ml，每天 2 次 □ 5%葡萄糖注射液，每次 500ml，每天 1 次 □ 中/长链脂肪乳注射液（C_{8-24}），每次 250ml，每天 1 次 □ 复方氨基酸注射液（18AA-V），每次 250ml，每天 1 次 □ 丙氨酰谷氨酰胺注射液，每次 100ml，每天 1 次 □ 注射用复方维生素（3），每次 2 支，每天 1 次 □ 氯化钾注射液，每次 10ml，每天 1 次 □ 碳酸氢钠注射液（250ml：12.5g），每次 50ml，每天 4 次 **临时医嘱** □ 电子胃镜，共 1 次，一次性	**长期医嘱** □ 一级/二级/三级护理，持续性 □ 普食/全流质/半流质/低纤维素/禁食、禁水/糖尿病饮食，持续性 □ 0.9%氯化钠注射液，每次 100ml，每天 2 次 □ 静脉注射用 PPI，每次 1 支，每天 2 次 □ 0.9%氯化钠注射液，每次 500ml，每天 2 次 □ 碳酸氢钠注射液（250ml：12.5g），每次 50ml，每天 4 次 **临时医嘱** □ 通知出院 □ 做好出院后的用药和生活指导
主要护理工作	□ 遵医嘱给予相应级别的护理和饮食指导	
病情变异记录	□ 无　□ 有，原因： 1. 2.	□ 无　□ 有，原因： 1. 2.
护士签名		
医师签名		

第十七章
克罗恩病临床路径释义

一、克罗恩病编码

疾病名称及编码：克罗恩病（ICD-10：K50）

二、临床路径检索方法

K50

三、克罗恩病临床路径标准住院流程

（一）适用对象

第一诊断为克罗恩病（CD）（ICD-10：K50）。

> 释义
>
> ■ 确诊或疑诊为克罗恩病的患者，其入院目的是治疗克罗恩病的本病。如患者存在严重的并发症，如腹腔脓肿、血栓栓塞性疾病、消化道大出血、穿孔等，则不适于该路径。

（二）诊断依据

根据《炎症性肠病诊断与治疗的共识意见》（中华医学会消化病学分会炎症性肠病协作组，2012年，广州）。

1. 临床表现：包括消化道表现、全身性表现、肠外表现及并发症。消化道表现主要有腹泻和腹痛，可有血便；全身性表现主要有体重减轻、发热、食欲缺乏、疲劳、贫血等，并发症常见的有瘘管、腹腔脓肿、肠狭窄和梗阻、肛周病变（肛周脓肿、肛周瘘管、皮赘、肛裂等），较少见的有消化道大出血、急性穿孔，病程长者可发生癌变。

> 释义
>
> ■ CD 的消化道症状缺乏特异性，以腹痛、腹泻、消瘦最常见，可有血便、腹部包块。CD 容易合并肛周病变，包括肛周瘘管、肛周脓肿等，其中约 20%～30% CD 患者会并发肛周病变。
>
> ■ 国外共识意见指出大约 50% 的 CD 患者会出现至少一种肠外表现，即肠道以外器官受累的表现，包括关节痛/关节炎、反复口腔溃疡、结节性红斑、坏疽性脓皮病、虹膜睫状体炎、原发性硬化性胆管炎和血栓栓塞疾病等，部分肠外表现与疾病活动相关。部分患者肠外表现可先于消化道表现。
>
> ■ 克罗恩病患者合并恶性肿瘤发生率较普通人群增加，早期起病、病程长、长时间应用免疫抑制剂是高危因素，尤其应注意嘌呤类药物长期应用可增加淋巴瘤发生的风险。

2. 内镜检查：

（1）结肠镜检查：结肠镜检查和活检应列为 CD 诊断的常规首选检查，镜检应达末段回肠。镜下一般表现为节段性、非对称性的各种黏膜炎症表现，其中具特征性的内镜表现为非连续性病变、纵行溃疡和卵石样外观。

> **释义**
>
> ■ 结肠镜检查是 CD 诊断的最重要的检查手段之一。CD 的内镜下病变可表现为纵行溃疡、阿弗他样溃疡、卵石样外观、非连续性病变、黏膜糜烂、炎性息肉、瘢痕、瘘口及肠道狭窄等，其中以非连续性病变、纵行溃疡和卵石样外观最具特征性。内镜表现有助于结肠溃疡病变的鉴别诊断，譬如国内何瑶等研究发现，CD 表现纵行溃疡、鹅卵石外观的比例显著高于肠结核（40.3%：2.7%，9.7%：0%），而环形溃疡比例较肠结核低（1.6%：21.6%）；李骥等一项回顾性研究也发现 CD 表现为纵行溃疡、鹅卵石外观的比例显著高于肠白塞病（27.4%：5.7%，38.7%：17.1%），而环形溃疡比例低于肠白塞病（7.5%：23.5%）。
>
> 结肠镜检查也是用于评价疾病活动度及治疗疗效的重要手段，且是 CD 相关癌变筛查的最佳手段。近年基于内镜表现而制定的黏膜"黏膜愈合"的治疗目标，在临床实践中越来越被临床医师所接受。

（2）小肠胶囊内镜检查：主要适用于疑诊 CD 但结肠镜及小肠放射影像学检查阴性者。

> **释义**
>
> ■ 小肠胶囊内镜检查属于无创检查，是结肠镜、小肠影像学检查的补充，但无法取组织病理学检查，且价格昂贵。需特殊注意的是，小肠胶囊内镜检查前，需除外患者存在胶囊内镜检查的禁忌，如肠梗阻、明确的肠道狭窄、多发的肠道憩室及瘘管者等。

（3）小肠镜检查：适用于其他检查（如 SBCE 或放射影像学）发现小肠病变或尽管上述检查阴性而临床高度怀疑小肠病变，需进行确认及鉴别者；或已确诊 CD 需要 BAE 检查以指导或进行治疗者。小肠镜下 CD 病变特征与结肠镜所见相同。

> **释义**
>
> ■ 小肠镜检查属于侵入性有创检查，一方面其对小肠病变有较高的检出率，内镜下表现的描述基本上同结肠镜检查，另一方面，其也可用于胶囊滞留取出、狭窄治疗等。

（4）胃镜检查：少部分 CD 病变可累及食管、胃和十二指肠，但一般很少单独累及。

> **释义**
>
> ■ 因为 CD 可累及全消化道，上消化道受累是难治性 CD 的高危因素之一，而且胃镜检查是最佳的上消化道检查手段之一，所以建议对 CD 患者常规进行的胃镜检查。

3. 影像学检查

（1）CT 或磁共振肠道显像：活动期 CD 典型的 CT 表现为肠壁明显增厚（>4mm）；肠黏膜明显强化伴有肠壁分层改变，黏膜内环和浆膜外环明显强化，呈"靶症"或"双晕征"；肠系膜血管增多、扩张、扭曲，呈"木梳征"；相应系膜脂肪密度增高、模糊；肠系膜淋巴结肿大等。

> **释义**
>
> ■ 在有条件进行该检查的医疗机构且在患者无禁忌（如造影剂过敏、肾衰竭）的情况下，CT 或磁共振肠道显像应作为评估 CD 肠道受累的首选无创检查手段。该检查既有利于疾病的诊断及鉴别诊断，评估肠道受累范围，发现并发症（肠瘘、穿孔、腹腔脓肿、肛周病变等），亦可用于疾病治疗疗效的评价。

（2）钡剂灌肠及小肠钡剂造影：所见为多发性、跳跃性病变，病变处见裂隙状溃疡、卵石样改变、假息肉、肠腔狭窄、僵硬，可见瘘管。

> **释义**
>
> ■ 尽管在临床上钡剂灌肠及小肠钡剂造影已逐渐被 CT 或磁共振肠道显像所替代，但在无条件进行 CT 或磁共振肠道显像的医疗机构及患者存在 CT 或磁共振肠道显像检查禁忌的情况下，钡剂灌肠及小肠钡剂造影仍是重要的检查手段。相较于 CT 或磁共振肠道显像，其在肠道狭窄、瘘管的动态观察方面，有一定的优势。

（3）腹部超声检查：对发现瘘管、脓肿和炎性包块具有一定价值。

> **释义**
>
> ■ 腹部超声因其无创、无需肠道准备、价格相对便宜以及检查方便等优势，越来越多的应用于 CD 患者的并发症观察及治疗疗效的随访。但超声检查对操作者的要求比较高，且肠道超声检查的规范化尚有待提高。

4. 黏膜病理组织学检查 CD 黏膜活检标本的病理组织学改变有：

（1）固有膜炎症细胞呈局灶性不连续浸润。

（2）裂隙状溃疡。

（3）阿弗他溃疡。

（4）隐窝结构异常，腺体增生，个别隐窝脓肿，黏液分泌减少不明显，可见幽门腺化生或潘氏细胞化生。

（5）非干酪样坏死性肉芽肿。

（6）以淋巴细胞和浆细胞为主的慢性炎症细胞浸润，以固有膜底部和黏膜下层为重，常见淋巴滤泡形成。

（7）黏膜下淋巴管扩张。

（8）神经节细胞增生和（或）神经节周围炎。

> **释义**
>
> ■黏膜组织病理活检应多部位、多点取材，以上8点中以非干酪样坏死性肉芽肿意义最大，但活检标本中阳性率仅为15%～36%，且其他疾病（如结核、耶尔森菌感染、真菌、结节病和异物反应等）也可出现上皮样肉芽肿。此外，黏膜组织活检病理中极少有机会见到裂隙状溃疡。

5. 手术切除标本病理检查：可见肉眼及组织学上CD上述特点。

> **释义**
>
> ■大体组织相较于黏膜活检组织，标本量大，发现相对典型的病理改变的机会更多，且能发现"全层炎、透壁性炎、瘘管、匍行肠系膜脂肪包绕病灶"等黏膜组织病理活检无法获取的诊断信息。手术病理不仅仅要重视肠道病变的大体及显微镜下观察，也应重视肠系膜淋巴结的病理改变，有助于疾病的鉴别诊断。

在排除细菌性痢疾、阿米巴痢疾、慢性血吸虫病、肠结核等感染性结肠炎及溃疡性结肠炎、缺血性结肠炎、放射性结肠炎等疾病的基础上，可按下列标准诊断：

（1）具备上述临床表现者可临床疑诊，安排进一步检查。

（2）同时具备上述结肠镜或小肠镜（病变局限在小肠者）特征以及影像学（CTE或MRE，无条件者采用小肠钡剂造影）特征者，可临床拟诊。

（3）如再加上活检提示CD的特征性改变且能排除肠结核，可做出临床诊断。

（4）如有手术切除标本（包括切除肠段及病变附近淋巴结），可根据标准做出病理确诊；

（5）对无病理确诊的初诊病例，随访6～12个月以上，根据对治疗反应及病情变化判断，符合CD自然病程者，可做出临床确诊。如与肠结核混淆不清但倾向于肠结核者应按肠结核作诊断性治疗8～12周，再行鉴别。

> **释义**
>
> ■截至当前，CD的诊断尚无金标准，需综合患者的临床表现、影像学及内镜检查+病理活检、治疗疗效等资料来确定诊断。病理确诊及临床确诊需具备充分的依据，且已排除其他的肠道疾病。作为结核罹患率较高的国家，我国的临床医师高度重视CD与肠结核的鉴别诊断，两者的鉴别诊断往往比较困难，需综合临床表现、内镜下表现、血清γ干扰素释放分析、影像学检查等资料，部分患者的诊断有赖于诊断性抗结核治疗的疗效来做出。

> ■ 一旦确诊 CD，临床医师会对 CD 进行蒙特利尔分型，即根据确诊年龄（A1≤16 岁，A2 17~40 岁，A3>40 岁）、病变部位（L1 回肠末端，L2 结肠，L3 回结肠，L4 上消化道）及疾病行为（B1 非狭窄非穿透，B2 狭窄，B3 穿透）进行表型分析。

疾病活动性评估：临床上用克罗恩病活动指数（CDAI，表 3）评估疾病活动性的严重程度以及进行疗效评价。

表 3　简化 CDAI 计算法

项目	分数
一般情况	0：良好；1：稍差；2：差；3：不良；4：极差
腹痛	0：无；1：轻；2：中；3：重
腹泻	稀便每日 1 次记 1 分
腹块	0：无；1：可疑；2：确定；3：伴触痛
伴随疾病（关节痛、虹膜炎、结节性红斑、坏疽性脓皮病、阿弗他溃疡、裂沟、新瘘管及脓肿等）	每种症状记 1 分

注：<4 分为缓解期；5~8 分为中度活动期；≥9 分为重度活动期

释义

> ■ Best CDAI 是应用最广泛的判断 CD 疾病活动的指数，而简化 CDAI 因其计算简便且与 CDAI 有较高的一致性，亦在临床上广泛应用。此外，血清的 C 反应蛋白或超敏 C 反应蛋白、粪便钙卫蛋白等指标也有助于疾病活动度的评估。内镜活动度评分多采用 CD 内镜严重程度指数（CDEIS）或 CD 简化内镜评分（SES-CD），术后患者采用 Rutgeerts 内镜评分，但以上内镜评分在日常临床实践中未被广泛采用，更多的是在科研中应用。CDEIS 及 SES-CD 评分中主要涉及肠道狭窄、肠道溃疡大小、病变分布及受累肠段等方面。

（三）治疗方案的选择

根据《炎症性肠病诊断与治疗的共识意见》（中华医学会消化病学分会炎症性肠病协作组，2012 年，广州）。

1. 基本治疗：包括戒烟、营养支持、纠正代谢紊乱、心理支持及对症处理等。

> **释义**
>
> ■ CD 治疗的总体治疗原则是诱导缓解并维持疾病缓解，防治并发症，改善生存质量。
>
> ■ CD 治疗方案的选择包括基础治疗、药物治疗及手术治疗等。
>
> ■ 基本治疗包括：A：生活方式改变，特别是戒烟，已有明确证据提示吸烟会导致 CD 病情加重，药物治疗疗效下降，手术率及术后复发率增高，因此对于吸烟患者进行戒烟教育是非常重要的。B：营养支持，改善机体的内环境。已有明确证据证实在儿童和青春期活动性 CD 患者中全肠内营养支持治疗诱导疾病缓解率与激素相当，还能促进深度缓解和肠黏膜溃疡愈合，并促进生长发育。肠内营养支持治疗在成人 CD 患者中的疗效虽然不像儿童 CD 患者中那么明确，但也有助于改善患者营养状态，减少术后并发症等优点。C：心理支持，许多 CD 患者在疾病诊治过程中出现焦虑、抑郁等精神心理疾患，且应激会增加疾病复发风险，针对性治疗有助于改善患者心境，增强依从性，改善患者生活质量。

2. 药物治疗：根据病情选择水杨酸类制剂，病情重时改用免疫抑制剂或皮质类固醇激素，激素无效时视情况应用英夫利西单抗，肠道继发感染时加用广谱抗菌药物。

> **释义**
>
> ■ 药物治疗的选择需依据患者病情活动度、既往治疗疗效及其预后估测来制订。
>
> ■ 5-氨基水杨酸制剂在中重度活动 CD 患者中疗效不明确。
>
> ■ 传统意义上，口服或静脉给药糖皮质激素仍被看作是中重度活动 CD 患者诱导缓解的首选方案，生物制剂（如英夫利西单抗）用于激素无效或依赖、免疫抑制剂无效或无法耐受的患者。
>
> ■ 近些年国外研究经验证实，部分"病情难以控制"的患者应接受早期积极治疗，即"降阶梯治疗"。预测"病情难以控制"高危因素包括合并肛周病变、广泛性病变（病变累及肠段累计>100cm）、食管胃十二指肠病变、发病年龄轻、首次发病即需要激素治疗等。对于有 2 个或以上高危因素的患者宜在开始治疗时就考虑给予早期积极治疗，即活动期诱导缓解的治疗初始就予更强的药物，包括激素联合免疫抑制剂或直接予生物制剂（联合或不联合硫唑嘌呤）。

3. 必要时手术治疗。

> **释义**
>
> ■ 手术治疗是 CD 整体治疗中的较为重要的手段，适用于药物治疗无效、合并严重并发症（消化道穿孔、肠狭窄伴肠梗阻、癌变等）的患者。

（四）标准住院日

17~21 日。

释义

　　■ 疑诊或确诊克罗恩病的患者入院后，第 1 周完善常规检查、结肠镜、肠道影像学检查，除外其他诊断，确定疾病类型、活动度及并发症等，第 2 周开始给予针对性的治疗，第 17~21 天进行治疗后反应（包括疗效及不良反应）的评估并做好出院随诊安排。总住院时间不超过 21 天符合本路径要求。

（五）进入路径标准

1. 第一诊断必须符合 ICD-10：K50 克罗恩病疾病编码。
2. 当患者同时具有其他疾病诊断，但在住院期间不需要特殊处理，也不影响第一诊断的临床路径流程实施时，可以进入路径。

释义

　　■ 进入本路径的患者的第一诊断为克罗恩病，需除外消化道大出血、穿孔、肠梗阻、肠瘘或癌变等并发症。

　　■ 入院后常规检查发现有基础疾病，如高血压、冠状动脉粥样硬化性心脏病、糖尿病、肝肾功能不全等，经系统评估后对克罗恩病诊断治疗无特殊影响者，可进入路径。但可能增加医疗费用，延长住院时间。

（六）住院期间检查项目

1. 必须的检查项目：
（1）血常规、尿常规、大便常规+隐血。
（2）粪便培养、粪便找寄生虫。
（3）肝肾功能、电解质、凝血功能、输血前检查（乙型肝炎五项、HCV 抗体、HIV 抗体、血型）、血沉、C 反应蛋白。
（4）X 线胸片、心电图、立位腹平片、腹部 B 超。
（5）结肠镜检查并活检。

释义

　　■ 血常规、尿常规、便常规+隐血是最基本的三大常规检查，进入路径的患者均需完成。便隐血试验和血红蛋白检测可以进一步了解患者有无急性或慢性失血。

　　■ 粪便病原学检查有助于除外肠道感染。

　　■ 肝肾功能、电解质、血糖、凝血功能、心电图、X 线胸片可评估有无基础疾病（包括肝肾功能不全、结核感染），是否影响住院时间、费用及其治疗预后；血型、Rh 因子、感染性疾病筛查用于结肠镜检查前和输血前准备。

　　■ 立位腹平片有助于了解患者有无肠梗阻、急性肠道穿孔；腹部 B 超有助于了解有无腹腔脓肿、腹膜后淋巴结肿大等情况。

　　■ 无禁忌证患者均应行结肠镜及活体组织病理检查。

2. 不愿接受结肠镜检查或存在结肠镜检查禁忌证的患者，可选择结肠气钡双重造影检查。

> **释义**
>
> ■ 如患者不愿意接受结肠镜或存在结肠镜检查禁忌，一方面可选择结肠气钡双重造影了解结直肠黏膜情况，了解有无肠道狭窄、肠道内瘘等情况；另一方面可考虑 CT 或磁共振肠道显像评估小肠受累情况以及 CD 并发症情况。

3. 根据患者情况可选择的检查项目：

（1）粪便找阿米巴，粪便难辨梭菌毒素检测。

（2）粪便找结核菌、粪便找霉菌。

（3）自身免疫系统疾病筛查（ANA、ANCA、ASCA）。

（4）病毒检测（如 CMV、EB、TORCH 等）。

（5）肿瘤标志物。

（6）胃镜、小肠镜、胶囊内镜或小肠造影检查（必要时）。

> **释义**
>
> ■ 粪便找阿米巴、找结核菌及霉菌除外阿米巴肠道感染、肠结核及肠道真菌感染，粪便难辨梭菌毒素检测是为了明确或除外难辨梭菌感染，因为难辨梭菌感染是 CD 病情加重、治疗疗效欠佳及复发的危险因素。
>
> ■ 自身免疫系统疾病筛查：ANCA、ASCA 是国内外公认的对 UC、CD 诊断具有鉴别诊断价值的血清学标志物，其联合监测有助于 UC、CD 的鉴别诊断，ANCA+/ASCA-倾向于 UC 诊断，而 ANCA-/ASCA+倾向于 CD 诊断。但由于 ASCA 对于 CD 的诊断特异性不高，因此并非 UC、CD 鉴别诊断的必要血清学检查。
>
> ■ 筛查 CMV、EBV 指标有助于除外 CMV 及 EBV 感染。
>
> ■ r-干扰素释放试验（IGRAs）可筛查潜伏结核，决定是否在启动免疫抑制剂治疗或生物制剂治疗前予预防结核复燃的措施。
>
> ■ 肿瘤标志物有助于除外肿瘤性溃疡性疾病，另外也有助于 IBD 相关结直肠癌的筛查。
>
> ■ 如前述，一般推荐进行胃镜检查了解有无上消化道受累。小肠镜、胶囊内镜及小肠造影检查在部分情况下有助于 CD 病情的评估。

（七）治疗方案与药物选择

1. 水杨酸制剂：

（1）柳氮磺胺吡啶（SASP）：4g/d，分 4 次服用。对磺胺类药物过敏者禁用，可选择 5-ASA 类药物。

（2）5-氨基水杨酸类药物（5-ASA）：3~4g/d，分 3~4 次服用。

2. 糖皮质激素：泼尼松 0.75mg/（kg·d）（其他类型全身作用激素的剂量按相当于上述泼尼松剂量折算）。达到症状完全缓解开始逐步减量，每周减 5mg，减至 20mg/d 时每周减 2.5mg 至停用，快速减量会导致早期复发。注意药物相关不良反应并做相应处理，宜同时补充钙剂和维生素 D。

3. 抗菌药物（根据病情，不能除外感染时使用）。

4. 肠道益生菌制剂。

5. 促肠黏膜修复药物。

6. 英夫利西单克隆抗体：使用方法为 5mg/kg，静脉滴注，在第 0、2、6 周给予作为诱导缓解；随后每隔 8 周给予相同剂量作长程维持治疗。在取得临床完全缓解后将激素逐步减量至停用。

> **释义**
>
> ■ 5-氨基水杨酸类药物仅在轻度结肠型或回结肠 CD 中有一定的缓解临床症状的治疗作用。对于中重度 CD 患者，单用 5-氨基水杨酸类药物难以诱导疾病缓解。
>
> ■ 糖皮质激素是中重度 CD 诱导缓解的主要手段之一，其见效快，许多患者可达临床缓解，然而其不良反应多，且不能用于疾病的维持缓解治疗，因此国外指南建议 3 个月内减停激素。国内指南虽然没有指出明确的激素使用时间，但临床上一般不建议激素使用超过 6 个月。激素使用过程中需要观察其不良反应，包括：高血压、高血糖、库欣综合征、脂代谢异常、感染、皮疹、骨质疏松、精神症状和水电解质紊乱等。激素使用期间建议给予补钙及维生素 D 治疗。
>
> ■ 免疫抑制剂是 CD 重要的药物选择，譬如硫唑嘌呤、甲氨蝶呤等。因药物起效时间长，一般不单独用于活动期疾病的诱导缓解，而是维持缓解期的主要用药。此类药物往往有肝功能损伤、骨髓抑制、过敏反应、胃肠道反应等不良反应，但只要在使用期间积极观察药物不良反应，适时选择合理的治疗剂量，定期检测常规化验，有条件时可进行嘌呤类药物代谢产物 6-TGN 的测定，有助于降低药物不良反应所带来的危害，充分发挥免疫抑制剂的治疗疗效。
>
> ■ 生物制剂，主要是英夫利西单抗，在高危患者中早期应用，有助于改变患者预后。其医疗花费巨大，亦存在一定的药物不良反应，譬如感染、过敏反应、继发免疫相关性疾病等。

（八）出院标准

少渣饮食情况下，便次、便血情况较入院有较好改善，体温基本正常。没有需要住院处理的并发症和（或）合并症。

> **释义**
>
> ■ 患者出院前应完成所有必须检查项目，且开始药物治疗，观察临床症状减轻或消失，无明显药物相关不良反应，同时无需要住院处理的并发症和（或）合并症。

（九）变异及原因分析

1. 合并腹盆腔脓肿、内瘘以及其他复杂性病例需要肠段切除，不进入本路径。

2. 临床症状改善不明显，调整药物治疗，导致住院时间延长。

> **释义**
>
> ■ CD 患者不论入院前还是住院期间出现腹盆腔脓肿、肠内瘘、保守治疗无效的肠梗阻、复杂性肛瘘、急性穿孔等需外科手术或介入操作干预的情况，均不纳入或退出本路径。

> ■ 认可的变异原因主要是经常规治疗后患者临床症状不改善或出现不可耐受的副作用，需要调整药物治疗方案，可能会导致住院时间延长。此类情况需特殊注明，继续按照本路径执行。
>
> ■ 因患者方面的主观原因导致执行路径出现变异，需医师在表单中予以说明。

四、克罗恩病临床路径给药方案

【用药选择】

CD 与 UC 两者间药物选择的类型基本相同，从药物使用及注意事项方面，两者可相互参照。

氨基水杨酸制剂：具有抑制肠道炎症反应，促进黏膜修复的作用。适用于轻中度活动 CD 的治疗。药物种类包括柳氮磺吡啶、5-氨基水杨酸前体药（巴柳氮、奥沙拉嗪）、5-氨基水杨酸（美沙拉嗪）。以 5-氨基水杨酸计算，1g 柳氮磺吡啶、巴柳氮、奥沙拉嗪分别相当于美沙拉嗪 0.4g、0.36g 和 1g。柳氮磺吡啶是 5-氨基水杨酸与磺胺吡啶的偶氮化合物，在结肠降解后释放 5-氨基水杨酸，成人口服推荐剂量 3~4g/d。巴柳氮是 5-氨基水杨酸与 P-氨基苯甲酰 β 丙氨酸偶氮化合物，在结肠释放 5-氨基水杨酸，成人口服推荐剂量 4~6g/d。奥沙拉嗪是两分子 5-氨基水杨酸的偶氮化合物，在结肠释放 5-氨基水杨酸，成人口服推荐剂量 2~4g/d。美沙拉嗪有两种类型，一种是甲基丙烯酸酯控释 pH 值依赖，在末段回肠和结肠释放；另一种是乙基纤维素半透膜控释时间依赖，释放部位在远端空肠、回肠、结肠。成人口服推荐剂量 2~4g/d，分次口服或顿服。

糖皮质激素：具有抗炎、免疫抑制的作用。主要用于中重度活动期 CD 的诱导缓解治疗，多为全身用药，常用药物包括布地奈德、泼尼松、甲泼尼松龙、氢化可的松琥珀酸钠等。布地奈德可用于轻中度活动的病变以回肠、升结肠为主的 CD 患者，常规推荐剂量为 9mg/d。中重度活动患者会初始选择口服或静脉用相当于泼尼松 $0.75\sim1mg/(kg\cdot d)$ 剂量的糖皮质激素，病情稳定后，应规律减量，总疗程在 3~6 个月之间。

免疫抑制剂：免疫抑制剂是指降低机体免疫反应的制剂，它可通过抑制免疫反应有关细胞的增殖和功能、促进其凋亡来实现抑制作用。主要适用于糖皮质激素依赖或抵抗的患者。目前临床上用于克罗恩病的免疫抑制剂有硫唑嘌呤类药物（硫唑嘌呤、6-巯基嘌呤）、甲氨蝶呤等。硫唑嘌呤与 6-巯基嘌呤的换算关系为 1mg 硫唑嘌呤相当于 0.5mg 6-巯基嘌呤。一般推荐小剂量开始服用，观察 10~30 天后，逐渐加大药物剂量至目标剂量。常以硫唑嘌呤 50mg/d、6-巯基嘌呤 25~50mg/d 开始服用，用于炎症性肠病的目标剂量为硫唑嘌呤 $1.5\sim2.5mg/(kg\cdot d)$、6-巯基嘌呤 $1.0\sim1.5mg/(kg\cdot d)$。甲氨蝶呤可用于 CD 的诱导缓解或激素减量阶段，25 毫克/周，皮下或肌内注射；临床缓解一段时间后，可改为 15 毫克/周维持，皮下或肌内注射。

生物制剂：目前国内唯一被批准用于克罗恩病治疗的生物制剂为抗肿瘤坏死因子 α 包括英夫利西单抗。英夫利西单抗是一种小鼠抗人 TNF-α 嵌合型 IgG_1 抗体，其常规使用剂量为 $5mg/(kg\cdot d)$，分别在第 0 周在第 0、2、6 周给予诱导治疗，此后每 8 周给药 1 次，长时间维持，定时监测病情变化。若第 14 周评价药物无效，可停用。给药前可给予患者抗组胺药和（或）激素预防过敏反应（预防性用药的选择需参考既往有无过敏反应）。注射过程采用低速度开始，然后逐渐提高输液速度，至最大速度，每次静脉注射时间大于 2 小时。

【药学提示】

氨基水杨酸制剂：用药相对安全，不良反应包括：①过敏反应；②胃肠道反应：最常见，包括腹泻、腹痛、恶心、呕吐等；③血液系统毒性：白细胞降低，溶血性贫血等；④肝肾功能损伤；⑤神经系统：头痛、头晕。

糖皮质激素：合理用药相对安全，长期不良反应较多，且不能维持疾病缓解，因此不推荐长期服用。不良反应包括：①内分泌及代谢：糖尿病，高脂血症，水钠潴留，低血钾，库欣综合征，肾上腺皮质功能低下；②胃肠道反应：消化性溃疡、胃出血、胰腺炎；③骨骼肌肉：骨质疏松，无菌性骨坏死，肌无力，肌肉疼痛；④心血管：高血压、加速动脉粥样硬化；⑤眼：白内障，青光眼，葡萄膜炎；⑥皮肤：皮肤萎缩，痤疮，多毛，紫纹，创口不愈合；⑦生殖系统：月经不调，流产，阳痿；⑧其他：继发感染、外周白细胞计数升高、情绪异常、胎儿体重过轻等。

免疫抑制剂：不良反应相对较多，服用过程中需严密监测药物不良反应。不同药物的不良反应不尽相同，但较常见的共有的不良反应包括：①过敏反应；②胃肠道反应：腹部不适、恶心、食欲缺乏、呕吐，硫唑嘌呤还可诱发胰腺炎；③血液系统毒性：白细胞降低，血小板下降，程度不等的骨髓抑制等；④肝肾功能损伤；⑤易继发感染：巨细胞病毒、EB 病毒感染、疱疹病毒感染等机会性感染比例会增高，结核复发风险增高；⑥罹患肿瘤风险增加，譬如年轻患者长期服用硫唑嘌呤类药物，淋巴瘤风险增加。

生物制剂：相较于免疫抑制剂，不良反应较低。不良反应包括：①输液反应：静脉炎、过敏反应；②胃肠道反应：腹部不适、恶心、食欲缺乏、呕吐；③血液系统毒性较少见：白细胞降低，血小板下降；④免疫原性及血管炎：出现针对药物的抗体，导致药物疗效下降，也可出现继发性血管炎改变，如皮疹、肺血管炎等；⑤继发感染风险增高：巨细胞病毒、EB 病毒感染、疱疹病毒感染等机会性感染比例会增高，结核复发风险增高；⑥罹患肿瘤风险增加，譬如年轻患者长期服用硫唑嘌呤类药物，淋巴瘤风险增加；⑦其他：头晕，头痛，关节痛、心悸等。

【注意事项】

1. 柳氮磺吡啶影响叶酸合成，长期服用的患者可补充叶酸 1mg/d。急性间歇性卟啉病患者禁用柳氮磺吡啶。

2. 糖皮质激素对于活动期克罗恩病患者诱导缓解有效，但不建议用于维持缓解。一方面无证据提示糖皮质激素作为维持治疗能降低疾病复发风险，另一方面，长期服用糖皮质激素不良作用较多。

3. 免疫抑制剂或生物制剂使用前，CD 患者需筛查乙型肝炎病毒感染、丙型肝炎病毒感染以及结核感染情况。

4. 免疫抑制剂为慢作用药物，即起效慢，多需 2~3 月才能充分发挥药物疗效；整个免疫抑制剂服用期间，应嘱患者定期门诊随访、定期检测血常规及肝肾功能。硫唑嘌呤联合 5-氨基水杨酸制剂会增加骨髓抑制的风险。使用甲氨蝶呤者，应常规补充叶酸。

5. 生物制剂作为新型药物，具有起效快、不良反应少、改善患者预后的优势，使用期间需严格遵嘱，如条件允许，尽量完善药物浓度监测及抗抗体监测，制订合理的联合药物治疗方案。

6. 妊娠期患者的治疗药物选择可由消化内科医师及妇产科医师联合制订，孕期及产后积极门诊随诊，合理哺乳，尽量避免疾病复发，避免药物对胎儿及婴儿带来损伤。

五、推荐表单

(一) 医师表单

克罗恩病临床路径医师表单

适用对象: 第一诊断为克罗恩病 (ICD-10: K50)

患者姓名:	性别: 年龄: 门诊号:	住院号:
住院日期: 年 月 日	出院日期: 年 月 日	标准住院日: 17~21 天

日期	住院第 1 天	住院第 2 天
主要诊疗工作	□ 询问病史及体格检查 □ 完成病历书写 □ 开实验室检查单 □ 初步拟定诊断 □ 对症支持治疗	□ 上级医师查房 □ 完成入院常规检查 □ 观察体温、大便次数、量、性状、饮食情况 □ 继续对症支持治疗 □ 申请必要的相关科室会诊 □ 完成上级医师查房记录等病历书写 □ 向患者及家属交代病情及其注意事项
重点医嘱	**长期医嘱** □ 内科护理常规 □ 一级/二级护理 □ 少渣饮食 □ 记大便次数及便量 □ 维持原治疗方案/酌情调整 □ 其他医嘱 **临时医嘱** □ 血常规、尿常规、大便常规+隐血 □ 粪便培养、粪便找寄生虫、粪便找阿米巴、粪便找结核菌、粪找真菌 □ 肝肾功能、电解质、血沉、C 反应蛋白、凝血功能、血型、乙肝五项、HCV 抗体、HIV 抗体 □ ANCA、ASCA (有条件) □ 粪便难辨梭菌毒素 (有条件) □ T-spot (有条件) □ X 线胸片、心电图、立位腹平片、腹部 B 超 □ 其他医嘱	**长期医嘱** □ 患者既往基础用药 □ 发热患者不能除外感染时给予口服或静脉抗菌药物治疗 □ 肠道益生菌制剂 (必要时) □ 其他医嘱 **临时医嘱** □ 大便常规+隐血 □ 粪便培养、粪便找寄生虫 □ 其他医嘱
病情变异记录	□ 无 □ 有,原因: 1. 2.	□ 无 □ 有,原因: 1. 2.
医师签名		

日期	住院第 3~4 天	住院第 5~7 天
主要诊疗工作	□ 上级医师查房 □ 观察体温、大便次数、量、性状、饮食情况 □ 继续对症支持治疗 □ 完成必要的相关科室会诊 □ 完成病程记录 □ 向患者及家属签署结肠镜检查同意书	□ 上级医师查房 □ 观察肠道清洁情况 □ 继续对症支持治疗 □ 完成结肠镜检查 □ 完成结肠镜检查当日病程纪录 □ 观察患者结肠镜检查后体温、症状、大便次数、性状和腹部体征
重点医嘱	**长期医嘱** □ 患者既往基础用药 □ 抗菌药物治疗（必要时） □ 肠道益生菌制剂（必要时） □ 其他医嘱 **临时医嘱** □ 大便常规+隐血 □ 粪便培养、粪便找寄生虫 □ 对症支持 □ 小肠 CT □ 便次无增多者，拟次日结肠镜检查 □ 肠道准备 □ 其他医嘱	**长期医嘱** □ 患者既往基础用药 □ 抗菌药物治疗（必要时） □ 肠道益生菌制剂（必要时） □ 其他医嘱 **临时医嘱** □ 对症支持 □ 结肠镜检查 □ 其他医嘱
病情变异记录	□ 无　□ 有，原因： 1. 2.	□ 无　□ 有，原因： 1. 2.
医师签名		

日期	住院第 8~9 天	住院第 10~16 天
主要诊疗工作	□ 上级医师查房 □ 观察体温、大便次数、量、性状、饮食情况 □ 根据临床、实验室检查结果、结肠镜结果和既往资料，进行鉴别诊断和确定诊断 □ 根据其他检查结果判断是否合并其他疾病 □ 注意观察药物治疗的不良反应，并对症处理 □ 完成病程记录	□ 上级医师查房 □ 观察体温、大便次数、量、性状、饮食情况 □ 根据临床、实验室检查结果判断治疗效果 □ 注意观察药物治疗的不良反应，并对症处理 □ 完成病程记录
重点医嘱	**长期医嘱**（结肠镜检查后酌情调整治疗） □ 柳氮磺胺吡啶 1g qid 或美沙拉嗪 1g qid 口服 □ 既往服用水杨酸类药物效果不佳者，加用泼尼松 0.75~1.0mg/(kg·d) □ 抗菌药物治疗（必要时） □ 肠道益生菌制剂（必要时） □ 其他医嘱 **临时医嘱** □ 复查血常规、尿常规 □ 复查大便常规+隐血 □ 对症支持 □ 其他医嘱	**长期医嘱** □ 柳氮磺胺吡啶 1.5g qid 或美沙拉嗪 1g qid 口服 □ 既往服用水杨酸类药物效果不佳者，加用泼尼松 0.75~1.0mg/(kg·d) □ 停用抗菌药物治疗（必要时） □ 肠道益生菌制剂（必要时） □ 其他医嘱 **临时医嘱** □ 复查血常规、肝肾功能、ESR、CRP □ 复查大便常规+隐血 □ 对症支持 □ 其他医嘱
病情变异记录	□ 无 □ 有，原因： 1. 2.	□ 无 □ 有，原因： 1. 2.
医师签名		

日期	住院第 17~21 天（出院日）
主要诊疗工作	□ 上级医师查房，进行评估，确定有无并发症情况，明确是否出院 □ 完成出院记录、病案首页、出院证明书等 □ 向患者交代出院后的注意事项，如饮食、药物用量与用法、返院复诊的时间、地点，发生紧急情况时的处理等
重点医嘱	出院医嘱 □ 出院带药 □ 定期门诊随访 □ 监测血常规、大便常规+隐血、肝肾功能、尿常规
病情变异记录	□ 无　□ 有，原因： 1. 2.
医师签名	

（二）护士表单

克罗恩病临床路径护士表单

适用对象：第一诊断为克罗恩病（ICD-10：K50）

患者姓名：	性别： 年龄： 门诊号：	住院号：
住院日期： 年 月 日	出院日期： 年 月 日	标准住院日：17~21 天

时间	住院第1天	住院第2~4天	住院第5~7天
健康宣教	□ 入院宣教 　介绍主管医师、护士 　介绍环境、设施 　介绍住院注意事项 　介绍探视和陪护制度 　介绍贵重物品制度	□ 药物宣教 　结肠镜/小肠 CT 检查前宣教 　宣教结肠镜检查前准备及检查后注意事项 　告知结肠镜检查后饮食 　告知患者在检查中配合医师 　主管护士与患者沟通，消除患者紧张情绪 　告知检查后可能出现的情况及应对方式	□ 结肠镜检查当日宣教 　告知饮食、体位要求 　告知结肠镜检查注意事项 　给予患者及家属心理支持 　再次明确探视陪护须知
护理处置	□ 核对患者姓名，佩戴腕带 □ 建立入院护理病历 □ 协助患者留取各种标本 □ 测量体重	□ 协助医师完成结肠镜检查前的相关化验 □ 结肠镜检查前准备 □ 肠道准备	□ 送患者至内镜中心 　核对患者资料及带药 □ 接患者 　核对患者及资料
基础护理	□ 三级护理 □ 晨晚间护理 □ 排泄管理 □ 患者安全管理	□ 三级护理 □ 晨晚间护理 □ 排泄管理 □ 患者安全管理	□ 二级/一级护理 □ 晨晚间护理 □ 患者安全管理
专科护理	□ 护理查体 □ 病情观察 □ 大便的观察 □ 腹部体征的观察 □ 需要时，填写跌倒及压疮防范表 □ 需要时，请家属陪护 □ 确定饮食种类 □ 心理护理	□ 病情观察 □ 大便的观察 □ 腹部体征的观察 □ 遵医嘱完成相关检查 □ 心理护理	□ 遵医嘱予补液 □ 病情观察 □ 大便的观察 □ 腹部体征的观察 □ 心理护理
重点医嘱	□ 详见医嘱执行单	□ 详见医嘱执行单	□ 详见医嘱执行单
病情变异记录	□ 无 □ 有，原因： 1. 2.	□ 无 □ 有，原因： 1. 2.	□ 无 □ 有，原因： 1. 2.
护士签名			

时间	住院第 8~16 天	住院第 17~21 天（出院日）
健康宣教	□ 结肠镜检查后宣教 　药物作用及频率 　饮食、活动指导	□ 出院宣教 　复查时间 　服药方法 　活动休息 　指导饮食 　指导办理出院手续
护理处置	□ 遵医嘱完成相关检查	□ 办理出院手续 □ 书写出院小结
基础护理	□ 二级护理 □ 晨晚间护理 □ 排泄管理 □ 患者安全管理	□ 三级护理 □ 晨晚间护理 □ 协助或指导进食、进水 □ 协助或指导活动 □ 患者安全管理
专科护理	□ 病情观察 　监测生命体征 　出血、穿孔、感染等并发症的观察 　大便的观察 　腹部体征的观察 　药物不良反应观察 □ 心理护理	□ 病情观察 　监测生命体征 　出血、穿孔、感染等并发症的观察 　大便的观察 　腹部体征的观察 　药物不良反应观察 □ 出院指导 □ 心理护理
重点医嘱	□ 详见医嘱执行单	□ 详见医嘱执行单
病情变异记录	□ 无　□ 有，原因： 1. 2.	□ 无　□ 有，原因： 1. 2.
护士签名		

（三）患者表单

克罗恩病临床路径患者表单

适用对象：第一诊断为克罗恩病（ICD-10：K50）

患者姓名：	性别：　年龄：　门诊号：	住院号：
住院日期：　　年　月　日	出院日期：　　年　月　日	标准住院日：17~21 天

时间	住院第 1 天	住院第 2~4 天	住院第 5~7 天
医患配合	□ 配合询问病史、收集资料，请务必详细告知既往史、用药史、过敏史 □ 配合进行体格检查 □ 有任何不适请告知医师	□ 配合完善结肠镜检查前相关检查、化验，如采血、留尿、心电图、X 线胸片 □ 医师与患者及家属介绍病情及结肠镜检查谈话、结肠镜检查前签字	□ 配合完善相关检查、化验，如采血、留尿、结肠镜 □ 配合医师摆好检查体位
护患配合	□ 配合测量体温、脉搏、呼吸频率 3 次，血压、体重 1 次 □ 配合完成入院护理评估（简单询问病史、过敏史、用药史） □ 接受入院宣教（环境介绍、病室规定、订餐制度、贵重物品保管等） □ 配合执行探视和陪护制度 □ 有任何不适请告知护士	□ 配合测量体温、脉搏、呼吸频率 3 次，询问大便 1 次 □ 接受结肠镜、小肠 CT 检查前宣教 □ 接受饮食宣教 □ 接受药物宣教	□ 配合测量体温、脉搏、呼吸频率 3 次，询问大便 1 次 □ 送内镜中心前，协助完成核对，带齐影像资料及用药 □ 返回病房后，配合接受生命体征的测量 □ 配合检查意识（全身麻醉者） □ 配合缓解疼痛 □ 接受结肠镜检查后宣教 □ 接受饮食宣教 □ 接受药物宣教 □ 有任何不适请告知护士
饮食	□ 遵医嘱饮食	□ 遵医嘱饮食	□ 结肠镜检查前肠道准备 □ 结肠镜检查后如无特殊，可即刻回复结肠镜检查前饮食
排泄	□ 正常排尿便	□ 正常排尿便	□ 正常排尿便
活动	□ 正常活动	□ 正常活动	□ 正常活动

时间	住院第 8~16 天	住院第 17~21 天
医患配合	□ 配合腹部检查 □ 配合完善术后检查：如采血、留尿便等	□ 接受出院前指导 □ 知道复查程序 □ 获取出院诊断书
护患配合	□ 配合定时测量生命体征、每日询问大便 □ 配合检查腹部 □ 接受输液、服药等治疗 □ 接受进食、进水、排便等生活护理 □ 配合活动，预防皮肤压力伤 □ 注意活动安全，避免坠床或跌倒 □ 配合执行探视及陪护	□ 接受出院宣教 □ 办理出院手续 □ 获取出院带药 □ 知道服药方法、作用、注意事项 □ 知道复印病历程序
饮食	□ 遵医嘱饮食	□ 遵医嘱饮食
排泄	□ 正常排尿便	□ 正常排尿便
活动	□ 正常适度活动，避免疲劳	□ 正常适度活动，避免疲劳

附：原表单（2016 年版）

克罗恩病临床路径表单

适用对象：第一诊断为克罗恩病（ICD-10：K50）

患者姓名：	性别： 年龄： 门诊号：	住院号：
住院日期： 年 月 日	出院日期： 年 月 日	标准住院日：17~21 天

日期	住院第 1 天	住院第 2 天
主要诊疗工作	□ 询问病史及体格检查 □ 完成病历书写 □ 开实验室检查单 □ 初步拟定诊断 □ 对症支持治疗	□ 上级医师查房 □ 完成入院常规检查 □ 观察体温、大便次数、量、性状、饮食情况 □ 继续对症支持治疗 □ 申请必要的相关科室会诊 □ 完成上级医师查房记录等病历书写 □ 向患者及家属交代病情及其注意事项
重点医嘱	**长期医嘱** □ 内科护理常规 □ 二级/一级护理 □ 少渣饮食 □ 记大便次数及便量 □ 维持原治疗方案/酌情调整 □ 其他医嘱 **临时医嘱** □ 血常规、尿常规、大便常规+隐血 □ 粪便培养、粪便找寄生虫、粪便找阿米巴、粪便找结核菌、粪找真菌 □ 肝肾功能、电解质、血沉、C 反应蛋白、凝血功能、血型、乙肝五项、HCV 抗体、HIV 抗体 □ ANCA、ASCA（有条件） □ 粪便难辨梭菌毒素（有条件） □ T-spot（有条件） □ X 线胸片、心电图、立位腹平片、腹部 B 超 □ 其他医嘱	**长期医嘱** □ 患者既往基础用药 □ 发热患者不能除外感染时给予口服或静脉抗菌药物治疗 □ 肠道益生菌制剂 □ 其他医嘱 **临时医嘱** □ 大便常规+隐血 □ 粪便培养、粪便找寄生虫 □ 其他医嘱
主要护理工作	□ 介绍病房环境、设施和设备 □ 入院护理评估 □ 宣教	□ 观察患者病情变化 □ 监测患者生命体征 □ 教会患者准确记录出入量
病情变异记录	□ 无 □ 有，原因： 1. 2.	□ 无 □ 有，原因： 1. 2.
护士签名		
医师签名		

日期	住院第 3~4 天	住院第 5~7 天
主要诊疗工作	□ 上级医师查房 □ 观察体温、大便次数、量、性状、饮食情况 □ 继续对症支持治疗 □ 完成必要的相关科室会诊 □ 完成病程记录 □ 向患者及家属签署结肠镜检查同意书	□ 上级医师查房 □ 观察肠道清洁情况 □ 继续对症支持治疗 □ 完成结肠镜检查 □ 完成结肠镜检查当日病程纪录 □ 观察患者结肠镜检查后体温、症状、大便次数、性状和腹部体征
重点医嘱	**长期医嘱** □ 患者既往基础用药 □ 抗菌药物治疗 □ 肠道益生菌制剂 □ 其他医嘱 **临时医嘱** □ 大便常规+隐血 □ 粪便培养、粪便找寄生虫 □ 对症支持 □ 小肠 CT □ 便次无增多者，拟次日结肠镜检查 □ 肠道准备 □ 其他医嘱	**长期医嘱** □ 患者既往基础用药 □ 抗菌药物治疗 □ 肠道益生菌制剂 □ 其他医嘱 **临时医嘱** □ 对症支持 □ 结肠镜检查 □ 其他医嘱
主要护理工作	□ 观察患者病情变化 □ 观察患者肠道准备情况 □ 做好结肠镜检查前的宣教 □ 告知患者清洁肠道的重要性	□ 观察患者病情变化 □ 观察患者结肠镜检查后症状、大便次数、便量和性状 □ 注意监测结肠镜检查后的生命体征
病情变异记录	□ 无 □ 有，原因： 1. 2.	□ 无 □ 有，原因： 1. 2.
护士签名		
医师签名		

日期	住院第 8~9 天	住院第 10~16 天
主要诊疗工作	□ 上级医师查房 □ 观察体温、大便次数、量、性状、饮食情况 □ 根据临床、实验室检查结果、结肠镜结果和既往资料，进行鉴别诊断和确定诊断 □ 根据其他检查结果判断是否合并其他疾病 □ 注意观察药物治疗的不良反应，并对症处理 □ 完成病程记录	□ 上级医师查房 □ 观察体温、大便次数、量、性状、饮食情况 □ 根据临床、实验室检查结果判断治疗效果 □ 注意观察药物治疗的不良反应，并对症处理 □ 完成病程记录
重点医嘱	**长期医嘱**（结肠镜检查后酌情调整治疗） □ 柳氮磺胺吡啶 1g qid 或美沙拉嗪 1g qid 口服 □ 既往服用水杨酸类药物效果不佳者，加用泼尼松 0.75~1.0mg/（kg·d） □ 抗菌药物治疗 □ 肠道益生菌制剂 □ 其他医嘱 **临时医嘱** □ 复查血常规、尿常规 □ 复查大便常规+隐血 □ 对症支持 □ 其他医嘱	**长期医嘱** □ 柳氮磺胺吡啶 1g qid 或美沙拉嗪 1g qid 口服 □ 既往服用水杨酸类药物效果不佳者，加用泼尼松 0.75~1.0mg/（kg·d） □ 停用抗菌药物治疗 □ 肠道益生菌制剂 □ 其他医嘱 **临时医嘱** □ 复查血常规、肝肾功能、ESR、CRP □ 复查大便常规+隐血 □ 对症支持 □ 其他医嘱
主要护理工作	□ 观察患者病情变化 □ 向患者讲解有关口服用药的注意事项	□ 观察患者病情变化 □ 向患者讲解有关口服用药的注意事项
病情变异记录	□ 无　□ 有，原因： 1. 2.	□ 无　□ 有，原因： 1. 2.
护士签名		
医师签名		

日期	住院第 17~21 天（出院日）
主要诊疗工作	□ 上级医师查房，进行评估，确定有无并发症情况，明确是否出院 □ 完成出院记录、病案首页、出院证明书等 □ 向患者交代出院后的注意事项，如饮食、药物用量与用法、返院复诊的时间、地点，发生紧急情况时的处理等
重点医嘱	**出院医嘱** □ 出院带药 □ 定期门诊随访 □ 监测血常规、大便常规+隐血、肝肾功能、尿常规
主要护理工作	□ 指导患者办理出院手续 □ 做好出院后的用药及生活指导
病情变异记录	□ 无　□ 有，原因： 1. 2.
护士签名	
医师签名	

第十八章

缺血性肠病临床路径释义

一、缺血性肠病编码

1. 国家卫生和生育委员会原编码：

疾病名称及编码：缺血性肠炎（ICD-10：K55.015/K55.902）

局限性缺血性肠病（ICD-10：K55.901）

2. 修改编码：

疾病名称及编码：急性缺血性肠病（ICD-10：K55.0）

慢性缺血性肠病（ICD-10：K55.1）

缺血性小肠炎（ICD-10：K55.901）

缺血性肠病（ICD-10：K55.902）

二、临床路径检索方法

K55.0/K55.1/K55.901/K55.902

三、缺血性肠病临床路径标准住院流程

（一）适用对象

第一诊断为缺血性肠炎（ICD-10：K55.015），局限性缺血性肠病（ICD-10：K55.901），缺血性肠炎（ICD-10：K55.902）。

> **释义**
>
> ■ 适用对象编码参见第一部分。
>
> ■ 本路径适用对象为临床诊断为缺血性肠炎的患者，如合并消化道大出血、消化道穿孔、消化道梗阻、腹膜炎、休克和酸中毒等并发症，需进入其他相应路径。

（二）诊断依据

根据《中华胃肠病学》2008 年人民卫生出版社 主编萧树东、许国铭。《老年人缺血性肠病诊治中国专家建议（2011）》（中华医学会老年医学分会）。

1. 临床表现：最常见是腹痛，突然发生，位于脐周及下腹部，阵发性绞痛，程度不同，坏死型可出现恶心、呕吐、发热、心动过速、血压下降等急腹症症状。其次为便血，呈鲜红、暗红或果酱色，可伴腹泻。体征可有下腹部压痛。

2. 结肠镜检查：发病 48 小时内，黏膜充血与苍白区交替，随后黏膜下水肿，高低不平，黏膜下出血，呈现散在分布红色淤斑，融合后出现蓝紫色小结节，继后出现黏膜浅表糜烂和溃疡，酷似溃疡性结肠炎。但病变呈区域性分布，与正常段分界清楚。7 天左右溃疡融合延长，变深，可出现纵行、匐行性溃疡，类似结肠克罗恩病。

释义

　　■ 本路径的制订主要参考国内权威参考书籍和诊疗指南。
　　■ 病史和临床症状是诊断缺血性肠炎的初步依据，典型症状为突发左下腹绞痛，进食后加重，可伴有与粪便相混的血便，可见厌食、恶心、呕吐、低热。结肠镜检查是缺血性肠炎的主要诊断方法，表现为黏膜充血、水肿，可有部分黏膜坏死，继之黏膜脱落、溃疡形成，病变与正常肠段间界限清楚。血管超声可能提示肠系膜下动脉的狭窄和闭塞。

（三）进入路径标准

第一诊断必须符合缺血性肠炎（ICD-10：K55.015），局限性缺血性肠病（ICD-10：K55.901），缺血性肠炎（ICD-10：K55.902）。临床病情排除急性坏死型。

释义

　　■ 进入本路径的患者为第一诊断为缺血性肠炎，需除外消化道大出血、肠坏死、肠穿孔、肠梗阻、腹膜炎等并发症。
　　■ 入院后常规检查发现有基础疾病，如高血压、冠状动脉粥样硬化性心脏病、糖尿病、肝肾功能不全等，经系统评估后对溃疡性结肠炎诊断治疗无特殊影响者，可进入路径。但可能增加医疗费用，延长住院时间。

（四）标准住院日

10~14 日。

释义

　　■ 怀疑缺血性肠炎的患者入院后，结肠镜前准备 1~3 天，第 3~4 天行结肠镜检查，不愿接受结肠镜检查或存在结肠镜检查禁忌证的患者第 2~3 天行其他影像学检查，检查后开始药物治疗，主要观察临床症状的缓解情况和有无药物不良反应，总住院时间不超过 14 天符合本路径要求。

（五）住院期间的检查项目

1. 必须的检查项目：
（1）血常规、尿常规、大便常规+隐血。
（2）肝肾功能、电解质、凝血功能、输血前检查（乙肝五项、HCV 抗体、HIV 抗体、血型）、D-二聚体、C 反应蛋白。
（3）X 线胸片、心电图、立位腹平片、腹部 B 超。
（4）不愿接受结肠镜检查或存在结肠镜检查禁忌证的患者，可选择其他影像学检查（包括腹部 CT、MRI、DSA）。
2. 根据患者病情进行的检查项目：
（1）肿瘤标志物。

（2）其他与本病发病机制相关的病因学检查项目。

> **释义**
>
> ■ 血常规、尿常规、便常规+隐血是最基本的三大常规检查，进入路径的患者均需完成。便隐血试验和血红蛋白检测可以进一步了解患者有无急性或慢性失血；D-二聚体和C反应蛋白检测可以评估患者炎症反应的水平及血栓负荷情况；肝肾功能、电解质、血糖、凝血功能、心电图、X线胸片可评估有无基础疾病，是否影响住院时间、费用及其治疗预后；血型、Rh因子、感染性疾病筛查用于结肠镜检查前和输血前准备；无禁忌证患者应尽量行结肠镜检查。不愿接受结肠镜检查或存在结肠镜检查禁忌证的患者可行其他影像学检查。
>
> ■ 本病需与其他引起腹痛的疾病相鉴别，如怀疑胆囊炎、胆石症，疼痛多位于右上腹，除查血常规、肝功能外，应行腹部超声、CT或MRI；急性腹痛持续不缓解，不能除外胰腺炎，应行血淀粉酶/脂肪酶以及腹部CT、MRI检查；立位腹平片可以协助诊断消化道梗阻及穿孔；溃疡性结肠炎患者为慢性腹泻、脓血便，结肠镜下表现为连续分布的病变，绝大多数患者直肠受累。局部血管病变、血流量不足或血液的高凝状态都可能导致缺血性肠炎，因此危险因素包括动脉粥样硬化、心力衰竭、心律失常、恶性肿瘤等，应完善肿瘤标志物筛查及相关病因学筛查。

（六）治疗方案的选择

1. 支持治疗：静脉补液、纠正水、电解质平衡和酸中毒，必要时给予禁食和胃肠减压。
2. 给予扩血管药物：罂粟碱、中药制剂等改善微循环的药物。
3. 抗菌药物（给予预防和治疗继发感染）。
4. 肠道益生菌制剂。
5. 促肠黏膜修复药物。

> **释义**
>
> ■ 对缺血性肠炎患者应静脉补液，维持水、电解质平衡，纠正酸中毒，早期多需禁食，给予全胃肠外营养，减少经口进食带来的肠道负担和因缺血继发的腹痛，必要时胃肠减压。病情允许后可少食多餐，避免进食过多或不易消化的食物。
>
> ■ 血管扩张剂可在一定程度上改善微循环，减轻缺血症状，如罂粟碱、前列地尔、丹参或低分子右旋糖酐，疗程3~7天，少数患者需治疗2周。
>
> ■ 缺血性肠炎患者的肠壁缺血，黏膜屏障功能变差，容易出现肠源性菌血症，因此应早期应用广谱抗菌药物预防或治疗感染。抗菌谱应覆盖需氧及厌氧菌，尤其是革兰阴性菌，常用喹诺酮类和甲硝唑，严重感染者可用第三代头孢菌素。
>
> ■ 缺血性肠炎患者因肠壁缺血肿胀、渗出性腹泻，容易导致肠道内环境紊乱，肠道菌群失调，进一步加重腹痛、腹泻。加用双歧杆菌等肠道益生菌可以调节、改善肠道功能，一定程度上减轻缺血症状。

（七）预防性抗菌药物选择与使用时机

建议早期使用广谱抗菌药物预防菌血症。

> **释义**
>
> ■ 缺血性肠炎患者的肠壁缺血，黏膜屏障功能变差，容易出现肠源性菌血症，因此应早期应用广谱抗菌药物预防或治疗感染。抗菌谱应覆盖需氧及厌氧菌，尤其是革兰阴性菌，常用喹诺酮类和甲硝唑，严重感染者可用第三代头孢菌素。

（八）出院标准

腹痛、便血消失，进食和排便良好。

> **释义**
>
> ■ 患者出院前应完成所有必须检查项目，且在药物治疗后临床症状消失，基本恢复正常饮食，无明显药物相关不良反应。

（九）变异及原因分析

腹痛、便血加重，腹部压痛扩散，伴反跳痛，白细胞增多，体温升高，有败血症（脓毒血症）或休克征象，说明可能为坏死型，转出本路径，进入相应的临床路径。

> **释义**
>
> ■ 本路径适用于内科保守治疗有效的非坏死型缺血性肠炎。按标准治疗方案如患者腹痛、便血缓解不明显，出现肌紧张、反跳痛等腹膜炎体征，或感染难以控制，提示有肠梗死可能，需要手术治疗，则退出本路径，需转入相应路径。

四、缺血性肠病临床路径给药方案

【用药选择】

1. 血管扩张剂可在一定程度上改善微循环，减轻缺血症状，如罂粟碱、前列地尔、丹参或低分子右旋糖酐，疗程 3~7 天，少数患者需治疗 2 周。根据 2011 年《老年人缺血性肠病诊治中国专家建议（2011）》，推荐的用药方案如下：①罂粟碱 30mg 肌内注射，每日 1~2 次，疗程 3~7 天，少数患者可用至 2 周；②丹参 30~60ml 加入 250~500ml 葡萄糖注射液中，静脉滴注，1~2 次/天；③低分子右旋糖酐 500ml，静脉滴注 1 次/6~8h；④前列地尔 10ug，静脉滴注，1 次/天。

2. 采用广谱抗菌药物预防或治疗感染时，抗菌谱应覆盖需氧及厌氧菌，尤其是革兰阴性菌，推荐的用药方案如：①左氧氟沙星 500mg 加入 100~250ml 生理盐水中，静脉滴注，3~7 天；②头孢他啶 1~2g 加入 100ml 生理盐水中，静脉滴注，3 次/天；③甲硝唑 500mg，静脉滴注，2~3 次/天。注意应采用①+③或②+③的给药方案，同时覆盖需氧及厌氧菌。

3. 可应用双歧杆菌、枯草杆菌、乳酸菌等肠道益生菌制剂调节、改善肠道功能。推荐剂量，1~2 粒/次，3 次/天。

【药学提示】

1. 罂粟碱：有恶心、呕吐、食欲缺乏、嗜睡、头痛、便秘等不良反应。静脉注射过量或速度过快，可导致房室传导阻滞、心室颤动，甚至死亡，故应充分稀释后缓缓推入。过敏性肝损伤，如黄疸、嗜酸细胞增多、肝功能异常等。

2. 前列地尔：偶见休克，要注意观察，发现异常现象时，立刻停药并采取适当的措施。注射部位有时出现血管炎，局部红、硬、瘙痒等。有时出现心力衰竭加重、肺水肿等症状，一旦出现立即停药。消化系统有时出现腹泻、腹胀，偶见腹痛、食欲缺乏、呕吐、便秘、转氨酶升高等。

3. 左氧氟沙星：用药期间可能出现恶心、呕吐、腹部不适、腹泻、食欲缺乏、腹痛、腹胀等胃肠道症状，失眠、头晕、头痛等精神系统症状，以及皮疹、瘙痒等。亦可出现一过性肝功能异常，如血清氨基转移酶增高、血清总胆红素增高等。上述不良反应发生率在 0.1~5% 之间。偶见血中尿素氮升高、倦怠、发热、心悸、味觉异常等。一般均能耐受，疗程结束后迅速消失。

【注意事项】

1. 因缺血性肠病老年患者多见，共患病多，长期用药复杂，应注意药物相互作用。

2. 抗菌药物应注意根据肌酐清除率调整剂量。

3. 左氧氟沙星避免与茶碱同时使用，如需同时应用，应监测茶碱的血药浓度，以调整剂量。与华法林或其衍生物同时应用时，应监测凝血酶原时间或其他凝血试验。与非甾体抗炎药物同时应用，有引发抽搐的可能。与口服降血糖药同时使用时可能引起血糖波动，包括高血糖及低血糖，因此用药过程中应注意监测血糖水平。

五、推荐表单

（一）医师表单

缺血性肠炎临床路径医师表单

适用对象：第一诊断为缺血性肠炎的患者（ICD-10：K92.204）（非坏死型患者）

患者姓名：	性别：　　年龄：　　门诊号：	住院号：
住院日期：　　年　月　日	出院日期：　　年　月　日	标准住院日：10~14 天

时间	住院第 1 天	住院第 2 天
主要诊疗工作	□ 询问病史和体格检查 □ 完成病历书写 □ 安排入院常规检查 □ 上级医师查房及病情评估 □ 签署特殊检查操作（包括内镜和抢救）等知情同意书 □ 病情复杂、危重者，须请相关科室（包括外科、放射科、ICU 等）会诊，必要时转入其他流程（调整临床路径）	□ 上级医师查房 □ 完成入院检查 □ 完成上级医师查房记录等病历书写 □ 完成相关检查（包括内镜、影像学检查） □ 病情复杂、危重者，须请相关科室（包括外科、放射科、ICU 等）会诊，必要时转入其他流程（调整临床路径）
重点医嘱	**长期医嘱** □ 内科护理常规 □ 一级/特级护理 □ 病重/病危 □ 禁食、禁水，记出入量 □ 静脉输液（方案视患者情况而定） □ 根据病情给予罂粟碱、抗栓、抗凝药物 **临时医嘱** □ 血常规、尿常规、大便常规+隐血 □ 肝肾功能、电解质、凝血功能 □ 胸部 X 线检查、心电图、腹部超声 □ 结肠镜检查前感染筛查项目 □ 心电监护（必要时） □ 吸氧（必要时） □ 建立静脉通路，必要时插中心静脉导管，监测中心静脉压（必要时） □ 血气分析（必要时）	**长期医嘱** □ 内科护理常规 □ 一级/特级护理 □ 病重/病危 □ 禁食、禁水，记出入量 □ 静脉输液（方案视患者情况而定） □ 根据病情给予罂粟碱、抗栓、抗凝药物 **临时医嘱** □ 吸氧（必要时） □ 血气分析（必要时） □ 心电监护（必要时） □ 监测中心静脉（必要时） □ 完善相关影像学检查（包括结肠镜、放射学检查）
病情变异记录	□ 无　□ 有，原因： 1. 2.	□ 无　□ 有，原因： 1. 2.
医师签名		

时间	住院第 3~9 天	住院第 10~14 天（出院日）
主要诊疗工作	□ 完成相关检查，根据病因、病情调整诊疗方案 □ 观察有无结肠镜检查术后并发症 □ 上级医师查房，决定是否将患者转入其他疾病流程（临床路径），制订后续诊治方案 □ 住院医师完成病程记录 □ 决定能否允许患者进流食 □ 继续监测重要脏器功能 □ 病情加重或出现合并症者，须请相关科室（外科、放射科、ICU 等）会诊，必要时转入其他流程（临床路径）	□ 上级医师查房，明确是否出院 □ 通知患者及其家属出院 □ 完成出院记录、病案首页、出院证明书 □ 向患者及其家属交代出院后注意事项 □ 将出院小结及出院证明书交患者或其家属
重点医嘱	**长期医嘱** □ 内科护理常规 □ 二级/一级/特级护理 □ 根据病情调整药物治疗 □ 开始进流食（病情允许） □ 静脉输液（病情允许，逐渐减少输液量） **临时医嘱** □ 针对缺血性肠炎的病因治疗（必要时） □ 根据病情，酌情复查血常规等实验室检查 □ 记 24 小时出入量 □ 影像学复查（如腹部 CT；必要时） □ 吸氧（必要时）	**临时医嘱** □ 出院带药
病情变异记录	□ 无　□ 有，原因： 1. 2.	□ 无　□ 有，原因： 1. 2.
医师签名		

（二）护士表单

缺血性肠炎临床路径护士表单

适用对象：第一诊断为缺血性肠炎的患者（ICD-10：K92.204）（非坏死型患者）

患者姓名：	性别： 年龄： 门诊号：	住院号：
住院日期： 年 月 日	出院日期： 年 月 日	标准住院日：10~14 天

时间	住院第 1 天	住院第 2 天	住院第 3 天
健康宣教	□ 入院宣教 　介绍主管医师、护士 　介绍环境、设施 　介绍住院注意事项 　介绍探视和陪护制度 　介绍贵重物品制度	□ 药物宣教 　结肠镜检查前宣教 　宣教结肠镜检查前准备及检查后注意事项 　告知结肠镜检查后饮食 　告知患者在检查中配合医师 　主管护士与患者沟通，消除患者紧张情绪 　告知检查后可能出现的情况及应对方式	□ 结肠镜检查当日宣教 　告知饮食、体位要求 　告知结肠镜检查后注意事项 　给予患者及家属心理支持 　再次明确探视陪护须知
护理处置	□ 核对患者姓名，佩戴腕带 □ 建立入院护理病历 □ 协助患者留取各种标本 □ 测量体重	□ 协助医师完成结肠镜检查前的相关化验 □ 结肠镜检查前准备 □ 禁食、禁水	□ 送患者至内镜中心 □ 核对患者资料及带药 □ 接患者 □ 核对患者姓名及资料
基础护理	□ 一级/特级护理 □ 晨晚间护理 □ 排泄管理 □ 患者安全管理	□ 一级/特级护理 □ 晨晚间护理 □ 排泄管理 □ 患者安全管理	□ 二级/一级护理 □ 晨晚间护理 □ 患者安全管理
专科护理	□ 护理查体 □ 病情观察 　大便的观察 　腹部体征的观察 □ 需要时，填写跌倒及压疮防范表 □ 需要时，请家属陪护 □ 确定饮食种类 □ 心理护理	□ 病情观察 　大便的观察 　腹部体征的观察 □ 遵医嘱完成相关检查 □ 心理护理	□ 遵医嘱予补液 □ 病情观察 　大便的观察 　腹部体征的观察 □ 心理护理
重点医嘱	□ 详见医嘱执行单	□ 详见医嘱执行单	□ 详见医嘱执行单

续　表

时间	住院第 1 天	住院第 2 天	住院第 3 天
病情 变异 记录	□无 □有，原因： 1. 2.	□无 □有，原因： 1. 2.	□无 □有，原因： 1. 2.
护士 签名			

时间	住院第 3~9 天	住院第 10~14 天（出院日）
健康宣教	□ 结肠镜检查后宣教 　药物作用及频率 　饮食、活动指导	□ 出院宣教 　复查时间 　服药方法 　活动休息 　指导饮食 　指导办理出院手续
护理处置	□ 遵医嘱完成相关检查	□ 办理出院手续 □ 书写出院小结
基础护理	□ 二级/一级/特级护理 □ 晨晚间护理 □ 排泄管理 □ 患者安全管理	□ 二级护理 □ 晨晚间护理 □ 协助或指导进食、进水 □ 协助或指导活动 □ 患者安全管理
专科护理	□ 病情观察 　监测生命体征 　出血、穿孔、感染等并发症的观察 　大便的观察 　腹部体征的观察 □ 心理护理	□ 病情观察 　监测生命体征 　出血、穿孔、感染等并发症的观察 　大便的观察 　腹部体征的观察 □ 出院指导 □ 心理护理
重点医嘱	□ 详见医嘱执行单	□ 详见医嘱执行单
病情变异记录	□ 无　□ 有，原因： 1. 2.	□ 无　□ 有，原因： 1. 2.
护士签名		

（三）患者表单

缺血性肠炎临床路径患者表单

适用对象：第一诊断为缺血性肠炎的患者（ICD-10：K92.204）（非坏死型患者）

患者姓名：	性别：	年龄：	门诊号：	住院号：
住院日期：　　年　　月　　日	出院日期：　　年　　月　　日			标准住院日：10～14 天

时间	入院	结肠镜术前	结肠镜检查当天
医患配合	□ 配合询问病史、收集资料，请务必详细告知既往史、用药史、过敏史 □ 配合进行体格检查 □ 有任何不适请告知医师	□ 配合完善结肠镜检查前相关检查、化验，如采血、留尿、留便、心电图、X 线胸片 □ 医师与患者及家属介绍病情及结肠镜检查谈话、结肠镜检查前签字	□ 配合完善相关检查、化验如采血、留尿、结肠镜 □ 配合医师摆好检查体位
护患配合	□ 配合测量体温、脉搏、呼吸频率 3 次、血压、体重 1 次 □ 配合完成入院护理评估（简单询问病史、过敏史、用药史） □ 接受入院宣教（环境介绍、病室规定、订餐制度、贵重物品保管等） □ 配合执行探视和陪护制度 □ 有任何不适请告知护士	□ 配合测量体温、脉搏、呼吸频率 3 次、询问大便 1 次 □ 接受结肠镜检查前宣教 □ 接受饮食宣教 □ 接受药物宣教	□ 配合测量体温、脉搏、呼吸频率 3 次、询问大便 1 次 □ 送内镜中心前，协助完成核对，带齐影像资料及用药 □ 返回病房后，配合接受生命体征的测量 □ 配合检查意识（全身麻醉者） □ 配合缓解疼痛 □ 接受结肠镜检查后宣教 □ 接受饮食宣教 □ 接受药物宣教 □ 有任何不适请告知护士
饮食	□ 遵医嘱饮食	□ 遵医嘱饮食	□ 结肠镜检查前禁食，不禁水（非全身麻醉者）、禁食、禁水（全身麻醉者） □ 结肠镜检查后，根据结果决定饮食方案
排泄	□ 正常排尿便	□ 正常排尿便	□ 正常排尿便
活动	□ 正常活动	□ 正常活动	□ 正常活动

时间	结肠镜检查后	出院
医患配合	□ 配合腹部检查 □ 配合完善术后检查：如采血、留尿便等	□ 接受出院前指导 □ 知道复查程序 □ 获取出院诊断书
护患配合	□ 配合定时测量生命体征、每日询问大便 □ 配合检查腹部 □ 接受输液、服药等治疗 □ 接受进食、进水、排便等生活护理 □ 配合活动，预防皮肤压力伤 □ 注意活动安全，避免坠床或跌倒 □ 配合执行探视及陪护	□ 接受出院宣教 □ 办理出院手续 □ 获取出院带药 □ 知道服药方法、作用、注意事项 □ 知道复印病历程序
饮食	□ 遵医嘱饮食	□ 遵医嘱饮食
排泄	□ 正常排尿便	□ 正常排尿便
活动	□ 正常适度活动，避免疲劳	□ 正常适度活动，避免疲劳

附：原表单（2016 年版）

缺血性肠炎临床路径表单

适用对象：第一诊断为缺血性肠炎的患者（ICD-10：K92.204）（非坏死型患者）

患者姓名：		性别：	年龄：	门诊号：	住院号：
住院日期： 年 月 日		出院日期： 年 月 日			标准住院日：10~14 天

日期	住院第 1 天	住院第 2 天
主要诊疗工作	□ 询问病史及体格检查 □ 完成病历书写 □ 安排入院常规检查 □ 上级医师查房及病情评估 □ 签署特殊检查操作（包括内镜和抢救）等知情同意书 □ 病情复杂、危重者，须请相关科室（包括外科、放射科、ICU 等）会诊，必要时转入其他流程（调整临床路径）	□ 上级医师查房 □ 完成入院检查 □ 完成上级医师查房记录等病历书写 □ 完成相关检查（包括内镜、影像学检查） □ 病情复杂、危重者，须请相关科室（包括外科、放射科、ICU 等）会诊，必要时转入其他流程（调整临床路径）
重点医嘱	**长期医嘱** □ 内科护理常规 □ 一级/特级护理 □ 病重/病危 □ 禁食、禁水，记出入量 □ 静脉输液（方案视患者情况而定） □ 根据病情给予罂粟碱、抗栓、抗凝药物 **临时医嘱** □ 血常规、尿常规、大便常规+隐血 □ 肝肾功能、电解质、凝血功能 □ 胸部 X 线检查、心电图、腹部超声 □ 肠镜检查前感染筛查项目 □ 心电监护（必要时） □ 吸氧（必要时） □ 建立静脉通路，必要时插中心静脉导管，监测中心静脉压（必要时） □ 血气分析（必要时） □ 吸氧（必要时）	**长期医嘱** □ 内科护理常规 □ 一级/特级护理 □ 病重/病危 □ 禁食、禁水，记出入量 □ 静脉输液（方案视患者情况而定） □ 根据病情给予罂粟碱、抗栓、抗凝药物 **临时医嘱** □ 吸氧（必要时） □ 血气分析（必要时） □ 心电监护（必要时） □ 监测中心静脉（必要时） □ 完善相关影像学检查（包括肠镜、放射学检查）
主要护理工作	□ 介绍病房环境、设施和设备 □ 入院护理评估	□ 宣教（缺血性肠病的预防和肠镜检查的知识）
病情变异记录	□ 无 □ 有，原因： 1. 2.	□ 无 □ 有，原因： 1. 2.

续　表

日期	住院第 1 天	住院第 2 天
护士 签名		
医师 签名		

日期	住院第3~9天	住院第10~14天（出院日）
主要诊疗工作	□ 完成相关检查，根据病因、病情调整诊疗方案 □ 观察有无肠镜检查术后并发症 □ 上级医师查房，决定是否将患者转入其他疾病流程（临床路径），制订后续诊治方案 □ 住院医师完成病程记录 □ 决定能否允许患者进流食 □ 继续监测重要脏器功能 □ 病情加重或出现合并症者，须请相关科室（外科、放射科、ICU）会诊，必要时转入其他流程（临床路径）	□ 上级医师查房，明确是否出院 □ 通知患者及其家属出院 □ 完成出院记录、病案首页、出院证明书 □ 向患者及其家属交代出院后注意事项 □ 将出院小结及出院证明书交患者或其家属
重点医嘱	**长期医嘱** □ 内科护理常规 □ 二级/一级/特级护理 □ 根据病情调整药物治疗 □ 开始进流食（病情允许） □ 静脉输液（病情允许，逐渐减少输液量） **临时医嘱** □ 针对缺血性肠病的病因治疗（必要时） □ 根据病情，酌情复查血常规等实验室检查 □ 记24小时出入量 □ 影像学复查（如腹部CT；必要时） □ 吸氧（必要时）	**出院医嘱** □ 出院带药
主要护理工作	□ 观察患者病情变化 □ 心理与生活护理 □ 指导患者饮食	□ 帮助患者办理出院手续、交费等事项
病情变异记录	□ 无 □ 有，原因： 1. 2.	□ 无 □ 有，原因： 1. 2.
护士签名		
医师签名		

第十九章
溃疡性结肠炎（中度）临床路径释义

一、溃疡性结肠炎（中度）编码

疾病名称及编码：溃疡性全结肠炎，中度（ICD-10：K51.002）

二、临床路径检索方法

K51.002

三、溃疡性结肠炎（中度）临床路径标准住院流程

（一）适用对象

第一诊断为溃疡性结肠炎（中度）K51.-01；临床严重程度为中度，临床病程为慢性复发型。

> 释义
>
> ■ 本路径适用对象为诊断溃疡性结肠炎，且疾病呈慢性复发型，疾病活动程度为中度的患者。慢性复发型指溃疡性结肠炎诊断明确经临床缓解期后再次出现症状。疾病活动程度的判断遵从下文诊断依据部分。
>
> ■ 本路径不适用于轻度或重度活动的溃疡性结肠炎患者，亦不适用于初发型溃疡性结肠炎患者，即无既往病史首次发作的患者。

（二）诊断依据

根据《对我国炎症性肠病诊断治疗规范的共识意见》（中华医学会消化病学分会炎症性肠病协作组）、《美国胃肠病协会对于糖皮质激素、免疫调节剂和英夫利西单抗在炎症性肠病治疗中作用的报告》[Gastroenterology. 2006, 130（3）：935-939]。

1. 临床表现：有持续或反复发作的腹泻、黏液脓血便伴腹痛、里急后重和不同程度的全身症状。病程多在4~6周以上。可有关节、皮肤、眼、口及肝胆等肠外表现。

2. 结肠镜检查：病变多从直肠开始，呈连续性、弥漫性分布，表现为：

（1）黏膜血管纹理模糊、紊乱或消失、充血、水肿、易脆、出血及脓性分泌物附着，亦常见黏膜粗糙，呈细颗粒状。

（2）病变明显处可见弥漫性、多发性糜烂或溃疡。

（3）慢性病变者可见结肠袋囊变浅、变钝或消失，假息肉及桥形黏膜等。

3. 钡剂灌肠检查主要改变：

（1）黏膜粗乱和（或）颗粒样改变。

（2）肠管边缘呈锯齿状或毛刺样，肠壁有多发性小充盈缺损。

（3）肠管短缩，袋囊消失呈铅管样。

4. 黏膜病理学检查：有活动期和缓解期的不同表现。

（1）活动期：

1）固有膜内有弥漫性、慢性炎症细胞及中性粒细胞、嗜酸性粒细胞浸润。

2）隐窝有急性炎细胞浸润，尤其是上皮细胞间有中性粒细胞浸润及隐窝炎，甚至形成隐窝脓肿，可有脓肿溃入固有膜。

3）隐窝上皮增生，杯状细胞减少。

4）可见黏膜表层糜烂、溃疡形成和肉芽组织增生。

（2）缓解期：

1）中性粒细胞消失，慢性炎症细胞减少。

2）隐窝大小、形态不规则，排列紊乱。

3）腺上皮与黏膜肌层间隙增宽。

4）潘氏细胞化生。

5. 手术切除标本病理检查：可见肉眼及组织学上溃疡性结肠炎的上述特点。

在排除细菌性痢疾、阿米巴痢疾、慢性血吸虫病、肠结核等感染性结肠炎及结肠克罗恩病、缺血性结肠炎、放射性结肠炎等疾病的基础上，可按下列标准诊断：

（1）具有上述典型临床表现者为临床疑诊，安排进一步检查。

（2）具备1项同时，具备2或3项中之任何一项，可拟诊为本病。

（3）如再加上4或5项中病理检查的特征性表现，可以确诊。

（4）初发病例、临床表现和结肠镜改变均不典型者，暂不诊断溃疡性结肠炎，须随访3~6个月，观察发作情况。

（5）结肠镜检查发现的轻度慢性直、乙状结肠炎不能与溃疡性结肠炎等同，应观察病情变化，认真寻找病因。

6. 临床严重程度的判断：

（1）轻度：腹泻<4次/日，便血轻或无，无发热、脉搏加快或贫血，血沉正常。

（2）中度：介于轻度和重度之间。

（3）重度：腹泻>6次/日，伴明显黏液血便，体温>37.5℃，脉搏>90次/分，血红蛋白<100g/L，血沉>30mm/h。

释义

■ 溃疡性结肠炎是慢性反复性病程，典型的临床表现是黏液脓血便、里急后重伴或不伴腹痛。中度活动患者通常无发热，肠道外表现可有口腔溃疡、关节痛、葡萄膜炎、血栓栓塞、原发性硬化性胆管炎等。

■ 结肠镜的典型表现为由直肠向近端结肠呈连续性、对称性分布的黏膜病变。通常为糜烂或浅溃疡，溃疡周边黏膜呈颗粒样改变，血管纹理模糊或消失。

■ 钡灌肠检查并非诊断溃疡性结肠炎的必要条件，对于慢性复发型患者，结肠镜评估后如无狭窄等并发症无需进一步钡灌肠检查。

■ 内镜下结直肠黏膜的组织活检除对于诊断有所帮助外，还有助于除外合并感染特别是巨细胞病毒性肠炎。

■ 溃疡性结肠炎的诊断目前尚缺乏金标准，典型的慢性反复的病程、临床症状、内镜表现加上内镜活检病理的特点可实现临床诊断。对于诊断明确病情再次活动的慢性复发型患者，需除外合并感染，如细菌性痢疾、阿米巴痢疾、慢性血吸虫病、肠结核、艰难梭菌感染、巨细胞病毒性肠炎等。

（三）治疗方案的选择

根据《对我国炎症性肠病诊断治疗规范的共识意见》（中华医学会消化病学分会炎症性肠病协作组）和《美国胃肠病协会对于糖皮质激素、免疫调节剂和英夫利西单抗在炎症性肠病治疗中作用的报告》[Gastroenterology. 2006，130（3）：935-939]。

中度溃疡性结肠炎活动期：

1. 水杨酸类制剂：可选用柳氮磺胺吡啶（SASP）制剂，每日4克，分次口服；或用相当剂量的5-氨基水杨酸（5-ASA）制剂。对于直肠或直乙病变为主的患者，可局部给予上述药物栓剂纳肛或灌肠治疗。

2. 糖皮质激素：对上述剂量水杨酸类制剂治疗反应不佳者应予糖皮质激素，0.75～1mg/（kg·d）。对于直肠或直乙病变为主的患者，可局部给予糖皮质激素类药物灌肠治疗。

释义

■ 溃疡性结肠炎的治疗目标在于诱导并维持临床缓解以及黏膜愈合，防治并发症，改善患者生活质量。治疗方案的选择建立在对于病情进行全面评估的基础上。

■ 活动期的一般治疗包括休息、高热能、高蛋白质、富含维生素、低脂少渣膳食。避免食用含刺激性和富纤维的食物，如辛辣食物、芹菜、生蔬菜、水果以及带刺激性的葱、姜、蒜和粗杂粮等。可选用含优质蛋白的鱼肉、瘦肉、蛋类制成软而少油的食物。

■ 中度活动的溃疡性结肠炎治疗仍以氨基水杨酸制剂为主。氨基水杨酸制剂包括传统的柳氮磺胺吡啶和不同类型的5-氨基水杨酸制剂，二者疗效相近，但前者不良反应相对多见，且注意询问是否有磺胺类药的过敏史。SASP是5-ASA与磺胺吡啶的偶氮化合物，治疗剂量通常为3～4g/d。5-ASA制剂如美沙拉嗪的剂量为3～4g/d，分次服用。中度活动期联合治疗应用中药。

■ 糖皮质激素用于足量水杨酸制剂治疗2～4周后症状控制不佳者，尤其是结肠病变广泛的患者，应及时改用或加用激素。通常选用泼尼松0.75～1mg/（kg·d），口服剂量不宜超过60mg/d；症状缓解后可考虑开始逐渐减量，剂量过快可能导致早期复发。激素服用的过程中需警惕电解质紊乱、骨质疏松或骨量减少、血压和血糖增高以及感染等不良反应。

■ 对于病变局限于直肠或直肠乙状结肠者，强调局部用药，可考虑美沙拉嗪灌肠液、激素灌肠液等。中度远段结肠炎应考虑口服与局部用药相结合。

（四）标准住院日

17～18日。

释义

■ 患者入院后第1～7天，完善检查（包括内镜）、评估病情、给予对症支持治疗、确定诊断；第4～9天，制订详细的治疗方案并开始执行；第9～16天，治疗并进一步评价疗效、调整治疗方案、监测治疗的不良反应；第17～18天，观察疗效稳定，准予出院。总住院时间不超过18天均符合路径要求。

（五）进入路径标准

1. 第一诊断必须符合 ICD-10：K51. -01 溃疡性结肠炎疾病编码。

2. 符合需要住院的指征：临床严重程度为中度，即介于轻度与重度之间。轻度：腹泻<4 次/日，便血轻或无，无发热、脉搏加快或贫血，血沉正常；重度：腹泻>6 次/日，伴明显黏液血便，体温>37.5℃，脉搏>90 次/分，血红蛋白<100g/L，血沉>30mm/h。

3. 临床病程符合慢性复发型。

4. 当患者同时具有其他疾病诊断，但在住院期间不需要特殊处理，也不影响第一诊断的临床路径流程实施时，可以进入路径。

> **释义**
>
> ■ 溃疡性结肠炎仅慢性复发型、中度活动的患者符合进入本路径要求，轻度或重度活动患均不宜进入本路径。
>
> ■ 经入院检查发现伴有其他疾病，其对患者健康的影响严重，需优先治疗其他疾病，暂不宜进入本路径，如伴随明确的感染性肠炎、消化道大出血、血栓栓塞疾病、肝肾功能不全等。
>
> ■ 经入院检查发现伴有其他疾病，其诊断和治疗可以与本路径疾病同时进行，不影响本路径的实施，则可同时进入两种疾病的临床路径。
>
> ■ 既往有基础疾病者，经合理治疗后达到稳定，或尚要持续用药，不影响本路径的实施，则可进入本路径。但可能会增加医疗费用，延长住院时间。如高血压病、冠心病、糖尿病、高脂血症等。

（六）住院期间检查项目

1. 必须的检查项目：

（1）血常规、尿常规、便常规+隐血。

（2）粪便培养、粪便找寄生虫。

（3）肝肾功能、电解质、凝血功能、输血前检查（乙肝五项、HCV 抗体、HIV 抗体、血型）、血沉、C 反应蛋白。

（4）X 线胸片、心电图、立位腹平片、腹部 B 超。

（5）结肠镜检查并活检。

2. 不愿接受结肠镜检查或存在结肠镜检查禁忌证的患者，可选择结肠气钡双重造影检查。

3. 根据患者情况可选择的检查项目：

（1）粪便找阿米巴，粪便难辨梭菌毒素检测。

（2）粪便找结核菌、粪便找真菌。

（3）自身免疫系统疾病筛查（ANA、ANCA、ASCA）。

（4）病毒检测（如 CMV、EB、TORCH 等）。

（5）肿瘤标志物。

（6）胃镜、小肠镜或小肠造影检查（必要时）。

> **释义**
>
> ■ 入院后必须完成的检查目的是全面评价病情，除外合并肠道感染，判断疾病活动度，为进一步治疗方案的确定提供依据。

■ 如果条件允许，应尽可能完善全结肠或乙状结肠镜检查，对于不愿行结肠镜检查或因合并全身疾病不能或不宜行内镜检查的患者可考虑结肠气钡双重造影，后者的局限性主要在于不能取得黏膜活检标本。

■ 怀疑合并机会性感染（如患者长期服用激素、免疫抑制药物，营养状态差，发热、腹痛表现突出）者，应根据需要选择粪便病原学检查（如阿米巴、难辨梭菌毒素、结核菌、霉菌等）、病毒血清学测定（如巨细胞病毒，EB 病毒，TORCH 等）。

■ 对于病程较长超过 8 年者，可根据需要检测消化道肿瘤标志物（如癌胚抗原等）。另外，建议在药物治疗前检测 HBV-DNA。

■ 怀疑合并上消化道病变、诊断不明确时，可根据需要必要时选择胃镜或小肠相关检查。

（七）治疗方案与药物选择

1. 水杨酸制剂：

（1）柳氮磺胺吡啶（SASP）：4g/d，分 4 次服用。对磺胺类药物过敏者禁用，可选择 5-ASA 类药物。

（2）5-氨基水杨酸类药物（5-ASA）：3~4g/d，分 3~4 次服用。

2. 糖皮质激素：根据结肠镜检查病变范围不同，可采用不同的剂型。

（1）直肠型、直乙型：可给予糖皮质激素保留灌肠。通常用氢化可的松琥珀酸钠 50~100mg，保留灌肠，1~2 次/日。

（2）左半结肠、广泛型、全结肠型：对水杨酸类药物反应不好时，可予糖皮质激素，泼尼松 0.75~1mg/（kg·d），口服。注意观察皮质激素的副作用并对症处理；防治脏器功能损伤，包括抑酸、补钙等。

3. 抗菌药物（根据病情，不能除外感染时使用）。

4. 肠道益生菌制剂。

5. 促肠黏膜修复药物。

> 释义

■ 溃疡性结肠炎的治疗药物主要包括：水杨酸制剂和糖皮质激素。首选水杨酸制剂，无效或效果不佳时选择糖皮质激素治疗。其他药物还包括抗菌药物、肠道益生菌和促肠黏膜修复药物等。抗菌药物通常在有明确病原学诊断的基础上应用，对于高度怀疑合并感染的患者也可经验性应用抗菌药物治疗，通常选用喹诺酮或三代头孢联合甲硝唑治疗。也可考虑选用中成药，如虎地肠溶胶囊等，应用时需辨证。益生菌治疗可减少肠道细菌的移位减轻系统性炎性反应的发生，改善肠黏膜上皮屏障功能。常用的益生菌制剂有地衣芽孢杆菌活菌制剂、双歧杆菌活菌制剂等。

■ 水杨酸制剂和糖皮质激素应用的释义见"治疗方案的选择"。

（八）出院标准

少渣饮食情况下，便次、便血情况较入院有较好改善，体温基本正常。

> **释义**
>
> ■ 症状、体征变化及辅助检查结果提示诊断明确、治疗有效，且无治疗相关不良反应，可准予出院。

（九）变异及原因分析

经糖皮质激素治疗1周后，如症状无明显改善，便血无减少或发热者则需退出该路径。

> **释义**
>
> ■ 变异是指入选临床路径的患者未能按路径流程完成医疗行为或未达到预期的医疗质量控制目标。包含以下情况：①按路径流程完成治疗，但超出了路径规定的时限或限定的费用；②不能按路径流程完成治疗，需要中途退出路径，如治疗过程中病情恶化者，由溃疡性结肠炎中度活动转为重度活动，需要退出并转入相应路径。主管医师均应进行变异原因的分析，并在临床路径的表单中予以说明。
>
> ■ 医师认可的变异原因主要指患者入选路径后，发现合并存在对本路径治疗可能产生影响的情况，需终止执行路径或延长治疗时间、增加治疗费用。医师需在表单中明确说明。
>
> ■ 患者经足量糖皮质激素口服治疗1周后，如症状无明显改善，如便血量、便次无减少或仍有发热者需退出该路径。上述情况提示可能存在诊断、分型及合并严重感染、对激素抵抗等情况。本路径的检查及治疗方案已不再适合继续治疗，应及时退出本路径并考虑新的治疗方案。
>
> ■ 在诊治过程中新发现乙肝病毒感染者，应退出本路径，并转入相应路径。
>
> ■ 因患者原因导致执行路径出现变异，需要医师在表单中予以说明。

四、溃疡性结肠炎（中度）临床路径给药方案

【用药选择】

1. 给药方案建立在对病情进行全面评估的基础上，对于中度溃疡性结肠炎给药方案选择主要依据病变累及的范围。治疗过程中应根据治疗的反应及对药物的耐受情况随时调整给药方案。

2. 氨基水杨酸制剂：包括传统的柳氮磺胺吡啶和多种不同类型的5-氨基水杨酸制剂。柳氮磺胺吡啶与5-氨基水杨酸制剂疗效相近，但不良反应相对多。各种不同类型的5-氨基水杨酸制剂之间疗效无明显差异。柳氮磺胺吡啶的用法是4g/d，分次口服。5-氨基水杨酸制剂如美沙拉嗪3~4g/d，分次或顿服。

3. 糖皮质激素：足量氨基水杨酸制剂治疗（一般2~4周），症状控制不佳者，尤其是病变较广泛者，应及时改用糖皮质激素，泼尼松0.75~1mg/(kg·d)（其他类型全身作用激素的剂量按相当于上述泼尼松剂量折算）给药。激素诱导症状完全缓解即可开始减量，每周减泼尼松5mg，减至20mg/d时每周减2.5mg至停用。

4. 局部用药：对于病变局限于直肠或直肠乙状结肠者，强调局部用药（病变局限在直肠用栓剂、局限在直肠乙状结肠用灌肠剂）。对于中度远段结肠炎局部用药应与口服用药联合治疗。局部用药有美沙拉唑栓剂0.5~1克/次、1~2次/天；美沙拉嗪唑灌肠剂1~2克/次，1~

2 次/天；激素如氢化可的松琥珀酸钠盐（禁用酒石酸制剂）100~200mg/d、布地奈德泡沫剂 2 毫克/次、1~2 次/天。

5. 其他：可根据具体情况选择联用中药和肠道益生菌有助提高治疗有效率。

【药学提示】

1. 氨基水杨酸药物：柳氮磺胺吡啶由于含有磺胺吡啶，故磺胺过敏者禁用。5-氨基水杨酸不良反应相对柳氮磺胺吡啶少。孕妇、哺乳期及 2 岁以下幼儿均禁用。氨基水杨酸类药物的不良反应包括腹泻、腹痛、结肠炎加重；罕见的还有急性胰腺炎、血液疾病（白细胞减少症、正铁血红蛋白血症、血小板减少症等）、肝毒性、肾病（间质性肾炎、肾病综合征）等。

2. 糖皮质激素：是由肾上腺皮质束状带分泌的代谢调节激素，具有抗炎和免疫抑制的作用。长期大量应用可导致：①皮质功能亢进综合征：如向心性肥胖、满月脸、水牛背、痤疮、类固醇糖尿病、低血钾等；②诱发或加重感染；③诱发或加重胃、十二指肠溃疡；④诱发高血压或动脉硬化；⑤骨质疏松；⑥诱发精神病或癫痫；⑦抑制儿童生长发育；⑧其他：负氮平衡、食欲增加、眼压升高，诱发青光眼、白内障等。

【注意事项】

1. 氨基水杨酸类药物开始用药时需检测血常规，警惕白细胞减少，长期用药需警惕肾毒性，应定期检测尿常规及肾功能。

2. 糖皮质激素在应用过程中需警惕合并感染，需定期检测 HBV-DNA、血糖、血压，如有条件可定期检测骨代谢指标，宜同时补充钙剂和维生素 D。注意避免激素快速减量导致早期复发。

五、推荐表单

(一) 医师表单

溃疡性结肠炎 (中度) 临床路径医师表单

适用对象：第一诊断为溃疡性结肠炎 (ICD-10：K51. -01) 中度慢性复发型

患者姓名：	性别：	年龄：	门诊号：	住院号：

住院日期： 年 月 日	出院日期： 年 月 日	标准住院日：17~18 天

日期	住院第 1 天	住院第 2 天
主要诊疗工作	□ 询问病史及体格检查 □ 完成病历书写 □ 开实验室检查单 □ 初步拟定诊断 □ 对症支持治疗	□ 上级医师查房 □ 完成入院常规检查 □ 观察体温、大便次数、量、性状、饮食情况 □ 继续对症支持治疗 □ 申请必要的相关科室会诊 □ 完成上级医师查房记录等病历书写 □ 向患者及家属交代病情及其注意事项
重点医嘱	**长期医嘱** □ 内科护理常规 □ 一级/二级护理 □ 少渣饮食 □ 记大便次数及便量 □ 维持原治疗方案/酌情调整 □ 其他医嘱 **临时医嘱** □ 血常规、尿常规、便常规+隐血 □ 粪便培养、粪便找寄生虫、粪便找阿米巴、粪便找结核菌、粪找真菌 □ 肝肾功能、电解质、血沉、C 反应蛋白、凝血功能、血型、乙肝五项、HCV 抗体、HIV 抗体 □ ANCA、ASCA (有条件) □ 粪便难辨梭菌毒素 (有条件) □ X 线胸片、心电图、立位腹平片、腹部 B 超 □ 其他医嘱	**长期医嘱** □ 患者既往基础用药 □ 发热患者不能除外感染时给予口服或静脉抗菌药物治疗 □ 美沙拉嗪与肠道益生菌制剂 □ 其他医嘱 **临时医嘱** □ 便常规+隐血 □ 粪便培养、粪便找寄生虫 □ 其他医嘱
病情变异记录	□ 无 □ 有，原因： 1. 2.	□ 无 □ 有，原因： 1. 2.
医师签名		

日期	住院第 3~4 天	住院第 5~7 天	住院第 8~9 天
主要诊疗工作	□ 上级医师查房 □ 观察体温、大便次数、量、性状、饮食情况 □ 继续对症支持治疗 □ 完成必要的相关科室会诊 □ 完成病程记录 □ 向患者及家属签署结肠镜检查同意书	□ 上级医师查房 □ 观察肠道清洁情况 □ 继续对症支持治疗 □ 完成结肠镜检查 □ 完成结肠镜检查当日病程纪录 □ 观察患者结肠镜检查后体温、症状、大便次数、性状和腹部体征	□ 上级医师查房 □ 观察体温、大便次数、量、性状、饮食情况 □ 根据临床、实验室检查结果、结肠镜结果和既往资料，进行鉴别诊断和确定诊断 □ 根据其他检查结果判断是否合并其他疾病 □ 注意观察药物治疗的不良反应，并对症处理 □ 完成病程记录
重点医嘱	**长期医嘱** □ 患者既往基础用药 □ 抗菌药物治疗 □ 美沙拉嗪与肠道益生菌制剂 □ 其他医嘱 **临时医嘱** □ 便常规+隐血 □ 粪便培养、粪便找寄生虫 □ 对症支持 □ 便次无增多者，拟次日结肠镜检查 □ 肠道准备 □ 其他医嘱	**长期医嘱** □ 患者既往基础用药 □ 抗菌药物治疗 □ 美沙拉嗪与肠道益生菌制剂 □ 其他医嘱 **临时医嘱** □ 对症支持 □ 结肠镜检查 □ 其他医嘱	**长期医嘱**（结肠镜检查后酌情调整治疗） □ 直肠型、直乙型： (1) 柳氮磺胺吡啶 1g qid 或美沙拉嗪 1g qid 口服 (2) 柳氮磺胺吡啶栓剂 0.5g 置肛或美沙拉嗪灌肠液 4g 灌肠，分 1~2 次/日；或氢化可的松琥珀酸钠 50~100mg，灌肠，1~2 次/日 □ 左半结肠型、广泛型、全结肠型： (1) 柳氮磺胺吡啶 1g qid 或美沙拉嗪 1g qid 口服 (2) 既往服用水杨酸类药物效果不佳者或本次用美沙拉嗪>3g/d 症状无改善者，加用泼尼松 0.75~1.0mg/（kg·d） □ 可停用抗菌药物治疗 □ 肠道益生菌制剂 □ 其他医嘱 **临时医嘱** □ 复查血常规、尿常规 □ 复查便常规+隐血 □ 对症支持 □ 其他医嘱
病情变异记录	□ 无 □ 有，原因： 1. 2.	□ 无 □ 有，原因： 1. 2.	□ 无 □ 有，原因： 1. 2.
医师签名			

日期	住院第 10~16 天	住院第 17~18 天（出院日）
主要诊疗工作	□ 上级医师查房 □ 观察体温、大便次数、量、性状、饮食情况 □ 根据临床、实验室检查结果判断治疗效果 □ 注意观察药物治疗的不良反应，并对症处理 □ 完成病程记录	□ 上级医师查房，进行评估，确定治疗方案有效有无并发症情况，明确是否出院 □ 完成出院记录、病案首页、出院证明书等 □ 向患者交代出院后的注意事项，如饮食、药物用量与用法、返院复诊的时间、地点，发生紧急情况时的处理等
重点医嘱	**长期医嘱** □ 直肠型、直乙型： （1）柳氮磺胺吡啶 1g qid 或美沙拉嗪 1g qid 口服 （2）柳氮磺胺吡啶栓剂 0.5g 置肛或美沙拉嗪灌肠液 4g，灌肠，分 1~2 次/日；或氢化可的松琥珀酸钠 50~100mg，灌肠，1~2 次/日 □ 左半结肠型、广泛型、全结肠型： （1）柳氮磺胺吡啶 1g qid 或美沙拉嗪 1g qid （2）既往服用水杨酸类药物效果不佳者或本次用美沙拉嗪>3g/d 症状无改善者，加用泼尼松 0.75~1.0mg/（kg·d） □ 停用抗菌药物治疗 □ 肠道益生菌制剂 □ 其他医嘱 **临时医嘱** □ 复查血常规、肝肾功能、ESR、CRP □ 复查便常规+隐血 □ 对症支持 □ 其他医嘱	**出院医嘱** □ 出院带药 □ 定期门诊随访 □ 监测血常规、粪便常规+隐血、肝肾功能、尿常规
病情变异记录	□ 无　□ 有，原因： 1. 2.	□ 无　□ 有，原因： 1. 2.
医师签名		

（二）护士表单

溃疡性结肠炎（中度）临床路径护士表单

适用对象：第一诊断为溃疡性结肠炎（中度）（ICD-10：K51.-01）中度慢性复发型

| 患者姓名： | | 性别：　年龄： | | 住院号： | |

| 住院日期：　　年　月　日 | | 出院日期：　　年　月　日 | | 标准住院日：17~18 天 | |

时间	住院第 1 天	住院第 2 天	住院第 3~4 天
健康宣教	□ 入院宣教 　介绍主管医师、护士 　介绍环境、设施 　介绍住院注意事项 　介绍探视和陪护制度 　介绍贵重物品制度	□ 宣教规律服药的重要性 □ 饮食宣教 □ 肛周皮肤护理宣教	□ 告知饮食、体位要求 　告知肠镜检查前注意事项 　告知肠道准备的重要性 　告知患者在检查中配合医师 　主管护士与患者沟通，消除 　患者紧张情绪 　告知检查后可能出现的情况 　及应对方式 　给予患者及家属心理支持
护理处置	□ 核对患者姓名，佩戴腕带 □ 建立入院护理病历 □ 协助患者留取各种标本 □ 测量体重	□ 协助留取便常规 □ 排泄护理 □ 安全护理	□ 协助留取便常规 □ 协助进行肠道准备
基础护理	□ 一级/二级护理 □ 晨晚间护理 □ 排泄管理 □ 患者安全管理	□ 一级/二级护理 □ 晨晚间护理 □ 排泄管理 □ 患者安全管理	□ 一级/二级护理 □ 晨晚间护理 □ 排泄管理 □ 患者安全管理
专科护理	□ 护理查体 □ 观察病情 　观察排便的次数、性状 　观察腹部体征 □ 需要时，填写跌倒及压疮防 　范表 □ 需要时，请家属陪护 □ 少渣饮食 □ 心理护理	□ 病情观察 　观察腹部体征 　观察排便的次数、性状 □ 遵医嘱完成相关检查 □ 发热患者不能除外感染时给 　予口服或静脉抗菌药物治疗 □ 遵医嘱美沙拉嗪与肠道益生 　菌制剂 □ 少渣饮食 □ 心理护理	□ 肠道准备 　观察粪便的性状（水样便） 　监测电解质（因肠道准备） 　观察腹部体征 □ 抗菌药物治疗 □ 美沙拉嗪与肠道益生菌制剂 □ 心理护理
重点医嘱	□ 详见医嘱执行单	□ 详见医嘱执行单	□ 详见医嘱执行单

续　表

时间	住院第 1 天	住院第 2 天	住院第 3~4 天
病情 变异 记录	□无　□有，原因： 1. 2.	□无　□有，原因： 1. 2.	□无　□有，原因： 1. 2.
护士 签名			

时间	住院第5~7天	住院第8~9天
健康宣教	□ 肠镜检查当日宣教 　告知饮食、体位要求 　告知肠镜检查后注意事项 　给予患者及家属心理支持 　再次明确探视陪护须知	□ 肠镜检查后宣教 　药物作用及频率 　饮食、活动指导
护理处置	□ 送患者至内镜中心 　协助更换衣裤 　核对患者资料及带药 □ 接患者 □ 核对患者及资料	□ 遵医嘱完成相关检查
基础护理	□ 一级/二级护理 □ 晨晚间护理 □ 排泄管理 □ 患者安全管理	□ 一级/二级护理 □ 晨晚间护理 □ 排泄管理 □ 患者安全管理
专科护理	□ 肠镜护理 　病情观察 　监测生命体征 　出血、穿孔、感染等并发症的观察 　观察粪便的性状 　观察腹部体征 □ 遵医嘱抗菌药物治疗 □ 遵医嘱美沙拉嗪与肠道益生菌制剂 □ 心理护理	□ 肠镜检查后，根据检查结果遵医嘱 □ 直肠型、直乙型： （1）柳氮磺胺吡啶 1g qid 或美沙拉嗪 1g qid 口服 （2）柳氮磺胺吡啶栓剂 0.5g 置肛或美沙拉嗪灌肠液 4g，灌肠，分 1~2 次/日；或氢化可的松琥珀酸钠 50~100mg，灌肠，1~2 次/日 □ 左半结肠型、广泛型、全结肠型： （1）柳氮磺胺吡啶 1g qid 或美沙拉嗪 1g qid 口服 （2）既往服用水杨酸类药物效果不佳者或本次用美沙拉嗪>3g/d 症状无改善者，加用泼尼松 0.75~1.0mg/（kg·d） □ 遵医嘱可停用抗菌药物 □ 遵医嘱肠道益生菌制剂 □ 心理护理
重点医嘱	□ 详见医嘱执行单	□ 详见医嘱执行单
病情变异记录	□ 无　□ 有，原因： 1. 2.	□ 无　□ 有，原因： 1. 2.
护士签名		

时间	住院第 10~16 天	住院第 17~18 天（出院日）
健康宣教	□ 药物作用及频率 　　饮食、活动指导	□ 出院宣教 　　复查时间 　　服药方法 　　活动休息 　　指导饮食 　　指导办理出院手续
护理处置	□ 遵医嘱完成相关检查	□ 办理出院手续 　　书写出院小结
基础护理	□ 一级/二级护理 □ 晨晚间护理 □ 排泄管理 □ 患者安全管理	□ 三级护理, □ 晨晚间护理 □ 协助或指导进食、进水 □ 协助或指导活动 □ 患者安全管理
专科护理	□ 肠镜检查后，根据检查结果遵医嘱 □ 直肠型、直乙型： （1）柳氮磺胺吡啶 1g qid 或美沙拉嗪 1g qid 口服 （2）柳氮磺胺吡啶栓剂 0.5g 置肛或美沙拉嗪灌肠液 4g，灌肠，分 1~2 次/日；或氢化可的松琥珀酸钠 50~100mg，灌肠，1~2 次/日 □ 左半结肠型、广泛型、全结肠型： （1）柳氮磺胺吡啶 1g qid 或美沙拉嗪 1g qid 口服 （2）既往服用水杨酸类药物效果不佳者或本次用美沙拉嗪>3g/d 症状无改善者，加用泼尼松 0.75~1.0mg/(kg·d) □ 遵医嘱可停用抗菌药物治疗 □ 遵医嘱肠道益生菌制剂 □ 心理护理	□ 病情观察 　　监测生命体征 　　观察腹部体征 □ 出院指导 □ 心理护理
重点医嘱	□ 详见医嘱执行单	□ 详见医嘱执行单
病情变异记录	□ 无　□ 有，原因： 1. 2.	□ 无　□ 有，原因： 1. 2.
护士签名		

（三）患者表单

溃疡性结肠炎（中度）临床路径患者表单

适用对象：第一诊断为溃疡性结肠炎（ICD-10：K51.-01）中度慢性复发型

患者姓名：	性别：	年龄：	门诊号：	住院号：
住院日期： 年 月 日	出院日期： 年 月 日		标准住院日：17~18 天	

日期	住院第 1 天	住院第 2 天
医患配合	□ 配合询问病史、收集资料，请务必详细告知既往史、用药史、过敏史 □ 配合进行体格检查 □ 有任何不适请告知医师	□ 配合完成入院常规检查 □ 配合完成症状观察，大便次数、量、性状 □ 配合医师指导下的饮食选择
护患配合	□ 配合测量体温、脉搏、呼吸频率、血压、体重 1 次 □ 配合完成入院护理评估（简单询问病史、过敏史、用药史） □ 接受入院宣教（环境介绍、病室规定、订餐制度、贵重物品保管等） □ 配合陪住制度 □ 有任何不适请告知护士	□ 配合测量体温、脉搏、呼吸频率 3 次，配合询问排便 2 次 □ 配合送检粪便等相关检查 □ 配合宣教规律服药的重要性 □ 配合饮食宣教 □ 配合肛周皮肤护理宣教 □ 配合观察病情 　　观察排便的次数、性状 　　观察腹部体征
饮食	□ 少渣饮食	□ 少渣饮食
排泄	□ 注意排便次数、便量、性状，推荐记录排便日记	□ 注意排便次数、便量、性状，推荐记录排便日记
活动	□ 适当活动，避免疲劳	□ 适当活动，避免疲劳

日期	住院第 3~4 天	住院第 5~7 天	住院第 8~9 天
医患配合	□ 配合医师查房 □ 配合观察病情变化、饮食情况 □ 接受对症支持治疗 □ 接受基础用药治疗：如美沙拉嗪与肠道益生菌制剂 □ 医师与患者及家属介绍病情及结肠镜检查谈话、签字	□ 配合医师查房 □ 配合完成结肠镜检查 □ 配合观察结肠镜检查后体温、症状、排便次数、性状和腹部体征	□ 配合医师查房 □ 配合观察体温、排便次数、量、性状、饮食情况 □ 医师与患者及家属沟通疾病诊断、严重程度、治疗方案及药物相关不良反应
护患配合	□ 配合定时测量生命体征、症状 □ 接受肠道准备及结肠镜检查注意事项宣教 □ 配合进行肠道准备 配合观察排便的性状（水样便） 配合观察腹部体征 □ 接受心理护理	□ 配合定时测量生命体征、症状 □ 配合观察肠道准备效果 □ 接受肠镜检查前信息核对、更换衣物 □ 配合肠镜检查体位及症状观察 □ 配合检查后观察症状、腹部体征和粪便性状 □ 配合接受基础药物治疗 □ 接受心理护理	□ 配合定时测量生命体征、症状、便次、便量、性状观察 □ 接受医嘱给予的药物治疗剂量及服药时间 □ 接受心理护理
饮食	□ 少渣饮食	□ 少渣饮食	□ 少渣饮食
排泄	□ 注意排便次数、便量、性状，推荐记录排便日记	□ 注意排便次数、便量、性状，推荐记录排便日记	□ 注意排便次数、便量、性状，推荐记录排便日记
活动	□ 适当活动，避免疲劳	□ 适当活动，避免疲劳	□ 适当活动，避免疲劳

日期	住院第 10~16 天	住院第 17~18 天（出院日）
医患配合	□ 配合医师查房 □ 配合观察体温、排便次数、量、性状 □ 接受医师给予的饮食指导 □ 配合观察治疗反应及药物不良反应 □ 与医师沟通诊疗过程中的疑问	□ 接受出院前指导，如饮食、药物用量与用法、不良反应 □ 知道复查程序，如返院复诊的时间、地点，发生紧急情况时的处理等 □ 获取出院诊断书
护患配合	□ 配合定时测量生命体征、症状、便次、便量、性状观察 □ 配合完成血常规、肝肾功能、ESR、CRP 等检查项目的复查 □ 配合完成粪便常规+隐血等复查 □ 接受医嘱给予的药物治疗剂量及服药时间 □ 接受心理护理	□ 接受出院宣教 □ 接受出院饮食指导 □ 办理出院手续 □ 获取出院带药 □ 知道服药方法、作用、注意事项 □ 知道复印病历程序
饮食	□ 少渣饮食	□ 少渣饮食
排泄	□ 注意排便次数、便量、性状，推荐记录排便日记	□ 注意排便次数、便量、性状，推荐记录排便日记
活动	□ 适当活动，避免疲劳	□ 适当活动，避免疲劳

附：原表单（2011 年版）

溃疡性结肠炎（中度）临床路径表单

适用对象：第一诊断为溃疡性结肠炎（中度）（ICD-10：K51. -01）中度慢性复发型

患者姓名：	性别： 年龄：	住院号：
住院日期： 年 月 日	出院日期： 年 月 日	标准住院日：17~18 天

日期	住院第 1 天	住院第 2 天
主要诊疗工作	□ 询问病史及体格检查 □ 完成病历书写 □ 开实验室检查单 □ 初步拟定诊断 □ 对症支持治疗	□ 上级医师查房 □ 完成入院常规检查 □ 观察体温、大便次数、量、性状、饮食情况 □ 继续对症支持治疗 □ 申请必要的相关科室会诊 □ 完成上级医师查房记录等病历书写 □ 向患者及家属交代病情及其注意事项
重点医嘱	**长期医嘱** □ 内科护理常规 □ 一级/二级护理 □ 少渣饮食 □ 记便次及便量 □ 维持原治疗方案/酌情调整 □ 其他医嘱 **临时医嘱** □ 血常规、尿常规、便常规+隐血 □ 粪便培养、粪便找寄生虫、粪便找阿米巴、粪便找结核菌、粪找真菌 □ 肝肾功能、电解质、血沉、C 反应蛋白、凝血功能、血型、乙肝五项、HCV 抗体、HIV 抗体 □ ANCA、ASCA（有条件） □ 粪便难辨梭菌毒素（有条件） □ X 线胸片、心电图、立位腹平片、腹部 B 超 □ 其他医嘱	**长期医嘱** □ 患者既往基础用药 □ 发热患者不能除外感染时给予口服或静脉抗菌药物治疗 □ 肠道益生菌制剂 □ 其他医嘱 **临时医嘱** □ 便常规+隐血 □ 粪便培养、粪便找寄生虫 □ 其他医嘱
主要护理工作	□ 介绍病房环境、设施和设备 □ 入院护理评估 □ 宣教	□ 观察患者病情变化 □ 监测患者生命体征 □ 教会患者准确记录出入量
病情变异记录	□ 无 □ 有，原因： 1. 2.	□ 无 □ 有，原因： 1. 2.
护士签名		
医师签名		

日期	住院第 3~4 天	住院第 5~7 天
主要诊疗工作	□ 上级医师查房 □ 观察体温、排便次数、量、性状、饮食情况 □ 继续对症支持治疗 □ 完成必要的相关科室会诊 □ 完成病程记录 □ 向患者及家属签署结肠镜检查同意书	□ 上级医师查房 □ 观察肠道清洁情况 □ 继续对症支持治疗 □ 完成结肠镜检查 □ 完成结肠镜检查当日病程纪录 □ 观察患者结肠镜检查后体温、症状、排便次数、性状和腹部体征
重点医嘱	长期医嘱 □ 患者既往基础用药 □ 抗菌药物治疗 □ 肠道益生菌制剂 □ 其他医嘱 临时医嘱 □ 便常规+隐血 □ 粪便培养、粪便找寄生虫 □ 对症支持 □ 便次无增多者，拟次日结肠镜检查 □ 肠道准备 □ 其他医嘱	长期医嘱 □ 患者既往基础用药 □ 抗菌药物治疗 □ 肠道益生菌制剂 □ 其他医嘱 临时医嘱 □ 对症支持 □ 结肠镜检查 □ 其他医嘱
主要护理工作	□ 观察患者病情变化 □ 观察患者肠道准备情况 □ 做好结肠镜检查前的宣教 □ 告知患者清洁肠道的重要性	□ 观察患者病情变化 □ 观察患者结肠镜检查后症状、排便次数、便量和性状 □ 注意监测结肠镜检查后的生命体征
病情变异记录	□ 无 □ 有，原因： 1. 2.	□ 无 □ 有，原因： 1. 2.
护士签名		
医师签名		

日期	住院第 8~9 天	住院第 10~16 天
主要诊疗工作	□ 上级医师查房 □ 观察体温、排便次数、量、性状、饮食情况 □ 根据临床、实验室检查结果、结肠镜结果和既往资料，进行鉴别诊断和确定诊断 □ 根据其他检查结果判断是否合并其他疾病 □ 注意观察药物治疗的不良反应，并对症处理 □ 完成病程记录	□ 上级医师查房 □ 观察体温、排便次数、量、性状、饮食情况 □ 根据临床、实验室检查结果判断治疗效果 □ 注意观察药物治疗的不良反应，并对症处理 □ 完成病程记录
重点医嘱	**长期医嘱**（结肠镜检查后酌情调整治疗） □ 直肠型、直乙型： （1）柳氮磺胺吡啶 1g qid 或美沙拉嗪 1g qid 口服 （2）柳氮磺胺吡啶栓剂 0.5g 置肛或美沙拉嗪灌肠液 4g，灌肠，分 1~2 次/日；或氢化可的松琥珀酸钠 50~100mg，灌肠，1~2 次/日 □ 左半结肠型、广泛型、全结肠型： （1）柳氮磺胺吡啶 1g qid 或美沙拉嗪 1g qid 口服 （2）既往服用水杨酸类药物效果不佳者，加用泼尼松 0.75~1.0mg/（kg·d） □ 抗菌药物治疗 □ 肠道益生菌制剂 □ 其他医嘱 **临时医嘱** □ 复查血常规、尿常规 □ 复查便常规+隐血 □ 对症支持 □ 其他医嘱	**长期医嘱** □ 直肠型、直乙型： （1）柳氮磺胺吡啶 1g qid 或美沙拉嗪 1g qid 口服 （2）柳氮磺胺吡啶栓剂 0.5g 置肛或美沙拉嗪灌肠液 4g，灌肠，分 1~2 次/日；或氢化可的松琥珀酸钠 50~100mg，灌肠，1~2 次/日 □ 左半结肠型、广泛型、全结肠型： （1）柳氮磺胺吡啶 1g qid 或美沙拉嗪 1g qid （2）既往服用水杨酸类药物效果不佳者，加用泼尼松 0.75~1.0mg/（kg·d） □ 停用抗菌药物治疗 □ 肠道益生菌制剂 □ 其他医嘱 **临时医嘱** □ 复查血常规、肝肾功能、ESR、CRP □ 复查便常规+隐血 □ 对症支持 □ 其他医嘱
主要护理工作	□ 观察患者病情变化 □ 向患者讲解有关口服用药的注意事项	□ 观察患者病情变化 □ 向患者讲解有关口服用药的注意事项
病情变异记录	□ 无　□ 有，原因： 1. 2.	□ 无　□ 有，原因： 1. 2.
护士签名		
医师签名		

日期	住院第 17~18 天（出院日）
主要诊疗工作	□ 上级医师查房，进行评估，确定有无并发症情况，明确是否出院 □ 完成出院记录、病案首页、出院证明书等 □ 向患者交代出院后的注意事项，如饮食、药物用量与用法、返院复诊的时间、地点，发生紧急情况时的处理等
重点医嘱	**出院医嘱** □ 出院带药 □ 定期门诊随访 □ 监测血常规、便常规+隐血、肝肾功能、尿常规
主要护理工作	□ 指导患者办理出院手续 □ 做好出院后的用药及生活指导
病情变异记录	□ 无 □ 有，原因： 1. 2.
护士签名	
医师签名	

第二十章

功能性肠病临床路径释义

一、功能性肠病编码

1. 国家卫生和计划生育委员会原编码：

疾病名称及编码：功能性肠病（ICD-10：K63.902）

2. 修改编码：

疾病名称及编码：肠易激综合征（ICD-10：K58）

功能性肠疾患（ICD-10：K59）

二、临床路径检索方法

K58-K59

三、功能性肠病临床路径标准住院流程

（一）适用对象

第一诊断为功能性肠病（ICD-10：K63.902）。

> **释义**
>
> ■ 适用对象编码参见第一部分。
>
> ■ 本路径适用对象为临床诊断为功能性肠病的患者。

（二）诊断依据

根据《实用内科学（第14版）》（陈灏珠、林果为、王吉耀主编，人民卫生出版社），《内科学（第8版）》（葛均波、徐永健主编，人民卫生出版社），《罗马Ⅳ：功能性胃肠病肠-脑互动异常》（德罗斯曼总编，科学出版社）。

1. 临床症状：腹痛、腹胀、腹部膨胀、排便习惯异常（便秘、腹泻或便秘腹泻交替）等。

2. 常规实验室检查、结肠镜检查或消化道造影未发现器质性疾病。

3. 符合罗马Ⅳ功能性肠病的诊断标准。

> **释义**
>
> ■ 本路径的制订主要参考国内外权威参考书籍和诊疗指南。
>
> ■ 功能性肠病的诊断首先需要排除器质性疾病。病史和临床症状是诊断功能性肠病的重要依据。罗马Ⅳ功能性肠病诊断标准如下：
>
> ■ 肠易激综合征诊断标准：
>
> 反复发作的腹痛，近3个月内平均发作至少每周1日，伴有以下2项或2项以上：

1. 与排便相关。

2. 伴有排便频率的改变。

3. 伴有粪便性状（外观）改变。

诊断前症状出现至少6个月，近3个月符合以上诊断标准

■ 功能性便秘诊断标准：

1. 必须包括下列2项或2项以上：

（1）1/4（25%）以上的排便感到费力。

（2）1/4（25%）以上的排便为干球粪或硬粪（Bristol 粪便性状量表1~2型）。

（3）1/4（25%）以上的排便有不尽感。

（4）1/4（25%）以上的排便有肛门直肠梗阻/堵塞感。

（5）1/4（25%）以上的排便需要手法辅助（如用手指协助排便、盆底支持）。

（6）每周自发排便少于3次。

2. 不用泻剂时很少出现稀粪。

3. 不符合肠易激综合征的诊断标准。

诊断前症状出现至少6个月，近3个月符合以上诊断标准。

■ 功能性腹泻诊断标准：25%以上的排便为松散粪或水样粪，且不伴有明显的腹痛或腹胀不适。

诊断前症状出现至少6个月，近3个月符合以上诊断标准；应排除符合腹泻型肠易激综合征诊断标准的患者。

■ 功能性腹胀/腹部膨胀诊断标准：必须包括下列2项：

1. 反复出现腹胀/腹部膨胀，平均至少为每周1日，腹胀/腹部膨胀较其他症状突出。

2. 不符合肠易激综合征、功能性便秘、功能性腹泻或餐后不适综合征的诊断标准。

诊断前症状出现至少6个月，近3个月符合以上诊断标准；腹胀可伴有轻度腹痛以及轻微的排便异常。

■ 非特异性功能性肠病诊断标准：肠道症状不能归咎于器质性疾病，也不符合肠易激综合征、功能性便秘、功能性腹泻、功能性腹胀/腹部膨胀的诊断标准。

诊断前症状出现至少6个月，近3个月符合以上诊断标准

■ 阿片引起的便秘诊断标准

1. 在开始使用阿片、改变剂型或增加剂量过程中新出现的或加重的便秘症状，且必须包括下列2项或2项以上：

（1）1/4（25%）以上的排便感到费力。

（2）1/4（25%）以上的排便为干球粪或硬粪（Bristol 粪便性状量表1~2型）。

（3）1/4（25%）以上的排便有不尽感。

（4）1/4（25%）以上的排便有肛门直肠梗阻/堵塞感。

（5）1/4（25%）以上的排便需要手法辅助（如用手指协助排便、盆底支持）。

（6）每周自发排便少于3次。

2. 不用泻剂时很少出现稀粪。

（三）治疗方案的选择

根据《实用内科学（第14版）》（陈灏珠、林果为、王吉耀主编，人民卫生出版社），《内科学（第8版）》（葛均波、徐永健主编，人民卫生出版社），《罗马Ⅳ：功能性胃肠病肠-脑互动异常》（德罗斯曼总编，科学出版社）。

1. 基本治疗：包括建立良好的医患关系，调整生活方式、注意饮食等。
2. 药物治疗：根据病情选择：①解痉剂；②止泻药；③导泻药；④肠道动力感觉调节药；⑤益生菌；⑥中枢神经作用药物等。
3. 补充和替代治疗：中医药治疗；生物反馈治疗；心理治疗等。

> **释义**
>
> ■ 治疗目的是消除患者顾虑，提高生活质量。治疗策略主要是积极寻找并去除促发因素和对症治疗，强调综合治疗和个体化的治疗原则。

（四）标准住院日

5~7天。

> **释义**
>
> ■ 怀疑功能性肠病的患者入院后，肠镜前准备1~2天，第2~3天行肠镜检查，根据检查所见采用相应内镜下治疗措施，检查治疗后观察1~3天，注意有无结肠镜检查后并发症。总住院时间不超过7天符合本路径要求。

（五）进入路径标准

1. 第一诊断必须符合 ICD-10：K63.902 功能性肠病疾病编码。
2. 当患者同时具有其他疾病诊断，但在住院期间不需要特殊处理也不影响第一诊断的临床路径流程实施时，可以进入路径。

> **释义**
>
> ■ 进入本路径的患者为第一诊断为功能性肠病，需除外器质性病变。
>
> ■ 入院后常规检查发现有基础疾病，如高血压、冠状动脉粥样硬化性心脏病、糖尿病、肝肾功能不全等，经系统评估后对功能性肠病诊断治疗无特殊影响者，可进入路径。但可能增加医疗费用，延长住院时间。

（六）住院期间检查项目

1. 必须完成的检查：
（1）血常规、尿常规、大便常规+隐血。
（2）肝肾功能、电解质、血糖、血脂、凝血功能、感染性疾病筛查（乙型肝炎、丙型肝炎、艾滋病、梅毒等）。
（3）结肠镜检查或消化道造影。

（4）心电图、X线胸片。

2. 诊断有疑问者可查：

（1）血淀粉酶、甲状腺功能、肿瘤标记物筛查。

（2）腹部超声、立位腹平片、胃镜或X线钡餐、腹部CT或MRI。

> **释义**
>
> ■ 血常规、尿常规、便常规+隐血是最基本的三大常规检查，进入路径的患者均需完成。肝肾功能、电解质、血糖、凝血功能、心电图、X线胸片可评估有无基础疾病，是否影响住院时间、费用及其治疗预后；感染性疾病筛查用于肠镜检查前准备；无禁忌证患者均应行肠镜或消化道造影检查。
>
> ■ 腹痛为主者应与引起腹痛的疾病鉴别，腹泻为主者应与引起腹泻的疾病鉴别，以便秘为主者应于引起便秘的疾病鉴别。对于存在报警症状的患者不应轻易诊断功能性肠病，必须进行全面检查直至找到病因。

（七）结肠镜检查

1. 入院前未检查者，应尽早进行。

2. 检查前禁食4~6小时，检查前清肠。

3. 如选择无痛内镜，术中需监测生命体征，术后要在内镜室观察至清醒，并经麻醉医师同意后返回病房。

4. 结肠镜检查2小时后再进食。

> **释义**
>
> ■ 消化内镜检查及内镜下治疗属于有创性操作，有潜在并发症的风险，必须在患者充分知情并签署知情同意书后才可以进行。
>
> ■ 为了保证结肠镜检查、疗的效果，必须进行良好的肠道清洁准备。各医疗单位可根据自身的条件、用药习惯及经验，选择不同的肠道准备方案。
>
> ■ 接受无痛内镜操作的患者，术前需经麻醉科医师会诊评估麻醉风险，让患者了解麻醉的风险及注意事项，并签署麻醉知情同意书。

（八）药物治疗方案

根据病情选择下述药物：

1. 解痉剂：抗胆碱能药如阿托品、溴丙胺太林（普鲁本辛）、东莨菪碱等改善腹痛等症状。

2. 止泻药：轻症者可选用吸附剂，如双八面体蒙脱石等。

3. 导泻药：常用的有容积性泻药如欧车前制剂或甲基纤维素，渗透性轻泻剂如聚乙二醇（PEG4000）、乳果糖或山梨醇。

4. 肠道动力感觉调节药：马来酸曲美布汀、匹维溴铵、奥替溴铵等。

5. 益生菌制剂：如双歧杆菌、地衣芽孢杆菌等。

6. 中枢神经作用药物：对于胃肠道症状与精神心理障碍合并存在或虽缺乏精神心理障碍表现，但胃肠道常规药物治疗（疗程4~8周）疗效不理想的患者，在进一步排查和排除器质性疾病的情况下，可试用中枢神经作用药物治疗。如三环类抗抑郁药及选择性5-HT再摄取抑制剂。

7. 中医药治疗。

> **释义**
>
> ■ 治疗目的是消除患者顾虑，提高生活质量。治疗策略主要是积极寻找并去除促发因素和对症治疗，强调综合治疗和个体化的治疗原则。

（九）出院标准

腹痛、腹胀、腹泻、便秘等症状减轻或消失。

> **释义**
>
> ■ 患者出院前应完成所有必须检查项目，且开始药物治疗，观察临床症状是否减轻或消失，有无明显药物相关不良反应。

（十）变异及原因分析

1. 临床症状改善不明显，调整药物治疗，导致住院时间延长。
2. 需要进行心理及行为治疗，需转入相应临床路径。

> **释义**
>
> ■ 按标准治疗方案如患者症状缓解不明显，发现其他严重基础疾病，需调整药物治疗或继续其他基础疾病的治疗，则终止本路径。
>
> ■ 认可的变异原因主要是指患者入选路径后，在检查及治疗过程中发现患者合并存在事前未预知的、对本路径治疗可能产生影响的情况，需要终止执行路径或延长治疗时间、增加治疗费用。医师需在表单中明确说明。
>
> ■ 因患者方面的主观原因导致执行路径出现变异，需医师在表单中予以说明。

四、功能性肠病临床路径给药方案

【用药选择】

根据病情选用药。

1. 作用于外周的药物：

（1）缓泻剂：容易获得、廉价、安全性好。

（2）促分泌剂：通过位于管腔内肠上皮细胞顶端表面的氯离子通道发挥作用。目前在一些国家鲁比前列酮已获准用于治疗成年女性的 IBS-C。利那洛肽作用于肠上皮细胞顶端表面的鸟苷酸环化酶 C 受体，该受体活化导致细胞内 cGMP 的生成，随后活化囊性纤维化跨膜传导调节因子、氯离子分泌。一些国家已批准利那洛肽用于治疗成年 IBS-C 患者。

（3）胆汁酸调节剂：研究发现调节消化道胆汁酸可治疗功能性肠病。胆汁酸可增加排便频率，疗效呈剂量依赖性。

（4）μ-阿片受体激动剂：洛哌丁胺是一种合成的外周 μ-阿片受体激动剂，可以减缓结肠运输，增加水和离子吸收。艾沙度林是一种新的混合型 μ-阿片受体激动剂/δ 阿片受体拮抗剂，但生物利用度低，抑制肠道蠕动的效果比洛哌丁胺弱。

2. 作用于全身的药物：

（1）解痉剂：包括抗胆碱能药或平滑肌松弛剂，可以抑制消化道收缩。常用药物：匹维溴铵片、马来酸曲美布汀片。

（2）抗抑郁药：三环类抗抑郁药肠用于治疗功能性肠病患者，因为三环类抗抑郁药有潜在的抗胆碱能租用，可以引起便秘，故特别适用于 IBS-D 的治疗。

（3）促动力药：普芦卡必利是选择性 5-HT4 受体激动剂，其治疗慢性便秘患者有效，但目前还没有针对普芦卡必利治疗 IBS-C 患者的随机、安慰剂对照试验。

（4）5-HT3 拮抗剂：可以减轻内脏痛、减缓结肠传输和抑制肠道分泌。阿洛司琼，一种高选择性 5-HT3 受体拮抗剂，可以使结肠松弛、内脏感觉阈值提高、肠道传输减慢。

3. 微生态和免疫调节剂：

（1）益生菌：服用益生菌可能对 IBS 患者有益，其可能作用机制包括调节肠道菌群、黏膜免疫功能、黏膜屏障功能、神经内分泌细胞功能等多种机制。

（2）抗菌药物：研究最充分的抗菌药物是利福昔明，它是不可吸收的广谱抗菌药物，2015年 5 月美国 FDA 批准利福昔明用于治疗 IBS-D。

4. 中医药：近年有随机对照研究显示中医药对改善功能性肠病的症状有一定疗效，如胃肠安丸等可联合西药治疗腹泻型肠易激综合征，但仍需更高质量的证据证实。

【药学提示】

1. 解痉剂不良反应：极少数人中观察到轻微的胃肠不适，极个别人出现皮疹样过敏反应。马来酸曲美布汀片：一般不良反应偶有口渴、口内麻木、腹泻、腹鸣、便秘和心动过速、困倦、眩晕、头痛等，严重不良反应肝功能损伤（不足 0.1%）、黄疸，发现异常时应停药，充分观察进行适当处置。

2. 抗抑郁药最常见的不良反应是嗜睡、口干，特别是服用三环类抗抑郁药患者。

3. 根据目前的资料，一些单菌种和多菌种益生菌可能对功能性肠病患者有临床疗效，但还需要严谨的随机对照试验来阐明具体的种类、剂量和用药时间。

【注意事项】

功能性肠病的治疗尚缺乏既有效又标准的治疗流程。在每例患者的治疗中，要识别其主要或最受困扰的症状。某些症状较轻的患者可能只需调整生活方式（如：运动、改善睡眠习惯、减压）和饮食干预就足以达到治疗目的；而对于症状持续出现的患者而言，应根据其主要症状（即便秘、腹泻、腹痛）来指导临床治疗。

五、推荐表单

(一) 医师表单

功能性胃肠病临床路径医师表单

适用对象：第一诊断为功能性肠病（ICD-10：K63.902）

患者姓名：		性别： 年龄： 门诊号：		住院号：
住院日期： 年 月 日		出院日期： 年 月 日		标准住院日：5~7 天

时间	住院第 1 天	住院第 2 天	住院第 3 天
主要诊疗工作	□ 询问病史和体格检查 □ 完成病历书写 □ 开实验室检查单，完善内镜前检查	□ 上级医师查房 □ 确定结肠镜检查时间，落实术前检查 □ 确定内镜下治疗方案，向患者及其家属交代围术期注意事项 □ 与患者和家属签署结肠镜检查同意书 □ 签署自费用品协议书 □ 完成上级医师查房记录 □ 根据需要，请相关科室会诊 □ 如无结肠镜检查禁忌证，继续肠道准备	□ 观察患者腹部症状和体征，注意肠道准备情况 □ 上级医师查房 □ 完成查房记录 □ 行结肠镜检查，根据检查所见采用相应内镜下治疗措施 □ 观察有无结肠镜检查后并发症（如穿孔、出血等）
重点医嘱	**长期医嘱** □ 内科护理常规 □ 二级护理 □ 少渣饮食 **临时医嘱** □ 血常规、尿常规、粪常规、C 反应蛋白、血沉 □ 肝肾功能、电解质、血糖、血脂、快速传染病四项 □ 腹部 B 超、心电图 □ 肿瘤标志物、甲状腺功能（必要时）	**长期医嘱** □ 内科护理常规 □ 二级护理 □ 少渣饮食 **临时医嘱** □ 清肠剂（治疗前两天开始肠道准备。根据不同肠道准备方法选用不同药物） □ 次晨禁食（治疗当日） □ 拟明日行结肠镜检查及治疗	**长期医嘱**（检查后） □ 内科护理常规 □ 二级护理 □ 少渣饮食/禁食、禁水 **临时医嘱** □ 必要时行 CT 检查 □ 活检或切除息肉患者给予抗炎药物应用预防感染
疾病变异记录	□ 无 □ 有，原因： 1. 2.	□ 无 □ 有，原因： 1. 2.	□ 无 □ 有，原因： 1. 2.
医师签名			

时间	住院第 4 天	住院第 5~7 天（出院日）
主要诊疗工作	□ 观察患者生命体征、腹部症状和体征，观察大便性状，注意有无消化道出血、感染及穿孔 □ 上级医师查房 □ 完成查房记录	□ 继续观察患者腹部症状和体征，注意观察有无并发症 □ 如果患者可以出院 □ 通知出院处 □ 通知患者及家属今日出院 □ 向患者及家属交代出院后注意事项，嘱患者不适及时就诊 □ 饮食宣教，预约复诊时间 □ 将出院记录的副本交给患者 □ 准备出院带药及出院证明 □ 如果患者不能出院，在病程记录中说明原因和继续治疗的方案
重点医嘱	**长期医嘱** □ 内科护理常规 □ 二级护理 □ 少渣饮食/禁食、禁水 **临时医嘱** □ 必要时复查血常规	**出院医嘱** □ 出院带药（根据基础疾病带相关用药）
疾病变异记录	□ 无　□ 有，原因： 1. 2.	□ 无　□ 有，原因： 1. 2.
医师签名		

（二）护士表单

功能性胃肠病临床路径护士表单

适用对象：第一诊断为功能性肠病（ICD-10：K63.902）

患者姓名：		性别： 年龄： 门诊号：	住院号：
住院日期： 年 月 日		出院日期： 年 月 日	标准住院日：5~7 天

时间	住院第 1 天	住院第 2 天	住院第 3 天
健康宣教	□ 入院宣教 　介绍主管医师、护士 　介绍环境、设施 　介绍住院注意事项 　介绍探视和陪护制度 　介绍贵重物品制度	□ 药物宣教 □ 肠镜检查前宣教 　宣教肠镜检查前准备及检查后注意事项 　告知肠镜检查后饮食 　告知患者在检查中配合医师 　主管护士与患者沟通，消除患者紧张情绪 　告知检查后可能出现的情况及应对方式	□ 肠镜检查当日宣教 　告知饮食、体位要求 　告知结肠镜术后可能出现情况的应对方式 　给予患者及家属心理支持 　再次明确探视陪护须知
护理处置	□ 核对患者姓名，佩戴腕带 □ 建立入院护理病历 □ 协助患者留取各种标本 □ 测量体重	□ 协助医师完成肠镜检查前的相关化验 □ 术前肠道准备	□ 评估肠道准备情况 □ 送患者至内镜中心 □ 接患者 □ 核对患者资料
基础护理	□ 二级护理 □ 晨晚间护理 □ 排泄管理 □ 患者安全管理	□ 二级护理 □ 晨晚间护理 □ 排泄管理 □ 患者安全管理	□ 一级护理 □ 晨晚间护理 □ 患者安全管理
专科护理	□ 护理查体 □ 病情观察 　呕吐物及大便的观察 　腹部体征的观察 □ 需要时，填写跌倒及压疮防范表 □ 需要时，请家属陪护 □ 确定饮食种类 □ 心理护理	□ 病情观察 　呕吐物及大便的观察 　腹部体征的观察 □ 遵医嘱完成相关检查 □ 心理护理	□ 病情观察监测生命体征 □ 遵医嘱予补液 □ 呕吐物及大便的观察 　腹部体征的观察 □ 需要时，请家属陪护 □ 心理护理
重点医嘱	□ 详见医嘱执行单	□ 详见医嘱执行单	□ 详见医嘱执行单

续　表

时间	住院第 1 天	住院第 2 天	住院第 3 天
病情 变异 记录	□无　□有，原因： 1. 2.	□无　□有，原因： 1. 2.	□无　□有，原因： 1. 2.
护士 签名			

时间	住院第 4 天	住院第 5~7 天（出院日）
健康宣教	□ 肠镜检查后宣教 　肠镜检查后注意事项 　饮食、活动指导	□ 出院宣教 　复查时间 　服药方法 　活动休息 　指导饮食 　指导办理出院手续
护理处置	□ 遵医嘱完成相关检查	□ 办理出院手续 □ 书写出院小结
基础护理	□ 二级护理 □ 晨晚间护理 □ 排泄管理 □ 患者安全管理	□ 二级护理 □ 晨晚间护理 □ 协助或指导进食、进水 □ 协助或指导活动 □ 患者安全管理
专科护理	□ 病情观察 　监测生命体征 　出血、穿孔、感染等并发症的观察 　大便的观察 　腹部体征的观察 □ 心理护理	□ 病情观察 　监测生命体征 　出血、穿孔、感染等并发症的观察 　大便的观察 　腹部体征的观察 □ 出院指导 □ 心理护理
重点医嘱	□ 详见医嘱执行单	□ 详见医嘱执行单
病情变异记录	□ 无　□ 有，原因： 1. 2.	□ 无　□ 有，原因： 1. 2.
护士签名		

（三）患者表单

功能性胃肠病临床路径患者表单

适用对象：第一诊断为功能性肠病（ICD-10：K63.902）

患者姓名：	性别：　　年龄：　　门诊号：	住院号：
住院日期：　　年　月　日	出院日期：　　年　月　日	标准住院日：5~7 天

时间	入院	肠镜术前	肠镜检查当天
医患配合	□ 配合询问病史、收集资料，请务必详细告知既往史、用药史、过敏史 □ 配合进行体格检查 □ 有任何不适请告知医师	□ 配合完善肠镜检查前相关检查、化验，如采血、留尿、心电图、X 线胸片 □ 医师与患者及家属介绍病情及肠镜检查谈话、肠镜检查前签字	□ 配合完善相关检查、化验 □ 配合医师摆好检查体位 □ 配合检查：生命体征，腹部体征，采血 □ 如病情需要，配合术后转入监护病房 □ 有任何不适请告知医师
护患配合	□ 配合测量体温、脉搏、呼吸频率 3 次，血压、体重 1 次 □ 配合完成入院护理评估（简单询问病史、过敏史、用药史） □ 接受入院宣教（环境介绍、病室规定、订餐制度、贵重物品保管等） □ 配合执行探视和陪护制度 □ 有任何不适请告知护士	□ 配合测量体温、脉搏、呼吸频率 3 次，询问大便 1 次 □ 接受肠镜检查前宣教 □ 接受饮食宣教 □ 接受药物宣教 □ 接受肠道准备	□ 配合测量体温、脉搏、呼吸频率 3 次，询问大便 1 次 □ 送内镜中心前，协助完成核对，带齐影像资料及用药 □ 返回病房后，配合接受生命体征的测量 □ 配合检查意识（全身麻醉者） □ 配合缓解疼痛 □ 接受肠镜检查后宣教 □ 接受饮食宣教 □ 接受药物宣教 □ 有任何不适请告知护士
饮食	□ 遵医嘱饮食	□ 遵医嘱饮食	□ 麻醉清醒前禁食、禁水 □ 麻醉清醒后，根据医嘱试饮水，无恶心呕吐时进少量流食或者半流食
排泄	□ 正常排尿便	□ 正常排尿便	□ 正常排尿便
活动	□ 正常活动	□ 正常活动	□ 根据情况，适当活动

时间	肠镜检查后	出院
医患配合	□ 配合腹部检查 □ 配合完善术后检查：如采血、留尿、便等	□ 接受出院前指导 □ 知道复查程序 □ 获取出院诊断书
护患配合	□ 配合定时测量生命体征、每日询问大便 □ 配合检查腹部 □ 接受输液、服药等治疗 □ 接受进食、进水、排便等生活护理 □ 配合活动，预防皮肤压力伤 □ 注意活动安全，避免坠床或跌倒 □ 配合执行探视及陪护	□ 接受出院宣教 □ 办理出院手续 □ 获取出院带药 □ 知道服药方法、作用、注意事项 □ 知道复印病历程序
饮食	□ 遵医嘱饮食	□ 遵医嘱饮食
排泄	□ 正常排尿便	□ 正常排尿便
活动	□ 正常适度活动，避免疲劳	□ 正常适度活动，避免疲劳

附：原表单（2016 年版）

功能性胃肠病临床路径表单

适用对象：第一诊断为功能性肠病（ICD-10：K63.902）

患者姓名：	性别： 年龄： 门诊号：	住院号：
住院日期： 年 月 日	出院日期： 年 月 日	标准住院日：5~7 天

时间	住院第 1 天	住院第 2 天	住院第 3 天
主要诊疗工作	□ 询问病史和体格检查 □ 完成病历书写 □ 开实验室检查单，完善内镜前检查	□ 上级医师查房 □ 确定结肠镜检查时间，落实术前检查 □ 确定内镜下治疗方案，向患者及其家属交代围术期注意事项 □ 与患者和家属签署结肠镜检查同意书 □ 签署自费用品协议书 □ 完成上级医师查房记录 □ 根据需要，请相关科室会诊 □ 如无结肠镜检查禁忌证，继续肠道准备	□ 观察患者腹部症状和体征，注意肠道准备情况 □ 上级医师查房 □ 完成查房记录 □ 行结肠镜检查，根据检查所见采用相应内镜下治疗措施 □ 观察有无结肠镜检查后并发症（如穿孔、出血等）
重点医嘱	**长期医嘱** □ 内科护理常规 □ 二级护理 □ 少渣饮食 **临时医嘱** □ 血常规、尿常规、粪常规、C 反应蛋白、血沉 □ 肝肾功能、电解质、血糖、血脂、快速传染病四项 □ 腹部 B 超、心电图 肿瘤标志物、甲状腺功能（必要时）	**长期医嘱** □ 内科护理常规 □ 二级护理 □ 少渣饮食 **临时医嘱** □ 清肠剂（治疗前两天开始肠道准备。根据不同肠道准备方法选用不同药物） □ 次晨禁食（治疗当日） □ 拟明日行结肠镜检查及治疗	**长期医嘱**（检查后） □ 内科护理常规 □ 二级护理 □ 少渣饮食/禁食、禁水 **临时医嘱** □ 必要时行 CT 检查 □ 活检或切除息肉患者给予抗炎药物应用预防感染
主要护理工作	□ 协助患者及家属办理入院手续 □ 进行入院宣教 □ 准备次晨空腹静脉抽血	□ 基本生活和心理护理 □ 进行结肠镜检查相关宣教 □ 协助进行肠道准备	□ 基本生活和心理护理 □ 检查治疗后常规护理 □ 并发症观察
疾病变异记录	□ 无 □ 有，原因： 1. 2.	□ 无 □ 有，原因： 1. 2.	□ 无 □ 有，原因： 1. 2.
护士签名			
医师签名			

时间	住院第 4 天	住院第 5~7 天（出院日）
主要诊疗工作	□ 观察患者生命体征、腹部症状和体征，观察大便性状，注意有无消化道出血、感染及穿孔 □ 上级医师查房 □ 完成查房记录	□ 继续观察患者腹部症状和体征，注意观察有无并发症 　如果患者可以出院 □ 通知出院处 □ 通知患者及家属今日出院 □ 向患者及家属交代出院后注意事项，嘱患者不适及时就诊 □ 饮食宣教，预约复诊时间 □ 将出院记录的副本交给患者 □ 准备出院带药及出院证明 □ 如果患者不能出院，在病程记录中说明原因和继续治疗的方案
重点医嘱	**长期医嘱** □ 内科护理常规 □ 二级护理 □ 少渣饮食/禁食、禁水 **临时医嘱** □ 必要时复查血常规	**出院医嘱** □ 出院带药（根据基础疾病带相关用药）
主要护理工作	□ 基本生活和心理护理 □ 检查治疗后常规护理 □ 并发症观察	□ 帮助患者办理出院手续、交费等事宜 □ 出院指导
病情变异记录	□ 无　□ 有，原因： 1. 2.	□ 无　□ 有，原因： 1. 2.
护士签名		
医师签名		

第二十一章
结直肠息肉临床路径释义

一、结直肠息肉编码

疾病名称及编码：结肠腺瘤样息肉（ICD-10：D12.6）

直肠腺瘤样息肉（ICD-10：D12.8）

直肠息肉（ICD-10：K62.1）

结肠息肉（ICD-10：K63.5）

手术操作及编码：内镜下结直肠息肉切除术（ICD-9-CM-3：45.42）

二、临床路径检索方法

第一诊断编码为 ICD-10：D12.602/D12.802/K62.1/K63.5，手术编码为 45.42 且患者年龄大于 18 岁/小于 65 岁者（注：结直肠息肉临床路径 2009 版原文存在刊印错误："小于 18 岁/大于 65 岁"）

三、结直肠息肉临床路径标准住院流程

（一）适用对象

第一诊断为结直肠息肉（ICD-10：D12.6/D12.8/K62.1/K63.5），行内镜下结直肠息肉摘除术（ICD-9-CM-3：45.42）。

> **释义**
>
> ■ 本路径适用对象为大肠散发息肉者。结肠镜检查时发现结直肠腺瘤的概率为 10%~20%，其中腺瘤的比例最高，大多数结直肠息肉都可以经内镜下摘除。本路径适用对象不包括第一诊断为结直肠息肉病（如家族性腺瘤性息肉病、黑斑息肉病等）的患者。
>
> ■ 本路径针对的是内镜下结直肠息肉摘除术，结直肠息肉的治疗方式还包括外科手术治疗，见另外的路径指南。

（二）诊断依据

根据《临床诊疗指南·消化系统疾病分册》（中华医学会编著，人民卫生出版社），《实用内科学（第 12 版）》（复旦大学医学院编著，人民卫生出版社）、《消化内镜学（第 2 版）》（科学出版社）等国内、外临床诊疗指南。

1. 钡剂灌肠造影存在充盈缺损，提示结肠和（或）直肠息肉。

2. 结肠镜检查发现结肠和（或）直肠息肉。

> **释义**
>
> 　　■ 结直肠息肉的临床表现没有特异性，部分患者可以表现为腹部不适、排便习惯改变，较大息肉有时可以合并出血，表现为便隐血实验阳性、黑便、便血等，合并肠梗阻或肠套叠可以有相应症状，也有患者缺乏临床症状，因与结直肠息肉无关的表现进行检查时发现结直肠息肉。另外，健康体检进行结肠镜筛查者逐渐增多，发现结直肠息肉的概率增加。
>
> 　　■ 诊断多需要依靠钡剂灌肠和（或）结肠镜等实验室检查；随着 CT 重建技术的发展，部分可通过 CT 结肠三维重建（"仿真结肠镜"）检查得到诊断。任何检查均存在假阳性及假阴性的可能，需不同的检查相互补充。
>
> 　　■ 距离肛缘 7cm 以内的直肠息肉可以通过直肠指诊发现。

（三）选择治疗方案的依据

根据《实用内科学（第 12 版）》（复旦大学医学院编著，人民卫生出版社）、《消化内镜学（第 2 版）》（科学出版社）等国内、外临床诊疗指南。

1. 基本治疗（包括生活方式、饮食等）。

2. 内镜下治疗。

> **释义**
>
> 　　■ 内镜下结直肠息肉摘除术包括：活检钳除、圈套器切除、单纯尼龙圈套扎、尼龙圈套扎后圈套器切除、内镜黏膜切除（EMR）等。不同的方法适用于不同大小及类型的息肉，需要不同的内镜下治疗器械，对操作者的技术要求不同，产生的医疗费用也相应不同，各医疗单位应根据自身条件及患者息肉的类型、大小、部位等特征，合理选择治疗方式，开展安全、有效的治疗。
>
> 　　■ 随着消化内镜技术及内镜器械的不断发展，结直肠息肉的内镜下治疗方法还包括内镜下黏膜剥离（ESD）（适用于直径大于 2cm 的侧向生长型息肉或早期大肠癌）。由于对操作者技术及医疗设备要求高，且风险较高，容易出现并发症，不包括在本路径的内镜下治疗方法中。

（四）标准住院日

5~7 天。

> **释义**
>
> 　　■ 结直肠息肉患者入院后，第 2~3 天实施内镜治疗，治疗后观察 1~3 天，必要时等待息肉病理检查结果。总住院时间不超过 7 天均符合路径要求。

（五）进入路径标准

1. 第一诊断必须符合 ICD-10：D12.6/D12.8/K62.1/K63.5 结直肠息肉疾病编码。

2. 当患者同时具有其他疾病诊断，但在住院期间不需要特殊处理也不影响第一诊断的临床路径流程实施时，可以进入路径。

> **释义**
>
> ■ 进入本临床路径的患者必须经过相关检查已经诊断结直肠息肉［结肠和（或）直肠息肉］，入院目的为拟行结直肠息肉内镜下摘除术。疑诊结直肠息肉病者，不符合进入本路径标准。
>
> ■ 经入院常规检查发现伴有基础疾病，如高血压、糖尿病、凝血功能障碍、肝肾功能不全等，对患者健康影响严重，或者该疾病可影响内镜下治疗，则应优先考虑治疗该基础疾病，暂不宜进入路径。服用阿司匹林、氯吡格雷等抗血小板药物的患者，在病情允许的前提下应停用上述药物5~7天，才能进入本路径。
>
> ■ 上述基础疾病经合理治疗后达到稳定，或目前尚需要持续用药，经评估无内镜下检查治疗禁忌，可进入路径。但可能增加医疗费用，延长住院时间。

（六）入院后

第≤3天。

必须完成的检查：

1. 血常规、尿常规、便常规+隐血。
2. 肝肾功能、电解质、血糖、凝血功能、血型、Rh因子、感染性疾病筛查（乙型肝炎、丙型肝炎、艾滋病、梅毒等）。
3. 消化道肿瘤标志物筛查（CA19-9、CA24-2、CEA等）。
4. 腹部超声、心电图、X线胸片。

> **释义**
>
> ■ 所有进入路径的患者均应完成上述常规检查，以确保内镜下治疗的安全、有效。应认真分析检查结果，以及时发现异常情况并采取对应处置。
>
> ■ 血常规、肝肾功能、电解质、血糖和凝血功能检查可以判断有无基础疾病，尤其是可能损害凝血功能，影响内镜下治疗及转归的基础疾病（例如慢性肝肾疾病、血小板减少等）。血型和输血前检查（乙型肝炎和丙型肝炎、艾滋病、梅毒等疾病筛查）为发生大出血等并发症可能需要输血时作准备。
>
> ■ 消化道肿瘤标志物筛查及腹部超声等检查，是为了排除潜在的恶性疾病。
>
> ■ 心电图和X线胸片检查为入院常规检查，有助于了解患者心肺功能状况，排除潜在疾病，减少并发症发生机会。
>
> ■ 较大息肉或有粗蒂结直肠息肉，术前和术中应仔细评估息肉有无较大供血血管，术中注意止血，以预防和减少出血并发症。
>
> ■ 接受无痛内镜操作的患者，术前需要经麻醉科医师会诊，评估麻醉风险并签署麻醉同意书，评估所需其他检查由麻醉科医师判定。
>
> ■ 为了缩短住院日，检查项目可以在患者入院前于门诊完成。

（七）内镜下治疗

入院后第≤3天。

1. 术前完成肠道准备及签署结肠镜检查和治疗同意书。

2. 行无痛内镜时，术中需监测生命体征，术后要在内镜室观察至清醒，并经麻醉医师同意后返回病房。

3. 按顺序进行常规结肠镜检查，检查时应用润滑剂。

4. 根据术中所见息肉形态、大小、数目等决定内镜下治疗方案，并按结肠息肉内镜治疗规范实施治疗。

5. 术后密切观察病情，及时发现并发症，对症处理。

释义

■ 消化内镜检查及内镜下治疗属于有创性操作，有潜在并发症的风险，必须在患者充分知情并签署知情同意书后才可以进行。

■ 为了保证结肠镜检查、治疗的效果，必须进行良好的肠道清洁准备。各医疗单位可根据自身的条件、用药习惯及经验，选择不同的肠道准备方案。本路径不推荐选择甘露醇为患者做清洁肠道准备。

■ 接受无痛内镜操作的患者，术前需经麻醉科医师会诊评估麻醉风险，让患者了解麻醉的风险及注意事项，并签署麻醉知情同意书。

■ 各医疗单位应根据自身设备条件、治疗经验及患者息肉的形态类型、大小、部位等特征，合理选择内镜下治疗方式 [热活检钳电切除、圈套器完整电切除、分次电切除、单纯尼龙圈套扎、尼龙圈套扎后息肉圈套器切除、局部黏膜下注射后内镜下黏膜息肉切除（EMR）等]，按各种方法的内镜治疗规范开展安全、有效的治疗。

■ 内镜下结直肠息肉切除术并发症包括出血、肠穿孔，可发生在手术后至术后两周内。为了预防并发症，必要时可在息肉切除后预防性应用金属钛夹缝合息肉切除后的创面，降低术后迟发出血及肠穿孔的风险，但可能会增加医疗费用。

■ 较大的创面、多个息肉切除、肠道准备不够充分、免疫力低下等易合并感染的患者，可酌情使用抗菌药物。

■ 术后密切观察，术后两天必须复查血常规及粪便常规与隐血，其他时间根据需要进行相关检查（血常规、粪便常规与隐血、腹平片等），必要时可以增加同一检查的频次。可酌情给予通便治疗，尽可能减少因干硬粪便导致创面出血，如口服乳果糖、口服山梨醇等。术后应注意休息，避免剧烈运动，进流食-少渣半流食，保持排便通畅。

（八）出院标准

1. 患者一般情况良好。

2. 无出血、穿孔、感染等并发症。

释义

■ 患者出院前应完成必须复查项目，且应无明显异常。检查结果明显异常者，应进行仔细分析并作出相应处置。

■ 出院时未发生并发症、合并其他基础疾病者，病情稳定不影响出院。病情不稳定或恶化，需住院处理者，转入相应基础疾病治疗临床路径流程。

　　■ 出院时应尽量明确息肉病理检查结果，为制订进一步治疗及随诊方案。尚未得到病理诊断者，应约定患者近期门诊复诊。

（九）变异及原因分析

1. 患者年龄小于 18 岁，或大于 65 岁者，可疑存在肠道特殊疾病患者，进入相应临床路径。
2. 合并严重心、肺、肝、肾等其他脏器基础疾病及凝血功能障碍者，退出本路径。
3. 息肉不符合内镜治疗指征，或患者存在内镜治疗禁忌证，出院或转外科，进入结肠肿瘤外科治疗住院流程。
4. 患者住院期间出现合并症，如急性消化道大出血、肠道穿孔或活检病理提示为恶性肿瘤等，必要时转外科手术，转入相应临床路径。
5. 合并感染，需要继续抗感染治疗，进入肠道感染住院流程。
6. 多发息肉、大息肉或复杂情况：多发大于 5 枚以上，或息肉直径 ≥2cm；或广基息肉；或粗蒂息肉（蒂直径 ≥1cm）；或侧向生长型息肉等。

释义

　　■ 变异是指入选临床路径的患者未能按路径流程完成医疗行为或未达到预期的医疗质量控制目标。包含三方面情况：①按路径流程完成治疗，但出现非预期结果，可能需要后续进一步处理。如本路径治疗后病理检查发现息肉性质为恶性肿瘤等；②按路径流程完成治疗，但超出了路径规定的时限或限定的费用。如实际住院日超出标准住院日要求或未能在规定的时间限定内实施内镜下治疗等；③不能按路径流程完成治疗，患者需要中途退出路径。如治疗过程中出现严重并发症（如消化道大出血、肠穿孔），导致必须终止路径或需要转入其他路径进行治疗等。对这些患者，均应进行变异原因的分析，并在临床路径的表单中予以说明。

　　■ 患者入选路径后，在检查及治疗过程中发现患者合并事前未预知的对本路径治疗可能产生影响的情况，需终止执行路径或延长治疗时间、增加治疗费用等，医师需在表单中明确说明。如本路径术前检查发现严重凝血功能障碍；如结肠镜检查发现息肉不符合内镜治疗指征，或者怀疑息肉癌变等。

　　■ 患者原因导致执行路径出现变异，如未能充分进行肠道准备，不能配合进行内镜下治疗等，需医师在表单中予以说明。

　　■ 年龄小于 18 岁的患者，需仔细分析是否存在特殊类型的肠道息肉病，不适用本路径。老年结直肠息肉患者（>65 岁）需要在内镜下治疗前充分地评估风险，并及时治疗合并疾病。

　　■ 5 枚以上结直肠息肉的患者，在多发性息肉切除前需先明确息肉的性质（取活检等待病理检查结果），故不适用于本路径。其他情况复杂的结直肠息肉（广基息肉、粗蒂息肉、侧向生长型息肉）选择上述常规内镜下摘除方法操作风险高，有时难以达到满意治疗效果，不适用于本路径。

四、结直肠息肉（内镜下治疗）临床路径给药方案

【用药选择】

1. 结直肠息肉经内镜下切除治疗后，通常无特殊后续用药。术后流食-半流食，个别情况下需要禁食、禁水、补液、观察。

2. 术后酌情可给予通便治疗，保持排便通畅，尽可能减少因干硬粪便导致创面出血。可给予乳果糖 10~20g/d 或口服山梨醇 6~18g/d。

3. 结直肠息肉切除术后，通常不常规使用抗菌药物；较大的创面、多个息肉切除、肠道准备不够充分、免疫力低下等易合并感染的患者，可酌情使用抗菌药物。

【药学提示】

1. 乳果糖：该药在结肠中被细菌代谢形成乳酸和醋酸，使肠腔内 pH 值降低，同时渗透压改变而产生缓泻作用。其常用剂量是每日口服 10g~20g，以避免干硬粪便秘结于大肠。

2. 乳果糖不良反应轻微，偶有腹部不适、胀气或腹痛，大量应用可致腹泻及水电解质失衡。胃肠道梗阻及半乳糖血症患者禁用。

3. 口服山梨醇：该药直接刺激黏膜内 I 细胞分泌缩胆囊素，促进肠蠕动，抑制空肠、回肠对液体、钠、钾的吸收，而产生缓泻作用。常用剂量是 6~18g/d。

【注意事项】

乳果糖在治疗便秘的剂量下，不会对血糖带来任何影响。如需很大剂量才能达到通便的作用时，糖尿病患者应慎用，建议选用其他通便药，如口服山梨醇。

五、推荐表单

（一）医师表单

结直肠息肉临床路径医师表单

适用对象：第一诊断为结直肠息肉（ICD-10：D12.6/D12.8/K62.1/K63.5）
行内镜下结直肠息肉摘除术（ICD-9-CM-3：45.42）

患者姓名：	性别： 年龄： 门诊号：	住院号：
住院日期： 年 月 日	出院日期： 年 月 日	标准住院日：5~7 天

时间	住院第1天	住院第2天	住院第3天
主要诊疗工作	□ 询问病史和体格检查 □ 完成病历书写 □ 开实验室检查单，完善内镜前检查 □ 确认停止服用阿司匹林、氯吡格雷等抗血小板药物至少1周	□ 上级医师查房 □ 评估结肠息肉经内镜下治疗的指征 □ 确定结肠镜检查时间，落实术前检查 □ 确定内镜下治疗方案，向患者及其家属交代围术期注意事项 □ 与患者和家属签署结肠镜检查及治疗同意书 □ 签署自费用品协议书 □ 完成上级医师查房记录 □ 根据需要，请相关科室会诊 □ 如无结肠镜检查禁忌证，继续肠道准备	□ 观察患者腹部症状和体征，注意肠道准备情况 □ 上级医师查房 □ 完成查房记录 □ 行结肠镜检查，酌情行超声内镜检查，根据检查所见采用相应内镜下治疗措施 □ 将回收的标本送病理 □ 观察有无结肠镜检查后并发症（如穿孔、出血等）
重点医嘱	**长期医嘱** □ 消化内科护理常规 □ 二级护理 □ 少渣饮食 **临时医嘱** □ 血、尿、便常规+隐血 □ 肝肾功能、电解质、血糖、凝血功能、血型、Rh因子、感染性疾病筛查 □ 肿瘤标志物筛查 □ 心电图、X线胸片、腹部超声	**长期医嘱** □ 消化内科护理常规 □ 二级护理 □ 少渣饮食 **临时医嘱** □ 清肠剂（治疗前两天开始肠道准备。根据不同肠道准备方法选用不同药物） □ 次晨禁食（治疗当日） □ 拟明日行结肠镜检查及治疗	**长期医嘱**（检查后） □ 消化内科护理常规 □ 专科治疗后护理（一级护理） □ 少渣饮食或禁食 **临时医嘱** □ 利多卡因凝胶1支
疾病变异记录	□ 无 □ 有，原因： 1. 2.	□ 无 □ 有，原因： 1. 2.	□ 无 □ 有，原因： 1. 2.
医师签名			

时间	住院第 4 天	住院第 5 天	住院第 6~7 天（出院日）
主要诊疗工作	□ 观察患者生命体征、腹部症状和体征，观察大便性状，注意有无消化道出血、感染及穿孔 □ 上级医师查房 □ 完成查房记录	□ 继续观察患者腹部症状和体征，注意观察有无并发症情况 □ 上级医师查房 □ 完成三级医师查房记录	□ 继续观察患者腹部症状和体征，注意观察有无并发症 □ 如果患者可以出院，通知出院处 □ 通知患者及家属今日出院 □ 向患者及家属交代出院后注意事项，嘱患者不适及时就诊 □ 饮食宣教，预约复诊时间 □ 预约取结肠息肉病理报告时间 □ 将出院记录的副本交给患者 □ 准备出院带药及出院证明 □ 如果患者不能出院，在病程记录中说明原因和继续治疗的方案
重点医嘱	**长期医嘱** □ 消化内科护理常规 □ 二级护理 □ 少渣饮食 **临时医嘱** □ 复查血常规 □ 术后 2 天复查便常规+隐血试验	**长期医嘱** □ 消化内科护理常规 □ 二级护理 □ 少渣饮食	**出院医嘱** □ 今日出院 □ 出院带药（根据基础疾病带相关用药）
疾病变异记录	□ 无 □ 有，原因： 1. 2.	□ 无 □ 有，原因： 1. 2.	□ 无 □ 有，原因： 1. 2.
医师签名			

（二）护士表单

结肠息肉临床路径护士表单

适用对象：第一诊断为结肠息肉（ICD-10：D12.6/D12.8/K62.1/K63.5）
行内镜下结肠息肉摘除术（ICD-9-CM-3：45.42）

患者姓名：	性别： 年龄： 门诊号：	住院号：
住院日期： 年 月 日	出院日期： 年 月 日	标准住院日：5~7 天

时间	住院第 1 天	住院第 2 天（结肠镜术前）	住院第 3 天（结肠镜术当天）
健康宣教	□ 入院宣教 介绍主管医师、护士 介绍环境、设施 介绍住院注意事项 介绍探视和陪护制度 介绍贵重物品保管制度	□ 结肠镜术前宣教 宣教疾病知识、检查前准备及手术过程 告知结肠镜术后饮食、活动及探视注意事项 告知结肠镜术后可能出现的情况及应对方式 主管护士与患者沟通，了解并指导心理应对	□ 结肠镜术后当日宣教 告知禁食、体位要求 告知腹痛注意事项 告知结肠镜术后可能出现情况的应对方式 告知结肠镜术后饮食：少渣饮食或禁食 给予患者及家属心理支持 再次明确探视陪护须知
护理处置	□ 核对患者姓名，佩戴腕带 □ 建立入院护理病历 □ 卫生处置：前指（趾）甲、洗澡，更换病号服	□ 协助医师完成术前检查化验 □ 术前准备 肠道准备	□ 评估肠道准备情况 □ 送患者至内镜中心 嘱患者摘除义齿 核对患者资料及带药 □ 接患者 核对患者及资料
基础护理	□ 二级护理 □ 晨晚间护理 □ 排泄管理 □ 患者安全管理	□ 二级护理 □ 晨晚间护理 □ 排泄管理 □ 患者安全管理	□ 一级护理 □ 卧位护理：协助翻身、床上移动、预防压疮 □ 排泄护理 □ 患者安全管理
专科护理	□ 护理查体 □ 病情观察 呕吐物及大便的观察 腹部体征的观察 □ 需要时，填写跌倒及压疮防范表 □ 心理护理	□ 病情观察 大便的观察 腹部体征的观察 □ 遵医嘱完成相关检查 □ 心理护理	□ 病情观察 监测生命体征 出血、穿孔、感染等并发症的观察 大便的观察 腹部体征的观察 □ 遵医嘱予脱水、抗感染治疗 □ 需要时，请家属陪护 □ 心理护理
重点医嘱	□ 详见医嘱执行单	□ 详见医嘱执行单	□ 详见医嘱执行单

续　表

时间	住院第 1 天	住院第 2 天（结肠镜术前）	住院第 3 天（结肠镜术当天）
疾病 变异 记录	□无　□有，原因： 1. 2.	□无　□有，原因： 1. 2.	□无　□有，原因： 1. 2.
护士 签名			

时间	住院第 4 天（结肠镜术后）	住院第 5 天	住院第 6~7 天（出院日）
健康宣教	□ 结肠镜检查后宣教 □ 结肠镜检查后注意事项 □ 饮食、活动指导	□ 药物宣教 □ 饮食宣教	□ 出院宣教 　复查时间 　服药方法 　活动休息 　指导饮食 　指导办理出院手续
护理处置	□ 遵医嘱完成相关检查	□ 遵医嘱完成相关检查	□ 遵医嘱完成相关检查
基础护理	□ 二级护理 □ 晨晚间护理 □ 排泄管理 □ 患者安全管理	□ 二级护理 □ 晨晚间护理 □ 排泄管理 □ 患者安全管理	□ 三级护理 □ 晨晚间护理 □ 协助或指导进食、进水 □ 协助或指导床旁活动 □ 患者安全管理
专科护理	□ 病情观察 　生命体征的监测 　出血、穿孔、感染等并发症 　的观察 　粪便的观察 　腹部体征的观察 □ 遵医嘱予脱水、抗感染治疗 □ 心理护理	□ 病情观察 　生命体征的监测 　出血、穿孔、感染等并发症 　的观察 　粪便的观察 　腹部体征的观察 □ 遵医嘱予脱水、抗感染治疗 □ 心理护理	□ 病情观察 　生命体征的监测 　出血、穿孔、感染等并发症 　的观察 　粪便的观察 　腹部体征的观察 □ 心理护理
重点医嘱	□ 详见医嘱执行单	□ 详见医嘱执行单	□ 详见医嘱执行单
疾病变异记录	□ 无　□ 有，原因： 1. 2.	□ 无　□ 有，原因： 1. 2.	□ 无　□ 有，原因： 1. 2.
护士签名			

（三）患者表单

结直肠息肉临床路径患者表单

适用对象：第一诊断为结直肠息肉（ICD-10：D12.6/D12.8/K62.1/K63.5）

　　　　　行内镜下结直肠息肉摘除术（ICD-9-CM-3：45.42）

患者姓名：		性别：　　年龄：		住院号：
住院日期：　　年　月　日		出院日期：　　年　月　日		标准住院日：5~7 天

时间	入院	结肠镜术前	结肠镜术当天
医患配合	□ 配合询问病史、收集资料，请务必详细告知既往史、用药史、过敏史 □ 配合进行体格检查 □ 有任何不适请告知医师	□ 配合完善术前相关检查、实验室检查，如采血、留尿、留便等 □ 医师与患者及家属介绍病情及手术谈话、术前签字	□ 如病情需要，配合术后转入监护病房 □ 配合评估手术效果 □ 配合检查：生命体征，腹部体征，采血 □ 有任何不适请告知医师
护患配合	□ 配合测量体温、脉搏、呼吸频率各 3 次、血压、体重 1 次 □ 配合完成入院护理评估（简单询问病史、过敏史、用药史） □ 接受入院宣教（环境介绍、病史规定、订餐制度、贵重物品保管等） □ 有任何不适请告知护士	□ 配合测量体温、脉搏、呼吸频率各 3 次、询问排便 1 次 □ 接受术前宣教 □ 接受配血，以备术中需要时用 □ 接受灌肠 □ 取下义齿、饰品等，贵重物品交家属保管	□ 配合测量体温、脉搏、呼吸频率各 3 次、血压 1 次 □ 接受术前宣教 □ 送内镜前，协助完成核对，带齐影像资料 □ 返回病房后，协助完成核对，配合过病床 □ 配合检查意识、腹部 □ 配合术后吸氧、监护仪监测、输液 □ 遵医嘱采取正确体位 □ 配合缓解疼痛 □ 有任何不适请告知护士
饮食	□ 遵医嘱饮食	□ 术前少渣饮食或禁食、禁水	□ 麻醉清醒前禁食、禁水 □ 麻醉清醒后，根据医嘱试饮水，无恶心呕吐时进少量流食或者半流食
排泄	□ 正常排尿便	□ 正常排尿便	□ 正常排尿便
活动	□ 正常活动	□ 正常活动	□ 根据情况，适当活动

时间	结肠镜术后	出院
医患配合	□ 配合腹部检查 □ 配合完善术后检查：如采血、留尿、留便等	□ 接受出院前指导 □ 知道复查程序 □ 获取出院诊断书
护患配合	□ 配合定时测量生命体征、每日询问排便 □ 配合检查腹部，询问出入量 □ 接受输液、服药等治疗 □ 接受进食、进水、排便等生活护理 □ 配合活动，预防皮肤压力伤 □ 注意活动安全，避免坠床或跌倒 □ 配合执行探视及陪护制度	□ 接受出院宣教 □ 办理出院手续 □ 获取出院带药 □ 知道服药方法、作用、注意事项 □ 知道复印病历程序
饮食	□ 根据医嘱，由流食逐渐过渡到少渣饮食	□ 遵医嘱饮食
排泄	□ 正常排尿便	□ 正常排尿便
活动	□ 正常适度活动，避免疲劳	□ 正常适度活动，避免疲劳

附：原表单（2009 年版）

结直肠息肉临床路径表单

适用对象：第一诊断为结直肠息肉（ICD-10：D12.6/D12.8/K62.1/K63.5）

行内镜下结肠直息肉摘除术（ICD-9-CM-3：45.42）

患者姓名：	性别：　　年龄：　　门诊号：	住院号：
住院日期：　　年　月　日	出院日期：　　年　月　日	标准住院日：5~7 天

时间	住院第 1 天	住院第 2 天	住院第 3 天
主要诊疗工作	□ 询问病史和体格检查 □ 完成病历书写 □ 开实验室检查单，完善内镜前检查 □ 确认停止服用阿司匹林、氯吡格雷等抗血小板药物至少1 周	□ 上级医师查房 □ 评估结肠息肉经内镜下治疗的指征 □ 确定结肠镜检查时间，落实术前检查 □ 确定内镜下治疗方案，向患者及其家属交代围术期注意事项 □ 与患者和家属签署结肠镜检查及治疗同意书 □ 签署自费用品协议书 □ 完成上级医师查房记录 □ 根据需要，请相关科室会诊 □ 如无结肠镜检查禁忌证，继续肠道准备	□ 观察患者腹部症状和体征，注意肠道准备情况 □ 上级医师查房 □ 完成查房记录 □ 行结肠镜检查，酌情行超声内镜检查，根据检查所见采用相应内镜下治疗措施 □ 将回收的标本送病理 □ 观察有无结肠镜检查后并发症（如穿孔、出血等）
重点医嘱	**长期医嘱** □ 消化内科护理常规 □ 二级护理 □ 少渣饮食 **临时医嘱** □ 血、尿、便常规+隐血 □ 肝肾功能、电解质、血糖、凝血功能、血型、Rh 因子、感染性疾病筛查 □ 肿瘤标志物筛查 □ 心电图、X 线胸片、腹部超声	**长期医嘱** □ 消化内科护理常规 □ 一级护理 □ 少渣饮食 **临时医嘱** □ 清肠剂（治疗前两天开始肠道准备。根据不同肠道准备方法选用不同药物） □ 次晨禁食（治疗当日） □ 拟明日行结肠镜检查及治疗	**长期医嘱**（检查后） □ 消化内科护理常规 □ 专科治疗后护理 □ 少渣饮食或禁食 **临时医嘱** □ 利多卡因凝胶 1 支
主要护理工作	□ 协助患者及家属办理入院手续 □ 进行入院宣教 □ 准备次晨空腹静脉抽血	□ 基本生活和心理护理 □ 进行结肠镜检查相关宣教 □ 协助进行肠道准备	□ 基本生活和心理护理 □ 检查治疗后常规护理 □ 内镜治疗后饮食生活宣教 □ 并发症观察
疾病变异记录	□ 无　□ 有，原因： 1. 2.	□ 无　□ 有，原因： 1. 2.	□ 无　□ 有，原因： 1. 2.

时间	住院第 1 天	住院第 2 天	住院第 3 天
护士 签名			
医师 签名			

时间	住院第 4 天	住院第 5 天	住院第 6~7 天（出院日）
主要诊疗工作	□ 观察患者生命体征、腹部症状和体征，观察粪便性状，注意有无消化道出血、感染及穿孔 □ 上级医师查房 □ 完成查房记录	□ 继续观察患者腹部症状和体征，注意观察有无并发症情况 □ 上级医师查房 □ 完成三级医师查房记录	□ 继续观察患者腹部症状和体征，注意观察有无并发症 □ 如果患者可以出院，通知出院处 □ 通知患者及家属今日出院 □ 向患者及家属交代出院后注意事项，嘱患者不适及时就诊 □ 饮食宣教，预约复诊时间 □ 预约取结肠息肉病理报告时间 □ 将出院记录的副本交给患者 □ 准备出院带药及出院证明 □ 如果患者不能出院，在病程记录中说明原因和继续治疗的方案
重点医嘱	**长期医嘱** □ 消化内科护理常规 □ 二级护理 □ 少渣饮食 **临时医嘱** □ 复查血常规 □ 术后 2 天复查粪便常规+隐血试验	**长期医嘱** □ 消化内科护理常规 □ 二级护理 □ 少渣饮食	**出院医嘱** □ 出院带药（根据基础疾病带相关用药）
主要护理工作	□ 基本生活和心理护理 □ 检查治疗后常规护理 □ 内镜治疗后饮食生活宣教 □ 并发症观察	□ 基本生活和心理护理 □ 检查治疗后常规护理	□ 帮助患者办理出院手续、交费等事宜 □ 出院指导
疾病变异记录	□ 无 □ 有，原因： 1. 2.	□ 无 □ 有，原因： 1. 2.	□ 无 □ 有，原因： 1. 2.
护士签名			
医师签名			

第二十二章

肠息肉切除术后临床路径释义

一、肠息肉切除术后编码

1. 国家卫计委原编码：

疾病名称及编码：肠息肉切除术（ICD-10：K63.582/287.121/K63.501/K63.581）

2. 修改编码：

疾病名称及编码：肠镜下息肉切除术后（ICD-10：Z03.801）

二、临床路径检索方法

Z03.801

三、肠息肉切除术后标准住院流程

（一）适用对象

肠息肉切除术后（ICD-10：K63.582/287.121/K63.501/K63.581）。

> **释义**
>
> ■ 本路径适用对象为肠镜下息肉切除术后有可疑并发症症状或体征的患者，以及门诊进行息肉切除后临床医师判断发生并发症可能性大的患者。临床诊断如明确有消化道穿孔，需进入其他相应路径。
>
> ■ 因结肠息肉收住入院进行治疗参照相应临床路径。

（二）诊断依据

根据《临床诊疗指南·消化系统疾病分册》（中华医学会编著，人民卫生出版社），《临床消化病学》（天津科学技术出版社），《中国结直肠癌诊疗规范》（中华医学会肿瘤学分会，2015版）。

1. 临床表现：肠镜下息肉切除后（可出现腹痛、排便性状改变、大便带血）。

2. 电子结肠镜：已进行肠镜下息肉切除术。

> **释义**
>
> ■ 当日或近日进行过肠镜下息肉切除术是诊断的必要依据。
>
> ■ 临床症状主要包括腹痛，排便性状改变以及消化道出血。腹痛大多发生在切除术后数日之内。腹痛部位多与息肉切除部位有对应关系。腹痛部位伴腹膜炎时可有肌卫，压痛及反跳痛，需与消化道穿孔鉴别。消化道出血视出血严重程度不同可表现为便隐血试验阳性、黑便和便血。

> ■ 肠镜和影像学如腹部平片、CT 检查并非诊断必需。有活动性出血时肠镜检查可以明确出血部位并进行内镜下治疗。影像学检查有助于消化道穿孔的鉴别诊断，同时评估严重程度，随访治疗效果。

（三）进入路径标准

根据《临床诊疗指南·消化系统疾病分册》（中华医学会编著，人民卫生出版社），《临床消化病学》（天津科学技术出版社），《中国结直肠癌诊疗规范》（中华医学会肿瘤学分会，2015 版）。

1. 内科治疗：
（1）结肠息肉切除后禁食、禁水 6 小时。
（2）维持水电解质平衡、营养支持治疗。
（3）药物治疗：给予抗感染、调节肠道菌群治疗（必要时）。
2. 内镜治疗：如有术后出血，内镜下电凝、喷洒止血药物或 APC 止血，或钛夹止血。

> **释义**
>
> ■ 进入路径标准：
> 1. 肠镜下息肉切除术后有可疑并发症症状或体征的患者。
> 2. 门诊进行息肉切除后临床医师判断发生并发症可能性大的患者。
> ■ 进入本临床路径的患者必需当日或近日进行过肠镜下息肉切除术。如患者的临床表现与肠镜治疗相隔时间长，两者间无必然联系，不符合进入本路径标准。
> ■ 进行肠镜下息肉切除术后有可疑并发症发生的患者进入本临床路径。
> ■ 肠镜息肉切除术难度超出预期，切除创面大，创面处理不满意等发生并发症可能性大的患者，虽然未出现并发症症状或症状非常轻微，亦可进行相应诊断进入路径。

（四）标准住院日

3 天。

> **释义**
>
> ■ 肠息肉切除术后患者入院后，第 1 天密切观察症状及体征变化，完善相应实验室检查，必要时安排进行影像学及肠镜检查。第 2~3 天根据患者情况逐级开放饮食，减少补液量，安排出院。总住院时间不超过 3 天符合本路径要求。

（五）住院期间的检查项目

1. 必须的检查项目：
（1）血常规、尿常规、便常规+隐血，凝血。
（2）肝功能、肾功能、电解质、血糖、心电图、腹部彩超、X 线胸片。

2. 根据患者病情进行的检查项目：

（1）肿瘤标志物筛查（CEA、AFP、CA199）。

（2）息肉切除病理。

> **释义**
>
> ■ 血常规、尿常规、便常规+隐血是最基本的三大常规检查，进入路径的患者均需完成。便隐血试验和血红蛋白检测可了解患者有无急性或慢性失血。
>
> ■ 肝肾功能、电解质、血糖、凝血功能、心电图、腹部彩超、X线胸片可评估有无基础疾病，是否影响住院时间、费用及其治疗预后。
>
> ■ 肿瘤标志物筛查及息肉切除病理检查是为了排除潜在的恶性疾病。
>
> ■ 根据病情选择腹部立位平片和CT检查可以及时发现消化道穿孔并评估严重程度。
>
> ■ 肠镜检查可以明确是否有消化道出血，发现出血部位，评估出血与肠息肉切除术是否有关，同时进行内镜下治疗。

（六）治疗方案的选择

1. 抗感染治疗（乳酸左氧氟沙星及奥硝唑）（必要时）。

2. 调节肠道菌群治疗（地衣芽孢杆菌活菌、双歧杆菌）（必要时）。

3. 补液：补液维持水电解平衡。

> **释义**
>
> ■ 内科治疗的原则是减少肠道内容物的量，减少胃肠道的负荷，创造有利于肠道黏膜修复的环境。进入路径后，在注意休息、避免剧烈运动、禁食禁水的基础上，补液营养支持，维持水电解质平衡是最基本、最主要的治疗。
>
> ■ 必要时，如创面较大、多个息肉切除、肠道准备不充分、免疫力低下等易合并感染的患者，可酌情使用抗菌药物。也可酌情使用调节肠道菌群药物改善肠道内环境。
>
> ■ 肠息肉切除术后消化道出血内科保守治疗无效，首选内镜治疗。必须强调由具有丰富止血经验的内镜专科医师进行操作。术前详细了解已切除息肉的部位、大小、数目、形态及切除方式，并准备各种止血药物及器械，止血药物可选择创面喷洒血凝酶类，如注射用尖吻蝮蛇血凝酶，减少流血量或预防出血。操作前排除肠镜禁忌并获得患者及家属的充分知情同意。未开放饮食的前提下，常规肠道准备并非必需。可根据出血病灶的形态，出血程度，操作者对不同止血方法的掌握程度，各医疗单位的不同设备条件等因素选择一种或联合应用多种止血措施进行治疗。

（七）预防性抗菌药物选择与使用时机（无）

（八）手术日（无）

（九）术后恢复（无）

（十）出院标准

1. 可进食，无腹痛、腹胀、无发热。

2. 便常规+隐血正常。

> **释义**
>
> ■ 患者出院前应可进食。入院时症状缓解或无明显不适。
> ■ 完成所有必须检查项目，且应无明显异常。检查结果明显异常者，应进行仔细分析并做出相应处置。
> ■ 出院时应尽量明确息肉病理检查结果，为患者制订进一步治疗及随访方案。尚未得到病理诊断者，应约定患者近期门诊复诊。

(十一) 变异及原因分析

1. 患者继发感染，退出本路径。
2. 息肉切除后出现穿孔，则退出本路径，联系外科必要时予以转科手术治疗。

> **释义**
>
> ■ 按标准治疗方案如患者继发感染，需调整药物治疗，不能按本路径流程完成治疗，则退出本路径。需医师在表单中予以说明。
> ■ 按标准治疗方案如患者出现消化道穿孔，不能按本路径流程完成治疗，则退出本路径，需要转入其他路径进行治疗。医师需在表单中予以说明。
> ■ 患者因消化道出血行内镜止血治疗，需延长治疗观察时间1~2天、增加治疗费用。医师需在表单中明确说明。

四、肠息肉切除术后临床路径给药方案

【用药选择】

1. 结肠息肉切除术后常规禁食、禁水6小时，然后由流质，半流质逐渐开放饮食。前期给予营养支持治疗，维持水电解质平衡，随饮食开放逐渐减量。
2. 不常规使用抗菌药物。如创面较大、多个息肉切除、肠道准备不充分、免疫力低下等易合并感染的患者，可酌情使用抗菌药物抗感染治疗。针对肠道菌群以革兰阴性菌和厌氧菌为主，宜选用相应抗菌谱的喹诺酮类药物如乳酸左氧氟沙星（0.2g，bid），硝基咪唑类药物如奥硝唑（0.5，q12h）。
3. 不常规进行调节肠道菌群治疗。合并有肠道菌群紊乱的患者可以考虑使用该类药物，如地衣芽孢杆菌，双歧杆菌等。

【药学提示】

1. 乳酸左氧氟沙星主要作用机制为抑制细菌DNA旋转酶活性，抑制细菌DNA复制。具有抗菌谱广、抗菌作用强的特点，对多数肠杆菌科细菌，如肺炎克雷伯菌、变形杆菌属、伤寒沙门菌属、志贺菌属、流感杆菌、部分大肠杆菌、铜绿假单胞菌、淋球菌等有较强的抗菌活性。不良反应包括偶见纳差，恶心、呕吐、腹泻、失眠、头晕、头痛、皮疹及血清谷丙转氨酶升高及注射局部刺激症状等，一般均能耐受，疗程结束后即可消失。
2. 奥硝唑治疗由脆弱拟杆菌、狄氏拟杆菌、卵圆拟杆菌、多形拟杆菌、普通拟杆菌、梭状芽胞杆菌等敏感厌氧菌所引起的多种感染性疾病。通常具有良好的耐受性，用药期间可能会

出现轻度胃部不适、恶心、口腔异味等消化系统反应；头晕及困倦、眩晕、颤抖、四肢麻木、痉挛和精神错乱等神经系统反应；皮疹、瘙痒等过敏反应以及白细胞减少等其他反应。

3. 地衣芽孢杆菌用于细菌或真菌引起的急、慢性肠炎、腹泻。超剂量服用可见便秘。双歧杆菌治疗因肠道菌群失调引起的急慢性腹泻、便秘，也可用于治疗轻中型急性腹泻，慢性腹泻及消化不良、腹胀，以及辅助治疗肠道菌群失调引起的内毒素血症。无明显不良反应。

【注意事项】

1. 不常规使用抗菌药物治疗，选用同时注意继发肠道菌群紊乱。

2. 不常规进行肠道菌群调节治疗。

五、推荐表单

（一）医师表单

肠息肉切除术后临床路径医师表单

适用对象：第一诊断为肠息肉切除术后（ICD-10：K63.582/287.121/K63.501/K63.581）

患者姓名：		性别： 年龄： 门诊号：		住院号：
住院日期： 年 月 日		出院日期： 年 月 日		标准住院日：3 天

时间	住院第 1 天	住院第 2 天	住院第 3 天 （出院日）
主要诊疗工作	□ 询问病史和体格检查 □ 完成病历书写 □ 完善常规检查 □ 评估有无急性并发症（如大出血、穿孔等） □ 确认停止服用阿司匹林/氯吡格雷等抗血小板药物	□ 观察患者生命体征、腹部症状和体征，观察粪便性状，注意有无消化道出血、感染及穿孔 □ 上级医师查房 □ 明确下一步诊疗计划 □ 如需结肠镜检查和治疗，当日安排，并与患者和家属签署结肠镜检查及治疗同意书，签署自费用品协议书 □ 完成上级医师查房记录	□ 观察患者生命体征、腹部症状和体征，注意观察有无并发症 □ 上级医师查房及诊疗评估是否可以出院 □ 完成三级查房记录 □ 如果患者可以出院，通知出院处 □ 通知患者及家属今日出院 □ 向患者及家属交代出院后注意事项，嘱患者不适及时就诊 □ 饮食宣教，预约复诊时间 □ 预约取结肠息肉病理报告时间 □ 将出院记录的副本交给患者 □ 准备出院带药及出院证明 □ 如果患者不能出院，在病程记录中说明原因和继续治疗的方案
重点医嘱	**长期医嘱** □ 消化内科护理常规 □ 专科治疗后护理（一级护理） □ 禁食、禁水 6 小时 □ 营养支持治疗 □ 酌情抗菌药物，菌群调节药物 **临时医嘱** □ 血、尿、便常规+隐血 □ 肝肾功能、电解质、血糖、凝血功能 □ 心电图、X 线胸片、腹部超声 □ 其他检查（必要时）：肿瘤标志物筛查，息肉切除病理，腹部立位平片，上腹部 CT 平扫或增强，结肠镜检查	**长期医嘱** □ 消化内科护理常规 □ 二级护理 □ 流质或少渣饮食 □ 营养支持治疗减量或停止 **临时医嘱** □ 复查便常规+隐血	**出院医嘱** □ 今日出院 □ 出院带药（根据基础疾病带相关用药）

续 表

时间	住院第 1 天	住院第 2 天	住院第 3 天（出院日）
病情 变异 记录	□ 无 □ 有，原因： 1. 2.	□ 无 □ 有，原因： 1. 2.	□ 无 □ 有，原因： 1. 2.
医师 签名			

（二）护士表单

肠息肉切除术后临床路径护士表单

适用对象：第一诊断为肠息肉切除术后（ICD-10：K63.582/287.121/K63.501/K63.581）

患者姓名：	性别： 年龄： 门诊号：	住院号：
住院日期： 年 月 日	出院日期： 年 月 日	标准住院日：3 天

时间	住院第 1 天	住院第 2 天	住院第 3 天（出院日）
健康宣教	□ 入院宣教 　介绍主管医师、护士 　介绍环境、设施 　介绍住院注意事项 　介绍探视和陪护制度 　介绍贵重物品保管制度 □ 结肠镜术后宣教 　告知禁食、体位要求 　告知腹痛注意事项 　告知结肠镜术后可能出现情况的应对方式 　告知结肠镜术后饮食：少渣饮食或禁食 □ 药物宣教（必要时） □ 给予患者及家属心理支持，再次明确探视陪护须知	□ 结肠镜检查后宣教 □ 结肠镜检查后注意事项宣教 □ 饮食、活动指导 □ 主管护士与患者沟通，消除患者紧张情绪	□ 出院宣教 　复查时间 　服药方法 　活动休息 　指导饮食 　指导办理出院手续
护理处置	□ 核对患者姓名，佩戴腕带 □ 建立入院护理病历 □ 卫生处置：剪指（趾）甲、沐浴，更换病号服 □ 协助患者留取各种标本 □ 测量体重	□ 遵医嘱完成相关检查 □ 评估肠道准备情况（如需肠镜检查及治疗时） □ 送患者至内镜中心 　核对患者资料及带药 □ 接患者 　核对患者及资料	□ 办理出院手续
基础护理	□ 一级护理 □ 晨晚间护理 □ 卧位护理：协助翻身、床上移动、预防压疮 □ 排泄管理 □ 患者安全管理	□ 二级护理 □ 晨晚间护理 □ 排泄管理 □ 患者安全管理	□ 三级护理 □ 晨晚间护理 □ 协助或指导进食、进水 □ 协助或指导活动 □ 患者安全管理

时间	住院第 1 天	住院第 2 天	住院第 3 天（出院日）
专科护理	□ 护理查体 □ 病情观察 　生命体征的监测 　出血、穿孔、感染等并发症 　的观察 　粪便的观察 　腹部体征的观察 □ 需要时，填写跌倒及压疮防 　范表 □ 需要时，请家属陪护 □ 确定饮食种类 □ 心理护理	□ 病情观察 　生命体征的监测 　出血、穿孔、感染等并发症 　的观察 　粪便的观察 　腹部体征的观察 □ 遵医嘱完成相关检查 □ 心理护理	□ 病情观察 　生命体征的监测 　出血、穿孔、感染等并发症 　的观察 　粪便的观察 　腹部体征的观察 □ 出院指导 □ 心理护理
重点医嘱	□ 详见医嘱执行单	□ 详见医嘱执行单	□ 详见医嘱执行单
病情变异记录	□ 无　□ 有，原因： 1. 2.	□ 无　□ 有，原因： 1. 2.	□ 无　□ 有，原因： 1. 2.
护士签名			

（三）患者表单

肠息肉切除术后临床路径患者表单

适用对象：第一诊断为肠息肉切除术后（ICD-10：K63.582/287.121/K63.501/K63.581）

患者姓名：	性别：	年龄：	门诊号：	住院号：
住院日期： 年 月 日	出院日期： 年 月 日		标准住院日：3 天	

时间	入院	住院	出院
医患配合	□ 配合询问病史、收集资料，请务必详细告知既往史、用药史、过敏史 □ 配合进行体格检查 □ 有任何不适请告知医师 □ 配合完善相关检查、化验，如采血、留尿、心电图、X线胸片和腹部超声	□ 医师与患者及家属介绍病情 □ 结肠镜检查及治疗谈话、术前签字（必要时） □ 配合评估手术效果（必要时） □ 配合检查：生命体征，腹部体征（必要时） □ 有任何不适请告知医师	□ 接受出院前指导 □ 知道复查程序 □ 获取出院诊断书
护患配合	□ 配合测量体温、脉搏、呼吸频率各 3 次，血压、体重1 次 □ 配合完成入院护理评估（简单询问病史、过敏史、用药史） □ 接受入院宣教（环境介绍、病室规定、订餐制度、贵重物品保管等） □ 配合执行探视和陪护制度 □ 有任何不适请告知护士 □ 接受饮食宣教 □ 接受药物宣教（必要时）	□ 配合测量体温、脉搏、呼吸频率各 3 次，询问大便 1 次 □ 接受术前宣教（必要时） □ 送内镜室前，协助完成核对，带齐影像资料（必要时） □ 返回病房后，协助完成核对，配合过病床（必要时） □ 配合检查意识、检查腹部（必要时） □ 配合术后吸氧、监护仪监测、输液（必要时） □ 遵医嘱采取正确体位 □ 有任何不适请告知护士 □ 接受进食、进水、排便等生活护理 □ 配合活动，预防皮肤压疮 □ 注意活动安全，避免坠床或跌倒 □ 配合执行探视及陪护制度	□ 接受出院宣教 □ 办理出院手续 □ 获取出院带药 □ 知道服药方法、作用、注意事项 □ 知道复印病历程序
饮食	□ 遵医嘱饮食（禁食、禁水）	□ 遵医嘱饮食（流质或少渣饮食）	□ 遵医嘱饮食
排泄	□ 正常排尿便	□ 正常排尿便	□ 正常排尿便
活动	□ 根据情况，适当活动	□ 正常适度活动，避免疲劳	□ 正常适度活动，避免疲劳

附：原表单（2016 年版）

肠息肉切除术后临床路径表单

适用对象：第一诊断为肠息肉切除术后（ICD-10：K63.582/287.121/K63.501/K63.581）

患者姓名：		性别：	年龄：	门诊号：	住院号：
住院日期：	年 月 日	出院日期：	年 月 日		标准住院日：3 天

时间	住院第 1 天	住院第 2 天	住院第 3 天（出院日）
主要诊疗工作	□ 询问病史和体格检查 □ 完成病历书写 □ 观察患者腹部症状与体征 □ 明确结肠息肉切除诊断 □ 完善常规检查	□ 上级医师查房 □ 明确下一步诊疗计划 □ 观察患者腹部症状及体征 □ 观察有无发热，腹痛，大便隐血情况 □ 完成上级医师查房	□ 观察患者腹部症状和体征 □ 上级医师查房及诊疗评估是否可以出院 □ 完成查房记录 □ 对患者进行坚持治疗和预防复发的宣教 □ 注意患者排便情况
重点医嘱	**长期医嘱** □ 消化内科护理常规 □ 一级护理 □ 禁食、禁水 6 小时 □ 生命体征监测 □ 补液抗感染治疗 □ 快速测量血糖 □ 测量血压 **临时医嘱** □ 血、尿、便常规+隐血、凝电解质、肾功能、电解质、血糖、CRP、肝功能 □ 心电图、腹部彩超、可选择肿瘤组合 1	**长期医嘱** □ 消化内科护理常规 □ 一级护理 □ 清流食 □ 生命体征监测 □ 维持水电解质平衡 □ 抗感染治疗 **临时医嘱** □ 根据病情复查：血常规、便常规+隐血 □ 腹痛症状加重进一步完善立位腹平片	**长期医嘱** □ **出院医嘱**（包括出院带药和注意事项） □ 告知随访时间 **临时医嘱** □ 根据病情变化及监测异常结果复查
护理工作	□ 协助患者即家属办理入院手续 □ 进行入院宣教和健康宣教（疾病相关知识）	□ 基本生活和心理护理 □ 记录液体出入量 □ 静脉抽血	□ 基本生活和心理护理 □ 协助患者即家属办理出院手续
病情变异记录	□ 无 □ 有，原因： 1. 2.	□ 无 □ 有，原因： 1. 2.	□ 无 □ 有，原因： 1. 2.
护士签名			
医师签名			

第二十三章

胆汁淤积性黄疸临床路径释义

一、胆汁淤积性黄疸编码

1. 国家卫生和计划生育委员会原编码：

疾病名称及编码：胆汁淤积性黄疸（ICD-10：R17，E80.7，K576.8）

2. 修改编码：

疾病名称及编码：胆汁淤积性黄疸（ICD-10：K83.1）

二、临床路径检索方法

K83.1

三、胆汁淤积性黄疸临床路径标准住院流程

（一）适用对象

第一诊断为胆汁淤积性黄疸（ICD-10：R17，E80.7，K576.8）。

> 释义
>
> ■ 适用对象编码参见第一部分。
> ■ 本路径适用对象为临床诊断为胆汁淤积性黄疸的患者，如在明确造成胆汁淤积性黄疸的具体病因后，如胰头癌、十二指肠壶腹部肿瘤，或急性（或慢加急性）肝衰竭，重症胆道感染导致需进入其他相应路径。

（二）诊断依据

参照《实用内科学（第14版）》（复旦大学医学院编著，人民卫生出版社）和《Sleisenger and Fordtran's Gastrointestinal and Liver Disease（第10版）》（Mark Feldmand 等，Elsevier Inc.）。

1. 胆红素高于正常上线（17.1mol/L）伴有 ALP 或 GGT 升高。

2. 临床表现为皮肤巩膜黄染、瘙痒、恶心、乏力和尿黄等。

3. 基于病史、体格检查及必要的实验室检查排除肝细胞性黄疸和少数溶血性黄疸。

> 释义
>
> ■ 本路径的制订主要参考国内权威参考书籍和诊疗指南。
> ■ 实验室生化检查和临床症状是诊断的初步依据，多数患者表现巩膜或皮肤黄染，可伴有皮肤瘙痒、尿色深浓、恶心、食欲缺乏、乏力。血生化检测胆红素高于正常上线（17.1mol/L）伴有 ALP 或 GGT 升高应考虑该诊断。但需在排除肝细胞性黄疸和溶血性黄疸后进入该路径。

（三）进入路径标准

1. 第一诊断必须符合 ICD-10：R17，E80.7，K576.8 胆汁淤积性黄疸。

2. 当患者同时具有其他疾病诊断，但在住院期间不需要特殊处理，也不影响第一诊断的临床路径流程实施时，可以进入路径。

> **释义**
>
> ■ 进入本路径的患者为第一诊断为胆汁淤积性黄疸，需除外嗜肝病毒感染性肝炎、重症肝损害导致的肝细胞性黄疸以及各种因素如药物性诱发的溶血性黄疸。
>
> ■ 入院后常规检查发现有基础疾病，如高血压、冠状动脉粥样硬化性心脏病、糖尿病、肾功能不全等，经系统评估后对胆汁淤积性黄疸诊断治疗无特殊影响者，可进入路径。但可能增加医疗费用，延长住院时间。

（四）标准住院日

7~8 日。

（五）住院期间的检查项目

1. 必须的检查项目：

（1）血常规、尿常规、大便常规+隐血、网织红细胞。

（2）肝肾功能、电解质、血脂、凝血功能、感染指标（CRP、血沉）、血清淀粉酶和脂肪酶、感染指标（甲型肝炎、乙型肝炎、丙型肝炎、戊型病毒肝炎，HIV 抗体和梅毒抗体）。

（3）X 线胸片、心电图、腹部超声。

2. 根据患者病情进行的检查项目：

（1）免疫指标：抗核抗体、AMA、SMA、ANCA 抗体。

（2）免疫球蛋白（IgE、IgM、IgG、IgG4）和铜蓝蛋白（CER）。

（3）腹部增强 CT 检查。

（4）MRCP 和 MR。

（5）ERCP。

（6）PTC（经皮肝穿刺胆道造影）。

（7）肝穿刺。

（8）超声内镜（EUS）。

> **释义**
>
> ■ 血常规、尿常规、便常规+隐血是最基本的三大常规检查，进入路径的患者均需完成。
>
> ■ 肝功能是诊断该疾病的关键指标。肝功能可按四大亚类进行分析：①反映肝细胞损害的谷丙转氨酶、谷草转氨酶；②反映胆汁淤积的 AKP 与 GGT；③代表肝脏合成功能的前白蛋白（同时结合凝血酶原时间延长程度和血总胆固醇水平综合判断肝脏合成功能损害的严重程度）；④总胆红素（是多种肝脏自身疾病或胆道系统梗阻严重程度重要的判断指标）。
>
> 通过对肝功能、病史以及 B 超对胆道系统有无梗阻的简单判断，同时结合甲型病毒肝炎、乙型病毒肝炎、丙型病毒肝炎、戊型病毒肝炎指标的检测判断有无嗜肝

病毒的感染，可以初步、快速地排除肝细胞损伤导致的肝细胞性黄疸。此外，通过血常规、网织红细胞检查以及 Coomb's 试验排除溶血性黄疸。

- 感染指标（CRP、血沉）、血清淀粉酶和脂肪酶用于排除是否存在急性胰腺炎、胆道感染。腹部 B 超可用于初步判断是否存在胆囊结石、明显的肝内外胆管结石，以及判断是否存在肝内、外胆管的扩张。

- 肾功能、电解质、血糖、凝血功能、HIV 抗体、梅毒抗体、心电图、X 线胸片、可评估有无基础疾病，是否影响住院时间、费用及其治疗预后；免疫指标：抗核抗体、AMA、SMA、ANCA 抗体以及免疫球蛋白（IgE、IgM、IgG、IgG$_4$）用于诊断是否存在自身免疫性肝病。在排除其他病因的情况下，AMA（+）/AMA-M2（+）合并 IgM 升高或 AKP 明显升高应考虑原发性胆汁性胆管炎（PBC）。诊断自身免疫性肝炎（AIH）可以按照由排除嗜肝病毒感染、IgG 水平、ANA 阳性滴度以及肝组织病理界面性炎症严重度四项组成的简化诊断标准进行判断。硬化性胆管炎（PSC）需结合 MRCP 呈现大胆管串珠样改变进行判断。IgG$_4$ 胆管炎需要有血清 IgG$_4$ 水平升高或组织学 IgG$_4$ 免疫组化阳性并结合 MRCP 呈现的胆管呈枯枝样改变确诊。铜蓝蛋白（CER）用于初筛是否存在肝豆状核变性。

- 增强 CT 或 MRI 以及 MRCP 组合可以有效诊断胰腺肿瘤、各种胆管癌导致的梗阻性黄疸；同时也可以明确诊断结石导致的阻黄。同时对 PSC 以及 IgG$_4$ 胆管炎诊断有重要参考价值。

- ERCP、PTC（经皮肝穿刺胆道造影）一般不单纯作为诊断手段。存在胆总管结石梗阻情况下，对肝内、外胆管结石导致的胆汁淤积性黄疸可入院后紧急 ERCP；PTC 主要用于 ERCP 无法解决的肿瘤或高位结石导致的胆汁淤积性黄疸进行造影并细钢丝引导下置入扩张支架以引流胆汁。少数不明原因的肝内胆汁淤积性黄疸患者必要时行肝穿刺术。对于判断 IgG$_4$ 胰腺炎还是胰腺肿瘤存在困难的患者，可使用超声内镜（EUS）进行胰腺穿刺获得组织病理依据。

（六）治疗方案的选择

根据《实用内科学（第 14 版）》（复旦大学医学院编著，人民卫生出版社）。

1. 基础病因治疗：寻找潜在病因，对于基本病因明确，如有可能均应根治或控制基础疾病。如肿瘤、结石所致的梗阻，可通过手术根治性肿瘤切除或 ERCP 取石；修复胆道狭窄则可使胆道引流恢复正常；胆小管的免疫性损伤，免疫抑制剂可能有效；对于药物性胆汁淤积性黄疸及时停用有关的药物至关重要。

> **释义**
>
> - 胆汁淤积性黄疸为继发的临床症候群，需要明确导致胆汁淤积性黄疸的基础病因。针对不同的病因，采取不同的、有针对性的治疗方法。

2. 保肝药物：胆汁淤积性黄疸治疗的靶点包括：①刺激或诱导胆汁酸的分泌；②抑制胆汁酸的吸收、促进胆汁酸的代谢解毒；③保护肝细胞，组织胆汁酸所致的肝细胞凋亡；④保护胆管内皮细胞。

可供选择的药物包括，熊去氧胆酸、多烯磷脂酰胆碱、S-腺苷蛋氨酸（SAMe）、皮质类固醇、苯巴比妥等。此外，某些中药制剂。

> **释义**
>
> ■ 目前保肝药物分为以下几种：①细胞膜稳定剂：多烯磷脂酰胆碱；②抗氧化作用：还原性谷胱甘肽；③增强细胞代谢活性：B 族辅酶；④多靶点抗炎：甘草酸制剂；⑤多靶点促进胆汁分泌：熊去氧胆酸、S-腺苷蛋氨酸（SAMe）；⑥多靶点保肝降酶中药制剂：舒肝宁注射液等。
>
> ■ 皮质类固醇的使用需谨慎，诱发感染是其不良反应。对于完全胆道梗阻或胆囊颈部完全梗阻的患者，促进胆汁分泌而无法排出容易诱发胆管或胆囊破裂，因此促进胆汁分泌的药物不建议使用。

3. 支持与对症治疗：胆汁淤积并发瘙痒的治疗考来烯胺、考来替泊、纳洛酮和钠美芬、利福平。补充脂溶性维生素、维生素 D 和钙。

> **释义**
>
> ■ 胆汁淤积易导致瘙痒，影响生活质量。考来烯胺通过增加胆汁酸循环促进胆汁酸经肠道排泄以降低血清胆汁酸水平。利福平具有诱导肝细胞 MRD 受体的形成而促进肝内胆汁酸向肝外毛细胆管分泌。

（七）预防性抗菌药物选择与使用时机

胆道结石梗阻伴有感染推荐使用抗菌药物 3~5 天，通常为喹诺酮类抗菌药物或头孢类抗菌药物。

> **释义**
>
> ■ 若患者出现发热、右上腹疼痛或不适、Murphy 征阳性等表现应考虑存在胆道或胆囊炎症。结合 WBC 计数与中性粒细胞比例、CRP 以及 PCT（降钙素原）予以明确诊断。

（八）手术日

对肝内胆管结石导致的胆汁淤积性黄疸可入院后紧急 ERCP；少数不明原因的肝内胆汁淤积性黄疸患者必要时行肝穿刺术。

> **释义**
>
> ■ 肝脏活检在病理上需要鉴别急性肝损、炎症还是慢性炎症。界面性肝炎通常是病程超过 6 个月慢性肝脏炎症的表现。PBC 晚期（第 4 期）可以发现汇管区小叶间胆管数量明显减少。胆汁淤积在病理上分为肝窦、毛细胆管、细胆管、小胆管、中大胆管淤胆。PSC 患者的大胆管可以发现管腔内皮损伤。

（九）术后恢复

ERCP 术后临床症状改善，胆红素下降，胆道梗阻解除。

> **释义**
>
> ■ ERCP 术后应观察是否存在腹痛和血淀粉酶明显升高，及时判断是否并发 ERCP 后胰腺炎，并作相应处理。

（十）出院标准

胆红素正常或接近正常，基本病因处理或控制。

> **释义**
>
> ■ 患者出院前应完成所有必须检查项目，且开始药物治疗，观察临床症状是否减轻或消失，有无明显药物相关不良反应。基本病因处理或控制以及胆红素正常或接近正常给予出院。

（十一）变异及原因分析

1. 通过检查明确胆汁淤积性黄疸的具体病因，对明确结石、肿瘤等梗阻所致黄疸，建议进入相应的疾病路径或转入相关科室。

2. 对于明确为病毒性肝炎（HAV，HBC，HCV，HEV）所致的胆汁淤积性黄疸出路径，转入感染科隔离病房，进入相应的临床路径。

3. 对于胆道梗阻所致的胆道感染性休克和急性肝功能衰竭患者进入相应的临床路径。

> **释义**
>
> ■ 由于胆汁淤积性黄疸是继发症候群，因此对明确结石、肿瘤等梗阻所致黄疸，进入相应的疾病路径或转入相关科室。对于明确为病毒性肝炎（HAV，HBC，HCV，HEV）所致的胆汁淤积性黄疸出路径，转入感染科隔离病房。
>
> ■ 需要根据相关诊断标准及早鉴别重症肝衰竭（包括急性或慢加急性肝衰竭），因该类疾病短期死亡率高、治疗费用高者，需退出本路径；对于胆道梗阻所致的胆道感染性休克也因该疾病危重，明确诊断后进入相应的临床路径。
>
> ■ 认可的变异原因主要是指患者入选路径后，在检查及治疗过程中发现患者合并存在事前未预知的、对本路径治疗可能产生影响的情况，需要终止执行路径或延长治疗时间、增加治疗费用。医师需在表单中明确说明。
>
> ■ 因患者方面的主观原因导致执行路径出现变异，需医师在表单中予以说明。

四、胆汁淤积性黄疸临床路径给药方案

【用药选择】

1. 熊去氧胆酸：有稳定细胞膜、免疫调节剂线粒体保护作用，能促进胆酸运输和结合胆红素分泌，可用于胆汁淤积的治疗，成人一般用法：250 mg tid。

2. S-腺苷-L-蛋氨酸（SAMe）：可增加磷脂膜的生物合成，加快胆酸的转运，增加胆酸可溶性，可用于肝内胆汁淤积的防治。用药方法为每天 1~2g 静脉滴注 2 周，以后改为每天 1.6g，分 2 次口服，直至症状及生化指标改善，一般为 4~8 周。

3. 糖皮质激素：糖皮质激素对 DILI 疗效尚缺乏随机对照研究，宜用于免疫介导的药物性肝损伤。激素应用于 DILI 的治疗应十分谨慎，应充分权衡治疗收益和可能的不良反应。给药方式：甲强龙 40mg/d 共 3~5 天，然后泼尼松 20mg/d，以 5~10mg/w 速度递减。

4. 抗炎保肝药：甘草酸制剂：包括异甘草酸镁、甘草酸二铵、复方甘草酸苷等。一般情况下按常规剂量，静脉用药 1~2 周后改口服制剂。

【药学提示】

1. 熊去氧胆酸：不良反应发生较少，偶可见便秘、头痛、过敏、胰腺炎等；对于胆总管完全梗阻或胆囊颈部结石完全梗阻患者禁用。

2. S-腺苷-L-蛋氨酸（SAMe）：禁用于胆总管完全梗阻或胆囊颈部结石完全梗阻患者；不良反应较少，可引起昼夜节律紊乱。

3. 糖皮质激素：不良反应较多，包括：①长期大量应用引起的不良反应：皮质功能亢进综合征、诱发或加重感染、诱发或加重溃疡病、生长迟滞、下丘脑-垂体-肾上腺轴抑制、代谢紊乱、骨质疏松等；②停药反应：肾上腺皮质萎缩或功能不全。

4. 抗炎保肝药：甘草酸制剂：增量或长期使用可出现低钾血症、水钠潴留等假性醛固酮症的发生率。其他不良反应包括恶心、呕吐、腹胀、皮疹、瘙痒过敏等。

【注意事项】

1. 激素不良反应较多，需充分评估治疗的收益和风险。长期用药者需缓慢减停。

2. 严重低钾血症、心力衰竭、肾衰竭的患者禁用或慎用甘草酸制剂。甘草酸制剂使用期间需监测电解质、血压等情况。

3. 胆道完全梗阻和严重肝损伤者禁用熊去氧胆酸。

五、推荐表单

（一）医师表单

胆汁淤积性黄疸临床路径医师表单

适用对象：第一诊断为胆汁淤积性黄疸（ICD-10：R17，E80.7，K576.8）

患者姓名：		性别：	年龄：	门诊号：	住院号：
住院日期： 年 月 日		出院日期： 年 月 日			标准住院日：7~8 天

时间	住院第 1 天	住院第 2 天	住院第 3 天
主要诊疗工作	□ 询问病史及体格检查 □ 完成病历书写 □ 安排入院常规检查 □ 上级医师查房及病情评估 □ 排除溶血性黄疸和肝细胞性黄疸 □ 对胆道结石梗阻患者评估有无 ERCP 指征 □ 药物及支持治疗	□ 上级医师查房 □ 完成入院检查 □ 完成上级医师查房记录等病历书写 □ 根据初步检查对于明确病因，进入相关流程 □ 对于 ERCP 术后并发症评估 □ 药物及支持治疗	□ 上级医师查房 □ 完善部分检查及分析已有检查结果 □ 进一步明确病因的进入相关流程 □ 对于 ERCP 术后，评估术后效果 □ 药物及支持治疗
重点医嘱	**长期医嘱** □ 消化内科护理常规 □ 一级护理 □ 低脂饮食 □ 药物及支持治疗 **临时医嘱** □ 血、尿、便常规+隐血 □ 网织红细胞 □ 肝功能、肾功能、电解质、血糖、血脂、淀粉酶、脂肪酶 □ 血沉、CRP、CER □ 凝血功能 　 病毒性肝炎抗体、梅毒、HIV 抗体 　 免疫球蛋白（IgM、IgG、IgA、IgG$_4$） 　 必要时 ERCP	**长期医嘱** □ 消化内科护理常规 □ 一级护理 □ 低脂饮食 □ 药物及支持治疗 **临时医嘱** □ 复查血常规、尿常规	**长期医嘱** □ 消化内科护理常规 □ 一级护理 □ 低脂饮食 □ 药物及支持治疗 **临时医嘱** □ 复查肝功能
病情变异记录	□ 无 □ 有，原因： 1. 2.	□ 无 □ 有，原因： 1. 2.	□ 无 □ 有，原因： 1. 2.
医师签名			

时间	住院第 4 天（手术日）		住院第 5 天（术后第 1 日）
	术前	术后	
主要诊疗工作	□ 讨论病情，评估病因 □ 决定进一步检查方案	□ 上级医师查房	□ 评估病因及治疗效果 □ 决定进一步检查方案
重点医嘱	**长期医嘱** □ 消化内科护理常规 □ 一级护理 □ 低脂饮食 □ 药物及支持治疗 **临时医嘱** □ 腹部 CT 检查 □ MRI+MRCP	**长期医嘱** □ 消化内科护理常规 □ 一级护理 □ 低脂饮食 □ 药物及支持治疗 **临时医嘱** □ 复查必要的异常指标	**长期医嘱** □ 消化内科护理常规 □ 一级护理 □ 低脂饮食 □ 药物及支持治疗 **临时医嘱** □ 必要时肝穿刺 □ EUS（必要） □ 血常规 □ 肝功能
病情变异记录	□ 无　□ 有，原因： 1. 2.	□ 无　□ 有，原因： 1. 2.	□ 无　□ 有，原因： 1. 2.
医师签名			

时间	住院第6天（术后第2日）	住院第7天（术后第3日）	住院第8天（术后第4日）
主要诊疗工作	□ 上级医师查房 □ 完成病程记录 □ 完善方案	□ 评估病情 □ 住院医师完成病程记录 □ 复查肝功能	□ 评估病情，决定有无出院指征 □ 住院医师完成病程记录 □ 通知患者及家属准备出院 □ 交代出院后注意事项及随访计划
重点医嘱	**长期医嘱** □ 消化内科护理常规 □ 二级护理 □ 低脂饮食 □ 药物及对症处理	**长期医嘱** □ 消化内科护理常规 □ 二级护理 □ 低脂饮食 □ 药物及对症处理 **临时医嘱** □ 血常规 □ 复查肝功能 □ 腹部超声（必要时）	**长期医嘱** □ 消化内科护理常规 □ 三级护理 □ 低脂饮食 □ 停用有关药物治疗 **临时医嘱** □ 出院带药 □ 门诊随访
病情变异记录	□ 无 □ 有，原因： 1. 2.	□ 无 □ 有，原因： 1. 2.	□ 无 □ 有，原因： 1. 2.
医师签名			

（二）护士表单

胆汁淤积性黄疸临床路径护士表单

适用对象：第一诊断为胆汁淤积性黄疸（ICD-10：R17，E80.7，K576.8）

| 患者姓名： | 性别： | 年龄： | 门诊号： | 住院号： |

| 住院日期： | 　　年　月　日 | 出院日期： | 　　年　月　日 | 标准住院日：7~8 天 |

时间	住院第 1 天	住院第 2 天	住院第 3 天
健康宣教	□ 入院宣教 　介绍主管医师、护士 　介绍环境、设施 　介绍住院注意事项 　介绍探视和陪护制度 　介绍贵重物品制度 □ 饮食宣教 □ 根据当日检查医嘱完成相关检查宣教	□ 药物宣教 　抗炎保肝药物的用法、时间、用药注意事项等 □ 饮食宣教 　含有优质蛋白质的食物种类，每日蛋白质摄入量	□ 药物宣教 　对肝脏功能损伤较大的药物种类 □ 给予患者及家属心理支持 □ 再次明确探视陪护须知
护理处置	□ 核对患者姓名，佩戴腕带 □ 建立入院护理病历 □ 静脉采血 □ 协助患者留取尿、便标本 □ 测量体重及生命体征，必要时记录出入量 □ 检查前准备	□ 遵医嘱给药 □ 根据前期检查结果，必要时遵医嘱静脉采血完成相关检查 □ 完善护理记录	□ 遵医嘱给药 □ 完善护理记录
基础护理	□ 二级护理 □ 晨晚间护理 □ 皮肤护理 □ 患者安全管理	□ 二级护理 □ 晨晚间护理 □ 皮肤护理 □ 患者安全管理	□ 二级护理 □ 晨晚间护理 □ 皮肤护理 □ 患者安全管理
专科护理	□ 护理查体 □ 病情观察 □ 是否有乏力、恶心、呕吐、上腹不适、发热、皮肤瘙痒或黄疸等症状 □ 确定饮食种类 □ 心理护理	□ 病情观察 □ 心理护理	□ 病情观察 □ 心理护理
重点医嘱	□ 详见医嘱执行单	□ 详见医嘱执行单	□ 详见医嘱执行单
病情变异记录	□ 无　□ 有，原因： 1. 2.	□ 无　□ 有，原因： 1. 2.	□ 无　□ 有，原因： 1. 2.
护士签名			

时间	住院第4天（手术日）	住院第5天（术后第1日）
健康宣教	□ 心理与生活护理 □ 药物指导，遵医嘱给药	□ 心理与生活护理 □ 指导患者低脂饮食 □ 疾病宣教 □ 药物指导，遵医嘱给药 □ 遵医嘱留取静脉血、标本化验
护理处置	□ 遵医嘱给药 □ 遵医嘱静脉采血复查 □ 完善护理记录	□ 遵医嘱给药 □ 遵医嘱静脉采血复查 □ 完善护理记录
基础护理	□ 一级护理 □ 晨晚间护理 □ 皮肤护理 □ 患者安全管理	□ 一级护理 □ 晨晚间护理 □ 皮肤护理 □ 患者安全管理
专科护理	□ 病情观察 □ 心理护理	□ 病情观察 □ 心理护理
重点医嘱	□ 详见医嘱执行单	□ 详见医嘱执行单
病情变异记录	□ 无　□ 有，原因： 1. 2.	□ 无　□ 有，原因： 1. 2.
护士签名		

时间	住院第6天（术后第2日）	住院第7天（术后第3日）	住院第8天（术后第4日）
健康宣教	□ 药物宣教 □ 按时服用口服药，不能随意减量或停药 □ 饮食、活动指导	□ 药物宣教 □ 按时服用口服药，不能随意减量或停药 □ 饮食、活动指导	□ 出院宣教 □ 复查时间 □ 服药方法 □ 活动休息 □ 指导饮食 □ 指导办理出院手续
护理处理	□ 遵医嘱给药 □ 遵医嘱静脉采血复查 □ 完善护理记录	□ 遵医嘱给药 □ 遵医嘱静脉采血复查 □ 完善护理记录	□ 办理出院手续 □ 书写出院小结
基础护理	□ 二级护理 □ 晨晚间护理 □ 皮肤护理 □ 患者安全管理	□ 二级护理 □ 晨晚间护理 □ 皮肤护理 □ 患者安全管理	□ 二级护理 □ 晨晚间护理 □ 皮肤护理 □ 患者安全管理
专科护理	□ 病情观察 □ 心理护理	□ 病情观察 □ 心理护理	□ 病情观察 □ 出院指导 □ 心理护理
重点医嘱	□ 详见医嘱执行单	□ 详见医嘱执行单	□ 详见医嘱执行单
病情变异记录	□ 无 □ 有，原因： 1. 2.	□ 无 □ 有，原因： 1. 2.	□ 无 □ 有，原因： 1. 2.
护士签名			

(三) 患者表单

胆汁淤积性黄疸临床路径患者表单

适用对象：第一诊断为胆汁淤积性黄疸（ICD-10：R17，E80.7，K576.8）；

患者姓名：		性别： 年龄： 门诊号：	住院号：
住院日期： 年 月 日		出院日期： 年 月 日	标准住院日：7~8 天

时间	住院第 1 天	住院第 2 天	住院第 3 天
医患配合	□ 配合询问病史、收集资料，请务必详细告知既往史、用药史、过敏史 □ 配合进行体格检查 □ 有任何不适请告知医师	□ 配合完善相关检验检查 □ 医师与患者及家属介绍病情及检查前谈话、签字	□ 配合完成相关检验检查
护患配合	□ 配合测量体温、脉搏、呼吸频率、血压、体重 □ 配合完成入院护理评估（简单询问病史、过敏史、用药史） □ 接受入院宣教（环境介绍、病室规定、订餐制度、贵重物品保管等） □ 接受检验检查、输液 □ 有任何不适请告知护士	□ 配合测量体温、脉搏、呼吸频率、血压 □ 接受药物等相关宣教 □ 接受静脉输液 □ 接受检查和治疗 □ 有任何不适请告知护士	□ 配合测量生命体征 □ 接受药物等相关宣教 □ 接受静脉输液 □ 接受检查和治疗 □ 有任何不适请告知护士
饮食	□ 普通饮食	□ 普通饮食	□ 普通饮食
排泄	□ 正常排尿便	□ 正常排尿便	□ 正常排尿便
活动	□ 正常活动 □ 输液期间需协助如厕	□ 正常活动 □ 输液期间需协助如厕	□ 正常活动 □ 输液期间需协助如厕

时间	住院第 4 天（手术日）	住院第 5 天（术后第 1 日）
医患配合	□ 配合完成相关检验检查	□ 接受指导
护患配合	□ 配合测量生命体征 □ 接受药物等相关宣教 □ 接受静脉输液 □ 接受检查和治疗 □ 有任何不适请告知护士	□ 配合测量生命体征 □ 接受药物等相关宣教 □ 接受静脉输液 □ 接受检查和治疗 □ 有任何不适请告知护士
饮食	□ 术后禁食	□ 禁食
排泄	□ 正常排尿便	□ 正常排尿便
活动	□ 卧床 □ 输液期间需协助如厕	□ 卧床 □ 输液期间需协助如厕

时间	住院第6天（术后第2日）	住院第7天（术后第3日）	住院第8天（术后第4日）
医患配合	□ 配合完成相关检验检查	□ 配合完成相关检验检查	□ 接受出院前指导 □ 知道复查程序 □ 获取出院诊断书
护患配合	□ 配合测量生命体征 □ 接受药物等相关宣教 □ 接受静脉输液 □ 接受检查和治疗 □ 有任何不适请告知护士	□ 配合测量生命体征 □ 接受药物等相关宣教 □ 接受静脉输液 □ 接受检查和治疗 □ 有任何不适请告知护士	□ 接受出院宣教 □ 办理出院手续 □ 获取出院带药 □ 知道服药方法、作用、注意事项 □ 知道随诊程序和项目 □ 复印病历程序
饮食	□ 禁食	□ 清流质	□ 半流质
排泄	□ 正常排尿便	□ 正常排尿便	□ 正常排尿便
活动	□ 正常活动 □ 输液期间需协助如厕	□ 正常活动 □ 输液期间需协助如厕	□ 正常活动

附：原表单（2017 年版）

胆汁淤积性黄疸临床路径表单

适用对象：第一诊断为胆汁淤积性黄疸（ICD-10：R17，E80.7，K576.8）

患者姓名：	性别： 年龄： 门诊号：	住院号：
住院日期： 年 月 日	出院日期： 年 月 日	标准住院日：7~8 天

时间	住院第 1 天	住院第 2 天	住院第 3 天
主要诊疗工作	□ 询问病史及体格检查 □ 完成病历书写 □ 安排入院常规检查 □ 上级医师查房及病情评估 □ 排除溶血性黄疸和肝细胞性黄疸 □ 对胆道结石梗阻患者评估有无 ERCP 指征 □ 药物及支持治疗	□ 上级医师查房 □ 完成入院检查 □ 完成上级医师查房记录等病历书写 □ 根据初步检查对于明确病因，进入相关流程 □ 对于 ERCP 术后并发症评估 □ 药物及支持治疗	□ 上级医师查房 □ 完善部分检查及分析已有检查结果 □ 进一步明确病因的进入相关流程 □ 对于 ERCP 术后，评估术后效果 □ 药物及支持治疗
重点医嘱	**长期医嘱** □ 消化内科护理常规 □ 一级护理 □ 低脂饮食 □ 药物及支持治疗 **临时医嘱** □ 血、尿、便常规+隐血 □ 网织红细胞 □ 肝功能、肾功能、电解质、血糖、血脂、淀粉酶、脂肪酶 □ 血沉、CRP、CER □ 凝血功能 □ 病毒性肝炎抗体、梅毒、HIV 抗体 □ 免疫球蛋白（IgM、IgG、IgA、IgG_4） □ 必要时 ERCP	**长期医嘱** □ 消化内科护理常规 □ 一级护理 □ 低脂饮食 □ 药物及支持治疗 **临时医嘱** □ 复查血常规、尿常规	**长期医嘱** □ 消化内科护理常规 □ 一级护理 □ 低脂饮食 □ 药物及支持治疗 **临时医嘱** □ 复查肝功能

续　表

时间	住院第1天	住院第2天	住院第3天
护理工作	□ 一级护理 □ 介绍病房环境、设施和设备 □ 入院护理评估（包括入院护理评估、自理能力评估、跌倒危险因素评估、压疮风险因素评估以及内科住院患者静脉血栓栓塞症风险评估） □ 指导患者低脂饮食 □ 药物指导，并遵医嘱给药 □ 入院宣教 □ 遵医嘱静脉取血化验	□ 一级护理 □ 心理与生活护理 □ 指导患者低脂饮食 □ 疾病宣教 □ 药物指导，遵医嘱给药 □ 遵医嘱留取静脉血、标本化验	□ 一级护理 □ 指导患者低脂饮食 □ 药物指导，并遵医嘱用药 □ 心理与生活护理 □ 观察病情变化 □ 遵医嘱静脉取血化验
病情变异记录	□ 无　□ 有，原因： 1. 2.	□ 无　□ 有，原因： 1. 2.	□ 无　□ 有，原因： 1. 2.
护士签名			
医师签名			

时间	住院第 4 天（手术日）		住院第 5 天（术后第 1 日）
	术前	术后	
主要诊疗工作	□ 讨论病情，评估病因 □ 决定进一步检查方案	□ 上级医师查房	□ 评估病因及治疗效果 □ 决定进一步检查方案
重点医嘱	长期医嘱 □ 消化内科护理常规 □ 一级护理 □ 低脂饮食 □ 药物及支持治疗 临时医嘱 □ 腹部 CT 检查 □ MRI+MRCP	长期医嘱 □ 消化内科护理常规 □ 一级护理 □ 低脂饮食 □ 药物及支持治疗 临时医嘱 □ 复查必要的异常指标	长期医嘱 □ 消化内科护理常规 □ 一级护理 □ 低脂饮食 □ 药物及支持治疗 临时医嘱 □ 必要时肝穿刺 □ EUS（必要） □ 血常规 □ 肝功能
护理工作	□ 一级护理 □ 检查指导（CT 及 MRI 检查的注意事项） □ 指导患者低脂饮食 □ 心理与生活护理 □ 药物指导，遵医嘱给药	□ 一级护理 □ 指导患者低脂饮食 □ 心理与生活护理 □ 药物指导，遵医嘱给药 □ 必要时，遵医嘱留取静脉血化验	□ 一级护理 □ 指导患者低脂饮食 □ 心理与生活护理 □ 药物宣教，遵医嘱给药 □ 针对治疗方案进行宣教 □ 遵医嘱留取静脉血化验 □ 如需肝穿刺，指导患者配合检查，解释目的及注意事项
病情变异记录	□ 无　□ 有，原因： 1. 2.	□ 无　□ 有，原因： 1. 2.	□ 无　□ 有，原因： 1. 2.
护士签名			
医师签名			

时间	住院第6天（术后第2日）	住院第7天（术后第3日）	住院第8天（术后第4日）
主要诊疗工作	□ 上级医师查房 □ 完成病程记录 □ 完善方案	□ 评估病情 □ 住院医师完成病程记录 □ 复查肝功能	□ 评估病情，决定有无出院指针 □ 住院医师完成病程记录 □ 通知患者及家属准备出院 □ 交代出院后注意事项及随访计划
重点医嘱	**长期医嘱** □ 消化内科护理常规 □ 二级护理 □ 低脂饮食 □ 药物及对症处理	**长期医嘱** □ 消化内科护理常规 □ 二级护理 □ 低脂饮食 □ 药物及对症处理 **临时医嘱** □ 血常规 □ 复查肝功能 □ 腹部超声（必要时）	**长期医嘱** □ 消化内科护理常规 □ 三级护理 □ 低脂饮食 □ 停用有关药物治疗 **临时医嘱** □ 出院带药 □ 门诊随访
护理工作	□ 二级护理 □ 指导患者低脂饮食 □ 药物治疗宣教 □ 心理与生活护理 □ 药物指导，遵医嘱用药 □ 观察生命体征及病情变化	□ 二级护理 □ 指导患者低脂饮食 □ 心理与生活护理 □ 药物指导，并遵医嘱给药 □ 遵医嘱留取静脉血化验 □ 必要时，配合医师行腹部超声 □ 向患者做好检查指导	□ 三级护理 □ 指导患者低脂饮食 □ 心理护理 □ 出院宣教（自我护理、药物指导） □ 指导并协助患者及家属办理出院手续 □ 制定门诊随访计划
病情变异记录	□ 无 □ 有，原因： 1. 2.	□ 无 □ 有，原因： 1. 2.	□ 无 □ 有，原因： 1. 2.
护士签名			
医师签名			

第二十四章

药物性肝损伤临床路径释义

一、药物性肝损伤编码

1. 国家卫生和计划生育委员会原编码：

疾病名称及编码：药物性肝损伤（ICD-10：S36.10522）

2. 修改编码：

疾病名称及编码：药物性肝损伤（ICD-10：K71）

二、临床路径检索方法

K71

三、药物性肝损伤临床路径标准住院流程

（一）适用对象

第一诊断为药物性肝损伤（ICD-10：S36.1052），或已系统性地排除其他可能导致肝损伤的病因而诊断为药物性肝病（ICD-10：K71.1/K71.9）。

> 释义
>
> ■ 本临床路径适用对象是第一诊断是药物性肝损伤的患者。
> ■ 本临床路径适用对象不包括其他原因所致的肝损伤，包括病毒性肝炎、酒精性肝病、自身免疫性肝炎、胆汁淤积性疾病、遗传代谢性肝病等。

（二）诊断标准

根据《药物与中毒性肝病（第2版）》（上海科学技术出版社），《实用内科学（第14版）》（复旦大学医学院编著，人民卫生出版社），2015版《药物性肝损伤诊疗指南》（中华医学会肝病分会药物性肝病学组）。

1. 临床表现：可具有非特异性的肝病相关症状的临床表现。

2. 经血液生化学检查、影像学检查和肝组织学检查等检查，明确存在急性、亚急性或慢性肝损伤或肝病。

3. 患者有明确的用药史，且服药时间与肝损伤或肝病的发生有时间上的相关性。

4. 应用RUCAM因果关系评估量表评分≥6分，提示肝损伤或肝病"很可能"是由药物引起。

5. 基于详细病史、血液生化学检查、影像学检查和肝组织学检查等合理应用的排除性诊断，是目前药物性肝损伤的基本诊断策略。需排除引起肝损伤的其他可能病因，通常需与其他肝病如急性病毒性肝炎、自身免疫性肝炎、隐源性肝硬化、急性胆囊炎、原发性胆汁淤积性胆管炎、肝脏小静脉闭塞症等作鉴别诊断。

6. 临床分型：诊断药物性肝损伤后，建议进一步根据初次检查肝脏生化异常的模式，对药

物性肝损伤进行临床分型，分型标准如下：①肝细胞损伤型：ALT≥3ULN，且 R≥5；②胆汁淤积型：ALP≥2ULN，且 R≤2；③混合型：ALT≥3ULN，ALP≥2ULN，且 2<R<5。R=（ALT 实测值/ALT ULN）/（ALP 实测值/ALP ULN）。

此外，临床上尚可见药物引起的肝血管损伤型损伤。以肝窦、肝小静脉和肝静脉主干及门静脉等内皮细胞受损为主，临床包括肝窦阻塞综合征/肝小静脉闭塞病（SOS/VOD）、紫癜性肝病（PH）、巴德-基亚里综合征（BCS）、可引起特发性门静脉高压症（IPH）的肝汇管区硬化和门静脉栓塞、肝脏结节性再生性增生（NRH）等。

> **释义**
>
> ■ 药物性肝损伤的诊断依据参考我国 2015 版《药物性肝损伤诊疗指南》。药物性肝损伤的诊断属排他性诊断。首先要确认存在肝损伤，其次排除其他肝病，再通过因果关系评估来确定肝损伤与可疑药物的相关程度。
>
> ■ 药物性肝损伤可表现出所有急慢性肝胆疾病的类似表现，最多见的是急性肝炎型或胆汁淤积型。部分过敏特异性患者可有嗜酸性粒细胞增多。生化指标主要为血清 ALT、ALP、GGT 和 TBil。国际严重不良反应协会（iSAEC）于 2011 年提出药物性肝损伤的生化学诊断为出现以下任一情况：①ALT≥5ULN；②ALP≥2ULN，特别是伴有 5′-核苷酸酶或 GGT 升高且排除骨病引起的 ALP 升高；③ALT≥3ULN 且 TBil≥2ULN。根据受损靶细胞分为肝细胞损伤型、胆汁淤积型和混合型。
>
> ■ DILI 必须除外其他引起肝损伤的病因，如病毒性肝病、酒精性肝病、非酒精性脂肪性肝病、自身免疫性肝病、胆汁淤积性肝病、遗传代谢性肝病、感染（局部或全身）、血流动力学异常、血管闭塞性疾病等。
>
> ■ 因果关系评估多采用 RUCAM（Roussel uclaf causality assessment method）量表。RUCAM≥6 分，提示肝损伤或肝病"很可能"是由药物引起。

（三）治疗方案的选择

根据《药物与中毒性肝病（第 2 版）》（上海科学技术出版社），《实用内科学（第 14 版）》（复旦大学医学院编著，人民卫生出版社），2015 版《药物性肝损伤诊疗指南》（中华医学会肝病分会药物性肝病学组）。

1. 内科治疗：

（1）及时停用可疑肝损伤药物，尽量避免再次使用可疑或同类药物。应充分权衡停药引起原发病进展和继续用药导致肝损伤加重的风险。

（2）支持治疗：根据患者肝损伤严重程度，可酌情考虑予适当支持治疗。

2. 药物治疗：

（1）急性或亚急性肝衰竭等重型患者应尽早选用 N-乙酰半胱氨酸（NAC）。成人一般用法：50~150mg/（kg·d），总疗程不低于 3 天。

（2）糖皮质激素仅限于应用在超敏或自身免疫征象明显且停用肝损伤药物后生化指标改善不明显甚或继续恶化的无禁忌证的患者，并应充分权衡治疗收益和可能的不良反应。

（3）根据肝损伤类型，合理选择抗炎保肝类药物的治疗。肝细胞损伤型可选择甘草酸制剂、双环醇；胆汁淤积型可选择熊去氧胆酸、S-腺苷-L-蛋氨酸。

（4）对于药物导致的各类急性、亚急性和慢性肝病如肝硬化、自身免疫性肝病、脂肪肝、血管病变等，应参照相应肝病治疗原则采取合适的治疗方案。

> **释义**
>
> ■ 药物性肝损伤重在预防，应严格掌握药物适应证。应避免同时使用多种药物，了解药物与肝损伤的可能关系，避免服药时饮酒。
>
> ■ 停药是最为重要的治疗措施。出现下列情况之一应考虑停用肝损伤药物：① 血清 ALT 或 AST>8ULN；②ALT 或 AST>5ULN，持续 2 周；③ALT 或 AST>3ULN，且 TBil>2ULN 或 INR>1.5；④ALT 或 AST>3ULN，伴逐渐加重的疲劳、恶心、呕吐、右上腹疼痛或压痛、发热、皮疹和（或）嗜酸性粒细胞增多（>5%）。

（四）标准住院日

14~20 天。

> **释义**
>
> ■ 入院后第 1~3 天，完善检查，明确诊断，排除鉴别诊断并开始治疗。第 3~13 天，评价疗效，调整治疗方案，监测治疗的不良反应。第 14~20 天，观测疗效稳定，准予出院。
>
> ■ 总住院时间不超过 20 天均符合路径要求。若肝功能恶化或患者依从性差，可适当延长住院时间。

（五）进入路径标准

1. 第一诊断必须符合药物性肝损伤编码（ICD-10：S36.1052），或已系统性地排除其他可能导致肝损伤的病因而诊断为药物性肝病（ICD-10：K71.1/K71.9）。

2. 当患者同时具有其他疾病诊断，但在住院期间不需要特殊处理也不影响第一诊断的临床路径流程实施时，可以进入路径。

> **释义**
>
> ■ 进入本临床路径的患者需符合药物性肝损伤的诊断标准。
>
> ■ 入院时应根据详细病史（服药史、发病过程与服药的时间关系特点等）、血液生化学检查、影像学检查，并排除其他肝损伤原因后给予诊断。必要时可行肝组织学检查以明确诊断。
>
> ■ 患者同时具有其他诊断，如糖尿病、高血压等，如病情稳定，在住院期间不需要特殊处理，不影响第一诊断的临床路径流程实施时，可以进入路径。

（六）住院期间检查项目

1. 必须的检查项目：

（1）血常规、尿常规、大便常规+隐血。

（2）肝肾功能、血脂、血糖、糖化血红蛋白、脂肪酶、凝血功能。

（3）各种病毒性肝炎标志物（甲、乙、丙、丁、戊型肝炎）、非嗜肝病毒（CMV、EBV）抗体、自身免疫性肝病抗体、免疫球蛋白、血清铜、血清铜蓝蛋白、铁蛋白、铁代谢等。

（4）心电图、腹部超声、胸部 X 线片。

2. 根据患者病情可选择检查项目：

（1）腹部 CT、磁共振胰胆管造影（MRCP）、内镜下逆行性胰胆管造影（ERCP）。

（2）肝活检术。

> **释义**
>
> ■ 必查项目检测是为了诊断与鉴别诊断并判断患者病情轻重程度，选择相应治疗。三大常规可了解血、尿、便的基本情况。肝功能有助于药物性肝损伤的诊断和病情评估，肾功能、血脂、血糖、糖化血红蛋白、脂肪酶、凝血功能可以判断有无基础疾病。各种病毒性肝炎标志物（甲、乙、丙、丁、戊型肝炎）、非嗜肝病毒（CMV、EBV）抗体、自身免疫性肝病抗体、免疫球蛋白、血清铜、血清铜蓝蛋白、铁蛋白、铁代谢等有助于排除其他致肝损伤的原因。腹部超声可了解肝胆脾肾等腹部情况，有助于了解有无肝硬化表现。心电图和 X 线胸片可评价心肺基础情况。
>
> ■ 可选项目中，腹部 CT、MRCP、ERCP 有助于鉴别胆汁淤积性疾病。下列情况应考虑肝组织活检：①经临床和实验室检查仍不能确诊 DILI，尤其是 AIH 仍不能排除时；②停用可疑药物后，肝脏生化指标仍持续上升或出现肝功能恶化的其他迹象；③停用可疑药物 1~3 个月，肝脏生化指标未降至峰值的 50% 或更低；④怀疑慢性 DILI 或伴有其他慢性肝病时；⑤长期使用某些可能导致肝纤维化的药物，如甲氨蝶呤等。

（七）选择用药

1. 营养支持治疗如 B 族维生素、叶酸、维生素 C、维生素 E。

2. 急性或亚急性肝衰竭等重型患者应尽早选用 N-乙酰半胱氨酸（NAC）。

3. 糖皮质激素仅限于应用在超敏反应或自身免疫征象明显且停用肝损伤药物后生化指标改善不明显甚或继续恶化的无禁忌证的患者。

4. 根据肝损伤类型，合理选择抗炎保肝类药物的治疗。肝细胞损伤型可选择甘草酸制剂、双环醇；胆汁淤积型可选择熊去氧胆酸、S-腺苷-L-蛋氨酸。

5. 对于药物导致的各类急性、亚急性和慢性肝病如肝硬化、自身免疫性肝病、脂肪肝、血管病变等，应参照相应肝病治疗原则采取合适的治疗方案。

> **释义**
>
> ■ N-乙酰半胱氨酸（NAC）主要通过促进谷胱甘肽的生成，从而提高组织内谷胱甘肽的含量，以防止肝损伤，对乙酰氨基酚引起的肝衰竭，NAC 可改善血流动力和氧利用、降低脑水肿。
>
> ■ 糖皮质激素对 DILI 疗效尚缺乏随机对照研究，宜用于免疫介导的药物性肝损伤。激素应用于 DILI 的治疗应十分谨慎，应充分权衡治疗收益和可能的不良反应。
>
> ■ 异甘草酸镁可用于治疗 ALT 明显升高的急性肝细胞型或混合型 DILI。轻-中度肝细胞损伤型和混合型 DILI，炎症较重者可试用双环醇和甘草酸制剂（甘草酸二铵肠溶胶囊、甘草酸单铵半胱氨酸氯化钠注射液及复方甘草酸苷等）；炎症较轻者，可试用水飞蓟素；胆汁淤积型 DILI 可选用熊去氧胆酸（UDCA）或腺苷蛋氨酸（SAMe），

但均有待高级别的循证医学证据支持。其他临床常用药如多烯磷脂酰胆碱，具有保护和修复肝细胞膜的作用，可考虑使用以促进肝组织再生。

■ 目前中医药治疗 DILI 尚缺少高级别的循证医学证据，宜选用安全性好、疗效确切的中成药制剂治疗，有文献报道舒肝宁注射液具有保肝抗炎作用，可减轻肝损伤，改善肝脏功能。

■ 对发生 DILI 的患者应加强支持治疗，密切监测肝功能等指标，特别是监测急性肝衰竭和进展为慢性肝衰竭的征象。

(八) 出院标准

1. 异常的肝生化检查恢复正常。
2. 肝损伤显著好转或肝病稳定。

> **释义**
>
> ■ 出院标准以患者临床表现、肝生化检查为评判标准。患者血清 ALT、ALP、GGT 和 TBil 恢复正常、显著好转或稳定。

(九) 变异及原因分析

1. 患者进展为重症肝炎或急性肝衰竭，需接受肝移植治疗时，退出本路径。
2. 肝功能恶化，或患者依从性差，可导致住院时间延长。

> **释义**
>
> ■ 变异是指入选临床路径的患者未能按路径流程完成医疗行为或未达到预期的医疗质量控制目标。包含以下情况：①按路径流程完成治疗，但超出了路径规定的时限或限定的费用，如患者肝功能恶化，导致住院时间延长；②药物性肝损伤在治疗中病情恶化者，需行肝移植，转入相应路径。主管医师均应进行变异原因的分析，并在临床路径的表单中予以说明。
>
> ■ 医师认可的变异原因主要指患者入选路径后，发现合并存在对本路径治疗可能产生影响的情况，需终止执行路径或延长治疗时间、增加治疗费用。医师需在表单中明确说明。
>
> ■ 因患者原因导致执行路径出现变异，需医师在表单中予以说明。

四、药物性肝损伤（内科治疗）临床路径给药方案

【用药选择】

1. N-乙酰半胱氨酸（NAC）：指南推荐 NAC 用于治疗早期急性肝衰竭患者。不建议 NAC 用于儿童药物性急性肝衰竭的治疗。成人一般用法：$50 \sim 150mg/(kg \cdot d)$，总疗程不低于 3d。
2. 糖皮质激素：糖皮质激素对 DILI 疗效尚缺乏随机对照研究，宜用于免疫介导的药物性肝

损伤。激素应用于 DILI 的治疗应十分谨慎，应充分权衡治疗收益和可能的不良反应。在一项激素治疗重症 DILI（TBil≥85.5μmol/L）的研究中，有 2 种激素给药方式：①甲强龙 60~120mg/d 或泼尼松 40~60mg/d 共 3~5 天，然后泼尼松 20mg/d，以 5~10mg/w 速度递减；②甲泼尼龙 60~120mg/d 共 3~5 天。后者比前者疗效更佳。

3. 抗炎保肝药：药物性肝损伤据前述临床分型选择不同抗炎保肝药。不推荐 2 种以上保肝抗炎药物联合应用，也不推荐预防性用药来减少 DILI 的发生。

甘草酸制剂：包括异甘草酸镁、甘草酸二铵、甘草酸单铵（甘草酸单铵半胱氨酸氯化钠注射液）或复方甘草酸苷等。一般情况下按常规剂量，静脉用药 1~2 周后改口服制剂。

双环醇：主要为降酶作用，还参与调解肝脏免疫调解、清除自由基和保护线粒体功能等。常规用药为 25~50mg，每日 3 次口服，应逐渐减量。

熊去氧胆酸（UDCA）：有稳定细胞膜、免疫调节剂线粒体保护作用，能促进胆酸运输和结合胆红素分泌，可用于胆汁淤积的治疗。常用剂量为 0.25g/次，每日 2~3 次口服。

S-腺苷-L-蛋氨酸（SAMe）：可增加磷脂膜的生物合成，加快胆酸的转运，增加胆酸可溶性，可用于肝内胆汁淤积的防治。用药方法为每天 1~2g 静脉滴注 2 周，以后改为每天 1.6g 分 2 次口服，直至症状及生化指标改善，一般为 4~8 周。

多烯磷脂酰胆碱：可保护和修复肝细胞膜，促进肝组织再生。用药方法为开始时每次 0.456g，每日 3 次口服；维持剂量可每次 0.228g，每日 3 次。不得用于 12 岁以下儿童。

【药学提示】

1. N-乙酰半胱氨酸（NAC）：不良反应包括恶心、呕吐、皮疹、瘙痒、支气管痉挛、发热、过敏等。偶可见血管神经性水肿、低血压和心动过速等。

2. 糖皮质激素：不良反应较多，包括：①长期大量应用引起的不良反应：皮质功能亢进综合征、诱发或加重感染、诱发或加重溃疡病、生长迟滞、下丘脑-垂体-肾上腺轴抑制、代谢紊乱、骨质疏松等；②停药反应：肾上腺皮质萎缩或功能不全。

3. 抗炎保肝药：①甘草酸制剂：增量或长期使用可出现低钾血症、水钠潴留等假性醛固酮症的发生率。其他不良反应包括恶心、呕吐、腹胀、皮疹、瘙痒过敏等；②双环醇：可出现皮疹、头晕、腹胀等不良反应，发生率较低，一般不需停药或对症治疗可缓解；③熊去氧胆酸（UDCA）：不良反应发生较少，偶可见便秘、头痛、过敏、胰腺炎等；④S-腺苷-L-蛋氨酸（SAMe）：不良反应较少，可引起昼夜节律紊乱；⑤多烯磷脂酰胆碱：不良反应较少，大剂量服用时偶尔会出现胃肠道紊乱。

【注意事项】

1. 支气管哮喘者或支气管痉挛史者使用 NAC 期间需严密监控，如发生支气管痉挛需立即停药。

2. 激素不良反应较多，需充分评估治疗的收益和风险。长期用药者需缓慢减停。

3. 严重低钾血症、心力衰竭、肾衰竭的患者禁用或慎用甘草酸制剂。甘草酸制剂使用期间需监测电解质、血压等情况。

4. 胆道完全梗阻和严重肝损伤者禁用熊去氧胆酸。

五、推荐表单

（一）医师表单

药物性肝损伤临床路径医师表单

适用对象：第一诊断为药物性肝损伤（ICD-10：S36.1052）

患者姓名：	性别：　　年龄：　　门诊号：	住院号：
住院日期：　　年　月　日	出院日期：　　年　月　日	标准住院日：14~20 天

时间	住院第 1 天	住院第 2~3 天	住院第 4~10 天
主要诊疗工作	□ 询问病史和体格检查 □ 完成病历书写 □ 观察患者临床症状和体征 □ 明确药物性肝损伤的诊断 □ 与其他肝病鉴别 □ 完善常规检查	□ 上级医师查房 □ 明确下一步诊疗计划 □ 观察患者临床症状和体征 □ 完成上级医师查房记录	□ 观察患者腹部症状和体征 □ 上级医师查房及诊疗评估 □ 完成查房记录 □ 对患者进行坚持治疗和预防复发的宣教 □ 注意患者排便情况
重点医嘱	**长期医嘱** □ 消化内科护理常规 □ 二级护理 □ 优质蛋白低脂饮食 □ 支持治疗 □ 抗炎保肝药物治疗 □ 综合治疗 **临时医嘱** □ 血、尿、大便常规+隐血 □ 肝肾功能、血脂、血糖、糖化血红蛋白、脂肪酶、凝血功能； □ 各种病毒性肝炎标志物（甲、乙、丙、丁、戊型肝炎）、非嗜肝病毒（CMV、EBV）抗体、自身免疫性肝病抗体、免疫球蛋白、血清铜、血清铜蓝蛋白、铁蛋白、铁代谢等 □ 心电图、腹部超声、胸部 X 线片 □ 可选择检查：腹部 CT、磁共振胰胆管造影（MRCP）、内镜下逆行性胰胆管造影（ERCP）、肝活检术	**长期医嘱** □ 消化内科护理常规 □ 二级护理 □ 优质蛋白低脂饮食 □ 支持治疗 □ 抗炎保肝药物治疗 □ 综合治疗 **临时医嘱** □ 根据病情变化及检查异常结果复查	**长期医嘱** □ 消化内科护理常规 □ 二级护理 □ 优质蛋白低脂饮食 □ 支持治疗 □ 抗炎保肝药物治疗 □ 综合治疗 **临时医嘱** □ 根据病情变化及检查异常结果复查

续　表

时间	住院第 1 天	住院第 2~3 天	住院第 4~10 天
主要 护理 工作	□ 协助患者及家属办理入院 　手续 □ 进行入院宣教和健康宣教 　（疾病相关知识） □ 静脉抽血	□ 基本生活和心理护理 □ 进行饮食宣教 □ 静脉抽血	□ 基本生活和心理护理 □ 监督患者用药 □ 对患者进行饮食宣教 □ 静脉抽血
病情 变异 记录	□ 无　□ 有，原因： 1. 2.	□ 无　□ 有，原因： 1. 2.	□ 无　□ 有，原因： 1. 2.
护士 签名			
医师 签名			

时间	住院第 10~13 天	住院第 14~20 天（出院日）
主要诊疗工作	□ 观察患者临床症状和体征 □ 上级医师查房及诊疗评估、必要时调整治疗方案 □ 完成查房记录 □ 对患者进行坚持治疗的宣教和心理疏导	□ 观察患者临床症状和体征，注意患者巩膜及皮肤黄染情况 □ 上级医师查房及诊疗评估，确定患者可以出院 □ 对患者进行坚持治疗和预防复发的宣教 □ 完成上级医师查房记录、出院记录、出院证明书和病历首页的填写 □ 通知出院 □ 向患者及家属交代出院后注意事项，预约复诊时间 □ 如患者不能出院，在病程记录中说明原因和继续治疗的方案
重点医嘱	长期医嘱 □ 消化内科护理常规 □ 二级护理 □ 优质蛋白低脂饮食 □ 支持治疗 □ 抗炎保肝药物治疗 □ 综合治疗 临时医嘱 □ 根据病情变化及检查异常结果复查：肝肾功能，血糖，血脂，血常规	出院医嘱 □ 出院带药（根据具体情况） □ 消化门诊随诊
主要护理工作	□ 基本生活和心理护理 □ 监督患者用药 □ 对患者进行饮食宣教 □ 静脉抽血	□ 基本生活和心理护理 □ 对患者进行饮食宣教 □ 对患者进行坚持治疗和预防复发的宣教 □ 帮助患者办理出院手续、交费等事宜 □ 饮食指导 □ 出院指导
病情变异记录	□ 无　□ 有，原因： 1. 2.	□ 无　□ 有，原因： 1. 2.
护士签名		
医师签名		

（二）护士表单

药物性肝损伤临床路径护士表单

适用对象：第一诊断为药物性肝损伤（ICD-10：S36.1052）

患者姓名：	性别：　　年龄：　　门诊号：	住院号：
住院日期：　　年　月　日	出院日期：　　年　月　日	标准住院日：14~20 天

时间	住院第 1 天	住院第 2~3 天	住院第 4~10 天
健康宣教	□ 入院宣教 　　介绍主管医师、护士 　　介绍环境、设施 　　介绍住院注意事项 　　介绍探视和陪护制度 　　介绍贵重物品制度 □ 饮食宣教 □ 根据当日检查医嘱完成相关 　　检查宣教	□ 药物宣教 □ 抗炎保肝药物的用法、时 　　间、用药注意事项等 □ 饮食宣教 □ 含有优质蛋白质的食物种 　　类，每日蛋白质摄入量	□ 药物宣教 □ 对肝脏功能损伤较大的药物 　　种类 □ 给予患者及家属心理支持 □ 再次明确探视陪护须知
护理处置	□ 核对患者姓名，佩戴腕带 □ 建立入院护理病历 □ 静脉采血 □ 协助患者留取尿、便标本 □ 测量体重及生命体征，必要 　　时记录出入量 □ 检查前准备	□ 遵医嘱给药 □ 根据前期检查结果，必要时 　　遵医嘱静脉采血完成相关 　　检查 □ 完善护理记录	□ 遵医嘱给药 □ 完善护理记录
基础护理	□ 二级护理 □ 晨晚间护理 □ 皮肤护理 □ 患者安全管理	□ 二级护理 □ 晨晚间护理 □ 皮肤护理 □ 患者安全管理	□ 二级护理 □ 晨晚间护理 □ 皮肤护理 □ 患者安全管理
专科护理	□ 护理查体 □ 病情观察 □ 是否有乏力、恶心、呕吐、 　　上腹不适、发热、皮肤瘙痒 　　或黄疸等症状 □ 确定饮食种类 □ 心理护理	□ 病情观察 □ 心理护理	□ 病情观察 □ 心理护理
重点医嘱	□ 详见医嘱执行单	□ 详见医嘱执行单	□ 详见医嘱执行单

续　表

时间	住院第 1 天	住院第 2~3 天	住院第 4~10 天
病情 变异 记录	□无　□有，原因： 1. 2.	□无　□有，原因： 1. 2.	□无　□有，原因： 1. 2.
护士 签名			

时间	住院第 10~13 天	住院第 14~20 天（出院日）
健康宣教	□ 药物宣教 □ 按时服用口服药，不能随意减量或停药 □ 饮食、活动指导	□ 出院宣教 □ 复查时间 □ 服药方法 □ 活动休息 □ 指导饮食 □ 指导办理出院手续
护理处置	□ 遵医嘱给药 □ 遵医嘱静脉采血复查 □ 完善护理记录	□ 办理出院手续 □ 书写出院小结
基础护理	□ 二级护理 □ 晨晚间护理 □ 皮肤护理 □ 患者安全管理	□ 二级护理 □ 晨晚间护理 □ 皮肤护理 □ 患者安全管理
专科护理	□ 病情观察 □ 心理护理	□ 病情观察 □ 出院指导 □ 心理护理
重点医嘱	□ 详见医嘱执行单	□ 详见医嘱执行单
病情变异记录	□ 无　□ 有，原因： 1. 2.	□ 无　□ 有，原因： 1. 2.
护士签名		

（三）患者表单

药物性肝损伤临床路径患者表单

适用对象：第一诊断为药物性肝损伤（ICD-10：S36.1052）

患者姓名：	性别：　年龄：　门诊号：	住院号：
住院日期：　　年　月　日	出院日期：　　年　月　日	标准住院日：14~20 天

时间	住院第 1 天	住院第 2~3 天	住院第 4~10 天
医患配合	□ 配合询问病史、收集资料，请务必详细告知既往史、用药史、过敏史 □ 配合进行体格检查 □ 有任何不适请告知医师	□ 配合完善相关检验检查 □ 医师与患者及家属介绍病情及检查前谈话、签字	□ 配合完成相关检验检查
护患配合	□ 配合测量体温、脉搏、呼吸、血压、体重 □ 配合完成入院护理评估（简单询问病史、过敏史、用药史） □ 接受入院宣教（环境介绍、病室规定、订餐制度、贵重物品保管等） □ 接受检验检查、输液 □ 有任何不适请告知护士	□ 配合测量体温、脉搏、呼吸、血压 □ 接受药物等相关宣教 □ 接受静脉输液 □ 接受检查和治疗 □ 有任何不适请告知护士	□ 配合测量生命体征 □ 接受药物等相关宣教 □ 接受静脉输液 □ 接受检查和治疗 □ 有任何不适请告知护士
饮食	□ 普通饮食	□ 普通饮食	□ 普通饮食
排泄	□ 正常排尿便	□ 正常排尿便	□ 正常排尿便
活动	□ 正常活动 □ 输液期间需协助如厕	□ 正常活动 □ 输液期间需协助如厕	□ 正常活动 □ 输液期间需协助如厕

时间	住院第 10~13 天	住院第 14~20 天（出院日）
医患配合	□ 配合完成相关检验检查	□ 接受出院前指导 □ 知道复查程序 □ 获取出院诊断书
护患配合	□ 配合测量生命体征 □ 接受药物等相关宣教 □ 接受静脉输液 □ 接受检查和治疗 □ 有任何不适请告知护士	□ 接受出院宣教 □ 办理出院手续 □ 获取出院带药 □ 知道服药方法、作用、注意事项 □ 知道随诊程序和项目 □ 复印病历程序
饮食	□ 普通饮食	□ 普通饮食
排泄	□ 正常排尿便	□ 正常排尿便
活动	□ 正常活动 □ 输液期间需协助如厕	□ 正常活动

附：原表单（2016 年版）

药物性肝损伤临床路径表单

适用对象：第一诊断为药物性肝损伤（ICD-10：S36.1052）

患者姓名：	性别：　　年龄：　　门诊号：	住院号：
住院日期：　　年　月　日	出院日期：　　年　月　日	标准住院日：14~20 天

时间	住院第 1 天	住院第 2~3 天	住院第 4~10 天
主要诊疗工作	□ 询问病史和体格检查 □ 完成病历书写 □ 观察患者临床症状和体征 □ 明确药物性肝损伤的诊断 □ 与其他肝病鉴别 □ 完善常规检查	□ 上级医师查房 □ 明确下一步诊疗计划 □ 观察患者临床症状和体征 □ 完成上级医师查房记录	□ 观察患者腹部症状和体征 □ 上级医师查房及诊疗评估 □ 完成查房记录 □ 对患者进行坚持治疗和预防复发的宣教 □ 注意患者排便情况
重点医嘱	**长期医嘱** □ 消化内科护理常规 □ 二级护理 □ 优质蛋白低脂饮食 □ 支持治疗 □ 抗炎保肝药物治疗 □ 综合治疗 **临时医嘱** □ 血、尿、大便常规+隐血 □ 肝肾功能、血脂、血糖、糖化血红蛋白、脂肪酶、凝血功能；各种病毒性肝炎标志物（甲、乙、丙、丁、戊型肝炎）、非嗜肝病毒（CMV、EBV）抗体、自身免疫性肝病抗体、免疫球蛋白、血清铜、血清铜蓝蛋白、铁蛋白、铁代谢等 □ 心电图、腹部超声、胸部 X 线片 □ 可选择检查：腹部 CT、磁共振胰胆管造影（MRCP）、内镜下逆行性胰胆管造影（ERCP） □ 肝活检术	**长期医嘱** □ 消化内科护理常规 □ 二级护理 □ 优质蛋白低脂饮食 □ 支持治疗 □ 抗炎保肝药物治疗 □ 综合治疗 **临时医嘱** □ 根据病情变化及检查异常结果复查	**长期医嘱** □ 消化内科护理常规 □ 二级护理 □ 优质蛋白低脂饮食 □ 支持治疗 □ 抗炎保肝药物治疗 □ 综合治疗 **临时医嘱** □ 根据病情变化及检查异常结果复查
主要护理工作	□ 协助患者及家属办理入院手续 □ 进行入院宣教和健康宣教（疾病相关知识） □ 静脉抽血	□ 基本生活和心理护理 □ 进行饮食宣教 □ 静脉抽血	□ 基本生活和心理护理 □ 监督患者用药 □ 对患者进行饮食宣教 □ 静脉抽血

续　表

时间	住院第1天	住院第2~3天	住院第4~10天
病情 变异 记录	□无　□有，原因： 1. 2.	□无　□有，原因： 1. 2.	□无　□有，原因： 1. 2.
护士 签名			
医师 签名			

时间	住院第 10~13 天	住院第 14~20 天（出院日）
主要诊疗工作	□ 观察患者临床症状和体征，注意患者巩膜及皮肤黄染情况 □ 上级医师查房及诊疗评估 □ 完成查房记录 □ 对患者进行坚持治疗的宣教和心理疏导	□ 观察患者临床症状和体征，注意患者巩膜及皮肤黄染情况 □ 上级医师查房及诊疗评估，确定患者可以出院 □ 对患者进行坚持治疗和预防复发的宣教 □ 完成上级医师查房记录、出院记录、出院证明书和病历首页的填写 □ 通知出院 □ 向患者及家属交代出院后注意事项，预约复诊时间 □ 如患者不能出院，在病程记录中说明原因和继续治疗的方案
重点医嘱	**长期医嘱** □ 消化内科护理常规 □ 二级护理 □ 优质蛋白低脂饮食 □ 支持治疗 □ 抗炎保肝药物治疗 □ 综合治疗 **临时医嘱** □ 根据病情变化及检查异常结果复查：肝肾功能，血糖，血脂，血常规	**出院医嘱** □ 出院带药（根据具体情况） □ 消化门诊随诊
主要护理工作	□ 基本生活和心理护理 □ 监督患者用药 □ 对患者进行饮食宣教 □ 静脉抽血	□ 基本生活和心理护理 □ 对患者进行饮食宣教 □ 对患者进行坚持治疗和预防复发的宣教 □ 帮助患者办理出院手续、交费等事宜 □ 饮食指导 □ 出院指导
病情变异记录	□ 无　□ 有，原因： 1. 2.	□ 无　□ 有，原因： 1. 2.
护士签名		
医师签名		

第二十五章

酒精性肝炎临床路径释义

一、酒精性肝炎编码

1. 国家卫生和计划生育委员会原编码：

疾病名称及编码：酒精性肝炎（ICD-10：K70.101）

2. 修改编码：

疾病名称及编码：酒精性肝炎（ICD-10：K70.1）

二、临床路径检索方法

K70.1

三、酒精性肝炎临床路径标准住院流程

（一）适用对象

第一诊断为酒精性肝炎（ICD-10：K70.101）。

> **释义**
>
> ■ 适用对象编码为 ICD-10：K70.101。
> ■ 本路径适用对象为第一临床诊断为酒精性肝炎患者，若为酒精性肝硬化失代偿期患者，需进入其他相应路径。

（二）诊断依据

参照酒精性肝病诊疗指南 [《临床肝胆病杂志》，2010，26（3）：229-232]，《实用内科学（第 14 版）》（复旦大学医学院编著，人民卫生出版社）及《2012 年欧洲肝病学会酒精性肝病处理指南》。

1. 有长期饮酒史，折合成乙醇量男性每日≥40g，女性每日≥20g；或 2 周内有大量饮酒史，每日≥80g。

2. 临床表现：有乏力、食欲缺乏、体重下降、肝区隐痛等非特异性症状及体征；病情加重者可出现肝硬化体征。

3. 血生化检查：AST、ALT、GGT、TBil、PT 和 MCV 可有升高。

4. 典型肝脏影像学表现。

5. 排除病毒性肝炎、药物及中毒性肝损伤。

凡具备以上第 1、2、5 项，以及第 3 或第 4 项中任何一项者即可诊断为酒精性肝病。

释义

　　■ 本路径的制订主要参照酒精性肝病诊疗指南［《临床肝胆病杂志》，2010，26（3）：229-232］，《实用内科学（第 14 版）》（复旦大学医学院编著，人民卫生出版社）及《2012 年欧洲肝病学会酒精性肝病处理指南》。

　　■ 长期过量饮酒或近期大量饮酒是诊断酒精性肝病的必备条件，包括酒的种类、每天的摄入量和持续时间等。对于饮酒量的定义，基于各类酒的浓度的差异，指南采用摄入乙醇量进行界定。乙醇量计算公式如下：乙醇量（g）＝饮酒量（ml）×酒精含量（%）×0.8（酒精比重）。性别的差异，对酒精性肝病的易感性也不同，与男性相比，女性对酒精介导的肝毒性更敏感，更小的酒精摄入量就可能出现酒精性肝病。

　　■ 临床表现可无症状，或为非特异性，包括右上腹胀痛、食欲缺乏、乏力、体重减轻等；随着病情加重，可有黄疸、蜘蛛痣、肝掌以及神经精神症状等表现。

　　■ 目前尚无单一的实验室指标诊断酒精性肝病，缺糖转铁蛋白（CDT）、GGT、AST、ALT、MCV 是诊断酒精性肝病的常用指标，每日饮酒量>50g 的人群中酒精性肝病判断的敏感性 CDT 为 69%，GGT 为 73%，AST 为 50%，ALT 为 35%，MCV 为 52%；特异性 CDT 为 92%，GGT 为 75%，AST 为 82%，ALT 为 86%，MCV 为 85%。目前国内绝大多数医疗机构没有开展 CDT 的检测。酒精性肝病患者的 GGT 水平通常高于其他肝病患者，但是在其他病因导致的肝纤维化患者中 GGT 也通常升高，并受 BMI、性别影响。AST/ALT>2，常提示有进展期肝纤维化。禁酒后这些指标可明显下降，通常 4 周内基本恢复正常（但 GGT 恢复较慢）。

　　■ 肝脏 B 超规定具备以下 3 项腹部超声表现中的两项者为弥漫性脂肪肝：①肝脏近场回声弥漫性增强（"明亮肝"），回声强于肾脏；②肝内管道结构显示不清；③肝脏远场回声逐渐衰减。CT 表现为弥漫性肝脏密度降低，肝脏与脾脏的 CT 值之比≤1。弥漫性肝脏密度降低，肝/脾 CT 比值≤1.0 但>0.7 者为轻度；肝/脾 CT 比值≤0.7 但>0.5 者为中度；肝/脾 CT 比值≤0.5 者为重度。

　　■ 需要排除其他原因所致的肝炎，排除嗜肝病毒现症感染以及药物、中毒性肝损伤、自身免疫性肝病或遗传代谢性肝病等。

（三）进入路径标准

1. 第一诊断必须符合 ICD-10：K70.101 酒精性肝炎的患者。
2. 当患者同时具有其他疾病诊断，但在住院期间不需要特殊处理，也不影响第一诊断的临床路径流程实施时，可以进入路径。

释义

　　■ 进入本路径的患者为第一诊断为酒精性肝炎。
　　■ 入院后常规检查发现有基础疾病，如高血压、冠状动脉粥样硬化性心脏病、糖尿病、肝肾功能不全等，经系统评估后对诊断治疗无特殊影响者，可进入路径。但可能增加医疗费用，延长住院时间。

（四）标准住院日

14 日。

> **释义**
>
> ■ 怀疑酒精性肝炎的患者入院后，第1~3天拟定检查项目、评定患者营养状态，制订初步治疗方案，排除激素使用禁忌证，第3~14天进一步完善检查，根据相应检查结果调整治疗方案，检查后开始药物治疗，主要观察临床症状、生化指标的改善情况、药物的不良反应。总住院时间不超过14天符合本路径要求。

(五) 住院期间的检查项目

1. 必须的检查项目：
(1) 肝肾功能、电解质、血糖、凝血功能、肝炎病毒标志物、自身抗体、肿瘤抗原标志物（AFP、CA199）、血常规、尿常规、大便常规+隐血。
(2) X线胸片、心电图、腹部超声。
(3) 腹部CT检查/上腹部MR。

> **释义**
>
> ■ 血常规、尿常规、便常规+隐血是最基本的三大常规检查，进入路径的患者均需完成。心电图、X线胸片、血糖可评估有无基础疾病，是否影响住院时间、费用及其治疗预后；肝肾功能、电解质、凝血功能评估肝功能受损程度；大便隐血试验和血红蛋白检测可以进一步了解患者有无急性或慢性失血；肝炎病毒标志物、自身抗体、肿瘤抗原标志物等排除病毒性肝炎、自身免疫性肝炎、肝癌等其他病因所致的肝功能异常。
>
> ■ 影像学检查用于反映肝脏脂肪浸润的分布类型，粗略判断弥漫性脂肪肝的程度，提示是否存在肝硬化，但其不能区分单纯性脂肪肝与脂肪性肝炎，且难以检出<33%的肝细胞脂肪变。应注意弥漫性肝脏回声增强以及密度降低也可见于其他慢性肝病。同时影像学检查联合肿瘤标志物用于排除肝胆胰腺肿瘤性疾病。

2. 根据患者病情进行的检查项目：
(1) T-spot。
(2) 肝脏活组织检查。
(3) Fibroscan/Fibrotouch。
(4) 内镜检查/腹腔积液穿刺。

> **释义**
>
> ■ 糖皮质激素治疗前需排除激素使用禁忌证，如消化道出血、脓毒血症、结核等。
>
> ■ 肝脏活组织检查是明确酒精性肝炎的可靠方法，对其分级分期和肝损伤的严重程度及预后判断都是必要的，并有助于鉴别诊断。依据病变肝组织是否伴有炎症

反应和纤维化，可分为单纯性脂肪肝、酒精性肝炎、肝纤维化和肝硬化。

- 瞬时弹性成像技术测定肝脏硬度是无创评估肝纤维化的可靠手段，在临床应用过程中需要注意肝脏炎症、胆汁淤积及淤血等因素对肝脏硬度值的影响。

- 内镜检查用于排除食管—胃底静脉曲张、消化性溃疡及十二指肠乳头病变；伴有腹水患者常规进行腹腔积液穿刺检查，明确腹水病因。

（六）治疗方案的选择

1. 一般治疗：戒酒和营养支持。

2. 药物治疗：Maddrey 指数>32，伴或不伴肝性脑病，无糖皮质激素禁忌证，可考虑给予 4 周疗程的泼尼松龙；激素治疗 1 周后进行 Lille 模型评估，评分>0.45 提示糖皮质激素治疗预后不良，>0.56 则提示应结束糖皮质激素的治疗；其他药物包括美他多辛、腺苷蛋氨酸、多烯磷脂酰胆碱、甘草酸制剂、水飞蓟素类、还原性谷胱甘肽等；细菌感者使用抗菌药物。

3. 严重的酒精性肝炎肝衰竭可考虑肝移植。

> **释义**

　　■ 酒精性肝病是由于长期过量饮酒导致的肝脏疾病，戒酒是酒精性肝病治疗最主要的措施；及时戒酒可以显著改善患者的组织学状况和生存率。戒酒 4 周可使脂肪肝恢复正常，酒精性肝炎的肝功能改善，轻度肝纤维化减轻，但是戒酒难以逆转肝硬化的病理损伤。戒酒过程中应注意防治戒断综合征（包括酒精依赖者，神经精神症状的出现与戒酒有关，多呈急性发作过程，常有四肢抖动及出汗等症状，严重者有戒酒性抽搐或癫痫样痉挛发作）。苯二氮䓬类药物是酒精戒断综合征的标准治疗药物，可有效降低抽搐及神经精神症状，长效的苯二氮䓬类药物，如地西泮作用强大，但中、短效类药物如劳拉西泮、奥沙西泮等对于老年人及肝功能不全的患者更安全。巴氯芬对于防止进展性酒精性肝病患者再度饮酒有效，并有良好的安全性。

　　■ 酒精性肝病患者需要良好的营养支持，应在戒酒的基础上提供高蛋白、低脂饮食，并注意补充维生素 B、维生素 C、维生素 K 及叶酸等。酒精性肝病病死率的上升与营养不良的程度相关。长期酗酒者，酒精代替了食物提供身体所需热量，故而蛋白质营养不良和维生素缺乏症常见。在戒酒的基础上，对酒精性肝病的患者应给予高蛋白低脂饮食，若有肝性脑病的表现或先兆，应限制高蛋白饮食；此外，由于乙醇代谢过程中对维生素的利用、转化、储存均发生障碍，尤其是 B 族维生素普遍缺乏，应注意及时补充维生素 A、B、E、K、叶酸及微量元素。

　　■ 评估酒精性肝病严重程度的模型主要有以下几种：Maddrey 判别函数（DF），DF=4.6*（凝血酶原时间-对照值）+血清总胆红素（mg/dl），当 DF 大于 32 时，提示患者预后不良，近期死亡率高；终末期肝病模型（MELD 评分）=3.8*ln［胆红素（mg/dl）］+11.2*ln（INR）+9.6*ln［肌酐（mg/dl）］+6.4，>18，往往提示预后不良；Lille 评分=3.19-0.101×年龄（years）+0.147×白蛋白（g/L）-0.0165×胆红素（day7）（μmol/L）-0.206×（有肾功能不全取 1，无肾功能不全取 0）-0.0065×胆红素（day0）（μmol/L）-0.0096×凝血酶原时间（seconds），用于评估激素治疗的效果。ABIC 评分=（年龄×0.1）+（血清胆红素×0.08）+（血肌酐×0.3）+（INR×0.8），该评分系统用于评估患者90天或1年内的死亡风险。GAHS评分是根据患者年龄、白细胞数、血尿素氮、INR及血清胆红素水平进行评分，也主要用于酒精性肝炎患者的预后。

■糖皮质激素：能阻断重症酒精性肝炎患者肝内存在的级联瀑布式放大的炎症反应，部分是通过抑制NF-κB的转录活性来实现的。研究提示针对预后较差（Maddrey指数>32和（或）伴有肝性脑病者或MELD评分>18）的患者，如果没有激素应用禁忌证（脓毒血症、消化道出血等），给予泼尼松龙40mg/d，治疗7天后进行Lille评分，>0.45预示激素应答差，>0.56表明对激素无应答，此类患者建议停用激素，尽快转换成己酮可可碱或人工肝；Lille评分<0.45的激素治疗有效的患者，连续激素治疗4周，可以显著改善患者的短期生存率。

■己酮可可碱：是一种非选择性磷酸二酯酶抑制剂，可抑制TNF-α基因的转录，相应降低TNF-α下游效应分子水平。随机对照实验表明它能明显降低肝肾综合征的发生，改善患者的生存率，提示己酮可可碱对重症酒精性肝炎特别是合并肝肾综合征患者具有较好的疗效，有激素应用禁忌证的重症酒精性肝炎患者，可考虑己酮可可碱400mg，每天3次，口服4周。

■美他多辛可加速酒精从血清中清除，有助于改善酒精中毒症状和行为异常。

■保肝药物的使用：S-腺苷-L-蛋氨酸通过膜磷脂和蛋白质的甲基化可以影响线粒体和细胞膜的流动性，而转巯基作用增加肝细胞内还原性谷胱甘肽、牛磺酸及硫酸根含量，可减少对氧自由基介导的肝脏损害；多烯磷脂酰胆碱对酒精性肝病患者有防止组织学恶化的趋势。甘草酸制剂、水飞蓟素类、多烯磷脂酰胆碱和还原性谷胱甘肽等药物有不同程度的抗氧化、抗炎、保护肝细胞膜及细胞器等作用，临床应用可改善肝脏生化指标。双环醇治疗也可改善酒精性肝损伤。但不宜同时应用多种抗炎保肝药物，以免加重肝脏负担及因药物间相互作用而引起不良反应。

■重症酒精性肝炎患者应密切监测肾功能及感染指征，伴有细菌感染者，及时使用抗菌药物。

■重症酒精性肝炎的患者可行肝移植。但是肝移植前戒酒至少6个月，无其他酒精器官损伤。移植后主要问题是患者继续酗酒，移植后11%～49%的患者再次酗酒，则会很快进展为包括肝纤维化在内的肝脏损害。

（七）预防性抗菌药物选择与使用时机（无）

（八）手术日（无）

（九）术后恢复（无）

（十）出院标准（无）

明确诊断，排除其他疾病。症状消失或减轻。

> 释义

■患者出院前应完成所有必须检查项目，明确疾病第一诊断，并开始药物治疗，观察临床症状是否减轻或消失，有无明显药物相关不良反应。

(十一) 变异及原因分析

1. 检查后发现为其他病因所致肝功能损害，出路径或进入相关路径。
2. 合并肝脏恶性肿瘤或为酒精性肝硬化失代偿期，出路径或进入相关路径。
3. 合并其他疾病，导致住院时间延长。

> **释义**
>
> ■ 发现其他病因所致肝功能损害或存在严重基础疾病，需调整药物治疗或继续其他基础疾病的治疗，并终止本路径；合并肝脏恶性肿瘤或为酒精性肝硬化失代偿期，治疗疗程长、治疗费用高者，需退出本路径或转入相关路径。
>
> ■ 认可的变异原因主要是指患者入选路径后，在检查及治疗过程中发现患者合并存在事前未预知的、对本路径治疗可能产生影响的情况，需要终止执行路径或延长治疗时间、增加治疗费用。医师需在表单中明确说明。
>
> ■ 因患者方面的主观原因导致执行路径出现变异，需医师在表单中予以说明。

四、酒精性肝炎临床路径给药方案

【用药选择】

1. 糖皮质激素可改善重症酒精性肝炎 (有脑病者或 Maddrey 指数>32 或 MELD 评分>18) 患者的生存率，如若没有激素应用禁忌证，给予泼尼松龙 40mg/d，20 天，然后停药或 2 周内减量，可以显著改善患者的短期生存率。
2. 美他多辛可加速酒精从血清中清除，有助于改善酒精中毒症状和行为异常。
3. 己酮可可碱对重症酒精性肝炎特别是合并肝肾综合征患者具有较好的疗效，有激素应用禁忌证的重症酒精性肝炎患者，可考虑己酮可可碱 400mg，每天 3 次，口服 4 周。
4. 腺苷蛋氨酸治疗可以改善酒精性肝病患者的临床症状和生物化学指标。
5. 多烯磷脂酰胆碱对酒精性肝病患者有防止组织学恶化的趋势。
6. 甘草酸制剂、水飞蓟素类、多烯磷脂酰胆碱和还原性谷胱甘肽等药物有不同程度的抗氧化、抗炎、保护肝细胞膜及细胞器等作用，临床应用可改善肝脏生物化学指标。
7. 双环醇治疗也可改善酒精性肝损伤。

【药学提示】

1. 糖皮质激素治疗酒精性肝病时可能诱发上消化道出血和感染等并发症；对胃肠道有不良影响，可出现上腹部不适、疼痛、反酸、呕吐，诱发或加重胃及十二指肠溃疡，甚至导致溃疡出血，穿孔。

(1) 长程使用可引起以下不良反应：医源性库欣综合征面容和体态、体重增加、下肢水肿、紫纹、易出血倾向、创口愈合不良、痤疮、月经紊乱、肱或股骨头缺血性坏死、骨质疏松及骨折 (包括脊椎压缩性骨折、长骨病理性骨折)、肌无力、肌萎缩、低血钾综合征、胃肠道刺激 (恶心、呕吐)、胰腺炎、消化性溃疡或穿孔、儿童生长受到抑制、青光眼、白内障、良性颅内压升高综合征、糖耐量减退和糖尿病加重。

(2) 患者可出现精神症状：欣快感、激动、谵妄、不安、定向力障碍，也可表现为抑制。精神症状由易发生与患慢性消耗性疾病的人及以往有过精神不正常者。

(3) 并发感染为肾上腺皮质激素的主要不良反应。以真菌、结核菌、葡萄球菌、变形杆菌、铜绿假单胞菌和各种疱疹病毒等为主。

(4) 糖皮质激素停药综合征。有时患者在停药后出现头晕、昏厥倾向、腹痛或背痛、低热、食欲减退、恶心、呕吐、肌肉或关节疼痛、头痛、乏力、软弱，经仔细检查如能排除肾上腺皮质功能减退和原来疾病的复燃，则可考虑为对糖皮质激素的依赖综合征。

2. 己酮可可碱：常见的不良反应有：头晕，头痛，畏食，腹胀，呕吐等，其发生率均在5%以上，最多达30%左右。较少见的不良反应有心血管系统：血压降低，呼吸不规则，水肿；神经系统：焦虑，抑郁，抽搐；消化系统：畏食，便秘，口干，口渴；皮肤血管性水肿，皮疹，指甲发亮；视物模糊，结膜炎，中央盲点扩大，以及味觉减退，唾液增多，白细胞减少，肌肉酸痛，颈部腺体肿大和体重改变等。偶见的不良反应有心绞痛，心律不齐；黄疸，肝炎，肝功能异常，血液纤维蛋白原降低，再生不良性贫血和白血病等。

3. 美他多辛：长期服用本品或大量服药，偶尔可使少数患者发生周围神经疾病，暂停服药后多可自然减退。

4. 多烯磷脂酰胆碱：在大剂量服用时偶尔会出现胃肠道紊乱，例如胃部不适的主诉、软便和腹泻。在极罕见的情况下，可能会出现过敏反应，如皮疹、荨麻疹、瘙痒等。

【注意事项】

1. 不宜同时应用多种抗炎保肝药物，以免加重肝脏负担及因药物间相互作用而引起不良反应。

2. 酒精性肝炎患者肝脏常伴有肝纤维化的病理改变，故应重视抗肝纤维化治疗。

3. 积极处理酒精性肝硬化的并发症（如门静脉高压、食管胃底静脉曲张、自发性细菌性腹膜炎、肝性脑病和肝细胞肝癌等）；严重酒精性肝炎患者可考虑肝移植，但要求患者肝移植前戒酒3~6个月，并且无其他脏器的严重酒精性损害。

五、推荐表单

（一）医师表单

酒精性肝炎临床路径医师表单

适用对象：第一诊断为酒精性肝炎（ICD-10：K70.101）

患者姓名：	性别：	年龄：	门诊号：	住院号：
住院日期：　　年　月　日	出院日期：　　年　月　日			标准住院日：14 天

时间	住院第 1 天	住院第 2 天
主要诊疗工作	□ 完成询问病史和体格检查 □ 完成入院病历及首次病程记录 □ 拟定检查项目，评估营养状态 □ 制订初步治疗方案 □ 药物治疗 □ 对患者进行有关酒精性肝炎的宣教，戒酒	□ 上级医师查房并记录，确定进一步诊疗方案 □ 向患者及家属初步交代病情 □ 评估患者能量、维生素及矿物质缺乏程度 □ 进行 MDF 评分 □ 排除激素使用禁忌证 □ 完成病程记录
重点医嘱	**长期医嘱** □ 消化内科护理常规 □ 二级护理 □ 高热量优质蛋白质饮食 □ 保肝基础药物治疗 **临时医嘱** □ 血、尿、大便常规+隐血 □ 肝肾功能、电解质、血糖、血型、凝血功能、AFP、CA199、肝炎病毒标志物、自身抗体、铜蓝蛋白、Tspot □ 腹部超声、胸正侧位片 □ 必要时行：腹部 CT 或 MRI、Fibroscan/Fibrotouch、胃肠镜 □ 其他检查（酌情）	**长期医嘱** □ 消化内科护理常规 □ 二级护理 □ 高热量优质蛋白质饮食，补充维生素 □ 保肝基础药物治疗 **临时医嘱** □ 白蛋白静滴（必要时） □ 其他检查（酌情）
病情变异记录	□ 无　□ 有，原因： 1. 2.	□ 无　□ 有，原因： 1. 2.
医师签名		

时间	住院第 3~4 天	住院第 8~11 天	住院第 12~14 天
主要诊疗工作	□ 上级医师查房，确定进一步的检查和治疗 □ 完成上级医师查房记录及各类病历记录 □ MDF>2，排除激素禁忌，给予泼尼松龙 40mg □ 根据相应回报的检查结果调整及综合治疗方案 □ 向患者及家属交代病情变化	□ 上级医师查房：治疗效果、治疗方案评估 □ 激素治疗 7 天后 Lille 评分，>0.45 停用激素 □ 联合其他药物治疗 □ 完成上级医师查房记录及各类病历记录 □ 必要时请相关科室协助治疗	□ 上级医师查房，确定患者可以出院 □ 通知患者及其家属出院 □ 完成上级医师查房记录、出院记录、出院证明书和病历首页的填写 □ 向患者交代出院注意事项及随诊时间 □ 若患者不能出院，在病程记录中说明原因和继续治疗的方案
重点医嘱	**长期医嘱** □ 消化内科护理常规 □ 二级护理 □ 高能量优质蛋白饮食 □ 保肝药及其他药物（必要时）调整 □ 泼尼松龙 40mg 口服 □ 同时给予胃黏膜保护剂及钙剂 **临时医嘱** □ 根据病情下达 □ 酌情复查：肝肾功能、电解质、血糖、凝血功能	**长期医嘱** □ 消化内科护理常规 □ 二级护理 □ 高能量优质蛋白饮食 □ 其他药物的应用及调整 □ 并发症治疗方案及药物的调整 **临时医嘱** □ 根据病情下达	**出院医嘱** □ 高能量优质蛋白饮食 □ 戒酒 □ 出院带药 □ 泼尼松龙 40mg 口服共 4 周 □ 嘱定期监测肝、肾功能及血糖、凝血功能 □ 门诊随诊
病情变异记录	□ 无　□ 有，原因： 1. 2.	□ 无　□ 有，原因： 1. 2.	□ 无　□ 有，原因： 1. 2.
医师签名			

（二）护士表单

酒精性肝炎临床路径护士表单

适用对象：第一诊断为酒精性肝炎（ICD-10：K70. 101）

患者姓名：		性别： 年龄： 门诊号：	住院号：
住院日期： 年 月 日		出院日期： 年 月 日	标准住院日：14 天

时间	住院第 1 天	住院第 2 天
护理工作	□ 二级护理 □ 入院宣教，介绍病房环境、设施和设备 □ 入院护理评估（包括入院护理评估、自理能力评估、跌倒危险因素评估、压疮风险因素评估以及内科住院患者静脉血栓栓塞症风险评估） □ 饮食指导（高热量优质蛋白饮食） □ 遵医嘱留取静脉血化验 □ 检查指导（腹部超声、CT 或 MRI、Fibroscan/Fibrotouch、胃肠镜） □ 心理支持	□ 二级护理 □ 疾病指导（疾病相关症状和特点、诱因和预防） □ 心理和生活护理 □ 饮食指导（高热量优质蛋白饮食） □ 指导并监督患者戒酒 □ 观察患者病情变化：注意酒精戒断神志变化等，发现异常及时向医师汇报并记录 □ 药物指导、遵医嘱给药 □ 检查指导（必要时）
病情变异记录	□ 无 □ 有，原因： 1. 2.	□ 无 □ 有，原因： 1. 2.
护士签名		

时间	住院第 3~4 天	住院第 8~11 天	住院第 12~14 天
护理工作	□ 二级护理 □ 基本生活和心理护理 □ 饮食指导（高热量优质蛋白饮食） □ 指导并监督患者进行戒酒 □ 药物指导，告诉患者激素使用的目的及注意事项 □ 必要时遵医嘱留取静脉血化验	□ 二级护理 □ 基本生活和心理护理 □ 饮食指导（高热量优质蛋白饮食） □ 监督患者进行出入水量及体重测量 □ 药物指导，遵医嘱给药	□ 出院指导（自我护理、饮食内容、嘱戒酒） □ 嘱患者定期随诊 □ 指导患者办理出院手续、交费等事宜
病情变异记录	□ 无　□ 有，原因： 1. 2.	□ 无　□ 有，原因： 1. 2.	□ 无　□ 有，原因： 1. 2.
护士签名			

（三）患者表单

酒精性肝炎临床路径患者表单

适用对象：第一诊断为酒精性肝炎（ICD-10：K70.101）

患者姓名：	性别： 年龄： 门诊号：	住院号：
住院日期： 年 月 日	出院日期： 年 月 日	标准住院日：14 天

时间	住院第 1 天	治疗期间	出院
医患配合	□ 配合询问病史、收集资料，请务必详细告知既往史、用药史、过敏史 □ 配合进行体格检查 □ 有任何不适请告知医师	□ 配合完善相关检查、化验，如采血、留尿、心电图、X线胸片 □ 医师与患者及家属介绍病情 □ 配合进行治疗	□ 接受出院前指导 □ 知道复查程序 □ 获取出院诊断书
护患配合	□ 配合测量体温、脉搏、呼吸频率 3 次、血压、体重 1 次 □ 配合完成入院护理评估（简单询问病史、过敏史、用药史） □ 接受入院宣教（环境介绍、病室规定、订餐制度、贵重物品保管等） □ 配合执行探视和陪护制度 □ 有任何不适请告知护士	□ 配合测量体温、脉搏、呼吸频率 □ 接受饮食宣教 □ 接受药物宣教 □ 接受戒酒督导	□ 接受出院宣教 □ 办理出院手续 □ 获取出院带药 □ 知道服药方法、作用、注意事项 □ 知道复印病历程序
饮食	□ 遵医嘱饮食	□ 遵医嘱饮食	□ 遵医嘱饮食
排泄	□ 正常排尿便	□ 正常排尿便	□ 正常排尿便
活动	□ 正常活动	□ 正常活动	□ 正常适度活动，避免疲劳

附：原表单（2017 年版）

酒精性肝炎临床路径表单

适用对象：第一诊断为酒精性肝炎（ICD-10：K70.101）

患者姓名：	性别：	年龄：	门诊号：	住院号：

住院日期： 年 月 日	出院日期： 年 月 日	标准住院日：14 天

时间	住院第 1 天	住院第 2 天
主要诊疗工作	□ 完成询问病史和体格检查 □ 完成入院病历及首次病程记录 □ 拟定检查项目，评估营养状态 □ 制订初步治疗方案 □ 药物治疗 □ 对患者进行有关酒精性肝炎的宣教，戒酒	□ 上级医师查房并记录，确定进一步诊疗方案 □ 向患者及家属初步交代病情 □ 评估患者能量、维生素及矿物质缺乏程度 □ 进行 MDF 评分 □ 排除激素使用禁忌证 □ 完成病程记录
重点医嘱	**长期医嘱** □ 消化内科护理常规 □ 二级护理 □ 高热量优质蛋白质饮食 □ 保肝基础药物治疗 **临时医嘱** □ 血、尿、大便常规+隐血 □ 肝肾功能、电解质、血糖、血型、凝血功能、AFP、CA199、肝炎病毒标志物、自身抗体、Ts-pot □ 腹部超声、胸正侧位片 □ 必要时行：腹部 CT 或 MRI □ 其他检查（酌情）	**长期医嘱** □ 消化内科护理常规 □ 二级护理 □ 高热量优质蛋白质饮食，补充维生素 □ 保肝基础药物治疗 **临时医嘱** □ 白蛋白静脉滴注（必要时） □ 其他检查（酌情）
护理工作	□ 二级护理 □ 入院宣教，介绍病房环境、设施和设备 □ 入院护理评估（包括入院护理评估、自理能力评估、跌倒危险因素评估、压疮风险因素评估以及内科住院患者静脉血栓栓塞症风险评估） □ 饮食指导（高热量优质蛋白饮食） □ 遵医嘱留取静脉血化验 □ 检查指导（腹部超声、CT 或 MRI） □ 心理支持	□ 二级护理 □ 疾病指导（疾病相关症状和特点、诱因和预防） □ 心理和生活护理 □ 饮食指导（高热量优质蛋白饮食） □ 指导并监督患者戒酒 □ 观察患者病情变化：注意酒精戒断神志变化等，发现异常及时向医师汇报并记录 □ 药物指导、遵医嘱给药 □ 检查指导（必要时）
重点变异记录	□ 无 □ 有，原因： 1. 2.	□ 无 □ 有，原因： 1. 2.

续　表

时间	住院第 1 天	住院第 2 天
护士 签名		
医师 签名		

时间	住院第 3~4 天	住院第 8~11 天	住院第 12~14 天
主要诊疗工作	□ 上级医师查房，确定进一步的检查和治疗 □ 完成上级医师查房记录及各类病历记录 □ MDF > 32，排除激素禁忌，给予泼尼松龙 40mg □ 根据相应回报的检查结果调整及综合治疗方案 □ 向患者及家属交代病情变化	□ 上级医师查房：治疗效果、治疗方案评估 □ 激素治疗 7 天后 Lille 评分，>0.45 停用激素 □ 联合其他药物治疗 □ 完成上级医师查房记录及各类病历记录 □ 必要时请相关科室协助治疗	□ 上级医师查房，确定患者可以出院 □ 通知患者及其家属出院 □ 完成上级医师查房记录、出院记录、出院证明书和病历首页的填写 □ 向患者交代出院注意事项及随诊时间 □ 若患者不能出院，在病程记录中说明原因和继续治疗的方案
重点医嘱	**长期医嘱** □ 消化内科护理常规 □ 二级护理 □ 高能量优质蛋白饮食 □ 保肝药及其他药物（必要时）调整 □ 泼尼松龙 40mg 口服 □ 同时给予胃黏膜保护剂及钙剂 **临时医嘱** □ 根据病情下达 □ 酌情复查：肝肾功能、电解质、血糖、凝血功能	**长期医嘱** □ 消化内科护理常规 □ 二级护理 □ 高能量优质蛋白饮食 □ 其他药物的应用及调整 □ 并发症治疗方案及药物的调整 **临时医嘱** □ 根据病情下达	**出院医嘱** □ 高能量优质蛋白饮食 □ 戒酒 □ 出院带药 □ 泼尼松龙 40mg 口服共 4 周 □ 嘱定期监测肝、肾功能及血糖、凝血功能 □ 门诊随诊
护理工作	□ 二级护理 □ 基本生活和心理护理 □ 饮食指导（高热量优质蛋白饮食） □ 指导并监督患者进行戒酒 □ 药物指导，告诉患者激素使用的目的及注意事项 □ 必要时遵医嘱留取静脉血化验	□ 二级护理 □ 基本生活和心理护理 □ 饮食指导（高热量优质蛋白饮食） □ 监督患者进行出入水量及体重测量 □ 药物指导，遵医嘱给药	□ 出院指导（自我护理、饮食内容、嘱戒酒） □ 嘱患者定期随诊 □ 指导患者办理出院手续、交费等事宜
重点变异记录	□ 无 □ 有，原因： 1. 2.	□ 无 □ 有，原因： 1. 2.	□ 无 □ 有，原因： 1. 2.
护士签名			
医师签名			

第二十六章

非酒精性脂肪性肝病临床路径释义

一、非酒精性脂肪性肝病编码

　　1. 国家卫生和计划生育委员会原编码：

　　疾病名称及编码：非酒精性脂肪性肝病（ICD-10：K76.001）

　　2. 修改编码：

　　疾病名称及编码：非酒精性脂肪性肝病（ICD-10：K76.0）

二、临床路径检索方法

　　K76.0

三、非酒精性脂肪性肝病临床路径标准住院流程

　　（一）适用对象

　　第一诊断为非酒精性脂肪性肝病（疾病编码 ICD-10：K76.001）。

> 　释义
>
> 　　■ 适用对象编码参见第一部分。
> 　　■ 本路径适用对象为临床诊断为非酒精性脂肪性肝病的患者，如合并肝硬化腹
> 水、失代偿肝硬化、肝硬化合并食管静脉曲张出血和癌变等并发症，需进入其他相
> 应路径。

　　（二）诊断依据

　　根据《实用内科学（第14版）》（陈灏珠主编，人民卫生出版社）及《中国非酒精性脂肪性肝病诊疗指南（2010年修订版）》（中华医学会肝病学分会脂肪肝和酒精性肝病学组）。根据临床和肝组织学改变，分为单纯性非酒精性脂肪肝、非酒精性脂肪性肝炎（NASH）和脂肪性肝纤维化和（或）肝硬化。

　　1. 无饮酒史或饮酒折合乙醇量小于140克/周（女性<70克/周）。

　　2. 除外病毒性肝炎、药物性肝病、全胃肠外营养、肝豆状核变性、自身免疫性肝病等可导致脂肪肝的特定疾病。

　　3. 肝脏影像学表现符合弥漫性脂肪肝表现或肝活检组织学改变符合脂肪性肝病的病理学诊断标准。

> 　释义
>
> 　　■ 本路径的制订主要参考国内权威参考书籍和诊疗指南。
> 　　■ 饮酒史和排除其他可导致脂肪肝的病因是诊断非酒精性脂肪性肝病的初步依
> 据。肝活检和（或）影像学可明确诊断。

（三）治疗方案的选择

根据《实用内科学（第14版）》（陈灏珠主编，人民卫生出版社）及《中国非酒精性脂肪性肝病诊疗指南（2010年修订版）》（中华医学会肝病学分会脂肪肝和酒精性肝病学组）。

1. 健康宣传教育，改变生活方式。
2. 控制体质量，减少腰围。
3. 改善胰岛素抵抗，纠正代谢紊乱。
4. 减少附加打击以免加重肝脏损害。
5. 保肝抗炎药物防治肝炎和纤维化。
6. 积极处理肝硬化并发症。

> **释义**
>
> ■ 本病确诊后的首要目标应为改善患者胰岛素抵抗、预防与治疗代谢综合征以及相关器官的终末期病变（根据临床需要，可采用相关药物治疗代谢危险因素及其并发症）；次要目标为减少肝内脂肪沉积，避免因"二次打击"导致 NASH、肝纤维化、肝硬化以及肝癌的发生。治疗措施主要包括生活方式的干预和药物治疗。
>
> ■ 健康宣教、调整生活方式（推荐中等程度的热量限制，肥胖成人每日热量摄入需减少500~1000千卡；改变饮食构成，建议低糖低脂的平衡膳食并增加膳食纤维的摄入；每周四次以上中等量有氧运动，累计运动时间150分钟以上）。
>
> ■ 合并肥胖的 NAFLD 患者若改变生活方式6~12个月体质量未能下降5%以上，建议谨慎选用二甲双胍、西布曲明、奥利司他等药物进行二级干预。
>
> ■ 改善胰岛素抵抗，纠正代谢紊乱，根据患者病情，可采用相关药物治疗代谢危险因素及其并发症。如患者无严重肝脏损害或失代偿期肝硬化，则可安全应用血管紧张素受体阻滞剂、胰岛素增敏剂（二甲双胍、吡格列酮、罗格列酮）以及他汀类、红曲制剂（脂必泰）等药物，以降低血压和防治糖脂代谢紊乱及动脉硬化。
>
> ■ NASH 患者应避免体质量急剧下降，禁用极低热卡饮食和空-回肠短路手术减肥，避免小肠细菌过度生长、接触含肝毒性的物质或药物、保健品，严禁过量饮酒。
>
> ■ 保肝抗炎药物在 NAFLD 防治中的作用至今仍存在争议，目前尚无足够证据推荐患者常规使用此类药物。其作为辅助治疗主要用于：①肝组织学确诊的 NASH 患者；②可能存在明显肝损伤和（或）进展性肝纤维化者；③拟用其他药物有可能诱发肝损伤而影响基础治疗方案实施的患者，或基础治疗过程中出现血清转氨酶增高者；④现正合并嗜肝病毒感染或其他肝病者。具体治疗方案参见"（七）治疗方案的选择"。
>
> ■ 根据临床需要采取相关措施，防治肝硬化门脉高压和肝衰竭等并发症。

（四）标准住院日

7~10天。

> **释义**
>
> ■ 怀疑非酒精性脂肪性肝病的患者入院后，首先应排除其他可能导致肝损的病因并全面评估患者是否存在代谢危险因素（内脏性肥胖、2型糖尿病、血脂紊乱、

高血压病、代谢综合征等）。肝活检前准备1~2天，第2~3天行肝脏影像学和（或）肝活检组织学检查，检查后开始健康宣教、干预生活方式等基础治疗，并根据患者病情给予合适的药物辅助治疗，总住院时间不超过10天符合本路径要求。

（五）进入路径标准

1. 第一诊断高度怀疑且分型为非酒精性脂肪性肝病（疾病编码 ICD-10：K76.001）；已初步排除病毒性肝炎、药物性肝病、全胃肠外营养、肝豆状核变性、自身免疫性肝病等。
2. 当患者同时具有其他疾病诊断，但在住院期间不需要特殊处理，且不影响第一诊断的临床路径流程实施时，可以进入路径。

> **释义**
>
> ■ 进入本路径的患者为第一诊断为非酒精性脂肪性肝病，需除外肝硬化合并腹水、食管静脉曲张出血、肝性脑病及癌变等并发症。
>
> ■ 入院后常规检查发现有基础疾病，如高血压、冠状动脉粥样硬化性心脏病、糖尿病、肾功能不全等，经系统评估后对非酒精性脂肪性肝病诊断治疗无特殊影响者，可进入路径。但可能增加医疗费用，延长住院时间。

（六）住院期间的检查项目

1. 必需的检查项目（同级别医院近期内已查项目可自行决定是否采用）：
（1）基本体格参数（身高、体重、腹围）。
（2）血常规、尿常规、便常规。
（3）肝肾功能、空腹血糖、血脂、电解质。
（4）肝炎病毒学标志物。
（5）自身免疫性肝病相关抗体。
（6）心电图。
（7）X线胸片。
（8）腹部彩超。
2. 根据患者病情可选择的检查项目：
（1）餐后2小时血糖、糖化血红蛋白、糖耐量试验。
（2）甲状腺功能。
（3）心脏彩超。
（4）颈动脉彩超。
（5）出凝血时间。
（6）血清 HBV DNA 定量。
（7）血清 HCV RNA 定量。
（8）肝脏 CT 平扫/肝脏 MRI 平扫。
（9）肝脏 CT 增强/肝脏 MRI 增强。
（10）MRCP。
（11）门脉血管三维成像。

（12）肝脏硬度检测。

（13）磁共振肝脏脂肪含量测定。

（14）肝活组织检查。

> **释义**
>
> ■ 基本体格参数的测量用来计算 BMI 和腰臀比、血尿便三大常规、肝肾功能、血糖、血脂以及腹部彩超是最基本的检查，进入路径的患者均需完成。电解质、心电图和 X 线胸片等检查可评估有无基础疾病，是否影响住院时间、费用及其治疗预后。若同级别医院近期内已查项目例如：生化等血液检查 1 个月内，影像学检查 3 个月内可自行决定是否取用。
>
> ■ 本病需与其他可能导致肝损的病因相鉴别，如怀疑病毒性肝炎者，应行肝炎病毒学标志物检测；怀疑自身免疫性肝病者，应行自身免疫性肝病相关自身抗体和血清免疫球蛋白的检测。对于怀疑遗传代谢性肝病者应行铜蓝蛋白、铁蛋白、转铁蛋白饱和度等进行初步筛查。
>
> ■ 相关检查全面评估患者的代谢危险因素：如①糖尿病：空腹及餐后两小时血糖、糖化血红蛋白、糖耐量试验、胰岛功能（至少行空腹及餐后 2 小时胰岛素+C 肽检测）；②甲状腺功能减退症：甲状腺功能；③心脑血管并发症：心脏彩超、颈动脉彩超。建议怀疑或诊断多囊卵巢综合征的患者增加妇科内分泌方面检查。
>
> ■ 影像学检测方法包括腹部超声、CT、MRI、瞬时弹性成像技术（例如：FibroScan，FibroTouch 等），但目前这些检测方法均不能区分单纯性脂肪肝和 NASH。MRI 可较好地评估肝脏脂肪变程度，其优势并不优于 CT 平扫。质子磁共振频谱分析（^{1}H-MRS）是近年来发展的新影像学检查手段，可以检测到非常低的脂肪量，诊断价值优于 MRI，甚至可能鉴别无肝纤维化的 NASH，是目前公认的无创性定量诊断脂肪肝最准确的影像学检查，在一定程度上可取代金标准病理检查。
>
> ■ 目前肝活组织检查仍是诊断 NASH 和肝纤维化程度的金标准。诊断 NASH 的病理标准包括 Brunt 评分标准（1999 年）和 SAF 评分系统（2012 年）。

（七）治疗方案的选择

1. 健康宣传教育，改变生活方式。

2. 保肝抗炎药物。合理选用多烯磷脂酰胆碱、水飞蓟素（宾）、甘草酸制剂、双环醇、维生素 E、熊去氧胆酸、S-腺苷蛋氨酸和还原型谷胱甘肽等 1~2 种药。

3. 改善胰岛素抵抗，纠正代谢紊乱。对血清转氨酶小于 3 倍正常值上限者，酌情加用他汀类等药物，但需警惕药物性肝损伤。

4. 减少附加打击，避免加重肝脏损害。

> **释义**
>
> ■ 通过健康宣教改变患者生活方式是 NAFLD 的基础治疗。
>
> ■ 如伴有明显肝功能试验指标异常，可酌情选用保肝降酶药，不推荐多种药物联用。

(八) 出院标准

1. 明确诊断和药物治疗方案。
2. 肝功能指标好转或维持稳定未进一步升高。

> **释义**
>
> ■ 患者出院前应完成所有必须检查项目，且开始生活方式的有效干预和药物治疗。出院后建议门诊规律随访患者的肝功能指标是否好转或不再进一步升高，有无明显药物相关不良反应等。

(九) 变异及原因分析

1. 检查后发现其他病因所致肝脏疾病及肝硬化甚至肝癌，出径或转入相关临床路径。
2. 治疗后肝功能未见好转进一步恶化需延长住院时间。
3. 合并其他脏器严重疾病，需进行相关检查及治疗或进入相关路径。
4. 患者在被充分告知的情况下，拒绝配合必要的检查项目和（或）治疗方案。

> **释义**
>
> ■ 按标准治疗方案如患者肝功能未见好转、发现其他严重基础疾病，需调整药物治疗或继续其他基础疾病的治疗，则终止本路径；出现肝硬化甚至肝癌时，需转入相应路径。
>
> ■ 认可的变异原因主要是指患者入选路径后，在检查及治疗过程中发现患者合并存在事前未预知的、对本路径治疗可能产生影响的情况，需要终止执行路径或延长治疗时间、增加治疗费用。医师需在表单中明确说明。
>
> ■ 因患者方面的主观原因导致执行路径出现变异，需医师在表单中予以说明。

四、非酒精性脂肪性肝病临床路径给药方案

【用药选择】

如伴有明显肝功能试验指标异常，可酌情选用保肝降酶药，不推荐多种药物联用。

多烯磷脂酰胆碱以保护肝细胞膜为主，增加膜的完整性、稳定性和流动性，使受损肝功能和酶活性恢复正常，调节肝脏的能量代谢、促进肝细胞再生，减少氧应激。水飞蓟素（宾）有一定抗氧化作用。甘草酸制剂以抗炎作用为主。维生素 E 可改善无糖尿病的成年 NASH 患者的肝组织学损伤。熊去氧胆酸和 S-腺苷蛋氨酸以利胆为主，促进肝内淤积胆汁排泄。还原型谷胱甘肽参与三羧酸循环及糖代谢，可减轻肝组织损伤、促进修复，以解毒作用为主。

【药学提示】

维生素 E 每天 800U 对肝活检证实的 NASH 以及可疑 NASH 儿童的肝组织学损害有改善作用。因其疗效仍待考证，暂不推荐用于儿童 NASH 的常规治疗。

【注意事项】

并非所有的 NAFLD 患者都需要给予药物抗炎保肝治疗，饮食管理和有氧运动等基础治疗措施至关重要。

五、推荐表单

(一) 医师表单

非酒精性脂肪性肝病临床路径医师表单

适用对象：第一诊断为非酒精性脂肪性肝病（疾病编码 ICD-10：K76.001）

患者姓名：		性别： 年龄： 门诊号：	住院号：
住院日期： 年 月 日		出院日期： 年 月 日	标准住院日：7~10 天

时间	住院第 1 天	住院第 2~3 天
主要诊疗工作	□ 询问病史和体格检查 □ 完成病例书写 □ 安排入院常规检查 □ 病情评估，病情告知 □ 健康宣传教育，改变生活方式	□ 上级医师查房 □ 明确下一步诊疗计划 □ 观察患者临床症状和体征 □ 完成上级医师查房记录
重点医嘱	**长期医嘱** □ 二级护理 □ 低脂饮食 □ 抗炎保肝药物治疗 **临时医嘱**（同级别医院近期内已查项目可自行决定是否取用） □ 血常规、尿常规、便常规 □ 肝功能、肾功能、空腹血糖、电解质、血脂 □ 肝炎病毒标志物 □ 自身免疫肝病相关抗体 □ 铜蓝蛋白、血清铁蛋白、转铁蛋白饱和度 □ 心电图、X 线胸片、腹部彩超 □ 必要时餐后 2 小时血糖、糖化血红蛋白、糖耐量试验、甲状腺功能、心脏彩超、颈动脉彩超、出凝血时间、血清 HBV DNA 定量、血清 HCV RNA 定量、肝 CT 平扫/肝 MRI 平扫、肝 CT 增强/肝 MRI 增强、MRCP、门脉血管三维成像、Fibroscan 肝脏硬度检测、磁共振肝脏脂肪含量测定、肝活组织检查	**长期医嘱** □ 二级护理 □ 低脂饮食 □ 综合支持治疗 □ 抗炎保肝药物治疗 **临时医嘱** □ 必要时餐后 2 小时血糖、糖化血红蛋白、糖耐量试验、甲状腺功能、心脏彩超、颈动脉彩超、出凝血时间、血清 HBV DNA 定量、血清 HCV RNA 定量、肝 CT 平扫/肝 MRI 平扫、肝 CT 增强/肝 MRI 增强、MRCP、门脉血管三维成像、Fibroscan 肝脏硬度检测、磁共振肝脏脂肪含量测定、肝活组织检查
病情变异记录	□ 无 □ 有，原因： 1. 2.	□ 无 □ 有，原因： 1. 2.
医师签名		

时间	住院第 4~6 天	住院第 7~10 天（出院日）
主要诊疗工作	□ 上级医师查房及诊疗评估 □ 完成查房记录 □ 对患者进行坚持治疗和预防复发的宣教 □ 注意患者饮食情况	□ 上级医师查房及诊疗评估，确定患者可以出院 □ 完成出院记录、出院诊断书和病历首页等医疗文件的填写 □ 通知患者及家属出院，交代出院后注意事项
重点医嘱	**长期医嘱** □ 二级护理 □ 低脂饮食 □ 抗炎保肝药物治疗 □ 综合支持治疗 **临时医嘱** □ 必要时餐后 2 小时血糖、糖化血红蛋白、糖耐量试验、甲状腺功能、心脏彩超、颈动脉彩超、出凝血时间、血清 HBV DNA 定量、血清 HCV RNA 定量、肝 CT 平扫/肝 MRI 平扫、肝 CT 增强/肝 MRI 增强、MRCP、门脉血管三维成像、Fibroscan 肝脏硬度检测、磁共振肝脏脂肪含量测定、肝活组织检查	**出院医嘱** □ 今日出院
病情变异记录	□ 无　□ 有，原因： 1. 2.	□ 无　□ 有，原因： 1. 2.
医师签名		

（二）护士表单

非酒精性脂肪性肝病临床路径护士表单

适用对象：第一诊断为非酒精性脂肪性肝病（疾病编码 ICD-10：K76.001）

患者姓名：		性别：	年龄：	门诊号：	住院号：
住院日期： 年 月 日		出院日期： 年 月 日			标准住院日：7~10 天

时间	住院第 1 天	住院第 2~3 天
健康宣教	□ 入院宣教 　　介绍主管医师、护士 　　介绍环境、设施 　　介绍住院注意事项 　　介绍探视和陪护制度 　　介绍贵重物品制度	□ 饮食宣教 □ 督促患者用药 □ 肝活组织检查前宣教 　　宣教肝活组织检查前准备及检查后注意事项 　　告知肝活组织检查后严密观察生命体征和伤口情况 　　告知患者在检查中配合医师 　　主管护士与患者沟通，消除患者紧张情绪 　　告知检查后可能出现的情况及应对方式
护理处置	□ 核对患者姓名，佩戴腕带 □ 建立入院护理病历 □ 协助患者留取各种标本 □ 测量体重、身高、腹围	□ 协助医师完成肝活组织检查前的相关化验 □ 肝活组织检查前准备
基础护理	□ 三级护理 □ 晨晚间护理 □ 排泄管理 □ 患者安全管理	□ 三级护理 □ 晨晚间护理 □ 排泄管理 □ 患者安全管理
专科护理	□ 护理查体 □ 需要时，填写跌倒及压疮防范表 □ 需要时，请家属陪护 □ 确定饮食种类 □ 基本生活和心理护理	□ 遵医嘱完成相关检查 □ 心理护理
重点医嘱	□ 详见医嘱执行单	□ 详见医嘱执行单
病情变异记录	□ 无　□ 有，原因： 1. 2.	□ 无　□ 有，原因： 1. 2.
护士签名		

时间	住院第4~6天	住院第7~10天（出院日）
健康宣教	□ 肝活组织检查后宣教 　药物作用及频率 　饮食、活动指导	□ 出院宣教 　复查时间 　服药方法 　活动休息 　指导饮食 　指导办理出院手续
护理处置	□ 遵医嘱完成相关检查	□ 办理出院手续 □ 书写出院小结
基础护理	□ 二级护理 □ 晨晚间护理 □ 排泄管理 □ 患者安全管理	□ 三级护理 □ 晨晚间护理 □ 协助或指导进食、进水 □ 协助或指导活动 □ 患者安全管理
专科护理	□ 病情观察 □ 基本生活和心理护理	□ 病情观察 □ 出院指导（肝活组织检查病理报告的领取） □ 心理护理
重点医嘱	□ 详见医嘱执行单	□ 详见医嘱执行单
病情变异记录	□ 无　□ 有，原因： 1. 2.	□ 无　□ 有，原因： 1. 2.
护士签名		

（三）患者表单

非酒精性脂肪性肝病临床路径患者表单

适用对象：第一诊断为非酒精性脂肪性肝病（疾病编码 ICD-10：K76.001）

患者姓名：	性别：　　年龄：　　门诊号：	住院号：
住院日期：　　年　月　日	出院日期：　　年　月　日	标准住院日：7~10 天

时间	入院	肝活组织检查前	肝活组织检查当天
医患配合	□ 配合询问病史、收集资料，请务必详细告知饮酒史、用药史、既往史、过敏史等 □ 配合进行体格检查 □ 有任何不适请告知医师	□ 配合完善肝活组织检查前相关检查、化验，如采血、留尿、心电图、X 线胸片 □ 医师与患者及家属介绍病情及肝活组织检查谈话、签字	□ 配合完善相关检查、化验，如采血 □ 配合医师摆好检查体位
护患配合	□ 配合测量体温、脉搏、呼吸频率 3 次，血压、体重 1 次 □ 配合完成入院护理评估（简单询问饮酒史、用药史、既往史、过敏史） □ 接受入院宣教（环境介绍、病室规定、订餐制度、贵重物品保管等） □ 配合执行探视和陪护制度 □ 有任何不适请告知护士	□ 配合测量体温、脉搏、呼吸频率 3 次，询问大便 1 次 □ 接受肝活组织检查前宣教 □ 接受饮食和生活方式干预的宣教 □ 接受药物宣教	□ 配合测量体温、脉搏、呼吸频率 3 次，询问大便 1 次 □ 送 B 超检查室前，协助完成核对，带齐病例资料及用药。返回病房后，配合接受生命体征的测量 □ 配合检查意识 □ 配合缓解疼痛 □ 接受肝活组织检查后宣教 □ 接受饮食宣教 □ 接受药物宣教 □ 有任何不适请告知护士
饮食	□ 遵医嘱饮食	□ 遵医嘱饮食	□ 肝活组织检查后，根据医嘱 6 小时后试饮水，无恶心呕吐进少量流食或者半流食
排泄	□ 正常排尿便	□ 正常排尿便	□ 正常排尿便
活动	□ 正常活动	□ 正常活动	□ 肝活检后平卧 4~6 小时

时间	肝活组织检查后	出院
医患配合	□ 配合腹部伤口检查 □ 配合完善术后检查：如采血、留尿便等	□ 接受出院前指导 □ 知道复查程序 □ 获取出院诊断书
护患配合	□ 配合定时测量生命体征、每日询问大便 □ 配合检查腹部伤口情况 □ 接受输液、服药等治疗 □ 接受进食、进水、排便等生活护理 □ 配合活动，预防皮肤压力伤 □ 注意活动安全，避免坠床或跌倒 □ 配合执行探视及陪护	□ 接受出院宣教 □ 办理出院手续 □ 获取出院带药 □ 知道服药方法、作用、注意事项 □ 知道复印病历程序
饮食	□ 遵医嘱饮食	□ 遵医嘱饮食
排泄	□ 正常排尿便	□ 正常排尿便
活动	□ 正常适度活动，避免疲劳	□ 正常适度活动，避免疲劳

附：原表单（2009 年版）

非酒精性脂肪性肝病临床路径表单

适用对象：第一诊断为非酒精性脂肪性肝病（疾病编码 ICD-10：K76.001）

| 患者姓名： | 性别： | 年龄： | 门诊号： | 住院号： |

| 住院日期： 年 月 日 | 出院日期： 年 月 日 | 标准住院日：7~10 天 |

时间	住院第 1 天	住院第 2~3 天
主要诊疗工作	□ 询问病史和体格检查 完成病例书写 安排入院常规检查 病情评估，病情告知 健康宣传教育，改变生活方式	□ 上级医师查房 明确下一步诊疗计划 观察患者临床症状和体征 完成上级医师查房记录
重点医嘱	**长期医嘱** □ 二级护理 □ 低脂饮食 □ 抗炎保肝药物治疗 **临时医嘱**（同级别医院近期内已查项目可自行决定是否取用） □ 血常规、尿常规、便常规 □ 肝功能、肾功能、空腹血糖、电解质、血脂 □ 肝炎病毒标志物 □ 自身免疫肝炎相关抗体 □ 心电图、X 线胸片、腹部彩超 □ 必要时餐后 2 小时血糖、糖化血红蛋白、糖耐量试验、甲状腺功能、心脏彩超、颈动脉彩超、出凝血时间、血清 HBV DMA 定量、血清 HCV RNA 定量、肝 CT 平扫/肝 MRI 平扫、肝 CT 增强/肝 MRI 增强、MRCP、门脉血管三维成像、肝脏硬度检测、磁共振肝脏脂肪含量测定、肝活组织检查	**长期医嘱** □ 二级护理 □ 低脂饮食 □ 综合支持治疗 □ 抗炎保肝药物治疗 **临时医嘱** □ 必要时餐后 2 小时血糖、糖化血红蛋白、糖耐量试验、甲状腺功能、心脏彩超、颈动脉彩超、出凝血时间、血清 HBV DMA 定量、血清 HCV RNA 定量、肝 CT 平扫/肝 MRI 平扫、肝 CT 增强/肝 MRI 增强、MRCP、门脉血管三维成像、肝脏硬度检测、磁共振肝脏脂肪含量测定、肝活组织检查
主要护理工作	□ 协助办理入院手续 □ 入院宣教 □ 记录患者身高、体重、腹围	□ 基本生活和心理护理 □ 进行饮食宣教 □ 督促患者用药
病情变异记录	□ 无 □ 有，原因： 1. 2.	□ 无 □ 有，原因： 1. 2.
护士签名		
医师签名		

时间	住院第 4~6 天	住院第 7~10 天（出院日）
主要诊疗工作	□ 上级医师查房及诊疗评估 □ 完成查房记录 □ 对患者进行坚持治疗和预防复发的宣教 □ 注意患者饮食情况	□ 上级医师查房及诊疗评估，确定患者可以出院 □ 完成出院记录、出院诊断书和病历首页等医疗文件的填写 □ 通知患者及家属出院，交代出院后注意事项
重点医嘱	**长期医嘱** □ 二级护理 □ 低脂饮食 □ 抗炎保肝药物治疗 □ 综合支持治疗 **临时医嘱** □ 必要时餐后 2 小时血糖、糖化血红蛋白、糖耐量试验、甲状腺功能、心脏彩超、颈动脉彩超、出凝血时间、血清 HBV DMA 定量、血清 HCV RNA 定量、肝 CT 平扫/肝 MRI 平扫、肝 CT 增强/肝 MRI 增强、MRCP、门脉血管三维成像、肝脏硬度检测、磁共振肝脏脂肪含量测定、肝活组织检查	**出院医嘱** □ 今日出院
主要护理工作	□ 基本生活和心理护理 □ 进行饮食宣教	
病情变异记录	□ 无　□ 有，原因： 1. 2.	
护士签名		
医师签名		

第二十七章

原发性胆汁性肝硬化（PBC）临床路径释义

一、原发性胆汁性肝硬化（PBC）编码

1. 原发性胆汁性肝硬化（PBC）编码：

疾病名称及编码：原发性胆汁性肝硬化（CD-10：K47.301）

2. 修改编码：

疾病名称及编码：原发性胆汁性肝硬化（ICD-10：K74.3）

二、临床路径检索方法

K74.3

三、原发性胆汁性肝硬化（PBC）临床路径标准住院流程

（一）适用对象

第一诊断为原发性胆汁性肝硬化。

> **释义**
>
> ■ 本路径适用对象为临床诊断为原发性胆汁性肝硬化的患者，如合并食管胃底静脉曲张破裂出血、腹水、肝性脑病和癌变等并发症，需进入其他相应路径。

（二）诊断依据

根据《临床诊疗指南·消化系统疾病分册》（中华医学会编著，人民卫生出版社），《实用内科学（第14版）》（复旦大学上海医学院编著，人民卫生出版社），《2009 美国肝病研究学会原发性胆汁性肝硬化实践指南》等国内、外临床诊疗指南。

符合原发性胆汁性肝硬化的诊断要点：具备下列（1）、（2）、（3）或（1）、（2）、（4）条者可诊断为原发性胆汁性肝硬化。

（1）血清 ALP 升高、γGT 升高。

（2）B 超或 CT、MRI 等影像学检查显示无肝外胆管及肝内大胆管梗阻征象。

（3）免疫荧光法抗线粒体抗体（AMA）= 1：40 或 ELISA 法 AMA-M2 定量测定高于正常值。

（4）肝活检组织病理学显示典型的肉芽肿性胆管炎、汇管区淋巴细胞聚集、小叶间胆管破坏、数目减少，细小胆管增生，可伴有纤维化和肝硬化。

> **释义**
>
> ■ 本路径的制订主要参考国内权威参考书籍和诊疗指南，《原发性胆汁性肝硬化（又名原发性胆汁性胆管炎）诊断和治疗共识》也为重要参考内容。
>
> ■ 符合原发性胆汁性肝硬化的诊断标准：符合下列三个诊断标准中的两项即可诊断为 PBC：

（1）反映胆汁淤积的生化学指标如血清 ALP 升高、γGT 升高，且影像学检查除外肝外胆系梗阻。

（2）AMA 或 AMA-M2 阳性。

（3）肝组织病理学符合 PBC 病理表现。

■ 生化学检查 ALP、γ-GT 明显升高最常见，可伴有 ALT、AST 轻度升高。对所有胆汁淤积的患者均需完善影像学检查如 B 超、CT、MRI 等，以除外肝外胆管及肝内大胆管梗阻。免疫学检查中 AMA 阳性最具诊断价值，其中以第 2 型（AMA-M2）最具特异性。若患者同时具有以上表现可明确诊断。部分患者 AMA 和（或）AMA-M2 阴性，需要有肝活检病理支持才能确诊为原发性胆汁性肝硬化并进入路径。

（三）治疗方案的选择

根据《临床诊疗指南·消化系统疾病分册》（中华医学会编著，人民卫生出版社），《实用内科学（第 14 版）》（复旦大学上海医学院编著，人民卫生出版社），《2009 美国肝病研究学会原发性胆汁性肝硬化实践指南》等国内、外临床诊疗指南。

1. 对症治疗（对皮肤瘙痒、骨质疏松的治疗及补充脂溶性维生素）。
2. 熊去氧胆酸的应用。
3. 对熊去氧胆酸无效或疗效不明显者，可在此基础上加用泼尼松（或泼尼松龙）等药物。

释义

■ 本病确诊后即应开始药物治疗，目的在于缓解临床症状延缓疾病进展和减少并发症的发生。

■ 基础治疗：熊去氧胆酸 13~15mg/（kg·d）。熊去氧胆酸是治疗 PBC 最重要的药物，具体治疗方案参见"（八）标准药物治疗方案"。熊去氧胆酸反应不佳的患者可试用贝特类药物、奥贝胆酸等。

■ 对症治疗：主要包括缓解瘙痒、乏力，预防骨质疏松及补充脂溶性维生素。若患者合并干燥综合征，需同时治疗。

（四）标准住院日

10~20 天。

释义

■ 怀疑原发性胆汁性肝硬化的患者入院后，完善化验及影像学检查需 2~3 天，若血清学阴性需进一步行肝穿刺活检，病理结果回报并明确诊断后开始药物治疗，总住院时间 10~15 天。

（五）进入路径标准

1. 第一诊断必须符合原发性胆汁性肝硬化。

2. 当患者同时具有其他疾病诊断，但在住院期间不需要特殊处理也不影响第一诊断的临床路径流程实施时，可以进入路径。

> **释义**
>
> ■ 进入本路径的患者为第一诊断为原发性胆汁性肝硬化，需除外合并食管胃底静脉曲张破裂出血、腹水、肝性脑病和原发性肝癌等肝硬化并发症。
>
> ■ 入院后常规检查发现有基础疾病，如高血压、冠状动脉粥样硬化性心脏病、糖尿病、肾功能不全等，经系统评估后对原发性胆汁性肝硬化诊断治疗无特殊影响者，可进入路径。但可能增加医疗费用，延长住院时间。

（六）住院期间检查项目

1. 入院后必须完成的检查：

（1）血常规、尿常规、大便常规+隐血。

（2）肝肾功能、电解质、血糖、血脂、凝血功能、传染病筛查（乙型肝炎、丙型肝炎、艾滋病、梅毒等）、血清蛋白电泳、免疫球蛋白+补体测定、自免肝相关抗体谱检查、抗线粒体抗体谱、ENA 谱、骨质疏松相关检查、AFP、其他原发性肝癌或肝纤维化相关指标。

（3）腹部超声。

2. 根据患者具体情况可选择：

（1）腹部 CT 平扫+增强或 MRCP 肝脏实时剪切波弹性成像、骨密度测定、电子胃镜。

（2）唾液酸糖蛋白受体（ASGPR）、ANCA 谱、甲状腺抗体、RF、CCP 等其他自身抗体测定。

（3）排查其他引起肝脏损伤的原因：甲肝、戊肝病毒抗体、PCR-CMV-DNA、PCR-EBV-DNA、血铜测定、铁三项、a-抗胰蛋白酶等。

（4）肝脏病理学检查。

> **释义**
>
> ■ 血常规、尿常规、便常规+隐血是最基本的三大常规检查，进入路径的患者均需完成。便隐血试验和血红蛋白检测可以进一步了解患者有无急性或慢性失血；肝肾功能、电解质、血糖、血脂、凝血功能等可评估有无基础疾病，指导诊疗计划的制定并有助于评估住院时间、费用及其治疗预后；血清蛋白电泳、免疫球蛋白+补体测定、自免肝相关抗体谱检查、抗线粒体抗体谱、ENA 谱、甲状腺功能、腹部超声、腹部 CT 平扫+增强、腹部磁共振平扫+增强及 MRCP 可辅助原发性胆汁性肝硬化诊断。如不能除外其他病因，需完善甲肝、戊肝病毒抗体、PCMV-DNA、EBV-DNA、铜蓝蛋白、24 小时尿铜测定、血清铁蛋白、转铁蛋白饱和度、1-抗胰蛋白酶等，必要时需行肝脏病理学检查。
>
> ■ 诊断该病后需评估是否合并其他疾病及并发症情况，如考虑合并骨质疏松症，需完善骨质疏松相关检查、骨密度测定；如考虑合并其他自身免疫性疾病，除完善自免肝相关抗体谱检查、ENA 谱以外，应行唾液酸糖蛋白受体（ASGPR）、ANCA 谱、甲状腺抗体、RF、CCP 等其他自身抗体测定；纤维化指标及肝脏瞬时弹性成像可评估疾病是否进展至纤维化、肝硬化阶段。若患者已存在肝硬化，则需进一步评

估并发症情况，腹部增强 CT/MR 和胃镜可评估食管胃底静脉曲张情况，肿瘤标志物（如 AFP）可评估癌变。

（七）超声引导下经皮肝穿刺活检术

1. 术前准备：穿刺前检查血小板、凝血酶原活动度、超声探查胸腹水情况，如有异常，纠正后再行穿刺；穿刺前测血压、脉搏；术前 24 小时内预防性应用抗菌药物二代头孢 1 次，预防性应用止血药物白眉蛇毒血凝酶针 1 次。
2. 麻醉方式：局部麻醉。
3. 术后处理：加压固定、卧床休息 24 小时、监测呼吸、脉搏、血压。应用预防性止血药物。

> **释义**
>
> ■ 超声引导下经皮肝穿刺活检术是确诊原发性胆汁性肝硬化的重要手段。对于 AMA 阴性的患者，如无禁忌证，应在有条件施行肝穿刺活检术的医疗单位进行。没有条件的医疗单位可将患者转至有条件的医疗单位完善检查。
>
> ■ 行肝脏穿刺活检术前后应做好相应准备：①术前准备：穿刺前检查血小板、凝血酶原活动度、超声探查胸腹水情况，如有异常，纠正后再行穿刺；穿刺前测血压、脉搏；②麻醉方式：局部麻醉；③术后处理：加压固定、平卧 6 小时、动态监测呼吸、脉搏、血压变化。注意监测生命体征，预防感染及出血情况。
>
> ■ 原发性胆汁性肝硬化的基本病理改变为肝内 <100μm 的小胆管的非化脓性破坏性炎症，导致小胆管进行性减少，进而发生肝内胆汁淤积、肝纤维化及肝硬化。病理分为四期：Ⅰ期：胆管炎期；Ⅱ期：汇管区周围炎期；Ⅲ期：进行性纤维化期；Ⅳ期：肝硬化期。根据病理结果可明确诊断、评估疾病分期并判断预后。

（八）主要药物及对症治疗药物的应用

1. 按原发性胆汁性肝硬化治疗要求，予以熊去氧胆酸治疗。酌情可选择异甘草酸镁针、复方二氯醋酸二异丙胺针、还原性谷胱甘肽针、多烯磷脂酰胆碱针、促肝细胞生长素针等保肝药物治疗。
2. 皮肤瘙痒：可选择考来烯胺、利福平、纳洛酮、舍曲林等药物。
3. 骨质疏松预防和治疗：口服钙剂、肌内注射维生素 D_3 注射液及磷酸盐类等药物的应用。
4. 补充脂溶性维生素。

> **释义**
>
> ■ 按原发性胆汁性肝硬化治疗要求，予以熊去氧胆酸治疗。熊去氧胆酸（UDCA）是目前唯一被国际指南推荐用于 PBC 治疗的药物。根据《原发性胆汁性肝硬化诊断和治疗共识（2015）》，推荐剂量为 13～15mg/（kg·d），分次或 1 次顿服。UDCA 可改善生化指标、延缓疾病进展且不良反应较少。UDCA 治疗后生化学应答评价标准如下：

1. 巴塞罗那标准：经 UDCA 治疗 1 年后，ALP 较基线水平下降>40%或恢复至正常。

2. 巴黎 I 标准：经 UDCA 治疗 1 年后，ALP≤3×ULN，AST≤2×ULN，胆红素≤17.1μmol/L。

3. 巴黎 II 标准：经 UDCA 治疗 1 年后，ALP 及 AST≤1.5×ULN，总胆红素正常。

■ 对 UDCA 生化学应答欠佳的患者可予布地奈德、贝特类降脂药、奥贝胆酸等治疗。

■ 若患者同时存在转氨酶明显升高，应考虑是否存在 PBC-AIH 重叠综合征，必要时加用免疫抑制治疗。

■ 考来烯胺是治疗胆汁淤积性疾病所致皮肤瘙痒的一线药物，若不能耐受可选用利福平、阿片类拮抗剂（如纳洛酮）、5-羟色胺抑制剂（如舍曲林、昂丹司琼）等药物。

■ 原发性胆汁性肝硬化患者因脂溶性维生素吸收障碍、胆汁淤积对骨代谢的直接影响等因素，易患有骨质疏松症，建议补充钙及维生素 D 进行预防和治疗，必要时加用降钙素及二膦酸盐等，同时可根据病情和化验指标补充脂溶性维生素。

（九）出院标准

1. 诊断明确。
2. 乏力、瘙痒等症状好转。
3. 胆红素、ALP、γGT 等肝功能指标稳步下降。

释义

■ 患者出院前应完成所有必须检查项目，且开始药物治疗，观察临床症状是否减轻或消失，化验指标是否改善，有无明显药物相关不良反应。

（十）变异及原因分析

1. 诊断合并其他肝脏疾病（如自身免疫性肝炎等）转入相应路径。
2. 因血小板低下、凝血功能异常、大量腹水等原因，需纠正后再行肝穿刺活检术及肝脏病理学检查，导致住院时间延长、费用增加。
3. 对熊去氧胆酸无效或效果不明显者需予以加用泼尼松、硫唑嘌呤等免疫抑制剂或其他药物治疗，导致住院时间延长、费用增加。

释义

■ 若患者入院完善检查后明确诊断其他肝脏疾病（如自身免疫性肝炎等）则终止本路径，转入相应路径；因血小板低下、凝血功能异常、大量腹水等原因暂缓行肝穿刺活检术，导致治疗疗程延长、住院时间延长、治疗费用高者，需退出本路径；对标准治疗 UDCA 疗效不佳，需换用其他药物治疗，治疗疗程延长，治疗费用增加，需退出本路径。

> ■认可的变异原因主要是指患者入选路径后，在检查及治疗过程中发现患者合并存在事前未预知的、对本路径治疗可能产生影响的情况，需要终止执行路径或延长治疗时间、增加治疗费用。医师需在表单中明确说明。
>
> ■因患者方面的主观原因导致执行路径出现变异，需医师在表单中予以说明。

四、原发性胆汁性肝硬化（PBC）临床路径给药方案

【用药选择】

1. 基础治疗：目前 UDCA 是唯一被国际指南推荐用于治疗 PBC 的药物，可用于病程中的任何时期，且应终身服用，推荐剂量为 13~15mg/（kg·d），分次或 1 次顿服。若患者对 UDCA 生化学应答欠佳，目前尚无统一治疗方法，下述药物在临床研究中显示出一定疗效，但长期疗效仍需验证：①贝特类降脂药：包括苯扎贝特、非诺贝特，其可改善生化学指标；②布地奈德：布地奈德是第二代皮质类固醇激素，口服后 90% 的药物于肝内首过代谢，避免全身不良反应；③奥贝胆酸：该药为法尼酯 X 受体激动剂，对 ALP、GGT、ALT 改善有一定疗效，但可导致皮肤瘙痒、高密度胆固醇降低等不良反应，尚需进一步研究；④免疫抑制剂：如硫唑嘌呤、甲氨蝶呤、环孢素等，目前疗效不确定。

2. 对症治疗：

（1）皮肤瘙痒：考来烯胺是治疗胆汁淤积性疾病所致皮肤瘙痒的一线药物，该药在小肠内与胆酸结合，形成不溶性化合物阻止其重吸收，而随粪便排泄，降低血清中的胆酸，可缓解因胆酸过多而沉积于皮肤所致的瘙痒，推荐剂量为 4~16g/d（4g qid）；利福平可作为二线用药，推荐剂量为 150mg bid，效果不佳的患者可逐渐加量至 600mg/d；阿片类拮抗剂为三线用药，包括纳洛酮，推荐小剂量开始（50mg/d）逐渐增加至最佳剂量；5-羟色胺系统与瘙痒相关，包括昂丹司琼、舍曲林（75~100mg/d）等药物也可用于控制症状。

（2）乏力：目前尚无特异性治疗药物，研究证明莫达非尼可能有效。

3. 合并症：

（1）骨质疏松症：建议补充钙及维生素 D 预防骨质疏松，我国营养协会推荐普通成人每日元素钙摄入量 800IU/d，绝经后妇女和老年人每日元素钙摄入量为 1000mg。维生素 D 的成年人推荐剂量为 200IU/d，老年人因缺乏日照及摄入和吸收障碍，故推荐剂量为 400~800IU/d，维生素 D 用于治疗骨质疏松时，剂量应为 800~1200IU/d。

（2）脂溶性维生素缺乏：根据患者病情及实验室指标给予适当补充维生素 A、E、K。

（3）干燥综合征：建议停止吸烟、饮酒，避免引起口干的药物，勤漱口、避免念珠菌感染，干眼症患者首选人工泪液，可应用环孢霉素 A 眼膏。

【药学提示】

1. 熊去氧胆酸（UDCA）：不良反应较少，主要包括腹泻、胃肠道不适、体质量增加、皮疹和瘙痒加重等，不推荐在妊娠前及妊娠早期使用。该药不可与考来烯胺、考来替泊以及含有氢氧化铝和（或）蒙脱石散（氧化铝）等抗酸药同时服用，这些药可在肠道中和熊去氧胆酸结合，从而阻碍吸收，影响疗效，如必须服用需间隔 2~4 小时以上（具体参见药物说明）。

2. 考来烯胺：不良反应包括便秘、胃灼热感、消化不良、恶心、呕吐、胃痛等，多发生于服用大剂量及超过 60 岁的患者。因其会影响其他药物的吸收，如 UDCA、地高辛、避孕药、甲状腺素等，故与其他药物服用时间需一定间隔（具体参见药物说明）。

3. 利福平：不良反应以消化道反应最为多见，可导致严重的药物性肝损害、溶血性贫血、肾功能损害并引起药物间相互作用影响疗效，故在治疗中需严密监测血常规、肝肾功能等。

4. 纳洛酮：不良反应主要为阿片脱瘾的症状，包括躯体疼痛、发热、出汗、神经过敏、不安、易激惹等。

5. 莫达非尼：不良反应包括失眠、恶心、头痛、神经紧张、焦虑等。严重肝损害的患者需减量使用。

【注意事项】

1. 熊去氧胆酸：治疗过程中可出现皮肤瘙痒加重，但通常为一过性，且发生率较低。

2. 考来烯胺：长期服用应警惕骨质疏松，并补充脂溶性维生素。

五、推荐表单

（一）医师表单

原发性胆汁性肝硬化临床路径医师表单

适用对象：第一诊断为原发性胆汁性肝硬化（ICD-10：K47.301）

患者姓名：		性别： 年龄：	门诊号：	住院号：
住院日期： 年 月 日		出院日期： 年 月 日		标准住院日：10~15天

时间	入院	住院第2天
主要诊疗工作	□ 完成询问病史和体格检查 □ 完成入院病历及首次病程记录 □ 拟定检查项目 □ 制订初步治疗方案 □ 对患者进行有关原发性胆汁性肝硬化的宣教	□ 上级医师查房 □ 明确下一步诊疗计划 □ 完成上级医师查房记录 □ 向患者及家属交代病情，并签署超声引导下经皮肝穿刺活检同意书 □ 超声引导下经皮肝穿刺活检术 □ 观察超声引导下经皮肝穿刺活检术后并发症（出血等） □ 完成穿刺记录
重点医嘱	**长期医嘱** □ 消化内科护理常规 □ 一级/二级护理 □ 普通饮食 **临时医嘱** □ 血、尿、大便常规+隐血 □ 肝肾功能、电解质、血糖、血脂、凝血功能、传染病筛查（乙型肝炎、丙型肝炎、艾滋病、梅毒等）、血清蛋白电泳、免疫球蛋白+补体测定、自免肝12项、抗线粒体抗体谱、ENA谱、维生素D_3测定、AFP、肝纤维化四项 □ 腹部超声、肝脏瞬时弹性成像、骨密度测定、电子胃镜 □ 必要时行腹部CT/MR平扫+增强或MRCP；ASG-PR、ANCA谱、甲状腺抗体、RF、CCP等其他自身抗体测定；甲肝、戊肝病毒抗体、CMV-DNA、EBV-DNA、铜蓝蛋白、24小时尿铜测定、血清铁蛋白、转铁蛋白饱和度、a1-抗胰蛋白酶等 □ 其他检查（酌情）	**长期医嘱** □ 消化内科护理常规 □ 一级/二级护理 □ 普通饮食 **临时医嘱** □ 超声引导下经皮肝穿刺活检术 □ 肝脏病理学检查 □ 其他检查（酌情）
病情变异记录	□ 无 □ 有，原因： 1. 2.	□ 无 □ 有，原因： 1. 2.
医师签名		

时间	住院第 3~4 天	住院第 5~9 天	住院第 10~15 天
主要诊疗工作	□ 上级医师查房 □ 完成病历记录 □ 予以熊去氧胆酸等药物治疗 □ 根据患者情况予以药物对症治疗瘙痒、骨质疏松、脂溶性维生素缺乏等	□ 上级医师查房 □ 完成病历记录 □ 根据肝脏病理学报告进一步明确诊断，若合并其他肝脏疾病（如自身免疫性肝炎等）转入相应路径	□ 上级医师查房，确定患者可以出院 □ 完成上级医师查房记录、出院记录、出院证明书和病历首页的填写 □ 通知出院 □ 向患者交代出院注意事项及随诊时间 □ 若患者不能出院，在病程记录中说明原因和继续治疗的方案
重点医嘱	**长期医嘱** □ 消化内科护理常规 □ 一级/二级护理 □ 普通饮食 □ 熊去氧胆酸 13~15mg/（kg·d） □ 酌情选择 12 种保肝药物 □ 根据病情需要补充脂溶性维生素 **临时医嘱** □ 根据患者情况予以药物对症治疗瘙痒（考来烯胺、利福平、纳洛酮、舍曲林等）、骨质疏松（钙剂、维生素 D 及二膦酸盐类等）	**长期医嘱** □ 消化内科护理常规 □ 一级/二级护理 □ 普通饮食 □ 熊去氧胆酸 13~15mg/（kg·d） □ 酌情选择 1~2 种保肝药物 □ 根据病情需要补充脂溶性维生素 **临时医嘱** □ 酌情复查肝功能等检查项目	**出院医嘱** □ 今日出院 □ 普通饮食 □ 出院带药 □ 嘱定期复查 □ 门诊随诊
病情变异记录	□ 无 □ 有，原因： 1. 2.	□ 无 □ 有，原因： 1. 2.	□ 无 □ 有，原因： 1. 2.
医师签名			

（二）护士表单

原发性胆汁性肝硬化临床路径护士表单

适用对象：第一诊断为原发性胆汁性肝硬化（ICD-10：K47.301）

患者姓名：	性别： 年龄： 门诊号：	住院号：
住院日期： 年 月 日	出院日期： 年 月 日	标准住院日：10~15 天

时间	住院第 1 天	住院第 2 天	住院第 3~4 天
健康宣教	□ 入院宣教 　介绍主管医师、护士 　介绍环境、设施 　介绍住院注意事项 　介绍探视和陪护制度 　介绍贵重物品制度 □ 饮食宣教 □ 根据当日检查医嘱完成相关检查宣教 　血、尿、便相关检查 　腹部超声、肝脏瞬时弹性成像、骨密度测定 　腹部 CT/MR 平扫＋增强或 MRCP；ASGPR、ANCA 谱、甲状腺抗体、RF、CCP 等其他自身抗体测定；甲型肝炎、戊型肝炎病毒抗体、PCR-CMV-DNA、PCR-EBV-DNA、铜蓝蛋白、24 小时尿铜测定、血清铁蛋白、转铁蛋白饱和度、a1-抗胰蛋白酶等	□ 药物宣教 □ 超声引导下经皮肝穿刺 □ 术前宣教 　告知超声引导下经皮肝穿刺活检术前准备及检查后注意事项 　告知患者在术中配合医师 　主管护士与患者沟通，消除患者紧张情绪 　告知检查后可能出现的情况及应对方式	□ 药物宣教 □ 饮食宣教 　胃镜检查前后饮食注意事项 □ 如患者需进行胃镜检查，给予胃镜检查当日宣教 　告知饮食、体位要求 　告知胃镜检查后需禁食 2~4 小时 　给予患者及家属心理支持 　再次明确探视陪护须知
护理处置	□ 核对患者姓名，佩戴腕带 □ 建立入院护理病历 □ 静脉采血 □ 协助患者留取尿、便标本 □ 测量体重及生命体征，必要时记录出入量 □ 检查前准备	□ 遵医嘱给药 □ 完善护理记录	□ 遵医嘱给药，因胃镜检查长时间禁食患者给予补液支持 □ 送患者至内镜中心 　摘除患者义齿 □ 核对患者资料及带药 □ 接患者 　核对患者及资料 □ 完善护理记录
基础护理	□ 一级/二级护理 □ 晨晚间护理 □ 排泄管理 □ 皮肤护理 □ 患者安全管理 □ 需要时，请家属陪护	□ 一级/二级护理 □ 晨晚间护理 □ 排泄管理 □ 皮肤护理 □ 患者安全管理 □ 需要时，请家属陪护	□ 一级/二级护理 □ 晨晚间护理 □ 排泄管理 □ 皮肤护理 □ 患者安全管理 □ 需要时，请家属陪护

续　表

时间	住院第 1 天	住院第 2 天	住院第 3~4 天
专科护理	□ 护理查体 □ 病情观察 □ 观察是否有乏力、皮肤黄染或皮下出血点、瘙痒、黑便、眼干、口干等表现 □ 确定饮食种类 □ 心理护理	□ 超声引导下经皮肝穿刺活检术前准备 □ 病情观察 □ 超声引导下经皮肝穿刺活检术后观察患者病情变化：神志变化、生命体征、穿刺处敷料是否有渗血渗液，发现异常及时向医师汇报并记录 □ 心理护理	□ 病情观察 □ 胃镜检查后并发症观察 □ 心理护理
重点医嘱	□ 详见医嘱执行单	□ 详见医嘱执行单	□ 详见医嘱执行单
病情变异记录	□ 无　□ 有，原因： 1. 2.	□ 无　□ 有，原因： 1. 2.	□ 无　□ 有，原因： 1. 2.
护士签名			

时间	住院第5~9天	住院第10~15天
健康宣教	□ 药物作用及频率 □ 饮食、活动指导	□ 出院宣教 □ 复查时间 □ 服药方法 □ 活动休息 □ 指导饮食 □ 指导办理出院手续
护理处置	□ 遵医嘱给药 □ 完善护理记录	□ 办理出院手续 □ 书写出院小结
基础护理	□ 一级/二级护理 □ 晨晚间护理 □ 排泄管理 □ 皮肤护理 □ 患者安全管理 □ 需要时，请家属陪护	□ 二级护理 □ 晨晚间护理 □ 排泄管理 □ 皮肤护理 □ 患者安全管理
专科护理	□ 病情观察 □ 心理护理	□ 病情观察 □ 出院指导 □ 心理护理
重点医嘱	□ 详见医嘱执行单	□ 详见医嘱执行单
病情变异记录	□ 无　□ 有，原因： 1. 2.	□ 无　□ 有，原因： 1. 2.
护士签名		

（三）患者表单

原发性胆汁性肝硬化临床路径患者表单

适用对象：第一诊断为原发性胆汁性肝硬化（ICD-10：K47.301）

患者姓名：	性别： 年龄：	门诊号：	住院号：
住院日期： 年 月 日	出院日期： 年 月 日		标准住院日：10~15 天

时间	入院	肝穿术前
医患配合	□ 配合询问病史、收集资料，请务必详细告知既往史、用药史、过敏史 □ 配合进行体格检查 □ 有任何不适请告知医师	□ 配合完善肝穿检查前相关检查、化验，如采血、留尿、心电图、X 线胸片 □ 医师与患者及家属介绍病情及肝穿检查谈话、肝穿检查前签字
护患配合	□ 配合测量体温、脉搏、呼吸频率 3 次、血压、体重 1 次 □ 配合完成入院护理评估（简单询问病史、过敏史、用药史） □ 接受入院宣教（环境介绍、病室规定、订餐制度、贵重物品保管等） □ 配合执行探视和陪护制度 □ 有任何不适请告知护士	□ 配合测量体温、脉搏、呼吸频率 3 次 □ 接受肝穿检查前宣教 □ 接受饮食宣教 □ 接受药物宣教
饮食	□ 遵医嘱饮食	□ 遵医嘱饮食
排泄	□ 正常排尿便	□ 正常排尿便
活动	□ 正常活动	□ 正常活动

时间	肝穿刺当日	出院日
医患配合	□ 配合完善相关检查、化验，如采血、留尿 □ 配合医师摆好检查体位	□ 接受出院宣教：包括出院注意事项及随诊时间
护患配合	□ 配合测量体温、脉搏、呼吸 3 次 □ 肝穿前，协助完成核对，带齐影像资料及用药 □ 返回病房后，配合接受生命体征的测量 □ 配合缓解疼痛 □ 接受肝穿检查后宣教 □ 接受饮食宣教 □ 接受药物宣教 □ 有任何不适请告知护士	□ 接受出院宣教
饮食	□ 遵医嘱饮食	□ 遵医嘱饮食
排泄	□ 正常排尿便	□ 正常排尿便
活动	□ 少量活动	□ 正常活动

附：原表单（2016 年版）

原发性胆汁性肝硬化临床路径表单

适用对象：第一诊断为原发性胆汁性肝硬化（ICD-10：K47.301）

患者姓名：	性别：	年龄：	门诊号：	住院号：

住院日期： 年 月 日	出院日期： 年 月 日	标准住院日：10~20 天

时间	住院第 1 天	住院第 2 天
主要诊疗工作	□ 完成询问病史和体格检查 □ 完成入院病历及首次病程记录 □ 拟定检查项目 □ 制订初步治疗方案 □ 对患者进行有关原发性胆汁性肝硬化的宣教	□ 上级医师查房 □ 明确下一步诊疗计划 □ 完成上级医师查房记录 □ 向患者及家属交代病情，并签署超声引导下经皮肝穿刺活检同意书 □ 超声引导下经皮肝穿刺活检术 □ 观察超声引导下经皮肝穿刺活检术后并发症（出血等） □ 完成穿刺记录
重点医嘱	**长期医嘱** □ 消化内科护理常规 □ 一级/二级护理 □ 普通饮食 **临时医嘱** □ 血、尿、大便常规+隐血 □ 肝肾功能、电解质、血糖、血脂、凝血功能、传染病筛查（乙型肝炎、丙型肝炎、艾滋病、梅毒等）、血清蛋白电泳、免疫球蛋白+补体测定、自免肝 12 项、抗线粒体抗体谱、ENA 谱、维生素 D_3 测定、AFP、肝纤维化四项 □ 腹部超声、肝脏瞬时弹性成像、骨密度测定、电子胃镜 □ 必要时行腹部 CT 平扫+增强或 MRCP；ASGPR、ANCA 谱、甲状腺抗体、RF、CCP 等其他自身抗体测定；甲型肝炎、戊型肝炎病毒抗体、PCR-CMV-DNA、PCR-EBV-DNA、血清铜蓝蛋白、24 小时尿铜测定、血清铁蛋白、转铁蛋白饱和度、a1-抗胰蛋白酶等 □ 其他检查（酌情）	**长期医嘱** □ 消化内科护理常规 □ 一级/二级护理 □ 普通饮食 **临时医嘱** □ 超声引导下经皮肝穿刺活检术 □ 肝脏病理学检查 □ 其他检查（酌情）
主要护理工作	□ 入院宣教 □ 健康宣教：疾病相关知识 □ 根据医师医嘱指导患者完成相关检查 □ 完成护理记录	□ 基本生活和心理护理 □ 超声引导下经皮肝穿刺活检术后观察患者病情变化：神志变化、生命体征等，发现异常及时向医师汇报并记录 □ 正确执行医嘱 □ 认真完成交接班

续　表

时间	住院第 1 天	住院第 2 天
病情 变异 记录	□无　□有，原因： 1. 2.	□无　□有，原因： 1. 2.
护士 签名		
医师 签名		

时间	住院第 3~4 天	住院第 5~9 天	住院第 10~20 天
主要诊疗工作	□ 上级医师查房 □ 完成病历记录 □ 予以熊去氧胆酸等保肝药物治疗 □ 根据患者情况予以药物对症治疗瘙痒、骨质疏松、脂溶性维生素缺乏等	□ 上级医师查房 □ 完成病历记录 □ 根据肝脏病理学报告进一步明确诊断，若合并其他肝脏疾病（如自身免疫性肝炎等）转入相应路径	□ 上级医师查房，确定患者可以出院 □ 完成上级医师查房记录、出院记录、出院证明书和病历首页的填写 □ 通知出院 □ 向患者交代出院注意事项及随诊时间 □ 若患者不能出院，在病程记录中说明原因和继续治疗的方案
重点医嘱	**长期医嘱** □ 消化内科护理常规 □ 一级/二级护理 □ 普通饮食 □ 熊去氧胆酸 13~15mg/（kg·d） □ 可酌情选择 1~2 种保肝药物 □ 根据病情补充脂溶性维生素 **临时医嘱** □ 根据患者情况予以药物对症治疗瘙痒（考来烯胺、利福平、纳洛酮、舍曲林等）、骨质疏松（钙剂、维生素 D 及二膦酸盐类等药物）	**长期医嘱** □ 消化内科护理常规 □ 一级/二级护理 □ 普通饮食 □ 熊去氧胆酸 13~15mg/（kg·d） □ 可酌情选择 1~2 种保肝药物 □ 根据病情补充脂溶性维生素 **临时医嘱** □ 酌情复查肝功能等检查项目	**出院医嘱** □ 今日出院 □ 普通饮食 □ 出院带药 □ 嘱定期复查 □ 门诊随诊
主要护理工作	□ 基本生活和心理护理 □ 正确执行医嘱 □ 认真完成交接班	□ 基本生活和心理护理 □ 正确执行医嘱 □ 认真完成交接班	□ 帮助患者办理出院手续、交费等事宜 □ 出院指导
病情变异记录	□ 无 □ 有，原因： 1. 2.	□ 无 □ 有，原因： 1. 2.	□ 无 □ 有，原因： 1. 2.
护士签名			
医师签名			

第二十八章

失代偿肝硬化临床路径释义

一、失代偿肝硬化编码

1. 国家卫生和计划生育委员会原编码：

疾病名称及编码：失代偿肝硬化（ICD-10：K74）

2. 修改编码：

疾病名称及编码：乙型肝炎后肝硬化失代偿期（ICD-10：K74.602）

丙型肝炎后肝硬化失代偿期（ICD-10：K74.603）

自身免疫性肝炎后肝硬化失代偿期（ICD-10：K74.604）

肝炎后肝硬化失代偿期（ICD-10：K74.605）

混合型肝硬化失代偿期（ICD-10：K74.606）

肝硬化失代偿期（ICD-10：K74.607）

二、临床路径检索方法

K74.602-K74.607

三、失代偿肝硬化临床路径标准住院流程

（一）适用对象

第一诊断为失代偿肝硬化（ICD-10：K74）。

> 释义
>
> ■ 本路径适用于失代偿肝硬化患者。若有明确食管胃底静脉曲张破裂出血、肝性脑病、肝硬化腹水的患者，分别进入肝硬化合并食管胃静脉曲张出血、肝硬化并发肝性脑病、肝硬化腹水路径。

（二）诊断依据

根据《临床诊疗指南·消化系统疾病分册》（中华医学会编著，人民卫生出版社，2005年），《实用内科学（第12版）》（复旦大学上海医学院编著，人民卫生出版社，2005年），《乙型肝炎病毒相关肝硬化的临床诊断、评估和抗病毒治疗的综合管理》[中华消化杂志，2014，34（2）：77-84]及《2009年美国肝病学会肝硬化腹水的治疗指南》等国内、外临床诊疗指南。

1. 符合肝硬化诊断标准：肝组织病理学诊断或影像学诊断，参考肝脏弹性扫描检查；肝功能生化、凝血功能等检查评估肝脏功能，根据 Child-Turcotte-Pugh 评分，B级或C级为肝功能失代偿。

2. 出现肝硬化失代偿的标准：Child-Turcotte-Pugh 评分为B级或C级，或按肝硬化五期分类法确定为失代偿肝硬化。满足如下其中一条标准：Child-Turcotte-Pugh 评分为7分或以上；有

腹水的体征和影像学结果，腹胀、腹部移动性浊音阳性或腹部超声或 CT 或 MRI 检查证实存在腹腔积液；有食管静脉破裂出血史。

> **释义**
>
> ■ 肝硬化的诊断包括原发肝脏疾病的病史，白蛋白下降、胆红素升高、凝血功能障碍等肝功能障碍的表现，B 超及 CT 上肝脏表面不光滑、回声或密度不均、肝叶比例失调等，以及门脉增宽、脾大、胃食管静脉曲张等门脉高压表现。
>
> ■ Child pugh 评分标准（表 4）。

表 4 Child pugh 评分标准

临床与检测项目	评分		
	1	2	3
肝性脑病（分级）	无	1 或 2	3 或 4
腹水	无	轻到中度 利尿剂有反应	张力腹水 利尿剂反应差
胆红素（mg/dl）	<2	2~3	>3
白蛋白（g/dl）	>3.5	2.8~3.5	<2.8
凝血酶原时间 （延长，s'）	<4 INR<1.7	4~6 INR 1.7~2.3	>6 INR>2.3

> Child A 级 5~6 分；B 级 7~9 分；C 级 10~15 分
>
> 胆红素 1mg/dl = 17.1μmol/L
>
> 肝硬化五期分类法：Ⅰ 期：无静脉曲张、无腹水；2 期：无腹水，内镜检查有食管静脉曲张，无出血；3 期：有腹水，伴或不伴食管静脉曲张，无出血；4 期：食管静脉出血，伴或不伴腹水；5 期：出现脓毒血症或肝肾综合征

（三）选择治疗方案的依据

根据《临床诊疗指南·消化系统疾病分册》（中华医学会编著，人民卫生出版社，2005 年），《实用内科学（第 12 版）》（复旦大学上海医学院编著，人民卫生出版社，2005 年），《乙型肝炎病毒相关肝硬化的临床诊断、评估和抗病毒治疗的综合管理》［中华消化杂志，2014，34（2）：77-84］及《2009 年美国肝病学会肝硬化腹水的治疗指南》等国内、外临床诊疗指南。

1. 消除病因及诱因（如抗乙型肝炎/丙型肝炎病毒、戒酒、停用有损肝功的药物、限制过量钠盐摄入、营养状况欠佳等）。
2. 一般治疗（休息、控制水和钠盐的摄入）。
3. 药物治疗：原发病的治疗、利尿剂、人血白蛋白、降低门脉压力。
4. 放腹腔积液治疗。
5. 预防自发性腹膜炎。

6. 预防消化道大出血。

7. 预防肝肾综合征及肝性脑病。

> **释义**
>
> ■ 本路径的制订主要参考国内权威参考书籍和诊疗指南。
>
> ■ 肝硬化的治疗首先应针对病因，如酒精性肝硬化患者须戒酒，乙型肝炎或丙型肝炎患者应予抗病毒治疗，药物性肝炎患者应忌用肝损害药物。
>
> ■ 失代偿期肝硬化主要针对并发症进行预防和治疗。预防和治疗腹水，需适当限盐限水，监测出入量，适当利尿，必要时放腹腔积液、输白蛋白。预防消化道大出血需完善食管胃底静脉曲张情况，进软食，必要时予降低门脉压和内镜或外科治疗。预防肝性脑病需避免一次进食大量蛋白、保持大便通畅、纠正电解质紊乱、控制感染及消化道出血。

（四）标准住院日

病情复杂多变，变异度较大，为 14~21 天。

> **释义**
>
> ■ 失代偿期肝硬化患者入院后，第 1~2 天完善血液及腹水的检验以及影像学检查；第 3~8 天并发症评估情况予相应的保肝、利尿、输血制品、酸化肠道、降低门脉压力等治疗并评估疗效；第 9~14 天若评估为顽固性腹水，予大量放腹腔积液、补充白蛋白、腹水浓缩回输等治疗；第 15~21 天患者症状稳定后调整用药向出院过度。

（五）进入路径标准

1. 第一诊断必须符合肝硬化失代偿疾病编码（ICD-10：K74）。

2. 当患者同时具有其他疾病诊断，但在住院期间不需要特殊处理也不影响第一诊断的临床路径流程实施时，可以进入路径。

> **释义**
>
> ■ 进入本路径的患者为第一诊断为失代偿肝硬化，需除外食管胃底静脉曲张破裂出血、肝性脑病、肝硬化腹水等并发症。
>
> ■ 入院后常规检查发现有基础疾病，如高血压、冠状动脉粥样硬化性心脏病、糖尿病、肝肾功能不全等，经系统评估后对溃疡病诊断治疗无特殊影响者，可进入路径。但可能增加医疗费用，延长住院时间。

（六）住院期间检查项目

1. 入院后 1~3 天必须完成的检查：

（1）血常规、尿常规、便常规+隐血。

（2）肝功能、肾功能、电解质、血糖、血型、凝血功能、甲胎蛋白（AFP）、HBV 血清学标志、HCV 抗体。

（3）腹腔积液常规、生化检查。

（4）血清腹腔积液蛋白梯度（SAAG）= 血清白蛋白-腹腔积液白蛋白。

（5）腹部超声、胸正侧位 X 线片。

（6）肝纤维化扫描。

（7）胃镜：以了解有无食管静脉曲张及程度。

2. 根据患者具体情况可选择：

（1）HBV DNA、HCV RNA、铜蓝蛋白、甲状腺功能、自身免疫性肝病检查。

（2）腹腔积液病原学检查，腹部 CT 或 MRI，肝脏血管彩色多普勒或血管造影，超声心动图检查。

（3）24 小时尿钠排出量或尿钠/钾比值。

（4）腹腔积液脱落细胞学检查。

（5）肌酐清除率，肾小球滤过率。

（6）数字连接试验。

（7）脑电图，脑诱发电位检查。

> **释义**
>
> ■ 入院常规检查应包括：①肝硬化诊断相关检查，包括腹部 B 超或腹部 CT 等；②肝脏病因相关检查，根据具体情况选择性完善病毒性肝炎相关检查、铜蓝蛋白、甲状腺功能、自身抗体及免疫球蛋白等自身免疫性肝病检查等；③肝脏功能评估：凝血功能、白蛋白、胆红素等；④门脉高压情况评估：B 超或腹部 CT、胃镜；⑤其他并发症相关检查：血氨、电解质及肾功能、腹腔积液病原学及病理检查、AFP 及其他影像学检查等。

（七）治疗方案与药物选择

1. 腹腔穿刺术：

（1）目的：明确腹腔积液性质，辅助治疗。

（2）适应证：新发腹腔积液者；原有腹腔积液迅速增加原因未明者；疑似并发自发性腹膜炎者。

（3）术前准备：血常规、血型、凝血功能；除外合并明显出血倾向（如 DIC）。

（4）麻醉方式：局部麻醉。

> **释义**
>
> ■ 为明确腹腔积液性质可完善腹水常规、生化、病原性检测及病理检测。

2. 大量放腹腔积液（LVP）治疗：

（1）适应证：紧张性腹腔积液；严格限盐、利尿后腹腔积液消除效果欠佳以及出现利尿剂相关并发症时。

（2）术前准备与腹腔穿刺术相同。

（3）麻醉方式：局部麻醉。

（4）放腹腔积液大于 4L 时补充人血白蛋白，按每升腹腔积液补充人血白蛋白 8~10g。

（5）行腹腔积液浓缩回输，减少蛋白丢失。

> **释义**
>
> ■ 难治性腹水的定义为：对于大剂量利尿剂（螺内酯 400mg/d，呋塞米 160mg/d）缺少反应或在小剂量利尿剂时就发生肝性脑病、低钠、高钾等并发症。
>
> ■ 对于顽固性大量腹水患者，肝功能 Child Pugh A、B 级、无出血倾向（INR<1.6，血小板计数>50×10⁹/L），排除肝性脑病、上消化道出血、感染，可行大量放腹腔积液治疗。可于 1~2 小时内抽排腹水 4~6L，同时每升腹水补充白蛋白 6~8g，以维持有效血容量，减少 RAAS 系统激活。

3. 保肝及利尿剂的应用：

（1）针对肝硬化病因治疗。

（2）利尿剂：呋塞米联合应用螺内酯，比例为 40∶100，根据利尿效果调整剂量。

（3）补充血浆、白蛋白。

> **释义**
>
> ■ 针对病因治疗因肝硬化病因而异，包括戒酒、避免肝损害药物、抗病毒治疗等，酌情给予相应的保肝抗炎药物，如复方甘草酸制剂（甘草酸单铵半胱氨酸等）。参见相应路径。
>
> ■ 肝硬化腹水患者在限制水钠摄入的基础上，若腹水仍不消退，可予利尿剂治疗。首选醛固酮，60~100mg/d 起始，早上顿服，最大剂量 400mg/d。可以合用呋塞米，起始剂量 20~40mg/d，可增加到 160mg/d。无水肿者每日体重下降 500g，有水肿者 1000g。使用过程中需监测体重、腹围评估疗效，监测电解质、肾功能警惕不良反应。
>
> ■ 对于低蛋白血症患者，每周定期输注白蛋白、血浆可提高血浆胶体渗透压，促进腹水消退。

4. 预防自发性腹膜炎：

（1）适应证：腹腔积液蛋白水平低，<1g/dl；腹腔积液细胞数 > 100/ul；既往曾出现自发性腹膜炎。

（2）方案：诺氟沙星 400mg 口服 2 次/日，头孢曲松 1g 静滴 1 次/日，疗程 7~10 天。

> **释义**
>
> ■ 自发性腹膜炎预后较差，故临床怀疑自发性腹膜炎，或腹水中性粒细胞>0.25×10⁹/L 者，应立刻行经验性抗感染治疗。曾经发生过自发性腹膜炎者，或腹水蛋白<1g/dl 的进展性肝硬化伴黄疸、低钠血症或肾功能不全是复发性 SBP 的高危患者，应口服抗菌药物预防。
>
> ■ 自发性腹膜炎常见致病菌为革兰阴性菌，如大肠杆菌、克雷伯杆菌，故抗菌药物首选头孢噻肟或头孢曲松，预防用药可选用喹诺酮类。

5. 预防食管胃底静脉破裂出血：

（1）适应证：胃镜提示有中度以上食管胃底静脉曲张；既往有过食管静脉破裂出血史者。

（2）基本方案：健康宣教，避免坚硬食物，良好心态，保持大便通畅。普萘洛尔 10mg 口服 1~3 次/日（根据心率调整）。

（3）重度食管静脉曲张者可行胃镜下套扎术。

（4）经颈静脉肝内门体静脉内支架分流术（transjugular intrahepatic portosystem stent-shunt, TIPSS）。达到降低门脉高压后控制和预防食管胃底静脉曲张破裂出血，并可促进腹腔积液吸收。适用于：①食管、胃底静脉曲张破裂大出血，经保守治疗效果不佳者；②中–度食管、胃底静脉曲张，随时有破裂出血危险者；③门脉高压所致的顽固性腹腔积液。

> **释义**
>
> ■ 食管胃底静脉曲张分级：轻度（G1）：食管静脉呈直线形或略有迂曲，无红色征；重度（G2）：食管静脉曲张呈直线形或略有迂曲，有红色征或食管静脉曲张呈蛇形迂曲隆起但无红色征。重度（G3）：食管静脉曲张呈蛇形迂曲隆起，且有红色征或食管静脉曲张呈串珠状、结节状或瘤样（不论是否有红色征）。
>
> ■ 一级预防：中、重度静脉曲张患者推荐使用非选择性 β 受体阻滞剂治疗。有红色征者应行内镜下治疗。
>
> ■ 二级预防：首次食管胃底静脉曲张破裂出血后，建议使用非选择性 β 受体阻滞剂、内镜治疗或二者联合进行二级预防。内镜下治疗方法包括：内镜下食管曲张静脉套扎、食管曲张静脉硬化剂注射和组织黏合剂。
>
> ■ 非选择性 β 受体阻滞剂普萘洛尔可用于降低门脉压力，其应用方法：起始剂量 10mg q8h，逐渐增加至最大耐受剂量，使静息心率下降至基础心率的 75%，或静息心率达 50~60 次/分。禁忌证：急性出血期、窦性心动过缓、支气管哮喘、慢性阻塞性肺部疾病、心力衰竭、低血压、房室传导阻滞、胰岛素依赖性糖尿病、外周血管病变、肝功能 Child-Pugh 分级 C 级。
>
> ■ 外科治疗：包括门奇静脉断流术、分流术、肝移植术。Child-PughA/B 者可根据门静脉血流动力学选择断流术或不同方式的分流术。Child-PughC 级者可作为肝移植的候选者。
>
> ■ 若出现食管胃底静脉曲张破裂出血，转入"肝硬化合并食管胃静脉曲张出血"路径。

6. 预防肝肾综合征及肝性脑病：

（1）适应证：有消化道出血者，有大量腹腔积液者，有肝功能失代偿，黄疸进行性加深，同时伴有凝血功能障碍者。

（2）基本方案：停用任何诱发氮质血症的药物，给予低蛋白、高糖饮食，减轻氮质血症及肝性脑病的发展。处理上消化道出血、避免大量排放腹腔积液、避免大剂量应用利尿剂、防治感染等。

（3）乳果糖 15~30ml，每日 2~3 次，口服；利福昔明片 0.2g，每日 4 次，口服。

> **释义**
>
> ■ 肝性脑病常见诱因包括：消化道出血、高蛋白饮食、低钾性碱中毒、低血容量与缺氧、感染、镇静镇痛等药物、便秘。故失代偿期肝硬化患者均应去除肝性脑

病相应诱因，包括避免一次性摄入大量高蛋白饮食，控制消化道出血，纠正电解质紊乱，避免大量排放腹水或应用利尿剂导致血容量下降，防治感染，保持大便通畅。

■ 营养治疗：长时间过度限制蛋白饮食会造成负氮平衡，增加骨骼肌动员会使血氨升高，更易出现肝性脑病，因此仍应正常摄入蛋白 $1\sim1.5g/(kg\cdot d)$。可口服或静脉使用支链氨基酸制剂。植物和奶制品蛋白优于动物蛋白，因其产氨少、被肠菌酵解后产酸降低肠道 pH，且增加非吸收性纤维含量从而增加粪便细菌对氮的结合和清除。

■ 乳果糖可以酸化肠道减少氨吸收，并且有助于保持大便通畅，为预防及治疗肝性脑病的一线药物。利福昔明为肠道非吸收抗菌药物，可抑制肠道产氨细菌生长，可用于治疗轻微肝性脑病，有效预防复发。

■ 若出现肝性脑病，转入"肝硬化并发肝性脑病"路径。

■ 肝肾综合征是扩血管物质增加使内脏血管扩张，有效血容量不足，从而导致肾灌注不足而出现的急性肾损伤。故预防肝肾综合征需要去除使有效血容量进一步下降的因素，包括控制出血、感染，避免过量放腹水、利尿，也可通过输注白蛋白和血浆维持有效循环血量预防肝肾综合征的发生。

（八）出院标准

1. 腹胀症状缓解，腹围减小，体重稳步下降。
2. 对利尿剂反应佳，无严重电解质紊乱。
3. 影像学检查提示腹腔积液完全消退或剩余少量腹腔积液。
4. 消化道症状明显改善，生化学、凝血指标明显恢复。
5. 无活动性出血，无感染，无肝性脑病。

> **释义**
>
> ■ 患者出院前应完成所有必须检查项目，评估肝硬化病因、并发症，且治疗后腹腔积液减少且保持稳定、无电解质紊乱、无活动性消化道出血、感染、肝性脑病等并发症，且肝酶、胆红素、凝血、白蛋白等肝功能指标改善。

（九）变异及原因分析

1. 顽固性腹腔积液，需进一步诊治，导致住院时间延长、费用增加。
2. 出现并发症（如消化道出血、原发性腹膜炎、肝性脑病、肝肾综合征等），需转入相应路径，且费用显著增加。
3. 结核性腹膜炎、布加综合征、肿瘤性病变等转入相应路径。

> **释义**
>
> ■ 顽固性腹水需要更多的鉴别诊断及长时间多手段的治疗，可使治疗疗程长、治疗费用增加；如出现食管胃底静脉曲张破裂出血、原发性腹膜炎、肝性脑病、肝肾综合征、肝癌等并发症需转入相应路径。

> ■ 因患者方面的主观原因导致执行路径出现变异，需医师在表单中予以说明。

四、失代偿肝硬化临床路径给药方案

【用药选择】

1. 利尿剂：肝硬化腹水患者血浆醛固酮浓度升高，在增加肾小管钠重吸收中起重要作用，故利尿药首选醛固酮拮抗剂即螺内酯。为增加利尿效果可加用襻利尿剂呋塞米。

（1）螺内酯：建议用量 60~100mg/d 起始，晨起顿服。根据反应每 4~5 天增加 60~100mg，至最大剂量 400mg/d。

（2）呋塞米：建议用量 20~40mg/d 起始，可逐渐增加至 160mg/d。

2. 预防肝性脑病药物：

（1）口服不吸收双糖：乳果糖口服后在结肠内被乳酸菌、厌氧菌等分解为乳酸、醋酸，降低结肠 pH，减少氨的形成与吸收，也可促进乳酸杆菌等有益菌的繁殖。同时，其轻泻作用可以促进肠内含氮物质的排泄。多项实验表明乳果糖可以预防肝性脑病的发生，可以显著改善轻微型肝性脑病患者的智力测验结果，提高生活质量。其推荐剂量是 30ml，每日 3~4 次口服或鼻饲。乳梨醇与乳果糖效果一致，推荐剂量是 30~45g/d，分 3 次口服。

（2）肠道非吸收抗菌药物：利福昔明-α 晶型是一种肠道不吸收的抗菌药物，可广谱、强效抑制肠道产氨细菌生长，实验证明可预防肝性脑病的发生、改善轻微型肝性脑病患者的认知能力、预防肝性脑病复发。推荐剂量为 1200mg/d，分 3 次口服，疗程 8 周。

3. 降低门脉压力药物：非选择性 β 受体阻滞剂（常用药物为普萘洛尔）可以通过收缩内脏血管，降低门脉血流量从而降低门脉压力。推荐剂量是 10mg q8h，逐渐根据耐受度加量，至静息时心率下降至基础心率的 75%，或静息心率 50~60 次/分。联用 5-单硝酸异山梨醇：可以通过降低门脉阻力，进一步降低门脉压力，增加单用普萘洛尔的效果。

【药学提示】

1. 利尿剂的不良反应有水电解质紊乱、肾功能恶化、体重减轻过度、肝性脑病，螺内酯有促进男性乳房发育的不良反应。

2. 乳果糖的不良反应有初始用药可出现腹胀，通常继续治疗症状可消失。其禁忌证为肠梗阻。

3. 利福昔明禁忌证为肠梗阻、严重肠道溃疡性病变者以及对利福霉素类药物过敏患者。

4. 普萘洛尔的不良反应有：①低血压、心率过慢、充血性心力衰竭；②支气管痉挛及呼吸困难；③眩晕、神志模糊、反应迟钝等中枢神经系统不良反应。其禁忌证为窦性心动过缓、支气管哮喘、慢性阻塞性肺疾病、心力衰竭、低血压、房室传导阻滞、胰岛素依赖型糖尿病、肝硬化难治性腹水。急性出血期禁用 β 受体阻滞剂。

【注意事项】

1. 如出现肝性脑病、低钠血症（血钠<120mmol/L），肌酐>120mmol/L 应停用利尿剂，可用胶体或盐水扩容。

2. 乳果糖用于治疗及预防肝性脑病剂量较大，糖尿病患者需注意血糖波动；本品可致结肠 pH 下降，可能导致结肠 pH 依赖性药物失活，如 5-ASA 等。

3. 普萘洛尔的耐受量个体差异大，需小剂量开始，逐渐增加剂量密切观察心率、血压等反应调整剂量；长期用药者停药需逐渐减剂量，至少经过 3 天，一般为 2 周。

五、推荐表单

（一）医师表单

失代偿肝硬化临床路径医师表单

适用对象：第一诊断为肝硬化失代偿（ICD-10：K74）

患者姓名：	性别：	年龄：	门诊号：	住院号：
住院日期：　　年　月　日	出院日期：　　年　月　日		标准住院日：14~21 天	

时间	住院第 1 天	住院第 2~3 天
主要诊疗工作	□ 完成询问病史和体格检查 □ 完成入院病历及首次病程记录 □ 拟定检查项目 □ 制订初步治疗方案 □ 对患者进行有关肝硬化失代偿的宣教	□ 上级医师查房，明确下一步诊疗计划 □ 完成上级医师查房记录 □ 对腹水患者： 向患者及家属交代病情，并签署腹腔穿刺检查同意书 对腹腔积液量不大或肥胖患者行超声腹腔积液定位 行腹腔穿刺术，完成穿刺记录，观察腹腔穿刺术后并发症（出血、感染等） □ 完善胃镜检查： 向患者及家属交代病情，并签胃镜检查治疗同意书 完善胃镜检查，评估胃底食管静脉曲张程度，必要时完成内镜下治疗 观察内镜下检查治疗后有无呕血、黑便、血色素变化，警惕出血
重点医嘱	**长期医嘱** □ 肝硬化护理常规 □ 二级护理 □ 低盐软食 □ 记 24 小时液体出入量 □ 测体重+腹围，每天 1 次 **临时医嘱** □ 血、尿、便常规+隐血、肝功能、肾功能、电解质、血糖、血型、凝血功能、AFP、血氨；腹部超声、心电图胸正侧位 X 线片 □ 必要时行：HBV 及 HCV 相关（乙肝 2 对半、丙肝抗体，可选择查病毒载量）；铜蓝蛋白、免疫球蛋白、自身免疫性肝病相关抗体；腹部 CT 或 MRI，胃镜 □ 其他检查（酌情）	**长期医嘱** □ 肝硬化护理常规 □ 一级护理 □ 低盐软食，若行胃镜下治疗后需禁食、禁水 □ 记 24 小时液体出入量 □ 测体重+腹围，每天 1 次；给予利尿剂 □ 胃镜下治疗后，予 PPI 静滴，适当补液 **临时医嘱** □ 腹腔穿刺术 □ 腹腔积液常规、生化、同日血生化（为计算 SAAG），腹腔积液需氧菌及厌氧菌培养、细胞学检查（必要时） □ 白蛋白静滴（必要时） □ 电子胃镜检查，必要时胃镜下治疗 □ 其他检查（酌情）

续　表

时间	住院第 1 天	住院第 2~3 天
主要护理工作	□ 入院宣教 □ 健康宣教：疾病相关知识 □ 根据医师医嘱指导患者完成相关检查 □ 完成护理记录 □ 记录入院时患者体重和腹围	□ 基本生活和心理护理 □ 监督患者进行出入量及体重测量，胃镜检查前嘱患者禁食、禁水 □ 腹腔穿刺术后观察患者病情变化：意识变化、生命体征、穿刺点渗血及渗液情况，发现异常及时向医师汇报并记录 □ 胃镜检查治疗后关注病情变化：生命体征、大便次数和性状，间断患者禁食、禁水，发现异常及时向医师汇报并记录 □ 正确执行医嘱 □ 认真完成交接班
病情变异记录	□ 无　□ 有，原因： 1. 2.	□ 无　□ 有，原因： 1. 2.
是否退出路径	□ 是　□ 否，原因： 1. 2.	□ 是　□ 否，原因： 1. 2.
护士签名		
医师签名		

时间	住院第 3~8 天	住院第 8~14 天	住院第 14~21 天
主要诊疗工作	□ 上级医师查房 □ 完成病历记录 □ 评价腹水治疗疗效，调整治疗药物（目标：无水肿者每天体重减轻 300~500g，有下肢水肿者每天体重减轻 800~1000g 时） □ 根据腹腔积液检测结果调整治疗方案（如加用抗感染治疗等） □ 若行胃镜下治疗，评估是否有消化道出血，酌情恢复饮食	□ 上级医师查房 □ 完成病历记录 □ 评价治疗疗效，若评价为难治性腹腔积液，可选择： 1. 系列性、治疗性腹腔穿刺术 2. 转诊行 TIPS 治疗 3. 转外科治疗	□ 上级医师查房，确定患者可以出院 □ 完成上级医师查房记录、出院记录、出院证明书和病历首页的填写 □ 通知出院 □ 向患者交代出院注意事项及随诊时间 □ 若患者不能出院，在病程记录中说明原因和继续治疗的方案
重点医嘱	**长期医嘱** □ 感染内科护理常规 □ 一级护理 □ 低盐软食，内镜下治疗者禁食、禁水或酌情恢复饮食 □ 记 24 小时液体出入量 □ 测体重+腹围，每天 1 次 □ 利尿剂 □ 必要时予乳果糖、利福昔明、普萘洛尔等药物 □ 内镜下治疗者 PPI **临时医嘱** □ 根据病情需要下达 □ 酌情复查：血常规、肝功能、肾功能、电解质测定、血氨	**长期医嘱** □ 感染内科护理常规 □ 一级护理 □ 低盐软食 □ 记 24 小时液体出入量 □ 测体重+腹围，每天 1 次 □ 利尿剂 □ 必要时予乳果糖、利福昔明、普萘洛尔、PPI 等药物 **临时医嘱** □ 根据病情需要下达	**出院医嘱** □ 今日出院 □ 低盐软食 □ 出院带药 □ 嘱定期监测血常规、肝肾功能、凝血、电解质、胃镜、腹部 B 超或 CT □ 门诊随诊
主要护理工作	□ 基本生活和心理护理 □ 监督患者进行出入量及体重测量 □ 正确执行医嘱 □ 认真完成交接班	□ 基本生活和心理护理 □ 监督患者进行出入量及体重测量 □ 正确执行医嘱 □ 认真完成交接班	□ 帮助患者办理出院手续、交费等事宜 □ 出院指导
病情变异记录	□ 无　□ 有，原因： 1. 2.	□ 无　□ 有，原因： 1. 2.	□ 无　□ 有，原因： 1. 2.
是否退出路径	□ 是　□ 否，原因： 1. 2.	□ 是　□ 否，原因： 1. 2.	□ 是　□ 否，原因： 1. 2.

续　表

时间	住院第 3~8 天	住院第 8~14 天	住院第 14~21 天
护士 签名			
医师 签名			

（二）护士表单

失代偿肝硬化临床路径护士表单

适用对象：第一诊断为肝硬化失代偿（ICD-10：K74）

| 患者姓名： | | 性别：　　年龄：　　门诊号： | | 住院号： |
| 住院日期：　　年　月　日 | | 出院日期：　　年　月　日 | | 标准住院日：14~21 天 |

时间	住院第 1 天	住院第 2 天	住院第 3~8 天
健康宣教	□ 入院宣教 　介绍主管医师、护士 　介绍环境、设施 　介绍住院注意事项 　介绍探视和陪护制度 　介绍贵重物品制度 □ 饮食宣教 □ 强调不能进食坚硬、生冷食物 □ 根据当日检查医嘱完成相关检查宣教	□ 腹腔穿刺术前宣教 □ 告知患者腹腔穿刺术的过程 □ 告知患者于腹腔穿刺术前排空膀胱以防误伤 □ 饮食宣教 □ 每日饮食中盐的摄入量及分配 □ 药物宣教	□ 如患者需进行胃镜检查，给予胃镜检查当日宣教 □ 告知饮食、体位要求 □ 告知胃镜检查后需禁食 2~4 小时 □ 检查宣教 □ 24 小时尿钠排出量测定、尿钠/钾比值测定、尿电解质测定正确留取尿标本的方法 □ 给予患者及家属心理支持 □ 再次明确探视和陪护须知
护理处置	□ 核对患者姓名，佩戴腕带 □ 建立入院护理病历 □ 静脉采血 □ 协助患者留取尿、便标本 □ 记录生命体征，记录出入量 □ 测体重+腹围 □ 相关检查前准备	□ 腹腔穿刺术前后测量生命体征及腹围，准备腹带、敷料、腹水标本容器等 □ 记录生命体征，记录出入量 □ 测体重+腹围 □ 遵医嘱给药 □ 完善护理记录	□ 胃镜检查前准备 □ 遵医嘱给药，因胃镜检查长时间禁食患者给予补液支持 □ 送患者至内镜中心 □ 摘除患者义齿 □ 核对患者资料及带药 □ 接患者 □ 核对患者及资料 □ 记录生命体征，记录出入量 □ 测体重+腹围 □ 完善护理记录
基础护理	□ 一级护理 □ 晨晚间护理，根据病情给予/协助完成口腔护理 □ 皮肤护理：针对皮肤黄疸引起的瘙痒给予对症处理；水肿及消瘦患者给予皮肤保护及保证清洁，避免压疮 □ 排泄护理 □ 患者安全管理 □ 必要时由家属陪同	□ 一级护理 □ 晨晚间护理，根据病情给予/协助完成口腔护理 □ 皮肤护理 □ 排泄护理 □ 患者安全管理 □ 必要时由家属陪同	□ 一级护理 □ 晨晚间护理，根据病情给予/协助完成口腔护理 □ 皮肤护理 □ 排泄护理 □ 患者安全管理 □ 必要时由家属陪同

续　表

时间	住院第1天	住院第2天	住院第3~8天
专科护理	□ 护理查体 □ 病情观察 □ 观察患者是否有乏力、低热、皮肤巩膜黄染、肝掌及蜘蛛痣或下肢水肿，观察腹部体征 □ 确定饮食种类 □ 心理护理	□ 配合完成腹腔穿刺术及留取腹水标本，及时送检 □ 穿刺点覆盖无菌敷料，腹部以腹带加压包扎 □ 病情观察 □ 腹腔穿刺术后观察患者病情变化：意识变化、生命体征、穿刺点渗血及渗液情况，发现异常及时向医师汇报并记录 □ 输注血液或血制品的病情观察（必要时） □ 如使用利尿剂治疗患者，注意观察是否有水电解质紊乱症状 □ 心理护理	□ 病情观察 □ 观察腹腔穿刺后敷料有无渗血渗液，每班调整腹带保证适当压力及患者舒适 □ 观察胃镜检查后并发症 □ 心理护理
重点医嘱	□ 详见医嘱执行单	□ 详见医嘱执行单	□ 详见医嘱执行单
病情变异记录	□ 无　□ 有，原因： 1. 2.	□ 无　□ 有，原因： 1. 2.	□ 无　□ 有，原因： 1. 2.
护士签名			

时间	住院第 9~14 天	住院第 14~21 天
健康宣教	□ 药物宣教 □ 遵医嘱服用利尿剂，服药时间及剂量，如厕过程注意安全 □ 饮食指导 □ 高钾及低钾的食物 □ 蛋白质的摄入及食物选择	□ 出院宣教 □ 复查时间 □ 服药方法 □ 活动休息 □ 指导饮食 □ 指导办理出院手续
护理处置	□ 遵医嘱给药 □ 记录生命体征、出入量 □ 测体重+腹围 □ 遵医嘱静脉采血复查，协助留取尿便标本复查 □ 完善护理记录	□ 办理出院手续 □ 书写出院小结
基础护理	□ 一级护理 □ 晨晚间护理，根据病情给予/协助完成口腔护理 □ 皮肤护理 □ 排泄护理 □ 患者安全管理 □ 必要时由家属陪同	□ 一级/二级护理 □ 晨晚间护理，根据病情给予/协助完成口腔护理 □ 皮肤护理 □ 患者安全管理
专科护理	□ 病情观察 □ 使用利尿剂时，了解患者的出入量及电解质化验结果，注意观察是否有水电解质紊乱症状 □ 心理护理	□ 病情观察 □ 出院指导 □ 心理护理
重点医嘱	□ 详见医嘱执行单	□ 详见医嘱执行单
病情变异记录	□ 无 □ 有，原因： 1. 2.	□ 无 □ 有，原因： 1. 2.
护士签名		

（三）患者表单

失代偿肝硬化临床路径患者表单

适用对象：第一诊断为肝硬化失代偿（ICD-10：K74）

患者姓名：		性别：　　年龄：　　门诊号：	住院号：
住院日期：　　年　月　日		出院日期：　　年　月　日	标准住院日：14~21 天

时间	入院	完善检查	治疗
医患配合	□ 配合询问病史、收集资料，请务必详细告知既往史、用药史、过敏史、流行病学史 □ 配合进行体格检查 □ 有任何不适请告知医师	□ 配合完善评估肝功能及肝硬化并发症的相关检查、化验，如采血、留尿、心电图、腹部 CT，必要时配合完善腹腔穿刺术、胃镜 □ 医师与患者及家属介绍病情，必要时进行腹腔穿刺及胃镜检查的谈话及知情同意签字	□ 配合完成相关治疗，如用药、输血制品、放腹腔积液、胃镜下治疗等 □ 配合每日进行体格检查、记录出入量、体重、腹围等以评估治疗疗效 □ 如有不适及时告知
护患配合	□ 配合测量体温、脉搏、呼吸频率 3 次，血压、体重、腹围 1 次 □ 配合完成入院护理评估（简单询问病史、过敏、用药史） □ 接受入院宣教（环境介绍、病室规定、订餐制度、贵重物品保管等） □ 配合执行探视和陪护制度 □ 有任何不适请告知护士	□ 配合每日测量体温、脉搏、呼吸频率 3 次，测量血压、体重、腹围、询问大便 1 次，记每日出入量 □ 接受相关检查前宣教 □ 接受饮食宣教 □ 接受药物宣教	□ 配合每日测量体温、脉搏、呼吸频率 3 次，测量血压、体重、腹围、询问大便 1 次，记每日出入量 □ 接受输血、放腹腔积液、胃镜下治疗等宣教 □ 接受饮食宣教 □ 接受药物宣教 □ 有任何不适请告知护士
饮食	□ 低盐软食 □ 避免一次大量进食高蛋白食物 □ 遵医嘱随时调整饮食	□ 低盐软食 □ 避免一次大量进食高蛋白食物 □ 遵医嘱随时调整饮食	□ 低盐软食 □ 避免一次大量进食高蛋白食物 □ 遵医嘱随时调整饮食，如胃镜前后禁食相应时间
排泄	□ 观察大便性状及颜色，如有异常及时告知医护人员 □ 保持大便通畅	□ 观察大便性状及颜色，如有异常及时告知医护人员 □ 保持大便通畅	□ 观察大便性状及颜色，如有异常及时告知医护人员 □ 保持大便通畅
活动	□ 正常活动	□ 正常活动	□ 正常活动

时间	治疗后	出院
医患配合	□ 配合测量生命体征、腹围、体重、大便情况及腹部查体 □ 配合完善术后检查：如采血、留尿便等	□ 接受出院前指导 □ 知道复查程序 □ 获取出院诊断书
护患配合	□ 配合定时测量生命体征、腹围、体重，每日询问大便、出入量 □ 接受输液、服药等治疗 □ 接受进食、进水、排便等生活护理 □ 配合活动，预防皮肤压力伤 □ 注意活动安全，避免坠床或跌倒 □ 配合执行探视及陪护	□ 接受出院宣教 □ 办理出院手续 □ 获取出院带药 □ 知道服药方法、作用、注意事项 □ 知道复印病历程序
饮食	□ 低盐软食 □ 避免一次大量进食高蛋白食物 □ 遵医嘱随时调整饮食，如内镜下治疗后禁食	□ 遵医嘱饮食
排泄	□ 观察大便性状及颜色，如有异常及时告知医护人员 □ 保持大便通畅	□ 正常排尿便
活动	□ 正常适度活动，避免疲劳	□ 正常适度活动，避免疲劳

附：原表单（2016 年版）

失代偿肝硬化临床路径表单

适用对象：第一诊断为肝硬化失代偿（ICD-10：K74）

患者姓名：	性别：	年龄：	门诊号：	住院号：

住院日期： 年 月 日	出院日期： 年 月 日	标准住院日：14~21 天

时间	住院第 1 天	住院第 2 天
主要诊疗工作	□ 完成询问病史和体格检查 □ 完成入院病历及首次病程记录 □ 拟定检查项目 □ 制订初步治疗方案 □ 对患者进行有关肝硬化失代偿的宣教	□ 上级医师查房，明确下一步诊疗计划 □ 完成上级医师查房记录 □ 向患者及家属交代病情，并签署腹腔穿刺检查同意书 □ 对腹腔积液量不大或肥胖患者行超声腹腔积液定位 □ 腹腔穿刺术 □ 完成穿刺记录 □ 观察腹腔穿刺术后并发症（出血、血肿等）
重点医嘱	**长期医嘱** □ 感染内科护理常规 □ 一级护理 □ 低盐饮食 □ 记 24h 液体出入量 □ 测体重+腹围每天 1 次 **临时医嘱** □ 血、尿、便常规+隐血、肝功能、肾功能、电解质、血糖、血型、凝血功能、AFP、HBV、HCV；腹部超声、胸正侧位 X 线片 □ 必要时行：腹部 CT 或 MRI，胃镜，超声心动检查，24h 尿钠排出量或尿钠/钾比值 □ 其他检查（酌情）	**长期医嘱** □ 感染内科护理常规 □ 一级护理 □ 低盐饮食 □ 记 24h 液体出入量 □ 测体重+腹围，每天 1 次；给予利尿剂 **临时医嘱** □ 腹腔穿刺术 □ 腹腔积液常规、生化、SAAG，腹腔积液需氧菌及厌氧菌培养、细胞学检查（必要时） □ 白蛋白静脉滴注（必要时） □ 其他检查（酌情）
主要护理工作	□ 入院宣教 □ 健康宣教：疾病相关知识 □ 根据医师医嘱指导患者完成相关检查 □ 完成护理记录 □ 记录入院时患者体重和腹围	□ 基本生活和心理护理 □ 监督患者进行出入量及体重测量 □ 腹腔穿刺术后观察患者病情变化：意识变化、生命体征、穿刺点渗血及渗液情况，发现异常及时向医师汇报并记录 □ 正确执行医嘱 □ 认真完成交接班
病情变异记录	□ 无 □ 有，原因： 1. 2.	□ 无 □ 有，原因： 1. 2.

续　表

时间	住院第 1 天	住院第 2 天
是否 退出 路径	□ 是　□ 否，原因： 1. 2.	□ 是　□ 否，原因： 1. 2.
护士 签名		
医师 签名		

时间	住院第 3~8 天	住院第 8~14 天	住院第 14~21 天
主要诊疗工作	□ 上级医师查房 □ 完成病历记录 □ 评价治疗疗效，调整治疗药物（无水肿者每天体重减轻 300~500g，有下肢水肿者每天体重减轻 800~1000g 时，无须调整药物剂量） □ 根据腹部血管彩超结果决定是否请相关科室会诊 □ 根据腹腔积液检测结果调整治疗方案（如加用抗感染治疗等）	□ 上级医师查房 □ 完成病历记录 □ 评价治疗疗效，若评价为难治性腹腔积液，可选择： 1. 系列性、治疗性腹腔穿刺术 2. 转诊行 TIPS 治疗 3. 转外科治疗	□ 上级医师查房，确定患者可以出院 □ 完成上级医师查房记录、出院记录、出院证明书和病历首页的填写 □ 通知出院 □ 向患者交代出院注意事项及随诊时间 □ 若患者不能出院，在病程记录中说明原因和继续治疗的方案
重点医嘱	**长期医嘱** □ 感染内科护理常规 □ 一级护理 □ 低盐饮食 □ 记 24h 液体出入量 □ 测体重+腹围，每天 1 次 □ 利尿剂 **临时医嘱** □ 根据病情需要下达 □ 酌情复查：24 小时尿钠排出量测定、尿钠/钾比值测定、肾功能、电解质测定	**长期医嘱** □ 感染内科护理常规 □ 一级护理 □ 低盐饮食 □ 记 24h 液体出入量 □ 测体重+腹围，每天 1 次 □ 利尿剂 **临时医嘱** □ 根据病情需要下达	**出院医嘱** □ 今日出院 □ 低盐饮食 □ 出院带药 □ 嘱定期监测肾功能及血电解质 □ 门诊随诊
主要护理工作	□ 基本生活和心理护理 □ 监督患者进行出入量及体重测量 □ 正确执行医嘱 □ 认真完成交接班	□ 基本生活和心理护理 □ 监督患者进行出入量及体重测量 □ 正确执行医嘱 □ 认真完成交接班	□ 帮助患者办理出院手续、交费等事宜 □ 出院指导
病情变异记录	□ 无 □ 有，原因： 1. 2.	□ 无 □ 有，原因： 1. 2.	□ 无 □ 有，原因： 1. 2.
是否退出路径	□ 是 □ 否，原因： 1. 2.	□ 是 □ 否，原因： 1. 2.	□ 是 □ 否，原因： 1. 2.
护士签名			
医师签名			

第二十九章

肝硬化合并食管胃静脉曲张出血（内科治疗）临床路径释义

一、肝硬化合并食管胃静脉曲张出血编码

1. 国家卫生和计划生育委员会原编码：

疾病名称及编码：肝硬化合并食管胃静脉曲张出血（ICD-10：K74.608+/K70.3+/K71.7+，K92.204）

2. 修改编码：

疾病名称及编码：酒精性肝硬化合并食管胃静脉曲张出血（ICD-10：K70.302+I98.3＊）

原发性胆汁性肝硬化伴食管静脉曲张破裂出血（ICD-10：K74.302†+I98.3＊）

肝硬化伴食管静脉曲张破裂出血（ICD-10：K74.615†+I98.3＊）

肝硬化伴食管胃底静脉曲张破裂出血（ICD-10：K74.617†+I98.3＊）

肝硬化伴胃底静脉曲张破裂出血（ICD-10：K74.618†+I98.3＊）

二、临床路径检索方法

K70.302/K74.302†/K74.615†/K74.617†/K74.618†/+I98.3＊

三、肝硬化合并食管胃静脉曲张出血（内科治疗）临床路径标准住院流程

（一）适用对象

第一诊断为肝硬化门脉高压食管胃静脉曲张，上消化道出血（疾病编码 ICD-10：K74.608+/K70.3+/K71.7+，K92.204）。

> **释义**
>
> ■ 本路径适用对象为临床诊断为肝硬化门脉高压食管胃静脉曲张破裂出血的患者，各种原因所致肝硬化，包括病毒性肝炎所致肝硬化、酒精性肝硬化、非酒精性脂肪性肝硬化、中毒性及药物性肝炎肝硬化、原发性或继发性胆汁淤积性肝硬化、代谢性肝硬化、淤血性肝硬化、自身免疫性肝炎所致肝硬化、寄生虫感染所致肝硬化、遗传和代谢性疾病所致肝硬化及各种隐源性肝硬化。
>
> ■ 本路径不适用于非食管胃静脉曲张所致的上消化道出血，如胃溃疡出血、十二指肠溃疡出血、门静脉高压性胃病出血、食管贲门黏膜撕裂出血、食管和胃恶性肿瘤出血等。

（二）诊断依据

根据《实用内科学（第14版）》（陈灏珠主编，人民卫生出版社）、《肝硬化门静脉高压食管胃静脉曲张出血的防治指南（2016）》（中华医学会肝病学分会，中华医学会消化病学分会，中华医学会内镜学分会）。

1. 有呕血和（或）黑便，有心悸、恶心、软弱无力或眩晕、晕厥和休克等失血性周围循环

衰竭、贫血、氮质血症及发热表现。

2. 内镜检查确诊为曲张静脉活动性出血。

3. 明确肝硬化诊断。

> **释义**
>
> ■肝硬化失代偿期患者容易发生上消化道出血。肝硬化门静脉高压食管静脉曲张出血的典型的临床表现多为大量呕血或者柏油样便，呕血多为暗红色或鲜红色血，诱因多见于进食粗糙食物、腹内压增高及剧烈咳嗽，静脉曲张破裂出血量往往比较大，有时出现便血，暗红色血便。由于出血量大，多数患者出现血容量不足或休克的表现。
>
> ■根据指南，出血12~24小时行胃镜检查是诊断食管胃静脉曲张破裂出血的可靠方法，内镜下可见曲张静脉活动性出血（渗血、喷血）、在未发现其他部位有出血病灶但有明显静脉曲张的基础上发现有血栓头。除了胃镜检查，胶囊胃镜、超声内镜、腹部超声、多排螺旋CT、CT门静脉血管成像、磁共振弹性成像和动态增强磁共振成像、肝弹性检测与肝静脉压力梯度等技术也用于评估是否存在食管胃静脉曲张，但都不足替代胃镜检查，尤其是在判断肝硬化患者上消化道出血是否由食管胃静脉曲张破裂出血所致上胃镜还是最可靠的方法。同时胃镜检查也是排除其他原因引起上消化道出血的方法，如消化性溃疡、胃癌和门静脉高压性胃病等。
>
> ■肝硬化主要根据患者慢性肝病病史、肝功能减退的表现、门静脉高压的表现、肝脏的形态学和生化学改变等进行综合临床诊断。肝功能减退包括临床表现如消化吸收不良、营养不良、黄疸、出血和贫血、蜘蛛痣、肝掌等，以及实验室检查反映肝细胞受损、胆红素代谢障碍、肝脏合成功能降低以及血小板降低等。门静脉高压主要包括临床表现如脾大、腹腔积液、腹壁静脉曲张及食管胃底静脉曲张等，实验室检查等。超声、CT及MRI可反映肝脏形态的变化，如肝脏体积缩小、肝裂增宽、肝包膜波浪样改变、脾大、门静脉主径>13mm，脾静脉内径>8mm等。

（三）治疗方案的选择

根据《实用内科学（第14版）》（陈灏珠主编，人民卫生出版社）、《肝硬化门静脉高压食管胃静脉曲张出血的防治指南（2016）》（中华医学会肝病学分会，中华医学会消化病学分会，中华医学会内镜学分会）。

1. 一般治疗：纠正低血容量休克、防止胃肠道出血相关并发症、恢复血容量。

2. 药物治疗：应用降低门静脉压力药物及抗菌药物。

3. 内镜治疗：控制肝硬化急性食管静脉曲张出血及尽可能使静脉曲张消失或减轻，以防止其再出血。

4. 三腔二囊压迫止血：药物控制出血无效及无急诊内镜或无TIPS治疗条件下使用。

5. 经颈静脉肝内门体分流术（TIPS）。

6. 外科手术。

> **释义**
>
> ■肝硬化门静脉高压常见的并发症为食管胃静脉曲张出血，患者出血量大，是需要紧急抢救的临床危重症。因此，对该类出血患者应进行充分的病情评估，包括

失血量、是否存在活动性出血等。食管胃静脉曲张出血往往是上消化道大出血，病情急，变化快，因此首先应抗休克、迅速补充血容量。输血、输液维持血流动力学稳定并使血红蛋白维持在 6g/dl 以上。恢复血容量要适当。有效血容量恢复的指征：①收缩压 90~120mmHg；②脉搏<100 次/分；③尿量>17ml/h；④临床表现为神志清楚/好转，无明显的脱水貌。及时补充血浆和血小板。注意保持呼吸道通畅、避免呕血时吸入引起窒息。出血后并发症如感染、电解质平衡和肝性脑病的发生。老年患者注意急性心肌梗死、脑梗死的发生。

■ 早期应用降低门静脉压力的药物是治疗肝硬化食管胃静脉曲张出血的一线治疗方案。降低门静脉压力的药物主要包括生长抑素及类似物和血管加压素及其类似物。生长抑素及其类似物主要包括十四肽生长抑素和人工合成八肽生长抑素。十四肽生长抑素首剂量 250μg 静脉推注后，持续进行 250μg/h 静脉滴注，可加量至 500μg/h 静脉滴注。八肽生长抑素首次静脉推注 50μg，持续 25~50μg/h 输注。疗程可持续 3~5 天，甚至更长。血管加压素首次注射剂量为 10~20U，10 分钟后持续静脉滴注 0.4U/min，最大速度为 0.9U/min，出血停止，剂量逐渐减少。注意血管加压素有强力收缩血管，导致心肌缺血和外周血管缺血相关的不良反应，如心绞痛、心肌梗死、高血压和肠缺血。特利加压素用法为 1mg 每 4 小时 1 次，静脉注射或持续点滴，首剂可加倍。维持治疗为 1mg 每 12 小时 1 次。疗程为 3~5 天。对控制出血失败者，特利加压素可与生长抑素及其类似物联合应用。早期使用抗菌药物可以预防肝硬化门静脉高压食管胃静脉曲张出血后菌血症和自发性腹膜炎的发生。根据指南建议，抗菌药物首选头孢三代抗菌药物，如果过敏，则选择喹诺酮类抗菌药物，如左氧氟沙星、莫西沙星等，抗菌药物使用疗程为 5~7 天。

■ 内镜治疗肝硬化门脉高压食管胃静脉曲张出血与药物治疗有类似的疗效，也作为一线治疗，在控制急性出血及预防再出血有重要作用。内镜治疗方法主要包括食管曲张静脉套扎（EVL）、食管曲张静脉硬化剂注射（EIS）和组织黏合剂注射等方法。EVL 的适应证为急性食管静脉曲张出血，外科手术等其他方法治疗后食管静脉曲张再发急性出血，既往有食管静脉曲张破裂出血史。LDRf 分型 D1.0-D2.0 曲张静脉适用。对曲张静脉直径>2.0cm，内镜套扎治疗后近期再发大出血风险增加。首次套扎间隔 2~4 周可行第 2 次套扎或硬化剂注射，直至静脉曲张消失或基本消失。常用六环或七环套扎器。EIS 的适应证同 EVL，对于不适合 EVL 治疗的食管静脉曲张者，可考虑应用 EIS。第 1 次 EIS 后，间隔 1~2 周行第 2/3 次 EIS，直至静脉曲张消失或基本消失。硬化剂常用聚桂醇、5%鱼肝油酸钠。每次注射 1~4 点；初次注射每条血管（点）以 10ml 左右为宜，一次总量一般不超过 40ml。组织黏合剂治疗适应证为急性胃底静脉曲张出血，胃静脉曲张有红色征或表面糜烂且有出血史。在食管静脉曲张宜小剂量使用。根据曲张静脉容积，选择注射剂量。组织黏合剂为 α-氰基丙烯酸正丁酯或异丁酯，采用"三明治"夹心法，根据黏合剂性质，采用聚桂醇或高渗葡萄糖。最好 1 次将曲张静脉闭塞。自膨式覆膜食管金属支架可作为不适合急诊 TIPS 或手术患者，且威胁患者生命时有效的挽救治疗方法。内镜下治疗也要注意禁忌证，包括有上消化道内镜检查禁忌；未纠正的失血性休克；未控制的肝性脑病，患者不配合；患方未签署知情同意书；伴有严重肝、肾功能障碍、大量腹腔积液患者。

■ 三腔二囊管压迫治疗在药物或内镜治疗失败 24 小时内实施，作为重要的挽救方法。根据病情 8~24 小时放气囊 1 次，拔管时机应遵循先放气，气囊放气后观察

24 小时若无活动性出血即可拔管。三腔二囊管压迫再出血率高达 50% 以上，因此三腔二囊管压迫止血只作为过渡措施，需与药物、内镜治疗联合使用。而且其并发症多，如吸入性肺炎、气管阻塞、食管及胃底黏膜压迫坏死再出血等，患者痛苦大。

■ TIPS 是经颈静脉穿刺，在肝静脉和肝内门静脉分支之间，创建一个减压通道降低门静脉高压的方法，达到与外科分流相同的效果。微创手术需要丰富经验的介入医师操作与设备、器材和外科等后备支持。在药物治疗或内镜治疗失败后，TIPS 应在早期（72 小时内）实施。优点是微创手术，但也可发生分流道再狭窄或闭塞和肝功能受损及肝性脑病。其适应证为存在高风险治疗失败的患者，如 Child-Pugh C（<14 分）或 B 级合并活动性出血的患者；食管静脉曲张大出血常规药物及内镜下治疗效果不佳；终末期肝病等待肝移植术期间静脉曲张出血。相对禁忌证为重要脏器功能严重障碍者；难以纠正的凝血功能异常；未能控制的全身炎症反应综合征，尤其存在胆系感染者；肺动脉高压存在右侧心力衰竭者；反复发作的肝性脑病；多囊肝或多发性肝囊肿；肝癌合并重度静脉曲张及门静脉海绵样变。

■ 对药物或内镜治疗不能控制的出血或出血一度停止后 5 天再次出血，Child-Pugh A/B 级者行急诊手术有可能挽救生命；对 Child-Pugh C 级者肝移植是理想的选择。外科急诊手术仅作为药物和内镜治疗失败的挽救治疗措施之一。可考虑施行门奇静脉断流术或分流术。

（四）标准住院日

10~14 日。

释义

■ 患者入院后应即刻评估病情，积极支持治疗和相应药物治疗。第 1~2 天，积极抢救的同时完善检查，12 小时至 24 小时内根据病情尽早完成胃镜检查，确定诊断并且判断出血是否控制，并根据病情实施胃镜下套扎、硬化剂或组织胶注射治疗。第 3~6 天，继续评估和观察病情，进一步判断出血是否控制，观察有无再出血，有无并发症出现。第 7~9 天，进一步评价疗效，观察有无早期再出血，有无并发症出现，酌情调整治疗方案，逐步减少和停用药物及其他治疗措施。第 10~14 天，观察病情稳定，无再出血，准予出院。总住院时间不超 14 天均符合路径要求。若存在需要住院治疗观察的其他肝硬化并发症，应相应延长住院时间并转入相应临床路径流程。

（五）进入路径标准

1. 第一诊断高度怀疑肝硬化合并食管胃静脉曲张出血（疾病编码 ICD-10：K74.608+/K70.3+/K71.7+和 K92.204）。
2. 有呕血和（或）黑便，有心悸、恶心、软弱无力或眩晕、晕厥和休克等失血性周围循环衰竭、贫血、氮质血症及发热表现。
3. 当患者同时具有其他疾病诊断，但在住院期间不需要特殊处理，也不影响第一诊断的临床路径流程实施时，可以进入路径。

释义

■ 进入本路径的患者第一诊断为肝硬化并食管胃静脉曲张出血，需除外其他原因引起的上消化道出血。

■ 经入院检查发现伴有其他严重基础疾病，如肝性脑病、肝肾综合征、自发性腹膜炎、原发性肝癌或其他恶性肿瘤、冠心病、不稳定型心绞痛等，其对患者健康有严重影响，则应在积极止血治疗的基础上，同时给予治疗基础疾病。情况复杂，难以遵循本路径标准流程，暂不宜进入本路径。

■ 经入院检查发现伴有其他基础疾病，其诊断和治疗可以与本路径疾病同时进行，不影响本路径的实施，则可进入本路径，如高血压病、糖尿病等。

■ 既往有基础疾病者，经合理治疗后达到稳定，或尚要持续用药，不影响本路径的实施，则可进入本路径。但可能会增加医疗费用，延长住院时间，如高血压病、冠心病、糖尿病、高脂血症等。

（六）住院期间检查项目

1. 必须的检查项目（同级别医院近期内已查项目可自行决定是否采用）：
(1) 血常规、血型及 Rh 因子、大便常规+隐血、尿常规。
(2) 肝功能、肾功能、电解质、血糖、血脂、血氨、凝血功能。
(3) 感染指标筛查（乙型肝炎病毒、丙型肝炎病毒、HIV、梅毒）。
(4) 肝纤维化指标、甲胎蛋白。
(5) 心电图。
(6) 腹部彩超。
(7) 内镜检查。
2. 根据患者病情可选择的检查项目：
(1) 腹部 CT/MRI 平扫（必要时增强）、CTA。
(2) 动脉血气分析、心肌标志物。
(3) 肝硬化病因相关检测。

释义

■ 血常规、大便常规+隐血和尿常规是最基本的检查，所有进入路径的患者均需完成。血常规可以帮助判断出血量，对肝硬化的诊断也有帮助。大便常规+隐血可以帮助判断是否有出血。血型及 Rh 因子为输血前的常规检查，肝硬化食管胃静脉曲张出血多数需要输血治疗。

■ 生化检查进一步帮助判断肝脏功能，进行 Child-Pugh 分级。判断患者内环境，有无并发症的发生及风险，如腹腔积液、肝肾综合征、肝性脑病等。

■ 感染性指标筛查为输血前必查项目，而且乙型肝炎、丙型肝炎为我国引起肝硬化最常见的病因，需要常规检查。

■ 肝纤维化指标可帮助诊断肝硬化。甲胎蛋白可帮助判断有无发生原发性肝癌，如果 AFP 明显增加，需要进一步检查排除原发性肝癌。

■ 心电图是所有进入临床路径患者必须完成的项目。

■ 腹部 B 超检查可进一步明确肝脏是否有可疑占位性病变，排除是否有原发性肝癌的可能。同时腹部 B 超对肝硬化的诊断也有帮助，如肝右叶缩小、肝包膜波浪样改变、门静脉增宽超过 13mm、脾静脉增宽超过 8mm，有无腹腔积液形成等。如果存在大量腹腔积液，则诊断和治疗策略与本路径流程有较多差别，需要在积极治疗出血后进入相应路径。

■ 内镜检查在患者生命体征稳定的情况下尽快完成，可以尽早明确是否是食管胃静脉曲张出血还是其他原因如消化性溃疡等引起的出血，同时根据食管胃静脉曲张出血具体病情选择相应的内镜下治疗。

■ 可选项目中腹部 CT/MRI 平扫（必要时增强）检查可进一步明确肝硬化的诊断，同时对肝脏是否存在占位性病变诊断有进一步的帮助。腹部 CT 血管成像（CTA）可进一步判断是否存在胃底静脉曲张，是否有分流，以及门静脉是否有血栓形成，是否有海绵样变等，可进一步帮助诊断，指导治疗，判断预后。

■ 可选项目中动脉血气分析及心肌标志物对并发症的发生判断有帮助，如是否存在肝肺综合征，出血后是否合并心肌梗死等疾病。

■ 可选项目中部分为查找肝硬化原因方面的检查。如自身免疫性肝病、肝豆状核变性等相关检查。另外，考虑为病毒性肝炎所致肝硬化，建议完善 HBV-DNA、HCV-RNA 病毒载量检测。怀疑为淤血性肝硬化者，需行超声心动检查，评价心脏形态及功能，进行血管彩超检查了解有无巴德-希阿里综合征等血管疾病。

（七）治疗方案的选择

1. 一般治疗：绝对卧位、保持呼吸道通畅、避免呕吐时血液吸入气道引起窒息，必要时吸氧，活动性出血期间禁饮食，严密监测患者生命体征必要时通知病危。
2. 建立快速静脉通道，补充血容量。
3. 药物治疗：
(1) 降低门静脉压力药物：①血管加压素及其类似物；②生长抑素及其类似物。
(2) 抑酸药物：①质子泵抑制剂（PPI）；②H_2 受体拮抗剂（H_2RA）。
(3) 抗菌药物：首选头孢三代类抗菌药物，若过敏则选择喹诺酮类抗菌药物。
(4) 静脉营养支持
(5) 其他药物：常用止血药物、维生素 K_1 及止吐药物可酌情使用。
4. 三腔二囊压迫止血。
5. 出血控制后酌情给予病因治疗。
6. 出血控制后酌情给予二级预防，可应用非选择性 β 受体阻滞剂，如普萘洛尔。

释义

■ 一般治疗和观察是肝硬化食管胃静脉曲张出血治疗的基础，用于判断患者病情变化和评估疗效，出血是否控制。患者在活动性出血期间，有呕血时容易导致窒息，因此尤其需要注意保持呼吸道通畅。出血后死亡风险大，因此需要积极与患者家属沟通病情，在大出血期间给予下病危通知。

■ 肝硬化食管胃静脉曲张出血往往合并休克，需要积极补充血容量，而建立足够速度的静脉通道是补充血容量的基础，必要的时候需要深静脉置管。补充血容量遵循抗休克的原则，先输平衡液或葡萄糖盐水，后胶体扩容剂。补充红细胞时注意血浆和血小板的补充，因为肝硬化失代偿患者凝血功能差，血小板减少，这都不利于止血。输液量以维持组织灌注为目标，尿量是有价值的参考指标，血容量恢复不宜过度充足，输血后血红蛋白水平不宜太高，否则血管内压力高反而不利于止血。

■ 药物治疗中尽早给予降低门静脉压力的药物是肝硬化食管胃静脉曲张出血治疗的关键。降低门静脉压力的药物主要为血管活性药物，包括血管加压素及其类似物和生长抑素及其类似物。两者作用机制不同，不良反应也不一样。血管加压素及其类似物可致腹痛、血压升高、心律失常、心绞痛等不良反应，严重者甚至可发生心肌梗死，对有基础心脑血管疾病病史或老年患者应用时尤其要注意，可同时使用硝酸甘油，以减少该药的不良反应。生长抑素及其类似物不导致全身血流动力学改变，短期使用无严重不良反应。两者应用时注意首剂效应及速度维持。

■ 当胃内 pH>5，促进血小板聚集和纤维蛋白凝块的形成，避免血凝块过早溶解，有利于止血和预防再出血，可以提高止血成功率。临床常用的抑酸药物主要为质子泵抑制剂（proton pump inhibitor, PPI）和 H_2 受体拮抗剂（H_2RA）。PPI 种类较多，包括奥美拉唑、埃索美拉唑、泮托拉唑等。一般情况下，PPI 40~80mg/d，静脉滴注，对于难以控制的静脉曲张出血患者，PPI 8mg/h 持续静脉滴注。内镜治疗前早期应用 PPI 可减少内镜治疗的需求。目前没有证据表明 PPI 治疗肝硬化食管胃静脉曲张出血可以影响患者的临床结局，包括死亡率和再出血率。H_2 受体拮抗剂可选择法莫替丁、雷尼替丁等。如法莫替丁 80mg/d，静脉滴注，5~7 天。

■ 活动性出血时常存在胃黏膜和食管黏膜炎症水肿，因此 20% 左右肝硬化急性静脉曲张出血患者 48 小时内发生细菌感染。早期再出血及病死率与未能控制的细菌感染有关。肠来源的需氧革兰阴性杆菌是最常见的病原菌。根据指南，短期静脉应用头孢三代类抗菌药物在高感染风险晚期肝硬化、糖尿病及肝癌患者是有益的。因此，对肝硬化急性静脉曲张破裂出血的患者应短期使用抗菌药物，首选头孢三代类抗菌药物，如头孢噻肟、头孢他啶、头孢哌酮、头孢曲松等；如过敏，则选择喹诺酮类抗菌药物，如左氧氟沙星、莫西沙星等，疗程 5~7 天。

■ 出血得到有效控制前，禁食、禁水。应给予相应静脉营养支持，但需要控制输入液体总量，静脉营养支持要注意能量、电解质、白蛋白等。

■ 根据指南，目前没有足够的临床证据表明，局部使用凝血酶、冰盐水（8mg 去甲肾上腺素/100ml 盐水）、云南白药、血凝酶、凝血酶原复合物、维生素 K_1 等对肝硬化食管胃静脉曲张出血有确切疗效，应避免滥用这类止血药。止吐药对缓解患者呕吐症状可能有一定帮助，但对止血无作用。

■ 气囊压迫可使部分出血得到有效控制，但出血复发率高。应注意观察并预防并发症。进行气囊压迫时，应根据病情 8~24 小时放气 1 次，拔管时间应为出血停止 24 小时后。一般先放气观察 24 小时，若无出血即可拔管。

■ 引起肝硬化的病因包括病毒性、酒精性、胆汁淤积性、自身免疫性、遗传代谢及药物性肝病等。出血控制后应针对病因酌情进行治疗。如乙型或丙型肝炎病毒所致肝硬化，进行相应的抗病毒治疗。酒精性肝硬化给予戒酒等治疗。这些病因治疗往往是长期过程，需要加强宣教，增强患者的依从性。

■ 食管胃静脉曲张急性出血停止后患者再出血和死亡的风险很大，因此，二级预防非常重要。二级预防应在急性出血得到控制后开始进行。二级预防前，常规增强 CT/磁共振成像（MRI）检查及门静脉系统血管重建，了解肝动脉血供及门静脉系统侧支循环情况。常规 B 超检查明确门静脉系统有无血栓。二级预防包括药物治疗，内镜治疗，药物联合内镜治疗、外科手术和TIPS。药物治疗主要为非选择性β受体阻滞剂，如普萘诺尔，卡维地洛，主要用于Child-Pugh A/B级肝硬化并发食管胃静脉曲张出血患者。内镜治疗主要目的是根除或基本使静脉曲张消失，包括曲张静脉套扎（EVL），硬化剂注射（EIS）和组织胶注射治疗。最近也有研究证明，非选择性β受体阻滞剂联合内镜治疗是二级预防食管静脉曲张出血首先的标准方案。外科分流手术可以显著降低食管胃静脉曲张再出血的风险。对于Child-Pugh A、B级患者，在内镜、药物治疗失败后优先考虑TIPS。本临床路径所涵盖的二级预防是指药物治疗，其他二级预防措施应转入相应临床路径开展实施。

（八）出院标准

1. 诊断明确，除外其他疾病。
2. 生命体征平稳，恢复饮食，无再出血表现。

释义

■ 根据症状、体征、内镜检查同时结合其他辅助检查提示肝硬化食管胃静脉曲张出血诊断明确。出院时未发生其他并发症、合并其他基础疾病。如其他基础疾病病情不稳定或恶化，需住院处理者，转入相应基础疾病治疗临床路径流程。

■ 患者治疗有效，未再出现呕血、黑便等提示早期再出血的症状和体征。

（九）变异及原因分析

1. 治疗期间并发感染（如自发性腹膜炎）、肝性脑病、肝肾综合征等并发症者，出径或转入相应临床路径。
2. 合并其他脏器严重疾病，需进行相关检查及治疗，出径或转入相应临床路径。
3. 药物治疗难以控制出血，需行内镜等进一步其他治疗。
4. 肝硬化门脉高压食管胃静脉曲张诊断明确，但检查发现为非静脉曲张性出血，出径或转入相应临床路径。
5. 检查发现合并肝癌、门静脉栓塞（血栓/癌栓）者，出径或转入相应临床路径。
6. 患者在充分告知的情况下，拒绝配合必要的检查项目，出径或转入相应临床路径。

释义

■ 患者在入院后进一步检查发现除了食管静脉曲张破裂出血外，还发生有肝硬化失代偿其他并发症，如自发性腹膜炎、肝性脑病、肝肾综合征、原发性肝癌、肝肺综合征，对患者健康及生命的影响严重，则应在积极止血治疗的基础上，同时给予治疗这些严重并发症；情况复杂，难以遵循本路径标准流程，应按照本路径的原则予以治疗，同时转入相应路径，并延长住院时间。对这些患者，均应进行变异原因的分析，并在临床路径的表单中予以说明。

■ 患者入选路径后，在检查和治疗过程中发现患者原本存在的基础疾病加重或新发合并其他严重的疾病，如患者合并急性心肌梗死、急性左心衰竭、脑血管意外、肺部感染、恶性肿瘤等，这些情况可能对本路径治疗产生影响，在积极控制出血的基础上需终止执行本路径，并转入相应路径。医师需在表单中明确说明。

　　■ 内科治疗（包括药物治疗和气囊压迫止血治疗）对于肝硬化食管胃静脉曲张出血的总体有效率为80%～90%。对于内科治疗难以控制出血的患者，应采取更积极的止血措施以挽救患者生命。可选择的措施包括内镜下止血、经颈静脉肝内门腔静脉分流术（TIPS）、外科手术。这些治疗措施均为有创操作，也存在相应的风险，本路径的检查及治疗方案已不再适合这种情况，应及时退出本路径并转入相应路径。

　　■ 肝硬化食管胃静脉曲张诊断明确，但检查发现其他出血原因，如合并消化性溃疡出血，治疗措施需要改变，需要退出本路径并转入相应路径继续治疗。

　　■ 肝硬化失代偿期患者进一步并发原发性肝癌、门静脉血栓/癌栓形成等，如果在检查和治疗期间，出现上述情况，患者进一步的治疗不适合本路径，需退出本路径，并转入相应路径继续治疗。

　　■ 根据患者病情需要进行相应的检查，如内镜，腹部彩超等，并与患者及家属进行充分的沟通，但患者仍拒绝相应的检查，如导致执行路径出现变异，应退出本临床路径，需要医师在表单中予以说明。

四、肝硬化合并食管胃静脉曲张出血（内科治疗）临床路径给药方案

【用药选择】

1. 尽早恢复血容量，预防和纠正低血容量性休克。根据出血程度确定扩容量和输注液体性质，输血以维持血流动力学稳定并使血红蛋白维持在60g/L以上，应避免过度输血或输液。避免仅用盐溶液补足液体，从而加重或加速腹腔积液或其他血管外部位液体的蓄积。必要时应及时补充血浆和血小板等。

2. 早期应用降低门静脉压力的药物。

3. 生长抑素及其类似物：包括14肽生长抑素、8肽生长抑素（奥曲肽及伐普肽）等。疗效和病死率与血管加压素大致相同，但不良反应更少、更轻微。14肽生长抑素使用方法：首剂负荷量250μg快速静脉滴注后，持续进行250μg～500μg/h，持续静脉点滴，一般使用3～5天。奥曲肽通常使用方法：起始快速静脉滴注50μg，之后以25μg～50μg/h，持续静脉滴注，一般使用3～5天。对生长抑素及其类似物控制出血失败者，可换用或联合应用特利加压素。

4. 血管加压素及其类似物：包括垂体后叶素、血管加压素、特利加压素等。血管加压素收缩动脉血管的作用明显，不良反应多，包括心肌缺血和外周血管缺血表现，如心律失常、心绞痛、高血压、肠缺血。也可出现水钠潴留或低钠血症。血管加压素一次注射剂量为10～20U，10min后持续静脉滴注0.4U/min，最大速度为0.9U/min，如果出血停止，剂量逐渐减少，应每6～12h减少0.1U/min，疗程一般为3～5天。联合硝酸甘油（硝酸甘油40μg/min，可增加到400μg/min，调整以维持收缩压>90mmHg）可减少血管加压素的不良反应。垂体后叶素的用法与血管加压素相似，小剂量开始，增加剂量至0.2～0.4U/min连续静脉泵入，最高可加至0.8U/min；常联合静脉输入硝酸酯类药物，并保证收缩压>90mmHg。垂体后叶素疗效有限，不良反应多，近年临床应用有减少的趋势。特利加压素为三甘氨酰赖氨酸血管加压素，是一种人工合成的血管加压素缓释剂。不良反应少而轻。用法：1mg每4小时1次，静脉注射或持续滴注，首剂可加倍。维持治疗特利加压素1mg每12小时1次，疗程3～5天。

5. 抗菌药物的应用：活动性出血时常存在胃黏膜和食管黏膜炎性水肿，预防性使用抗菌药

物有助于止血，并可减少早期再出血，减少菌血症和自发性腹膜炎的发生。肠来源的需氧革兰阴性杆菌是最常见的病原菌，因此建议对肝硬化急性静脉曲张破裂出血的患者短期使用抗菌药物首选头孢三代类抗菌药物，若过敏，则选择喹诺酮类抗菌药物，如左氧氟沙星、莫西沙星等，疗程 5~7 天。需要注意的是，此类患者中革兰阳性和喹诺酮耐药微生物越来越多。

6. 质子泵抑制剂或 H_2 受体拮抗剂的应用：在胃液 pH>5，可以提高止血成功率。质子泵抑制剂（PPI）可选用奥美拉唑、埃索美拉唑或泮托拉唑等。一般情况下，PPI 40~80mg/d，静脉滴注，对于难控制的静脉曲张出血患者，PPI 8 mg/h 持续静脉滴注。如果 PPI 不可及，也可使用 H_2 受体拮抗剂，如法莫替丁 80mg/d，静脉点滴，5~7 天。

7. 非选择性 β 受体阻滞剂如普萘洛尔在急性出血期不建议使用，因为 β 受体阻滞剂有降低血压和增加心率的作用。在出血控制后，推荐作为二级预防用药，单独应用或与内镜治疗联合应用。

8. 其他辅助应用药物：根据病情选择辅助用药。

【药学提示】

1. 对血管加压素、垂体后叶素、特利加压素、生长抑素过敏和相关抗菌药物过敏的患者用药时避免相关药物的使用。

2. 血管加压素、垂体后叶素收缩血管的作用明显，导致脏器缺血和血压升高，诱发心绞痛，对于冠心病、高血压、心力衰竭、肺源性心脏病、进行性的动脉硬化患者禁用。

3. 垂体后叶素中包含血管加压素和缩宫素（即催产素），缩宫素刺激子宫平滑肌收缩，剂量大时可致子宫强直性收缩。禁用于合并妊娠的静脉曲张出血患者。

4. 特利加压素孕妇不宜使用。

5. 生长抑素类药物可以抑制生长激素、胰岛素、胰高血糖素等多种激素的分泌。在给药开始时可能影响机体对血糖的调节，应用时应注意观察，必要时监测血糖。

6. 生长抑素类药物禁用于妊娠期和哺乳期女性。

【注意事项】

1. 与血管加压素和垂体后叶素不同，生长抑素与硝酸甘油联用不但不能加强疗效，反而会带来更多不良反应。临床上需注意不应联合应用这两类药物。

2. 血管加压素又名抗利尿激素，除了收缩小动脉的作用外，还增加肾小管和集合管对水分的重吸收，发挥抗利尿的作用。临床观察病情时应注意此类药物对尿量的影响。

3. 垂体后叶素用药后出现面色苍白、出汗、心悸、胸闷、腹痛、过敏性休克等，应立即停药。

4. 特利加压素用生理盐水配制注射剂，须在 12 小时内使用。特利加压素应用时应监测血压、血清电解质及液体平衡。

五、推荐表单

（一）医师表单

肝硬化合并食管胃静脉曲张出血（内科治疗）临床路径医师表单

适用对象：第一诊断为肝硬化合并食管胃静脉曲张出血，上消化道出血（ICD-10：K74.608
+/K70.3+/K71.7+，K92.204）

患者姓名：	性别： 年龄： 门诊号：	住院号：
住院日期： 年 月 日	出院日期： 年 月 日	标准住院日：13~14 天

时间	住院第 1 天	住院第 2 天
主要诊疗工作	□ 完成询问病史和体格检查 □ 完成入院病历及首次病程记录 □ 完善常规及相关拟定检查项目 □ 上级医师查房，制订初步治疗方案 □ 向家属告知病重或病危并签署病重或病危通知书 □ 患者家属签署自费用品协议书、输血知情同意书、静脉插管同意书、消化内镜操作知情同意书 □ 监测生命体征、出入量，观察是否出血控制 □ 建立静脉通路，恢复血容量；给予药物止血	□ 上级医师查房 □ 明确下一步诊疗计划 □ 完成上级医师查房记录、各种操作记录等病历书写 □ 继续药物止血治疗 □ 向患者及家属交代病情 □ 观察患者生命体征、神志、腹部症状和体征，观察粪便性状，监测血红蛋白等变化，判断出血有无停止 □ 完善必要的相关科室会诊
重点医嘱	**长期医嘱** □ 消化内科护理常规 □ 一级/特级护理：病重/病危 □ 禁食、禁水；记录 24 小时液体出入量 □ 持续心电、血压、血氧监测 □ 静脉营养支持相关医嘱 □ 静脉应用降低门静脉压力药物：生长抑素及其类似物或血管加压素及其类似物 □ 静脉应用抗菌药物：第三代头孢类抗菌药物或喹诺酮类抗菌药物 □ 静脉抑酸药物（PPI 或 H_2RA） □ 保肝药 **临时医嘱** □ 血常规、血型、Rh 因子、尿常规、便常规+隐血、肝肾功能、电解质、血糖、血脂、血氨、凝血功能、感染指标筛查、肝纤维化指标、AFP、心电图、腹部彩超、三腔二囊管置入压迫（必要时） □ 放置鼻胃管并计量（必要时）；吸氧（必要时） □ 输血医嘱（必要时）；抗菌药物（第三代头孢类抗菌药物或喹诺酮类抗菌药物） □ 根据病情尽早在 12~24 小时完成胃镜检查，根据病情选择硬化、套扎或组织胶黏合剂注射治疗 □ 其他必要时医嘱：深静脉插管术、动脉血气分析、腹部 CT/MRI 平扫（必要时增强）、CTA；心肌损伤标志物；肝硬化病因相关检测	**长期医嘱** □ 消化内科护理常规 □ 一级/特级护理：病重/病危 □ 禁食、禁水/全流质；记录 24 小时液体出入量 □ 持续心电、血压、血氧监测 □ 静脉营养支持相关医嘱 □ 静脉应用降低门静脉压力药物：生长抑素及其类似物或血管加压素及其类似物 □ 静脉应用抗菌药物：第三代头孢类抗菌药物或喹诺酮类抗菌药物 □ 静脉抑酸药物（PPI 或 H_2RA） □ 保肝药 **临时医嘱** □ 血常规、便常规+隐血、肾功能、电解质、尿常规、血氨（酌情选择复查指标） □ 三腔二囊管压迫（必要时；如出血控制，放气观察） □ 输血医嘱（必要时） □ 利尿剂（必要时） □ 吸氧（必要时） □ 其他检查（酌情）

续　表

时间	住院第 1 天	住院第 2 天
病情 变异 记录	□无　□有，原因： 1. 2.	□无　□有，原因： 1. 2.
医师 签名		

时间	住院第 3~6 天	住院第 7~9 天
主要诊疗工作	□ 上级医师查房（至少每日 1 次） □ 完成病程记录、上级医师查房记录 □ 观察并判断出血有无停止或再出血，如出血停止，逐步药物减量 □ 观察患者神志、体温等，判断有无并发症出现，并给予相应的处理 □ 向患者及家属交代病情 □ 出血控制，可逐步少量恢复饮水/流质饮食	□ 上级医师查房 □ 完成病程记录、上级医师查房记录 □ 观察并判断有无再出血；如出血停止，无再出血，逐步停用药物 □ 观察有无并发症出现，并给予相应的处理 □ 向患者及家属交代病情 □ 饮水饮食宣教，并指导恢复流食 □ 开始肝硬化门脉高压及其病因的相关口服药治疗 □ 减少/停用静脉输液
重点医嘱	**长期医嘱** □ 消化内科护理常规 □ 一级护理/特级护理 □ 病重 □ 禁食，不禁水/全流质/半流质 □ 记录 24 小时液体出入量 □ 持续心电、血压、血氧监测（必要时） □ 静脉营养支持相关医嘱 □ 静脉应用降低门静脉压力药物：生长抑素及其类似物或血管加压素及其类似物（或联用硝酸酯类药物），根据病情可以减量或停用静脉应用抗菌药物：第三代头孢类抗菌药物或喹诺酮类抗菌药物 □ 静脉抑酸药物（H_2RA 或 PPI） □ 保肝药 **临时医嘱** □ 必要时复查血常规、便常规+隐血、肝肾功能、电解质、血氨、尿常规 □ 利尿剂（必要时） □ 输血医嘱（必要时） □ 如应用气囊压迫止血成功，可根据病情拔除三腔二囊管	**长期医嘱** □ 消化内科护理常规 □ 一级/二级护理 □ 流食/少渣饮食 □ 记录 24 小时液体出入量 □ 口服药碎服 □ 病因治疗相关药物 □ 二级预防用药 □ 停用静脉应用降低门静脉压力药物 □ 停用抗菌药物 □ 静脉抑酸药物（H_2RA 或 PPI）；减量或停用保肝药 **临时医嘱** □ 必要时复查血常规、便常规+隐血、肝肾功能、电解质、尿常规 □ 拔鼻胃引流管（必要时） □ 利尿剂（必要时） □ 必要时拔除深静脉插管
病情变异记录	□ 无　□ 有，原因： 1. 2.	□ 无　□ 有，原因： 1. 2.
医师签名		

时间	住院第 10~14 天（出院日）
主要诊疗工作	如果患者可以出院 □ 通知出院处 □ 通知患者及家属今日出院 □ 向患者及家属交代出院后注意事项，不适时及时就诊 □ 指导二级预防方案，继续肝硬化门脉高压及其病因的相关口服药治疗 □ 饮食宣教，服药注意事项宣教 □ 预约复诊时间 □ 完成出院小结、病案首页、出院诊断书等医疗文件，将出院记录的副本交给患者 □ 准备出院带药及出院证明 □ 如果患者不能出院，请在病程记录中说明原因和继续治疗的方案
重点医嘱	**长期医嘱** □ 消化内科护理常规 □ 二级护理 □ 少渣饮食 □ 服药碎服 □ 病因治疗相关药物 □ 二级预防用药 □ 保肝药 **临时医嘱** □ 今日出院 □ 出院带药（如果建议患者药物预防，则带相应药物）血常规、便常规+隐血、肝肾功能+电解质（必要时）
病情变异记录	□ 无　□ 有，原因： 1. 2.
医师签名	

（二）护士表单

肝硬化合并食管胃静脉曲张出血（内科治疗）临床路径护士表单

适用对象：第一诊断为肝硬化合并食管胃静脉曲张出血，上消化道出血（ICD-10：K74.608+/K70.3+/K71.7+，K92.204）

患者姓名：	性别：　　年龄：　　门诊号：	住院号：
住院日期：　　年　月　日	出院日期：　　年　月　日	标准住院日：13~14 天

时间	住院第 1 天	住院第 2 天	住院第 3~6 天
健康宣教	□ 入院宣教 　介绍主管医师、责任护士 　介绍环境、设施 　介绍住院注意事项 　介绍探视及陪护制度 　介绍贵重物品保管 □ 饮食宣教：禁食 □ 出入量宣教 □ 测体重宣教；测腹围宣教 □ 留取标本的宣教	□ 宣教用药知识 □ 宣教疾病知识 □ 宣教胃镜的注意事项 □ 宣教相关检查 □ 主管护士与患者沟通，了解并指导心理应对	□ 宣教用药知识 □ 宣教疾病知识 □ 宣教相关检查 □ 主管护士与患者沟通，了解并指导心理应对
护理处置	□ 核对患者姓名，佩戴腕带 □ 建立入院护理病历 □ 卫生处置：剪指（趾）甲、沐浴，更换病号服 □ 静脉抽血 □ 建立静脉通路，恢复血容量，给予药物止血	□ 建立静脉通路，遵医嘱给予营养支持、降低门静脉压力药物（生长抑素及类似物/血管加压素及类似物）、抗菌药物和抑酸药物等 □ 静脉抽血，留取各种标本 □ 记录 24 小时出入量 □ 遵医嘱完成相关检查 □ 正确执行医嘱	□ 建立静脉通路，遵医嘱给予营养支持、降低门静脉压力药物、抗菌药物和抑酸药物等 □ 静脉抽血，留取各种标本 □ 记录 24 小时出入量 □ 遵医嘱完成相关检查 □ 正确执行医嘱
基础护理	□ 一级/特级护理 □ 晨晚间护理 □ 患者安全管理	□ 一级/特级护理 □ 晨晚间护理 □ 患者安全管理	□ 一级/特级护理 □ 晨晚间护理 □ 患者安全管理
专科护理	□ 监测生命体征、测量体重 □ 禁食、禁水 □ 出入量护理 □ 三腔二囊管的护理（必要时） □ 鼻胃管的护理（必要时） □ 深静脉管路的护理（必要时） □ 需要时，填写跌倒及压疮防范表 □ 需要时，请家属陪护 □ 心理护理	□ 监测生命体征 □ 禁食、禁水 □ 胃镜检查护理 □ 观察患者神志情况、腹部体征 □ 抗菌药物 □ 三腔二囊管的护理（必要时）鼻胃管引流的护理（必要时），吸氧（必要时），利尿剂（必要时），深静脉管路的护理（必要时） □ 心理护理	□ 监测生命体征观察腹部体征禁食、禁水 □ 抗菌药物 □ 三腔二囊管的护理（拔除） □ 鼻胃管引流的护理（必要时），吸氧（必要时），利尿剂（必要时），深静脉的护理（必要时） □ 心理护理

续　表

时间	住院第1天	住院第2天	住院第3~6天
重点医嘱	□ 详见医师表单	□ 详见医师表单	□ 详见医师表单
病情变异记录	□ 无　□ 有，原因： 1. 2.	□ 无　□ 有，原因： 1. 2.	□ 无　□ 有，原因： 1. 2.
护士签名			

时间	住院第 7~9 天	住院第 10~14 天
健康宣教	□ 宣教用药知识 □ 宣教疾病知识 □ 宣教相关检查 □ 主管护士与患者沟通，了解并指导心理应对	□ 出院宣教 □ 复查时间 □ 服药方法 □ 活动休息 □ 指导饮食 □ 指导办理出院手续 □ 对患者进行坚持治疗和预防复发的宣教
护理处置	□ 遵医嘱停用静脉给予降低门静脉压力药物、抗菌药物和抑酸药物 □ 留取各种标本 □ 记录 24 小时出入量 □ 遵医嘱完成相关检查 □ 正确执行医嘱 □ 口服药碎服	□ 办理出院手续 □ 书写出院小结 □ 口服药碎服
基础护理	□ 二级护理 □ 晨晚间护理 □ 患者安全管理	□ 二级护理 □ 晨晚间护理 □ 患者安全管理
专科护理	□ 监测生命体征 □ 观察腹部体征 □ 半流食 □ 鼻胃管引流的护理（拔除），吸氧（必要时），利尿剂（必要时），深静脉管路的护理（必要时） □ 心理护理	□ 监测生命体征 □ 观察腹部体征 □ 少渣流食 □ 心理护理
重点医嘱	□ 详见医师表单	□ 详见医师表单
病情变异记录	□ 无　□ 有，原因： 1. 2.	□ 无　□ 有，原因： 1. 2.
护士签名		

(三) 患者表单

肝硬化合并食管胃静脉曲张出血 (内科治疗) 临床路径患者表单

适用对象: 第一诊断为肝硬化合并食管胃静脉曲张出血, 上消化道出血 (ICD-10: K74.608 +/K70.3+/K71.7+, K92.204)

患者姓名:		性别: 年龄: 门诊号:		住院号:
住院日期: 年 月 日		出院日期: 年 月 日		标准住院日: 13~14 天

时间	入院	住院第 2 天	住院第 3~6 天
医患配合	□ 配合询问病史、收集资料, 请务必详细告知既往史、用药史、过敏史 □ 配合进行体格检查 □ 有任何不适请告知医师 □ 医师与患者及家属介绍病情及胃镜 (必要时) 前谈话、签字 □ 配合进行内镜检查和治疗 □ 必要时配合三腔二囊管及胃管置入等	□ 配合完成相关检查、操作、化验 □ 医师与患者及家属介绍病情及胃镜 (必要时) 前谈话、签字 □ 有任何不适请告知医师	□ 配合完成相关检查、操作、化验 □ 医师与患者及家属介绍病情前谈话、签字 □ 有任何不适请告知医师
护患配合	□ 配合测量体温、脉搏、呼吸频率、血压、体重 1 次 □ 配合完成入院护理评估 (简单询问病史、过敏史、用药史) □ 接受入院宣教 (环境介绍、病室规定、订餐制度、贵重物品保管等) □ 有任何不适告知护士	□ 配合测量体温、脉搏、呼吸频率 3 次 □ 配合询问排便 1 次 □ 接受各种健康宣教 □ 配合记录 24 小时出入量 □ 配合留取各种标本 □ 配合静脉输液 □ 必要时接受三腔二囊管、深静脉、吸氧等的护理	□ 配合测量体温、脉搏、呼吸频率 1 次 □ 配合询问排便 1 次 □ 接受各种健康宣教 □ 配合记录 24 小时出入量 □ 配合留取各种标本 □ 配合静脉输液 □ 必要时接受三腔二囊管、深静脉、吸氧等的护理
饮食	□ 禁食、禁水	□ 禁食、禁水	□ 禁食、禁水
排泄	□ 正常排尿便 □ 避免便秘	□ 正常排尿便 □ 避免便秘	□ 正常排尿便 □ 避免便秘
活动	□ 卧床	□ 卧床	□ 床旁活动, 避免疲劳

时间	住院第 7~9 天	住院第 10~14 天
医患配合	□ 配合完成相关检查、操作、化验 □ 配合医师与患者及家属介绍病情及检查前谈话、签字 □ 如有不适及时向医师反映	□ 配合完成相关检查、操作、化验 □ 配合医师与患者及家属介绍病情及检查前谈话、签字 □ 如有不适及时向医师反映
护患配合	□ 配合测量体温、脉搏、呼吸频率各 3 次 □ 配合询问排便 1 次 □ 接受各种健康宣教 □ 配合记录 24 小时出入量 □ 配合留取各种标本 □ 配合静脉输液 □ 配合拔除深静脉（必要时） □ 接受口服药碎服 □ 有任何不适请告知护士	□ 配合测量体温、脉搏、呼吸频率各 3 次 □ 配合询问排便 1 次 □ 接受各种健康宣教 □ 配合记录 24 小时出入量 □ 配合留取各种标本 □ 配合静脉输液 □ 配合拔除深静脉（必要时） □ 接受口服药碎服 □ 有任何不适请告知护士
饮食	□ 半流食	□ 少渣饮食
排泄	□ 正常排尿便 □ 避免便秘	□ 正常排尿便 □ 避免便秘
活动	□ 床旁活动，避免疲劳	□ 床旁活动，避免疲劳

附：原表单（2016 年版）

肝硬化合并食管胃静脉曲张出血（内科治疗）临床路径表单

适用对象：第一诊断为肝硬化合并食管胃静脉曲张出血，上消化道出血（ICD-10：K74.608 +/K70.3+/K71.7+，K92.204）

患者姓名：	性别： 年龄： 门诊号：	住院号：
住院日期： 年 月 日	出院日期： 年 月 日	标准住院日：13~14 天

日期	住院第 1 天
主要诊疗工作	□ 完成询问病史和体格检查 □ 完成病例书写 □ 完善相关检查项目 □ 上级医师查房及病情评估 □ 根据病情决定是否输血 □ 向家属告知病重或病危并签署病重或病危通知书 □ 签署输血知情同意书、静脉插管同意书、内镜检查及内镜下治疗同意书、自费用品协议书 □ 绝对卧床，保持呼吸道通畅 □ 仍有活动性出血、无法控制者，须请相关科室（外科、放射科、ICU）会诊，必要时转入其他流程
重点医嘱	**长期医嘱** □ 一级/特级护理 □ 病重/病危 □ 禁食、禁水，记录 24 小时出入量 □ 持续心电、血压、血氧监测 □ 放置鼻胃管并记量（必要时） □ 吸氧（必要时） □ 静脉输液（方案视患者情况而定） □ 静脉抑酸药物（PPI 或 H_2 受体拮抗剂） □ 静脉应用降低门静脉压力药物：血管加压素及其类似物联用或不联用硝酸酯类药物（无禁忌证时）；生长抑素及其类似物 □ 抗菌药物 **临时医嘱** □ 血常规、血型及 Rh 因子、便常规+隐血、尿常规 □ 肝功能、肾功能、电解质、血糖、血氨、血脂、凝血功能、甲胎蛋白、肝纤维化指标、AFP □ 感染指标筛查 □ 心电图、腹部彩超、X 线胸片 □ 动脉血气分析、腹部 CT（必要时） □ 深静脉插管术（必要时） □ 输血医嘱（必要时） □ 三腔二囊管置入压迫止血（必要时） □ 12~24 小时完成内镜检查，根据检查情况选择硬化、套扎或组织黏合剂注射治疗

续　表

日期	住院第 1 天
主要 护理 工作	□ 协助办理入院手续 □ 入院宣教 □ 入院护理评估 □ 迅速建立静脉通路 □ 并发症观察 □ 药物不良反应观察
病情 变异 记录	□ 无　□ 有，原因： 1. 2.
护士 签名	
医师 签名	

日期	住院第 2 天	住院第 3~6 天
主要诊疗工作	□ 上级医师查房，明确下一步诊疗计划 □ 观察患者生命体征、临床症状和体征，观察尿便情况，监测血红蛋白等变化，判断出血有无停止 □ 完善必要的相关科室会诊 □ 完成上级医师查房记录 □ 继续药物止血治疗	□ 上级医师查房 □ 观察患者生命体征、临床症状和体征，观察尿便情况，监测血红蛋白变化，判断出血有无停止或再出血 □ 观察患者神志、体温等，判断有无并发症出现，并给予相应的处理 □ 完成查房记录
重点医嘱	**长期医嘱** □ 一级护理 □ 病重/病危 □ 禁食、禁水/全流食，记录 24 小时出入量 □ 持续心电、血压、血氧监测 □ 鼻胃管引流记量（必要时） □ 吸氧（必要时） □ 静脉输液（方案视患者情况而定） □ 静脉抑酸药物（PPI 或 H_2 受体拮抗剂） □ 静脉应用降低门静脉压力药物：血管加压素及其类似物；生长抑素及其类似物 □ 抗菌药物 **临时医嘱** □（必要时复查）血常规、便常规+隐血、肾功能、电解质、血氨、尿常规 □ 输血医嘱（必要时） □ 三腔二囊管压迫止血（必要时）	**长期医嘱** □ 一级护理 □ 病重 □ 禁食、禁水/全流食/半流食 □ 持续心电、血压、血氧监测（必要时） □ 记 24 小时出入量 □ 静脉输液（方案视患者情况而定） □ 静脉抑酸药物（PPI 或 H_2 受体拮抗剂） □ 静脉应用降低门静脉压力药物：血管加压素及其类似物；生长抑素及其类似物 □ 抗菌药物 **临时医嘱** □（必要时复查）血常规、便常规+隐血、肾功能、电解质、血氨、尿常规 □ 输血医嘱（必要时） □ 如应用气囊压迫止血成功，可根据病情予以 □ 拔除三腔二囊管
主要护理工作	□ 基本生活和心理护理 □ 静脉输液 □ 并发症观察 □ 药物不良反应观察	□ 基本生活和心理护理 □ 静脉输液 □ 并发症观察 □ 药物不良反应观察
病情变异记录	□ 无　□ 有，原因： 1. 2.	□ 无　□ 有，原因： 1. 2.
护士签名		
医师签名		

日期	住院第 7~9 天	住院第 10~14 天（出院日）
主要诊疗工作	□ 上级医师查房 □ 完成查房记录 □ 观察并判断有无再出血 □ 观察有无并发症出现，并给予相应的处理 □ 开始肝硬化门脉高压及其病因的相关口服药治疗	□ 如果患者可以出院 □ 上级医师查房及治疗评估确定患者可以出院 □ 指导二级预防方案，继续肝硬化门脉高压及其病因的相关口服药治疗 □ 通知患者及家属出院，交代出院后注意事项 □ 完成出院小结、病案首页、出院诊断书等医疗文件
重点医嘱	**长期医嘱** □ 一级/二级护理 □ 流食/少渣饮食 □ 记录 24 小时出入量 □ 二级预防用药 □ 病因治疗相关药物 □ 抑酸药物（PPI 或 H_2 受体拮抗剂） □ 停用静脉用降低门静脉压力药物 **临时医嘱** □ （必要时复查）血常规、便常规+隐血、肝功能、肾功能、电解质、尿常规 □ 必要时拔除深静脉插管	**出院医嘱** □ 今日出院
主要护理工作	□ 基本生活和心理护理 □ 饮食及服药指导 □ 静脉输液 □ 并发症观察 □ 药物不良反应观察	□ 协助患者办理出院手续 □ 出院宣教
病情变异记录	□ 无　□ 有，原因： 1. 2.	□ 无　□ 有，原因： 1. 2.
护士签名		
医师签名		

第三十章

肝硬化并发肝性脑病临床路径释义

一、肝硬化并发肝性脑病编码

1. 国家卫生和计划生育委员会原编码:

疾病名称及编码:肝硬化并发肝性脑病（ICD-10：K72.903 伴 K74.1-K74.6/K71.701/ K76.102/P78.8/A52.7↑K77.0*）

2. 修改编码:

疾病名称及编码:肝性脑病（ICD-10：K72.903）

肝硬化（ICD-10：K74.1）

肝纤维化伴有肝硬化（ICD-10：K74.2）

原发性胆汁型肝硬化（ICD-10：K74.3）

继发性胆汁型肝硬化（ICD-10：K74.4）

胆汁型肝硬化（ICD-10：K74.5）

肝硬化（ICD-10：K74.6）

酒精性肝硬化（ICD-10：K70.300）

药物性肝硬化（ICD-10：K71.701）

心源性肝硬化（ICD-10：K76.101）

先天性肝硬化（ICD-10：P78.803）

梅毒性肝硬化（ICD-10：A52.705↑K77.0*）

二、临床路径检索方法

K72.903 伴 K74.1-K74.6/K70.300/K71.701/K76.101/P78.803/A52.705↑K77.0*

三、肝硬化并发肝性脑病临床路径标准住院流程

（一）适用对象

第一诊断为肝硬化并发肝性脑病（ICD-10：K72.903 伴 K74.1-K74.6/K70.301/K71.701/ K76.102/P78.8/A52.7↑K77.0*）。

> **释义**
> ■ 适用对象编码参见第一部分。
> ■ 本路径适用对象为各种原因肝硬化所导致的中枢神经系统功能失调综合征。肝硬化按病因分类包括:病毒性肝炎所致肝硬化、酒精性肝硬化、非酒精性脂肪性肝硬化、中毒性及药物性肝炎肝硬化、原发性或继发性胆汁淤积性肝硬化、遗传和代谢性肝病所致肝硬化、淤血性肝硬化、自身免疫性肝炎所致肝硬化、血吸虫性肝硬化及各种隐源性肝硬化。
> ■ 本路径不适用于非肝硬化所导致的中枢神经系统功能失调综合征,包括:与急性肝衰竭相关的肝性脑病（A 型肝性脑病）、存在明显门体分流但无内在肝病的肝

性脑病（B 型肝性脑病）、代谢性脑病（如糖尿病酮症酸中毒、高渗性非酮症糖尿病昏迷、低血糖发作、Wilson 病、急慢性肾功能不全等）、缺氧、高/低钠血症、颅内损伤/创伤、脑血管意外（颅内出血、硬膜下和硬膜外血肿）、中枢神经系统肿瘤或感染、癫痫发作、中毒、药物相关性脑病、特殊营养缺乏性脑病（如 Wernicke 脑病）以及精神病等。

（二）诊断依据

根据《实用内科学（第 12 版）》（陈灏珠主编，人民卫生出版社，2005 年）。

1. 肝硬化病史。
2. 有神经精神症状及体征，或虽无神经精神症状及体征，但神经心理智能测试至少有两项异常。
3. 有引起肝性脑病的诱因。
4. 排除其他引起神经精神症状的原因。

释义

■ 肝硬化按照是否出现肝功能减退和门静脉高压症表现可划分为代偿期和失代偿期。肝性脑病是肝硬化失代偿期严重的并发症之一。

■ 根据肝性脑病的不同临床表现、持续时间和特性，可将其分为发作性、持续性和轻微肝性脑病 3 个亚型。

■ 轻微肝性脑病是肝性脑病发展过程中的一个特殊阶段，指无明显临床症状，但用精细的智力测试或神经电生理检查可见智力、神经或精神的异常。在《实用内科学》（第 14 版）中推荐对高危人群，采用数字连接试验（NCT）-A、NCT-B、数字-符号试验（DST）和木块图试验中的至少 2 种方法，标准试验组合包括 NCT（A 和 B）、线追踪试验（LTT）和系列打点试验（SDT）。对上述神经智能测试筛选正常者可进一步进行神经生理测试，如 P300 听觉诱发电位、EEG 平均优势频率等。两种测试或之一异常者可诊断轻微型肝性脑病。而在中国肝性脑病诊治共识意见（2013 年）中推荐轻微型肝性脑病的诊断目前主要依靠神经心理学测试，其中 NCT-A 及 DST 两项均阳性可诊断轻微型肝性脑病。

■ 采用目前应用最广泛的 West-Haven 分级标准，将肝性脑病分为 0~4 级：

0 级：没有能觉察的人格或行为变化，无扑翼样震颤。

1 级：轻度性格改变和行为失常，欣快或抑郁，注意时间缩短，可见睡眠改变，多为昼夜倒错，加法计算能力降低，扑翼样震颤可引出。

2 级：倦怠或淡漠，轻度定向异常（时间和空间定向），轻微人格改变，行为错乱，语言不清，减法计算能力异常，容易引出扑翼样震颤。

3 级：嗜睡到半昏迷，但是对语言刺激有反应，意识模糊，明显的定向障碍，扑翼样震颤可能无法引出。

4 级：昏迷（对语言和强刺激无反应）。

■ 肝性脑病多有明显的诱因，包括：

（1）摄入过多的含氮物质：如含氮食物或药物、上消化道出血。

（2）低钾性碱中毒：如呕吐、腹泻、排钾利尿、放腹水等。

  (3) 低血容量及缺氧。

  (4) 便秘。

  (5) 感染。

  (6) 低血糖。

  (7) 药物：如镇静、安眠药等。

(三) 治疗方案的选择

根据《实用内科学 (第 12 版)》(陈灏珠等主编，人民卫生出版社，2005 年)。

1. 去除诱因。

2. 对症及支持治疗。

3. 针对发病机制采取措施。

4. 基础疾病的治疗。

释义

  ■ 诱因是肝性脑病预防和治疗中最重要的可控制因素。去除诱因的措施包括：及时控制感染和上消化道出血，积极清除积血，避免快速、大量的排钾利尿和放腹腔积液，纠正水、电解质和酸碱平衡失调，缓解便秘，控制使用麻醉、镇痛、安眠和镇静类药物等。当患者躁狂或抽搐时，禁用吗啡及其衍生物、水合氯醛、哌替啶及速效巴比妥类。必要时抗组胺药可代替地西泮类药物使用。

  ■ 若患者的肝性脑病由上消化道出血诱发，且目前仍存在活动性出血，则不应进入本路径；若进入本路径的患者在治疗过程中再次出现上消化道大出血，应转入其他路径。

  ■ 对症支持治疗主要包括营养支持治疗和维持水、电解质、酸碱平衡。营养支持治疗的目的在于促进机体的合成代谢，抑制分解代谢，保持正氮平衡，减少氨的来源。在保证能量供应的基础上，可口服或静脉使用支链氨基酸制剂，以增加蛋白质合成。经口补充蛋白质应首选植物蛋白，其次为奶制品蛋白。中国肝性脑病诊治共识意见 (2013 年) 中推荐：肝性脑病 1 级和 2 级患者非蛋白质能量摄入量为 104.6~146.4kj/(kg・d)，蛋白质起始摄入量为 0.5g/(kg・d)，之后逐渐增加至 1.0~1.5g/(kg・d)；肝性脑病 3 级和 4 级患者非蛋白质能量摄入量为 104.6~146.4kJ/(kg・d)，蛋白质摄入量为 0.5~1.2g/(kg・d)。

  ■ 肝性脑病确切的发病机制迄今尚未完全阐明。氨中毒学说仍是肝性脑病最重要的发病机制，其他机制包括细菌感染与炎症反应、γ-氨基丁酸神经递质与假性神经递质学说等。

  ■ 针对发病机制采取的治疗措施包括：

  (1) 减少肠内毒物的生成和吸收：包括灌肠和导泻、抑制肠道细菌生长、乳果糖等双糖以及含有双歧杆菌、乳酸杆菌等的微生态制剂。

  (2) 促进氨的转化和代谢：目前有效的降氨药物有 L-鸟氨酸-L-天门冬氨酸。

  (3) 调节神经递质和改善神经传导：以往认为支链氨基酸可用于纠正氨基酸代谢不平衡并抑制大脑中假性神经递质的形成，但近期 Meta 分析发现，接受治疗的肝性脑病患者并无明显获益；其他调节神经递质的药物，包括氟马西尼、纳洛酮等，其临床试验并未见显著的临床益处，所以均不推荐常规使用。

■ 基础疾病的治疗：主要包括人工肝支持治疗和肝移植。前者的主要目的是清除体内积聚的毒物，提供正常的由肝脏合成的物质，从而暂时改善症状，为等待肝移植的患者提供过渡疗法。而对于病情无法逆转的肝硬化患者，肝移植是公认有效的治疗。

■ 若患者在本次治疗过程中需要人工肝支持治疗或肝移植，则应退出本路径。

（四）标准住院日

13~14 日。

> **释义**
>
> ■ 患者入院后第 1~3 天，完善检查，确定诊断，明确发病诱因并开始治疗；第 3~12 天，评价疗效，调整治疗方案，监测治疗的副作用；第 13~14 天，观察疗效稳定，准予出院。
>
> ■ 总住院时间不超过 14 天均符合路径要求。若肝性脑病的诱因在期限内未能有效控制，可适当延长住院时间。

（五）进入路径标准

1. 第一诊断必须符合 ICD-10：K72.903 伴 K74.1-K74.6/K70.301/K71.701/K76.102/P78.8/A52.7↑K77.0*肝硬化并发肝性脑病疾病编码。
2. 符合需要住院的指征：临床分期为有临床症状的肝性脑病（即 I~IV 期）。
3. 当患者同时具有其他疾病诊断，但在住院期间不需要特殊处理，也不影响第一诊断的临床路径流程实施时，可以进入路径。

> **释义**
>
> ■ 经入院检查发现患者伴有活动性消化道出血，应优先治疗消化道出血，暂不宜进入本路径。
>
> ■ 经入院检查发现患者伴有自发性腹膜炎或其他感染，其诊断和治疗可以与本路径疾病同时进行，不影响本路径的实施，但可能会增加医疗费用，延长住院时间。
>
> ■ 经入院检查发现患者伴有原发性肝癌或其他部位恶性肿瘤，其虽对患者健康影响严重，但仍应优先进入本路径。待肝性脑病症状缓解后再转入其他路径继续相关诊治。
>
> ■ 经入院检查发现伴有其他基础疾病，其诊断和治疗可以与本路径疾病同时进行，不影响本路径的实施，则可同时进入两种疾病的临床路径，如高血压病、糖尿病、慢性心功能不全等。
>
> ■ 既往有基础疾病者，经合理治疗后达到稳定，或尚要持续用药，不影响本路径的实施，则可进入本路径。但可能会增加医疗费用，延长住院时间。如高血压病、冠心病、糖尿病、高脂血症等。

（六）住院期间检查项目

1. 必须的检查项目：

（1）血常规、尿常规、便常规+隐血。

（2）肝肾功能、电解质、血糖、凝血功能、血氨、血气分析。

（3）X线胸片、心电图、腹部B超。

2. 根据患者情况可选择：头颅CT或MRI、脑电图。

3. 疑有颅内感染者可选择：脑脊液检查。

> **释义**
>
> ■ 入院后必须完成的检查目的是评价肝功能障碍的严重程度、发现肝性脑病的诱因，以及与其他原因引起的神经精神症状相鉴别。
>
> ■ 血氨测定：肝性脑病患者多有血氨升高，但是血氨水平与病情严重程度之间无确切关系。标本采集、转运方法及能否及时检测都可能影响血氨结果。因此，采集血氨标本应该注意：止血带压迫时间不可过长，采血时不能紧握拳头，标本需要低温转运并在2小时内检测。
>
> ■ 头颅CT或MRI的检查目的是排除脑血管意外及颅内肿瘤等疾病。
>
> ■ 脑电图反映大脑皮质功能，只有在严重肝性脑病患者中才能检测出特征性的三相波，不能作为肝性脑病早期诊断的指标。
>
> ■ 对于疑有颅内感染者或并发腹腔积液疑有感染性腹膜炎者，可选择诊断性穿刺检查。由于肝硬化失代偿期患者多伴有凝血功能异常和血小板减少，操作前需严格掌握适应证。

（七）治疗方案与药物选择

1. 去除诱因：包括积极止血、清除肠道积血、积极控制感染、纠正水电解质紊乱、消除便秘、改善肾功能、禁用镇静剂、避免大量利尿和放腹腔积液等。

2. 对症及支持治疗：

（1）经口、鼻饲或静脉营养。

（2）热量供应：$35\sim40kcal/(kg\cdot d)$，以碳水化合物为主。

（3）蛋白质供应：肝性脑病Ⅰ、Ⅱ期开始数日20g/d，Ⅲ、Ⅳ期开始数日禁食蛋白质；每2~3天增加10g/d；加量至$1.2g/(kg\cdot d)$；以植物蛋白为主。

（4）其他对症支持治疗：包括维持水、电解质、酸碱平衡；有低蛋白血症者静脉输注血浆、白蛋白；有脑水肿者给予脱水治疗等。

3. 针对发病机制采取措施：

（1）减少肠道内氨及其他有害物质的生成和吸收：①清洁肠道：口服或鼻饲25%硫酸镁30~60ml导泻，或乳果糖进行灌肠（必要时）；②降低肠道pH：先以乳果糖口服或鼻饲，然后每小时追加1次，直至大便排出；适当调整剂量以保证每日2~3次软便为宜；③抑制肠道细菌生长：应用肠道益生菌制剂；④抗菌药物的应用：选择肠道不吸收的抗菌药物，如利福昔明。

（2）促进氨的代谢、拮抗假性神经递质、改善氨基酸平衡：①降血氨药物：包括门冬氨酸-鸟氨酸（严重肾功能不全患者，即血清肌酐>265μmol/L时禁用）、精氨酸（高氯性酸中毒及肾功能不全患者禁用）等；②拮抗假性神经递质：考虑可能用过苯二氮䓬类药物者可静脉注射氟马西尼；有锥体外系体征用其他方案治疗无效者可口服溴隐亭；③改善氨基酸平衡：

支链氨基酸静脉输注。

4. 基础疾病的治疗：包括改善肝功能等。

释义

■ 寻找及去除诱因是治疗肝性脑病和轻微型肝性脑病的基础。

■ 目前关于肝性脑病患者蛋白质摄入量的问题尚无一致意见。最近的研究显示，与限制蛋白质摄入相比，正常摄入蛋白 [1.2g/（kg·d）] 是安全的。因此，在新版《实用内科学》中（陈灏珠等主编，人民卫生出版社，2013年），建议在蛋白质摄入问题上把握以下原则：

（1）急性期首日禁蛋白饮食，给予葡萄糖保证能量供应。

（2）慢性肝性脑病者无禁食必要。

（3）蛋白质摄入量为1~1.5g/（kg·d），建议少食多餐，4~6次/日。

（4）口服或静脉使用支链氨基酸制剂，以增加蛋白合成。

（5）蛋白质加双糖饮食可增加机体对蛋白质的耐受。

（6）植物和奶制品蛋白优于动物蛋白，而对于肝性脑病患者能量和蛋白质摄入问题，中国肝性脑病诊治共识意见（2013年）中推荐：肝性脑病1级和2级患者非蛋白质能量摄入量为104.6~146.4kJ/（kg·d），蛋白质起始摄入量为0.5g/（kg·d），之后逐渐增加至1.0~1.5g/（kg·d）；肝性脑病3级和4级患者非蛋白质能量摄入量为104.6~146.4kJ/（k·d），蛋白质摄入量为0.5~1.2g/（kg·d）。

■ 为维持水、电解质、酸碱平衡，必要时，可输入葡萄糖注射液、果糖注射液、混合糖电解质注射液等基础糖电解质液体；有低蛋白血症者静脉输注血浆、白蛋白；有脑水肿者给予脱水治疗等。

■ 为清除肠道内的积食、积血或其他含氮物质，除硫酸镁导泻和乳果糖灌肠外，还可采用生理盐水或弱酸性溶液（如稀醋酸液）灌肠。

■ 乳果糖：是美国 FDA 和我国肝性脑病诊治共识意见中推荐用于治疗肝性脑病的一线药物，可有效改善肝硬化患者的肝性脑病症状和轻微型肝性脑病，提高患者的生活质量及提高肝性脑病患者的生存率。其常用剂量是每次口服15~30ml，2~3次/天，以每天产生2~3次 pH<6 的软便为宜。当无法口服时，可保留灌肠给药。

■ 肠道非吸收抗菌药物：肠道微生物在肝性脑病发病中起重要作用，口服肠道非吸收性抗菌药物可减少肠道中产氨细菌的数量，有效维持肝性脑病的长期缓解并可预防复发。非氨基糖苷类抗菌药物利福昔明在肠道内几乎不吸收，可广谱、强效地抑制肠道内细菌生长。我国批准的治疗剂量为400mg q8h。

■ 门冬氨酸-鸟氨酸可降低肝性脑病患者的血氨水平，对肝性脑病和轻微型肝性脑病具有治疗作用。

■ 益生菌治疗可降低肝性脑病患者血氨水平，减少肝性脑病的复发，并对轻微型肝性脑病患者有改善作用。常用的益生菌制剂有地衣芽孢杆菌活菌制剂、双歧三联活菌制剂等。

■ 精氨酸：是肝脏合成尿素的鸟氨酸循环的中间代谢产物，可促进尿素的合成以降低血氨水平。临床上主要用于伴有代谢性碱中毒的肝性脑病患者。高氯性酸中毒及肾功能不全患者禁用。用药期间应进行血气监测，注意患者的酸碱平衡状态。

■ 氟马西尼、溴隐亭及其他调节神经递质的药物，由于临床试验未见显著的临床益处，目前不推荐常规使用。

> ■ 支链氨基酸理论上可纠正氨基酸代谢的不平衡，但临床试验未证实其有效性。尽管如此，其可安全地用于肝性脑病患者营养的补充。

（八）出院标准

1. 诱因去除、神经精神症状及体征消失。
2. 停止静脉输液至少 3 天。

> **释义**
>
> ■ 经治疗后神经精神症状消失，没有能察觉的人格或行为变化，扑翼样震颤消失，且停止静脉输液后症状及体征无复发者可出院。为预防肝性脑病的反复发作，出院后应继续根据患者病情个体化地给予乳果糖、肠道微生态制剂和（或）肠道非吸收抗菌药物。

（九）变异及原因分析

1. 经治疗后，神经精神症状及体征消失，但仍有大量腹腔积液或食管胃底静脉曲张合并出血，则退出该路径，进入相应的临床路径。
2. 经治疗后，神经精神症状及体征无改善，且肝细胞功能严重障碍或进行性恶化时，则退出该路径，进入相应的临床路径。

> **释义**
>
> ■ 变异是指入选临床路径的患者未能按路径流程完成医疗行为或未达到预期的医疗质量控制目标。包含有两方面情况：①按路径流程完成治疗，但患者尚存在大量腹腔积液或自发性腹膜炎等肝硬化并发症，需要进一步治疗，则患者应在完成本路径后进入相应路径治疗；②不能按路径流程完成治疗，需要中途退出路径。如治疗过程中肝性脑病的诱因无法去除，或肝功能障碍进行性恶化等，则需要退出本路径，转入其他路径进行治疗。主管医师应进行变异原因的分析，并在临床路径的表单中予以说明。
>
> ■ 认可的变异原因主要是患者入选路径后，医师在检查及治疗过程中发现合并存在未预知的、对本路径治疗可能产生影响的情况，需要终止执行路径或延长治疗时间、增加治疗费用。医师需在表单中明确说明。
>
> ■ 因患者原因导致的执行路径出现变异，也需要医师在表单中予以说明。

四、肝硬化并发肝性脑病（内科治疗）给药方案

【用药选择】

1. **乳果糖**：该药在结肠中被细菌代谢形成乳酸和醋酸，使肠腔内 pH 值降低，使肠道内氨的产生和吸收减少，又通过缓泻作用使氨和其他含氮物质排泄增多，从而达到治疗肝性脑病的

目的。乳果糖是美国 FDA 和我国肝性脑病诊治共识意见中推荐用于治疗肝性脑病的一线药物。研究显示其可有效改善肝硬化患者的肝性脑病和轻微型肝性脑病症状，提高患者的生活质量及改善肝性脑病患者的生存率。其常用剂量是每次口服 15~30ml，2~3 次/天，以每天产生 2~3 次 pH<6 的软便为宜。当无法口服时，可保留灌肠给药。乳果糖不良反应轻微，偶有腹部不适、胀气或腹痛，大量应用可致腹泻及水电解质失衡。

2. 肠道非吸收抗菌药物：肠道微生物在肝性脑病和轻微型肝性脑病发病中起重要作用。口服抗菌药物可减少肠道中产氨细菌的数量，有效治疗肝性脑病。利福昔明是利福霉素的衍生物，肠道几乎不吸收，可广谱、强效地抑制肠道内细菌生长，已被美国 FDA 批准用于治疗肝性脑病，并可有效维持肝性脑病的长期缓解及预防复发。我国批准剂量为 400 毫克/次，每 8 小时口服 1 次。利福昔明的不良反应轻微，部分患者用药后可出现恶心，但症状可迅速缓解。肝性脑病患者服用后可出现体重下降、血清钾和钠浓度轻度升高、足水肿。

3. 微生态制剂：可以促进肠道内有益菌群如乳酸杆菌的生长，并抑制有害菌群如产脲酶菌的生长；可以改善肠上皮细胞的营养状态、降低肠道通透性，从而减少细菌移位和内毒素血症的发生；还可减轻肝细胞的炎性反应和氧化应激，从而增加肝脏的氨清除。研究显示益生菌治疗可降低肝性脑病患者的血氨水平，减少肝性脑病的复发，并对轻微型肝性脑病患者有改善作用。微生态制剂通常安全性和耐受性良好，可用于长期治疗。常用的微生态制剂有地衣芽孢杆菌活菌制剂、双歧三联活菌制剂等。

4. 门冬氨酸-鸟氨酸：研究显示，与安慰剂对照相比，静脉注射门冬氨酸-鸟氨酸可明显降低肝性脑病患者血氨水平，对肝性脑病及轻微型肝性脑病具有治疗作用。严重肾功能不全患者（血清肌酐>265μmol/L）禁用。给药方式可采用口服或静脉输注。口服：1 次 5.0g，1 日 2~3 次，溶解在水或饮料中，餐前或餐后服用。静脉输注：由于静脉耐受方面的原因，药品使用前需用注射用溶液稀释，每 500ml 溶液中不要溶解超过 30g 药品，输注速度最大不要超过 5g/h。每日用量视病情轻重，最多不超过 40g/d。对严格限制输液量的患者，建议使用 20g（40ml）药品加入 5% 葡萄糖注射液 20ml 中，按 15ml/h 静脉泵入。7~10 日为 1 个疗程。

5. 精氨酸：是肝脏合成尿素的鸟氨酸循环的中间代谢产物，可促进尿素的合成以降低血氨水平。临床上主要用于伴有代谢性碱中毒的肝性脑病患者。高氯性酸中毒及肾功能不全患者禁用。用药期间应进行血气监测，注意患者的电解质及酸碱平衡状态。主要不良反应为高氯性酸中毒及血尿素、肌酸、肌酐浓度升高。输注速度过快可引起流涎、潮红、呕吐等症状。使用方法：静脉滴注，1 次 10~20g，以 5% 葡萄糖注射液 500~1000ml 稀释后缓慢滴注。

6. 支链氨基酸：以往认为支链氨基酸可纠正氨基酸代谢不平衡，抑制大脑中假性神经递质的形成，从而可治疗肝性脑病。但近年研究显示：其对肝性脑病并无明显的治疗作用；在肝性脑病患者饮食中补充支链氨基酸并不能降低肝性脑病的复发率，但对轻微型肝性脑病患者有改善作用。因此，目前推荐将支链氨基酸主要用于肝性脑病患者的营养支持治疗，可以口服或静脉输注。用法参照不同制剂的使用说明。

【药学提示】

1. 乳果糖大量应用时可导致腹泻及水、电解质失衡。胃肠道梗阻及半乳糖血症患者禁用。

2. 利福昔明禁用于肠梗阻及严重肠道溃疡性病变者。

3. 门冬氨酸—鸟氨酸禁用于严重肾功能不全（血肌酐>265μmol/L）患者。

4. 精氨酸禁用于肾功能不全及酸中毒患者。

5. 支链氨基酸禁用于氨基酸代谢失调、心肾功能不全患者。

【注意事项】

1. 乳果糖如用于乳糖酶缺乏症患者，需注意药品中乳糖的含量。

2. 乳果糖在治疗便秘的剂量下不会对糖尿病患者带来任何影响，但由于用于治疗肝性脑病时剂量较高，糖尿病患者应慎用。

3. 利福昔明长期大剂量用药或肠道黏膜受损时，会有极少量（小于1%）被吸收，导致尿液呈粉红色。

4. 门冬氨酸—鸟氨酸大剂量静脉用药时会有轻、中度消化道反应，减少用量或减慢滴速（<5g/h）后反应明显减轻。应用时需监测肾功能。

5. 精氨酸用量过大时可引起高氯血症，可使血尿素、肌酸及肌酐浓度升高。应用时需监测肾功能、血钾水平及血气分析。

6. 支链氨基酸输注速度过快可引起恶心、呕吐、头痛、发热等反应。

五、推荐表单

（一）医师表单

肝硬化并发肝性脑病临床路径医师表单

适用对象：第一诊断为肝硬化并发肝性脑病（ICD-10：K72.903 伴 K74.1-K74.6/K70.301/K71.701/K76.102/P78.8/A52.7↑K77.0*）

患者姓名：	性别：　　年龄：　　门诊号：	住院号：
住院日期：　　年　月　日	出院日期：　　年　月　日	标准住院日：13~14 天

日期	住院第 1~2 天
主要诊疗工作	□ 询问病史及体格检查 □ 完成病历书写 □ 开实验室检查单 □ 上级医师查房，初步确定诊断 □ 根据急查的辅助检查结果进一步确定诊断 □ 确定发病诱因开始治疗 □ 向患者家属告病重或病危通知，并签署病重或病危通知书（必要时） □ 签署自费药品使用同意书
重点医嘱	**长期医嘱** □ 内科护理常规 □ 特级护理 □ 低蛋白饮食或禁食 □ 记 24 小时出入量 □ 记大便次数及量 □ 视病情通知病重或病危 □ 吸氧 □ 对症及支持治疗，包括纠正水、电解质、酸碱平衡紊乱，营养支持治疗等 □ 乳果糖口服或鼻饲 □ 肠道益生菌制剂 □ 利福昔明（必要时） □ 盐酸精氨酸静脉输注（必要时，高氯性酸中毒或肾功能不全患者禁用） □ 门冬氨酸-鸟氨酸静脉输注［必要时，严重肾功能不全即血清肌酐>265.2μmol/L（3mg/dl）时禁用］ □ 针对诱因的治疗（如抗感染、抑酸、止血等） □ 保肝药物 **临时医嘱** □ 血常规、尿常规、大便常规+隐血 □ 肝肾功能、电解质、血糖、凝血功能、血氨、血气分析 □ X 线胸片、心电图、腹部 B 超 □ 腹部、头颅 CT 或 MRI、脑电图（必要时） □ 脑脊液检查（必要时） □ 腹腔穿刺检查（必要时） □ 乳果糖灌肠（必要时，并可根据情况酌情调整剂量） □ 弱酸灌肠（必要时） □ 乳果糖 45ml 口服或鼻饲（必要时） □ 深度昏迷、有脑水肿者给予脱水治疗（必要时） □ 其他医嘱：心脏监护等

续　表

日期	住院第 1~2 天
病情 变异 记录	□无　□有，原因： 1. 2.
医师 签名	

日期	住院第 2~3 天	住院第 3~10 天
主要诊疗工作	□ 上级医师查房 □ 完成入院检查 □ 继续治疗 □ 评价诱因是否去除 □ 必要的相关科室会诊 □ 完成上级医师查房记录等病历书写	□ 上级医师查房 □ 记录生命体征、每日出入量、大便量 □ 观察神经精神症状及体征变化 □ 根据其他检查结果进行鉴别诊断，判断是否合并其他肝硬化并发症 □ 调整治疗方案 □ 视病情变化进行相关科室会诊 □ 完成病程记录
重点医嘱	**长期医嘱** □ 内科护理常规 □ 特级/一级护理 □ 低蛋白饮食或禁食 □ 记 24 小时出入量 □ 记大便次数及量 □ 视病情通知病重或病危 □ 对症及支持治疗，纠正水、电解质、酸碱平衡紊乱等 □ 审核/酌情调整降氨治疗方案 □ 保肝药物 **临时医嘱** □ 血氨（必要时） □ 血气分析（必要时） □ 电解质（必要时） □ 肝肾功能、凝血功能、血常规（必要时） □ 心电监护（必要时） □ 其他医嘱	**长期医嘱** □ 内科护理常规 □ 酌情更改护理级别 □ 饮食：根据神经精神症状调整饮食蛋白量 □ 记 24 小时出入量 □ 记大便次数及量 □ 视病情取消病重或病危 □ 对症及支持治疗，纠正水、电解质、酸碱平衡紊乱等 □ 调整乳果糖口服剂量，维持软便 2~3 次/日 □ 神经精神症状及体征好转后逐渐减量、停用静脉治疗 □ 其他医嘱 **临时医嘱** □ 复查血常规、大便常规+隐血 □ 复查肝肾功能、电解质、血糖、凝血功能、血氨、血气分析 □ 其他医嘱
病情变异记录	□ 无　□ 有，原因： 1. 2.	□ 无　□ 有，原因： 1. 2.
医师签名		

日期	住院第 11~12 天	住院第 13~14 天（出院日）
主要诊疗工作	□ 上级医师查房 □ 记录生命体征、每日出入量、大便量 □ 观察神经精神症状及体征变化 □ 调整治疗方案 □ 完成病程记录	□ 上级医师查房，进行评估，明确是否可出院 □ 完成出院记录、病案首页、出院证明书等 □ 向患者交代出院后的注意事项，如返院复诊的时间、地点，发生紧急情况时的处理等
重点医嘱	**长期医嘱** □ 饮食：调整蛋白摄入 1~1.5g/（kg·d）；以植物蛋白和乳制品为主 □ 调整乳果糖口服剂量，维持软便 2~3 次/日 □ 其他医嘱 **临时医嘱** □ 复查血常规、大便常规+隐血 □ 复查肝肾功能、电解质、血糖、血氨 □ 其他医嘱	**出院医嘱** □ 出院带药 □ 其他医嘱 □ 定期门诊随访
病情变异记录	□ 无 □ 有，原因： 1. 2.	□ 无 □ 有，原因： 1. 2.
医师签名		

（二）护士表单

肝硬化并发肝性脑病临床路径护士表单

适用对象：第一诊断为肝硬化并发肝性脑病（ICD-10：K72.903 伴 K74.1-K74.6/K70.301/K71.701/K76.102/P78.8/A52.7↑K77.0＊）

患者姓名：		性别：	年龄：	门诊号：	住院号：
住院日期：	年 月 日	出院日期：	年 月 日		标准住院日：13~14 天

时间	住院第 1 天	住院第 2~3 天
健康宣教	□ 入院宣教 　介绍主管医师、责任护士 　介绍环境、设施；介绍住院注意事项 　介绍探视及陪护制度；介绍贵重物品保管 □ 饮食宣教：低蛋白饮食或禁食 □ 出入量宣教 □ 保持大便通畅 □ 测体重宣教 □ 灌肠的宣教 □ 留取标本的宣教	□ 宣教用药知识 □ 宣教疾病知识 □ 主管护士与患者沟通，了解并指导心理应对
护理处置	□ 核对患者姓名，佩戴腕带 □ 建立入院护理病历 □ 卫生处置：剪指（趾）甲，更换病号服 □ 静脉抽血	□ 记录 24 小时出入量 □ 遵医嘱完成相关检查 □ 正确执行医嘱 □ 静脉抽血
基础护理	□ 特级护理 □ 晨晚间护理 □ 患者安全管理	□ 特级/一级护理 □ 晨晚间护理 □ 患者安全管理
专家护理	□ 评估患者神志 □ 监测生命体征、测量体重 □ 低蛋白饮食或禁食 □ 记出入量护理 □ 遵医嘱给予吸氧 □ 遵医嘱给予乳果糖口服或鼻饲 □ 遵医嘱给予静脉输液 □ 遵医嘱给予弱酸灌肠（必要时） □ 需要时，填写跌倒及压疮防范表 □ 需要时，请家属陪护 □ 心理护理	□ 评估患者神志 □ 低蛋白饮食或禁食 □ 记出入量护理 □ 遵医嘱给予吸氧 □ 遵医嘱给予乳果糖口服或鼻饲 □ 遵医嘱给予静脉输液 □ 遵医嘱给予弱酸灌肠（必要时） □ 心理护理
重点医嘱	□ 详见医嘱执行单	□ 详见医嘱执行单

续　表

时间	住院第 1 天	住院第 2~3 天
病情 变异 记录	□无　□有，原因： 1. 2.	□无　□有，原因： 1. 2.
护士 签名		

时间	住院第 3~10 天	住院第 11~12 天	住院第 13~14 天
健康宣教	□ 药物宣教 □ 保持大便通畅重要性的宣教 □ 饮食宣教：低蛋白饮食	□ 药物宣教 □ 保持大便通畅重要性的宣教 □ 饮食宣教：低蛋白饮食	□ 出院宣教；复查时间 □ 服药方法 □ 活动休息；指导饮食 □ 指导办理出院手续 □ 对患者进行坚持治疗和预防复发的宣教
护理处置	□ 记录 24 小时出入量 □ 遵医嘱完成相关检查 □ 正确执行医嘱 □ 静脉抽血	□ 记录 24 小时出入量 □ 遵医嘱完成相关检查 □ 正确执行医嘱 □ 静脉抽血	□ 办理出院手续 □ 书写出院小结
基础护理	□ 一级/二级护理 □ 晨晚间护理 □ 患者安全管理	□ 一级/二级护理 □ 晨晚间护理 □ 患者安全管理	□ 二级护理 □ 晨晚间护理 □ 患者安全管理
专科护理	□ 评估患者神志 □ 监测生命体征 □ 饮食：根据神经精神症状调整饮食蛋白量 □ 遵医嘱调整静脉输液 □ 遵医嘱调整乳果糖口服剂量 □ 必要时：吸氧、心电监护、输注血浆和白蛋白 □ 心理护理	□ 评估患者神志 □ 监测生命体征 □ 饮食：根调整蛋白摄入 1.2g/(kg·d)；以植物蛋白为主遵医嘱调整静脉输液 □ 调整乳果糖口服剂量，维持软便 2~3 次/日 □ 心理护理	□ 评估患者神志 □ 监测生命体征 □ 低蛋白饮食 □ 心理护理
重点医嘱	□ 详见医嘱执行单	□ 详见医嘱执行单	□ 详见医嘱执行单
病情变异记录	□ 无　□ 有，原因： 1. 2.	□ 无　□ 有，原因： 1. 2.	□ 无　□ 有，原因： 1. 2.
护士签名			

（三）患者表单

肝硬化并发肝性脑病临床路径患者表单

适用对象：第一诊断为肝硬化并发肝性脑病（ICD-10：K72.903 伴 K74.1-K74.6/K70.301/K71.701/K76.102/P78.8/A52.7↑K77.0*）

| 患者姓名： | | 性别： 年龄： 门诊号： | 住院号： |
| 住院日期： 年 月 日 | | 出院日期： 年 月 日 | 标准住院日：13~14 天 |

时间	入院	住院第 2~3 天
医患配合	□ 配合询问病史、收集资料，请务必详细告知既往史、用药史、过敏史 □ 配合进行体格检查 □ 有任何不适请告知医师	□ 配合完善相关检查、化验， □ 医师与患者及家属介绍病情及检查前谈话、签字
护患配合	□ 配合测量体温、脉搏、呼吸频率、血压、体重 1 次 □ 配合完成入院护理评估（简单询问病史、过敏史、用药史） □ 接受入院宣教（环境介绍、病室规定、订餐制度、贵重物品保管等） □ 接受吸氧、静脉输液 □ 接受口服乳果糖或鼻饲 □ 有任何不适请告知护士	□ 配合测量体温、脉搏、呼吸频率 3 次 □ 询问大便 1 次 □ 接受药物等相关宣教 □ 接受准确记录出入量 □ 接受静脉输液 □ 接受口服药物或鼻饲 □ 接受醋酸灌肠 □ 接受吸氧 □ 接受其他检查及治疗 □ 有任何不适请告知护士
饮食	□ 低蛋白饮食/禁食	□ 低蛋白饮食/禁食
排泄	□ 正常排尿便 □ 遵医嘱弱酸灌肠	□ 正常排尿便 □ 遵医嘱弱酸灌肠
活动	□ 正常活动，避免疲劳	□ 正常活动，避免疲劳

时间	住院第 3~10 天	住院第 11~12 天	住院第 13~14 天
医患配合	□ 配合完成相关检查、化验	□ 配合完成相关检查、化验	□ 接受出院前指导 □ 知道复查程序 □ 获取出院诊断书
护患配合	□ 配合定时测量生命体征、每日询问大便 □ 配合神志检查 □ 接受药物等相关宣教 □ 接受准确记录出入量 □ 接受静脉输液（必要时） □ 接受口服药物或鼻饲（必要时） □ 接受醋酸灌肠（必要时） □ 接受吸氧（必要时） □ 接受其他检查及治疗 □ 有任何不适请告知护士	□ 配合定时测量生命体征、每日询问大便 □ 配合神志检查 □ 接受药物等相关宣教 □ 接受准确记录出入量 □ 接受其他检查及治疗 □ 有任何不适请告知护士	□ 接受出院宣教 □ 办理出院手续 □ 获取出院带药 □ 知道服药方法、作用、注意事项 □ 知道避免疾病诱因的方法 □ 知道复印病历程序
饮食	□ 低蛋白饮食	□ 低蛋白饮食	□ 低蛋白饮食
排泄	□ 正常排尿便 □ 遵医嘱弱酸灌肠	□ 正常排尿便 □ 遵医嘱弱酸灌肠	□ 正常排尿便 □ 避免便秘
活动	□ 正常适度活动，避免疲劳	□ 正常适度活动，避免疲劳	□ 正常适度活动，避免疲劳

第三十一章

肝硬化腹水临床路径释义

一、肝硬化腹水编码

疾病名称及编码：酒精性肝硬化（ICD-10：K70.3）

　　　　　　　　原发性胆源性肝硬化（ICD-10：K74.3）

　　　　　　　　继发性胆源性肝硬化（ICD-10：K74.4）

　　　　　　　　特指的胆源性肝硬化（ICD-10：K74.5）

　　　　　　　　其他和未特指的肝硬化（ICD-10：K74.6）

　　　　　　　　心源性肝硬化（ICD-10：K76.1）

　　　　　　　　腹水（ICD-10：R18）

二、临床路径检索方法

第一诊断编码查找 K70.3/K74.3-K74.6/K76.1；其他诊断查找 R18，排除消化道出血、原发性腹膜炎、原发性肝癌、肝性脑病、肝肾综合征、肝性胸水等编码

三、肝硬化腹水临床路径标准住院流程

（一）适用对象

第一诊断为肝硬化腹水（ICD-10：K74+R18）。

> **释义**
>
> ■ 本路径适用对象为各种原因肝硬化所导致的腹水。肝硬化按病因分类包括病毒性肝炎所致肝硬化、酒精性肝硬化、非酒精性脂肪性肝硬化、中毒性及药物性肝炎肝硬化、原发性或继发性胆汁淤积性肝硬化、血吸虫性肝硬化、代谢性肝硬化、淤血性肝硬化、自身免疫性肝炎所致肝硬化及各种隐源性肝硬化。
>
> ■ 本路径不适用于非肝硬化所致腹水，包括急性肝衰竭、心力衰竭、肾病综合征、巴德-基亚里综合征（旧称布-加综合征）、胰腺炎、结核性腹膜炎、肿瘤（包括腹膜肿瘤、肝癌、肿瘤肝转移等）、术后淋巴漏、黏液性水肿、混合性腹水（如在肝硬化的基础上合并其他病因）等。

（二）诊断依据

根据《临床诊疗指南·消化系统疾病分册》（中华医学会编著，人民卫生出版社），《实用内科学（第 12 版）》（复旦大学上海医学院编著，人民卫生出版社）及《2004 年美国肝病学会肝硬化腹水的治疗指南》等国内外临床诊疗指南。

1. 符合肝硬化失代偿期诊断标准：包括肝功能损害、门脉高压的临床表现、实验室检查及影像学检查。

2. 有腹水的体征和影像学结果：腹胀、腹部移动性浊音阳性等；腹部超声或 CT 检查证实存

在腹腔积液。

> **释义**
>
> ■ 肝硬化的起病和病程一般缓慢，按照是否出现肝功能减退和门静脉高压症表现可划分为代偿期和失代偿期。
>
> ■ 失代偿期肝硬化的临床表现包括食欲减退、乏力、消瘦、腹胀、腹水、黄疸、贫血、出血倾向和性功能减退等。体格检查可表现为皮肤巩膜黄染、皮肤黏膜淤斑或出血点、胸腹壁静脉显露和曲张（血流以脐为中心向四周流向）、脾大、腹部移动性浊音阳性、双下肢可凹性水肿等。
>
> ■ 失代偿期肝硬化的肝功能减退主要是指血清白蛋白降低、胆红素水平升高及凝血酶原时间延长。门静脉高压症时有脾功能亢进，血白细胞及血小板计数均可降低，以血小板降低尤为明显。
>
> ■ 失代偿期肝硬化的影像学特点为腹部超声、CT 或 MRI 检查显示肝形态改变，肝门扩大，纵裂增宽，肝右叶萎缩，左叶及尾叶代偿性增大，肝表面凸凹不平。门静脉高压者有脾肿大、门静脉直径>15mm 和腹水，多普勒超声可显示门静脉血流速度减慢，门静脉分支内同时存在向肝和逆肝血流，胃镜或增强 CT 检查可见食管胃底静脉曲张。

（三）治疗方案的选择

根据《临床诊疗指南·消化系统疾病分册》（中华医学会编著，人民卫生出版社），《实用内科学（第 12 版）》（复旦大学上海医学院编著，人民卫生出版社）及《2004 年美国肝病学会肝硬化腹水的治疗指南》等国内外临床诊疗指南。

1. 一般治疗：休息、控制水和钠盐的摄入。
2. 消除病因及诱因：戒酒、停用有损肝功能的药物、限制过量钠盐摄入等。
3. 药物治疗：利尿剂、白蛋白等。

> **释义**
>
> ■ 肝硬化失代偿期患者的一般治疗包括休息、高热量、高蛋白质、富含维生素而易消化饮食。建议没有并发症的肝硬化患者的饮食热量为 126~168kJ/（kg·d），蛋白质为 1~1.5g/（kg·d）；营养不良者摄入热量为 168~210kJ/（kg·d），蛋白质为 1~1.8g/（kg·d）。有食管-胃底静脉曲张者，应避免粗糙、坚硬食物。严禁饮酒。有腹水者应限制钠盐摄入，钠的摄入量应限制在 88mmol/d（5g NaCl/d）。关于是否需要限制水的摄入量，《美国肝病学会肝硬化腹水的治疗指南（2012 版）》中认为，除非血钠低于 125mmol/L，限水并非必须（Ⅲ级）；《实用内科学（第 14 版）》指出稀释性低钠血症（血 Na<130mmol/L）患者，应限制水的摄入量在 800~1000ml/d。
>
> ■ 肝硬化腹水出现或加重的诱因包括各种原因导致的肝功能减退、过量摄入钠盐、感染、门静脉血栓形成、并发原发性肝癌等。《美国肝病学会肝硬化腹水的治疗指南（2012 版）》指出，酒精性肝硬化严格戒酒、乙型病毒性肝炎肝硬化抗病毒治疗、自身免疫性肝炎的免疫抑制治疗，可以部分逆转肝硬化失代偿。后两类治疗超出本路径范围，若确定需要治疗，应转入其他路径。入院后检查确定腹水系并发原发性肝癌或并发感染所致，且需要针对性治疗，亦应退出本路径，转入其他路径。

■ 利尿剂的应用是肝硬化腹水最主要的治疗方法之一，可采用螺内酯单用或联合应用呋塞米或托拉塞米。螺内酯的起始剂量为 60~100mg/d，依据利尿反应，每 4~5 天增加 60~100mg，直到最大剂量 400mg/d。呋塞米的起始剂量为 20~40mg/d，可增加到 160mg/d。托拉塞米初始剂量为 5~10mg/d，如疗效不满意，可增加剂量至 20mg/d，最大剂量为 40mg/d，疗程不超过一周。利尿剂的使用应每日一次顿服，效果优于分次服用。采用上述方案需密切监测，避免水电解质紊乱、肾功能衰竭、肝性脑病、低钠血症等。如出现肝性脑病、低钠血症（血钠<120mmol/L）、肌酐>120mmol/L，应停用利尿剂。顽固性肝硬化腹水患者，可选择改善肝脏微循环药物如前列地尔。

■ 肝硬化腹水患者使用血管紧张素转换酶抑制剂（ACEI）和血管紧张素受体拮抗剂（ARB）可能是有害的，必须小心分析每位患者的病情，密切监测血压和肾功能；非特殊情况下，肝硬化腹水患者应避免使用非甾体抗炎药；难治性腹水患者，使用 β 受体阻滞剂可出现全身性低血压，可能对长期生存不利，必须仔细权衡利弊，决定是否应用

■ 肝硬化腹水患者是否需要输注白蛋白或血浆，仍存在争议。《美国肝病学会成人肝硬化腹水诊疗指南（2012 版）》，建议一次放腹水小于 5L 时，不必输注白蛋白，大量放腹水时，每放 1L 腹水输注 6~8g 白蛋白。《实用内科学（第 14 版）》认为，对伴有低蛋白血症的腹水患者，每周定期输注清蛋白或血浆可促进腹水的消退。临床上可根据患者的一般情况及利尿治疗的疗效酌情采用上述方案。

■ 门静脉高压脾功能亢进患者白细胞及血小板计数均可降低，应用造血生长因子如重组人粒细胞巨噬细胞刺激因子（rhGM-CSF）或重组人白介素-11（rhIL-11）等药物维持血象，可避免感染及出血风险，减少反复输注血小板导致同种抗体的产生。应用 rhIL-11 后血小板开始上升时间为用药第 7~15 天，达峰时间为用药第 15 天，一般连续用 7~10 天。rhIL-11 每天 2mg，不仅可提升血小板计数，同时 ALT、AST 也可明显下降，减轻肝功能损伤。

（四）标准住院日

10~14 天。

> 释义
>
> ■ 患者入院后第 1~2 天，完善检查、确定诊断；第 2~10 天，开始治疗并进一步评价疗效、调整治疗方案、监测治疗的不良反应；第 10~14 天，观察疗效稳定，准予出院。总住院时间不超过 14 天均符合路径要求。若肝硬化腹水出现的诱因未能有效控制，可适当延长住院时间。

（五）进入路径标准

1. 第一诊断必须符合 ICD-10：K74+R18 肝硬化腹水疾病编码。
2. 当患者同时具有其他疾病诊断，但在住院期间不需要特殊处理也不影响第一诊断的临床路径流程实施时，可以进入路径。

释义

> ■ 经入院检查发现伴有其他基础疾病，其对患者健康的影响严重，应优先治疗基础疾病，暂不宜进入本路径，如原发性肝癌或其他部位恶性肿瘤、肝性脑病、消化道出血、肾功能不全、冠心病不稳定型心绞痛等。
>
> ■ 经入院检查发现伴有其他基础疾病，其诊断和治疗可以与本路径疾病同时进行，不影响本路径的实施，则可同时进入两种疾病的临床路径。如高血压病、糖尿病、慢性心功能不全等。
>
> ■ 既往有基础疾病者，经合理治疗后达到稳定，或尚要持续用药，不影响本路径的实施，则可进入本路径。但可能会增加医疗费用，延长住院时间。如高血压病、冠心病、糖尿病、高脂血症等。

（六）住院期间检查项目

1. 入院后必须完成的检查：
（1）血常规、尿常规、便常规+隐血。
（2）肝肾功能、电解质、血糖、血型、凝血功能、甲胎蛋白（AFP）、HBV、HCV。
（3）腹水检查。
（4）腹部超声、胸正侧位片。
2. 根据患者具体情况可选择的检查：
（1）腹水病原学检查，腹部 CT 或 MRI，超声心动检查。
（2）24 小时尿钠排出量或尿钠/钾比值。

释义

> ■ 入院后必须完成的检查目的是全面评价肝功能，进行 Child-Pugh 分级，评价肝硬化的并发症，如脾功能亢进、原发性肝癌、消化道出血、肝肾综合征、门静脉血栓形成等。
>
> ■ 腹水常规检查项目包括颜色、比重、细胞计数和分类、白蛋白和总蛋白，血清-腹水白蛋白梯度（SAAG）。可选择检查的项目包括应用血培养瓶进行细菌培养、糖、乳酸脱氢酶、淀粉酶、甘油三酯、抗酸染色或结核菌培养、细胞学检查。
>
> ■ 怀疑腹水感染（患者有发热、腹痛或腹部压痛/反跳痛、酸中毒、氮质血症、低血压或低体温）者，应进行腹水培养。
>
> ■ 血 AFP 升高或腹部超声发现肝脏可疑占位性病变，需行腹部 CT 平扫加增强或腹部 MRI 检查，进一步明确诊断。高度怀疑原发性肝癌者，则不宜进入本路径。
>
> ■ 怀疑为淤血性肝硬化者，需行超声心动检查，评价心脏形态及功能，进行血管彩超检查了解有无巴德-希阿里综合征等血管疾病。
>
> ■ 中-大量腹水患者，可检测 24 小时尿钠排出量或尿钠/钾比值，以协助选择适当的治疗方案，评估疗效及预后。尿钠 90~50mmol/24h，尿钠/尿钾>2 者，提示患者对水、钠均耐受，治疗时不必严格控制水的摄入，螺内酯可加速腹水消退；尿钠 50~40mmol/24h，1<尿钠/尿钾<2 者，提示患者对钠耐受差，但对水尚能耐受，治疗时不必严格限制饮水，多数对螺内酯或联合呋塞米治疗有效；尿钠<10mmol/24h，

尿钠/尿钾<1者,即所谓"顽固性腹水",提示患者对水、钠均不能耐受,利尿剂治疗效果不佳,需考虑其他治疗方法。

(七) 腹腔穿刺术

1. 适应证:新发腹水者;原有腹水迅速增加原因未明者;疑似并发自发性腹膜炎者。
2. 术前准备:除外合并纤溶亢进或 DIC。
3. 麻醉方式:局部麻醉。
4. 术后处理:观察病情变化,必要时补充白蛋白(大量放腹水时,应于术后补充白蛋白,按每升腹水补充 8~10g 清蛋白计算)。

> **释义**
>
> ■ 因为腹腔穿刺出血的可能性很小,故不推荐腹穿前预防性应用新鲜冰冻血浆或血小板。
> ■ 操作过程中应密切观察患者,穿刺放液不宜过快、过多,避免诱发肝性脑病和电解质紊乱。

(八) 保肝及利尿剂的应用

1. 按肝硬化治疗要求,选用保肝药物。
2. 利尿剂:呋塞米单用或联合应用螺内酯。

> **释义**
>
> ■ 肝硬化的治疗药物主要包括两大类:保护肝细胞药物和抗纤维化药物。保护肝细胞药物用于有转氨酶和胆红素升高的肝硬化患者,如多烯磷脂酰胆碱(用于转氨酶升高的肝硬化)、熊去氧胆酸(用于原发性胆汁性肝硬化)、甘草甜素、还原型谷胱甘肽及维生素类。抗纤维化药物包括秋水仙碱(用于血吸虫性肝硬化)、肾上腺糖皮质激素(主要用于自身免疫性肝炎)及中药制剂如肝爽颗粒等。
> ■ 利尿剂应用的释义见本章的"(三)治疗方案的选择"。
> ■ 利尿剂:螺内酯单用或联合应用呋塞米或托拉塞米。

(九) 出院标准

1. 腹胀症状缓解。
2. 腹围减小。
3. 体重稳步下降。
4. 无严重电解质紊乱。

　　■ 症状、体征变化及实验室检查结果提示诊断明确、治疗有效，且无治疗相关副作用，可准予出院，不必等到腹水完全消退。

（十）变异及原因分析

1. 出现并发症（如消化道出血、原发性腹膜炎、原发性肝癌、肝性脑病、肝肾综合征、肝性胸腔积液等）转入相应路径。
2. 合并结核性腹膜炎、肺部感染等转入相应路径。
3. 顽固性腹水需进一步诊治，导致住院时间延长、费用增加。

　　■ 患者以肝硬化腹水的诊断进入本路径，在入院后检查和治疗过程中发现其他并发症，包括消化道出血、自发性腹膜炎、原发性肝癌、肝性脑病、肝肾综合征、肝肺综合征等，对患者健康及生命的影响严重，应优先予以治疗，应退出本路径并转入相应路径。

　　■ 患者以肝硬化腹水的诊断进入本路径，在治疗过程中出现基础疾病的加重（如急性左心衰、急性心肌梗死、肺气肿合并感染等）或新发现合并疾病（如结核性腹膜炎、恶性肿瘤等）。应充分评估上述变异对本路径疾病治疗可能产生的影响，选择退出本路径并转入相应路径。

　　■ 患者以肝硬化腹水的诊断进入本路径，但对治疗方案不敏感，未能在规定时间内取得相应疗效，即所谓"顽固性腹水"。本路径的检查及治疗方案已不再适合继续治疗，应及时退出本路径并考虑新的治疗方案。

　　■ 因患者原因导致执行路径出现变异，需要医师在表单中予以说明。

四、肝硬化腹水（内科治疗）临床路径给药方案

【用药选择】

1. 呋塞米：属于袢利尿剂，常与螺内酯联合用于肝硬化腹水的治疗。推荐的起始剂量为呋塞米：螺内酯按照40mg：100mg的比例给予。腹水量少的患者可以更低剂量起始。依据利尿反应，每3~5天增加剂量。螺内酯的最大剂量为400mg/d，呋塞米的最大剂量为160mg/d。对肝硬化腹水患者应尽量避免静脉应用呋塞米，因为如此应用可能导致肾功能快速下降，进而导致肝肾综合征。呋塞米主要的不良反应为水、电解质紊乱，少见的不良反应包括高血糖、原有糖尿病加重、高尿酸血症、过敏反应等。

2. 螺内酯：潴钾利尿剂。常单独或与呋塞米联合用于肝硬化腹水的治疗。常见的不良反应为高钾血症，尤其是单独用药、进食高钾饮食、与钾剂合用以及存在肾功能损害时。因此用药期间应密切随访血钾及心电图。其他不良反应包括胃肠道反应、低钠血症、抗雄激素样作用（如男性乳房发育、阳痿、性功能减退、女性乳房胀痛等）等。禁忌证包括高钾血症、急性肾功能不全及无尿。

【药学提示】

1. 螺内酯禁用于高钾血症、急性肾功能不全及无尿患者。

2. 对进展期肝硬化伴血压下降的患者应停用或避免应用血管紧张素转换酶抑制剂（ACEIs）、血管紧张素Ⅱ受体拮抗剂（ARBs）和β受体阻滞剂；有研究显示肝硬化伴难治性腹水患者服用普萘洛尔可导致生存率下降。

3. 前列腺素抑制剂，如非甾体类抗炎药（NSAIDs），可导致肾血管收缩，使患者对利尿剂的反应性降低，并可能导致急性肾衰竭，因此在肝硬化腹水患者中应避免应用。

【注意事项】

1. 对利尿剂抵抗的患者，不能盲目增加利尿剂剂量，应首先明确饮食限钠情况及服药依从性。

2. 对服用利尿剂的患者应密切随访监测电解质及肾功能，避免电解质紊乱及肾功能异常。

3. 对肝硬化腹水患者过度利尿可能诱发肝性脑病。

五、推荐表单

（一）医师表单

肝硬化腹水临床路径医师表单

适用对象：第一诊断为肝硬化腹水（ICD-10：K74+R18）

患者姓名：		性别：	年龄：	门诊号：	住院号：
住院日期：	年　月　日	出院日期：	年　月　日		标准住院日：10~14 天

时间	住院第 1 天	住院第 2 天
主要诊疗工作	□ 完成询问病史和体格检查 □ 完成入院病历及首次病程记录 □ 拟定检查项目 □ 制订初步治疗方案 □ 对患者进行有关肝硬化腹水的宣教	□ 上级医师查房 □ 明确下一步诊疗计划 □ 完成上级医师查房记录 □ 向患者及家属交代病情，并签署腹腔穿刺检查同意书 □ 对腹水量不大或肥胖患者行超声腹水定位 □ 腹腔穿刺术 □ 观察腹腔穿刺术后并发症（出血、血肿等） □ 完成穿刺记录
重点医嘱	**长期医嘱** □ 消化内科护理常规 □ 二级护理 □ 低盐饮食 □ 记 24 小时液体出入量 　　每天测体重+腹围 1 次 **临时医嘱** □ 血、尿、便常规+隐血 □ 肝肾功能、电解质、血糖、血型、凝血功能、AFP、HBV、HCV □ 腹部超声、胸正侧位 X 线片 □ 必要时行：腹水病原学检查，腹部 CT 或 MRI，超声心动检查，24 小时尿钠排出量或尿钠/钾比值 □ 其他检查（酌情）	**长期医嘱** □ 消化内科护理常规 □ 二级护理 □ 低盐饮食 □ 记 24 小时液体出入量 □ 每天测体重+腹围 1 次 □ 利尿剂 **临时医嘱** □ 腹腔穿刺术 □ 腹水常规、总蛋白、白蛋白、细胞学检查 □ 腹水需氧菌及厌氧菌培养（必要时） □ 白蛋白静脉滴注（必要时） □ 其他检查（酌情）
病情变异记录	□ 无　□ 有，原因： 1. 2.	□ 无　□ 有，原因： 1. 2.
医师签名		

时间	住院第 3~5 天	住院第 6~9 天	住院第 10~14 天
主要诊疗工作	□ 上级医师查房 □ 完成病历记录 □ 评价治疗疗效，调整治疗药物（无水肿者每天体重减轻 300~500g，有下肢水肿者每天体重减轻 800~1000g 时，无须调整药物剂量） □ 根据腹部血管彩超结果决定是否请相关科室会诊 □ 根据腹水检测结果调整治疗方案（如加用抗感染治疗等）	□ 上级医师查房 □ 完成病历记录 □ 评价治疗疗效，若评价为难治性腹水，可选择： 1. 系列性、治疗性腹腔穿刺术 2. 转诊行 TIPS 治疗 3. 转外科治疗	□ 上级医师查房，确定患者可以出院 □ 完成上级医师查房记录、出院记录、出院证明书和病历首页的填写 □ 通知出院 □ 向患者交代出院注意事项及随诊时间 □ 若患者不能出院，在病程记录中说明原因和继续治疗的方案
重点医嘱	**长期医嘱** □ 消化内科护理常规 □ 二级护理 □ 低盐饮食 □ 记 24 小时液体出入量 □ 测体重+腹围，每天 1 次 □ 利尿剂 **临时医嘱** □ 根据病情需要下达 □ 酌情复查：24 小时尿钠排出量测定、尿钠/钾比值测定、肾功、电解质测定	**长期医嘱** □ 消化内科护理常规 □ 二级护理 □ 低盐饮食 □ 记 24 小时液体出入量 □ 测体重+腹围，每天 1 次 □ 利尿剂 **临时医嘱** □ 根据病情需要下达	**出院医嘱** □ 今日出院 □ 低盐饮食 □ 出院带药 □ 嘱定期监测肾功能及血电解质 □ 门诊随诊
病情变异记录	□ 无 □ 有，原因： 1. 2.	□ 无 □ 有，原因： 1. 2.	□ 无 □ 有，原因： 1. 2.
医师签名			

（二）护士表单

肝硬化腹水临床路径护士表单

适用对象：第一诊断为肝硬化腹水（ICD-10：K74+R18）

患者姓名：	性别：　　年龄：	住院号：
住院日期：　　年　月　日	出院日期：　　年　月　日	标准住院日：10~14 天

时间	住院第 1 天	住院第 2 天
健康宣教	□ 入院宣教 　　介绍主管医师、责任护士 　　介绍环境、设施 　　介绍住院注意事项 　　介绍探视及陪护制度 　　介绍贵重物品保管 □ 饮食宣教：低盐饮食 □ 出入量宣教 □ 测体重宣教 □ 测腹围宣教 □ 留取 24 小时尿标本 □ 留取标本的宣教	□ 宣教用药知识 □ 宣教疾病知识 □ 宣教腹腔穿刺的注意事项 □ 宣教穿刺时的呼吸控制 □ 主管护士与患者沟通，了解并指导心理应对
护理处置	□ 核对患者姓名，佩戴腕带 □ 建立入院护理病历 □ 卫生处置：前指（趾）甲、洗澡，更换病号服 □ 静脉抽血	□ 配合医师完成腹腔穿刺，并完成护理记录 □ 低盐饮食 □ 记录 24 小时出入量、体重、腹围 □ 遵医嘱完成相关检查 □ 遵医嘱输入白蛋白 □ 正确执行医嘱 □ 静脉抽血
基础护理	□ 二级护理 □ 晨晚间护理 □ 患者安全管理	□ 二级护理 □ 晨晚间护理 □ 患者安全管理
专家护理	□ 监测生命体征、测量体重 □ 低盐食物 □ 出入量护理 □ 需要时，填写跌倒及压疮防范表 □ 需要时，请家属陪护 □ 心理护理	□ 监测生命体征、测量体重 □ 腹腔穿刺护理 □ 观察患者神志情况 □ 低盐饮食 □ 出入量护理 □ 测体重护理 □ 心理护理
重点医嘱	□ 详见医嘱执行单	□ 详见医嘱执行单

续　表

时间	住院第 1 天	住院第 2 天
病情 变异 记录	□ 无　□ 有，原因： 1. 2.	□ 无　□ 有，原因： 1. 2.
护士 签名		

时间	住院第 3~5 天	住院第 6~9 天	住院第 10~14 天
健康宣教	□ 药物宣教 □ 留取 24 小时尿标本	□ 药物宣教 □ 饮食宣教 　低盐饮食的重要性 　准确记录出入量的重要性	□ 出院宣教 □ 复查时间 □ 服药方法 □ 活动休息 □ 指导饮食 □ 指导办理出院手续 □ 对患者进行坚持治疗和预防 　复发的宣教
护理处置	□ 检查腹腔穿刺处情况 □ 遵医嘱完成相关检查 □ 正确完成医嘱 □ 低盐饮食 □ 静脉抽血	□ 遵医嘱完成相关检查 □ 正确完成医嘱 □ 低盐饮食	□ 办理出院手续 □ 书写出院小结
基础护理	□ 二级护理 □ 晨晚间护理 □ 患者安全管理	□ 二级护理 □ 晨晚间护理 □ 患者安全管理	□ 二级护理 □ 晨晚间护理 □ 患者安全管理
专科护理	□ 监测生命体征、测量体重 □ 低盐饮食 □ 出入量护理 □ 测体重护理 □ 心理护理	□ 监测生命体征、测量体重 □ 低盐饮食 □ 出入量护理 □ 测体重护理 □ 心理护理	□ 监测生命体征、测量体重 □ 低盐饮食 □ 心理护理
重点医嘱	□ 详见医嘱执行单	□ 详见医嘱执行单	□ 详见医嘱执行单
病情变异记录	□ 无　□ 有，原因： 1. 2.	□ 无　□ 有，原因： 1. 2.	□ 无　□ 有，原因： 1. 2.
护士签名			

（三）患者表单

肝硬化腹水临床路径患者表单

适用对象：第一诊断为肝硬化腹水（ICD-10：K74+R18）

患者姓名：	性别： 年龄：	住院号：
住院日期： 年 月 日	出院日期： 年 月 日	标准住院日：10~14 天

时间	入院	腹腔穿刺当天
医患配合	□ 配合询问病史、收集资料，请务必详细告知既往史、用药史、过敏史 □ 配合进行体格检查 □ 有任何不适请告知医师	□ 配合完善穿刺前相关检查、化验，医师与患者和家属介绍病情及穿刺前谈话、签字
护患配合	□ 配合测量体温、脉搏、呼吸频率、血压、体重1次 □ 配合完成入院护理评估（简单询问病史、过敏史、用药史） □ 接受入院宣教（环境介绍、病室规定、订餐制度、贵重物品保管等） □ 有任何不适请告知护士	□ 配合测量体温、脉搏、呼吸频率3次 □ 询问大便1次 □ 接受穿刺前相关知识的宣教 □ 加强腹部皮肤的清洁 □ 配合取穿刺体位 □ 配合穿刺时的呼吸控制
饮食	□ 低盐饮食	□ 低盐饮食
排泄	□ 正常排尿便 □ 避免便秘	□ 正常排尿便 □ 避免便秘
活动	□ 正常活动，避免疲劳	□ 正常活动，避免疲劳

时间	腹腔穿刺后	出院
医患配合	□ 配合腹部查体 □ 配合完成相关检查	□ 接受出院前指导 □ 知道复查程序 □ 获取出院诊断书
护患配合	□ 配合定时测量生命体征、每日询问大便 □ 配合测量体重，询问出入量 □ 接受服药等治疗 □ 接受必要的生活护理 □ 配合检查穿刺处情况 □ 注意活动安全，避免坠床或跌倒 □ 配合执行探视及陪护	□ 接受出院宣教 □ 办理出院手续 □ 获取出院带药 □ 知道服药方法、作用、注意事项 □ 知道护理伤口方法 □ 知道复印病历程序
饮食	□ 低盐饮食	□ 低盐饮食
排泄	□ 正常排尿便 □ 避免便秘	□ 正常排尿便 □ 避免便秘
活动	□ 正常适度活动，避免疲劳	□ 正常适度活动，避免疲劳

附：原表单（2009 年版）

肝硬化腹水临床路径表单

适用对象：第一诊断为肝硬化腹水（ICD-10：K74+R18）

患者姓名：		性别：	年龄：	门诊号：	住院号：
住院日期： 年 月 日		出院日期： 年 月 日			标准住院日：10~14 天

时间	住院第 1 天	住院第 2 天
主要诊疗工作	□ 完成询问病史和体格检查 □ 完成入院病历及首次病程记录 □ 拟定检查项目 □ 制订初步治疗方案 □ 对患者进行有关肝硬化腹水的宣教	□ 上级医师查房 □ 明确下一步诊疗计划 □ 完成上级医师查房记录 □ 向患者及家属交代病情，并签署腹腔穿刺检查同意书 □ 对腹水量不大或肥胖患者行超声腹水定位 □ 腹腔穿刺术 □ 观察腹腔穿刺术后并发症（出血、血肿等） □ 完成穿刺记录
重点医嘱	**长期医嘱** □ 消化内科护理常规 □ 二级护理 □ 低盐饮食 □ 记 24 小时液体出入量 □ 测体重+腹围，每天 1 次 **临时医嘱** □ 血、尿、便常规+隐血 □ 肝肾功能、电解质、血糖、血型、凝血功能、AFP、HBV、HCV □ 腹水检查 □ 腹部超声、胸正侧位 X 线片 □ 必要时行：腹水病原学检查，腹部 CT 或 MRI，超声心动检查，24 小时尿钠排出量或尿钠/钾比值 □ 其他检查（酌情）	**长期医嘱** □ 消化内科护理常规 □ 二级护理 □ 低盐饮食 □ 记 24 小时液体出入量 □ 测体重+腹围，每天 1 次 □ 利尿剂 **临时医嘱** □ 腹腔穿刺术 □ 腹水常规、总蛋白、白蛋白、细胞学检查 □ 腹水需氧菌及厌氧菌培养（必要时） □ 清蛋白静脉滴注（必要时） □ 其他检查（酌情）
主要护理工作	□ 入院宣教 □ 健康宣教：疾病相关知识 □ 根据医师医嘱指导患者完成相关检查 □ 完成护理记录 □ 记录入院时患者体重和腹围	□ 基本生活和心理护理 □ 监督患者进行出入量及体重测量 □ 腹腔穿刺术后观察患者病情变化：神志变化、生命体征、穿刺点渗血及渗液情况，发现异常及时向医师汇报并记录 □ 正确执行医嘱 □ 认真完成交接班
病情变异记录	□ 无 □ 有，原因： 1. 2.	□ 无 □ 有，原因： 1. 2.

时间	住院第 1 天	住院第 2 天
护士 签名		
医师 签名		

时间	住院第 3~5 天	住院第 6~9 天	住院第 10~14 天
主要诊疗工作	□ 上级医师查房 □ 完成病历记录 □ 评价治疗疗效，调整治疗药物（无水肿者每天体重减轻 300~500g，有下肢水肿者每天体重减轻 800~1000g 时，无须调整药物剂量） □ 根据腹部血管彩超结果决定是否请相关科室会诊 □ 根据腹水检测结果调整治疗方案（如加用抗感染治疗等）	□ 上级医师查房 □ 完成病历记录 □ 评价治疗疗效，若评价为难治性腹水，可选择： 1. 系列性、治疗性腹腔穿刺术 2. 转诊行 TIPS 治疗 3. 转外科治疗	□ 上级医师查房，确定患者可以出院 □ 完成上级医师查房记录、出院记录、出院证明书和病历首页的填写 □ 通知出院 □ 向患者交代出院注意事项及随诊时间 □ 若患者不能出院，在病程记录中说明原因和继续治疗的方案
重点医嘱	长期医嘱 □ 消化内科护理常规 □ 二级护理 □ 低盐饮食 □ 记 24 小时液体出入量 □ 测体重+腹围，每天 1 次 □ 利尿剂 临时医嘱 □ 根据病情需要下达 □ 酌情复查：24 小时尿钠排出量测定、尿钠/钾比值测定、肾功、电解质测定	长期医嘱 □ 消化内科护理常规 □ 二级护理 □ 低盐饮食 □ 记 24 小时液体出入量 □ 测体重+腹围，每天 1 次 □ 利尿剂 临时医嘱 □ 根据病情需要下达	出院医嘱 □ 今日出院 □ 低盐饮食 □ 出院带药 □ 嘱定期监测肾功能及电解质 □ 门诊随诊
主要护理工作	□ 基本生活和心理护理 □ 监督患者进行出入量及体重测量 □ 正确执行医嘱 □ 认真完成交接班	□ 基本生活和心理护理 □ 监督患者进行出入量及体重测量 □ 正确执行医嘱 □ 认真完成交接班	□ 帮助患者办理出院手续、交费等事宜 □ 出院指导
病情变异记录	□ 无　□ 有，原因： 1. 2.	□ 无　□ 有，原因： 1. 2.	□ 无　□ 有，原因： 1. 2.
护士签名			
医师签名			

第三十二章

晚期血吸虫病腹水型临床路径释义

一、晚期血吸虫病腹水型编码

1. 国家卫生和计划生育委员会原编码：

疾病名称及编码：晚期血吸虫病腹水型（ICD-10：B65、R18.206）

2. 修改编码：

疾病名称及编码：晚期血吸虫病腹水型（ICD-10：B65.203）

二、临床路径检索方法

B65.203

三、晚期血吸虫病腹水型临床路径标准住院流程

（一）适用对象

第一诊断为晚期血吸虫病（轻-中度腹水）者（ICD-10：B65.206）。

内科药物治疗者。

（二）诊断依据

1. 符合晚期血吸虫病的诊断标准：根据中华人民共和国卫生行业标准 WS261-2006 血吸虫病诊断标准。

（1）长期或反复的疫水接触史，或有明确的血吸虫病治疗史。

（2）临床有门静脉高压症状、体征，或有侏儒、结肠肉芽肿表现。

（3）粪检查获虫卵或毛蚴，直肠活检发现血吸虫卵。

（4）免疫学检查阳性。

（5）诊断标准：疑似病例，具备（1）和（2）。确诊病例，（1）、（2）和（3）。临床诊断，（1）、（2）和（4）。

2. 有腹水的临床症状和体征：如腹胀、腹围增大，腹水征阳性。

3. 腹部超声或 CT 检查有腹腔积液。

4. 腹腔穿抽出腹水并送检。

> **释义**
>
> ■ 晚期血吸虫病腹水型主要是由于血吸虫感染所致的肝纤维化、窦前阻塞、导致门静脉压力增高，同时肝功能减退，肝脏蛋白合成功能发生障碍，引起血浆白蛋白降低，血浆胶体渗透压降低，以上综合因素的影响从而产生腹水。腹水产生后，引起一系列血流动力学改变和内分泌异常，水钠潴留加重，造成腹水持续而顽固，形成恶性循环。
>
> ■ 临床症状以腹水为主：分为普通型腹水（轻-中度）和顽固性腹水。普通型系应用利尿剂治疗有效，能使腹水消退；顽固性腹水指病史持续在一年以上，短期内又反复发作，经正规利尿治疗4周以上腹水无明显消退。

（三）治疗方案的选择及依据

根据《临床血吸虫病学》（人民卫生出版社，2009 年）、《临床诊疗指南·消化系统分册》（人民卫生出版社，2006 年）、《实用内科学》（人民卫生出版社，2009 年）、《消化系统疾病治疗学》（人民卫生出版社，2006 年）、《晚期血吸虫病人外科治疗救助项目管理办法》和《晚期血吸虫病人外科治疗救助项目技术方案》（卫办疾控发〔2005〕29 号）。

1. 一般治疗：休息，控制水和钠盐的摄入量。

2. 药物治疗：护肝、利尿剂、白蛋白等。

3. 防止并发症：控制感染，防止上消化道出血。

4. 病原治疗：晚期血吸虫病腹水患者，吡喹酮列为禁忌，只有在腹水完全消失达半年以上且病情稳定才考虑用吡喹酮杀虫。

> **释义**
>
> ■ 一般治疗包括去除病因，卧床休息，限盐限水，加强营养。肝纤维化腹水早期即有水钠潴留，摄入 1g 钠盐可潴水 200ml，因此限制钠盐有利于消除腹水。
>
> ■ 补充白蛋白：当血清白蛋白低于 25~30g/L，血浆胶体渗透压下降，易导致腹水发生。因此在治疗上应通过静脉途径补充。方法为每次输注人体白蛋白 10~20g，每周 2~4 次，严重者可以每日 1 次。
>
> ■ 腹水量少时可以不必排放腹水，首先给予利尿剂达到清除腹水的目的。
>
> ■ 利尿剂选择联合用药，螺内酯为首选利尿剂。一般以每天减轻体重不超过 0.5~1.0kg 为宜，并动态观察肝肾功能及电解质情况。
>
> ■ 病原学治疗需在肝功能基本正常，低蛋白血症有所纠正，腹水减轻或消退，上消化道出血停止病情稳定半年以上，全身情况好转时进行。病原学治疗对象包括粪便检查出虫卵或孵化出毛蚴者、直肠镜检发现虫卵（无吡喹酮治疗史）者、血清免疫学检查（间接凝血试验、环卵沉淀试验、酶联免疫吸附试验等阳性，距末次化疗 3 年以上者）。病原治疗药物为吡喹酮，对肝功能代偿能力良好的晚期血吸虫病患者可用总剂量 60mg/kg，2 日疗法。对一般情况较差或年老体弱，有明显夹杂症的患者可采用总剂量 90mg/kg，6 日疗法。腹水消退或上消化道出血停止其病情稳定半年以上患者可采用总剂量 50~60mg/kg，2~3 日疗法。

（四）标准住院日

10~15 天。

> **释义**
>
> ■ 晚期血吸虫病腹水型患者入院后尽早行腹腔穿刺术，术后给予利尿剂并酌情输注白蛋白。入院第 3~5 天评价治疗疗效并调整治疗药物，总住院时间 10~15 天符合路径要求。

（五）进入路径标准

1. 第一诊断为晚期血吸虫病（轻-中度腹水）患者。

2. 当患者同时具有其他疾病但在住院期间不需作特殊处理，也不影响第一诊断临床路径管理实施时，可以进入路径管理。

（六）住院期间检查项目

1. 入院后必须完成的检查：

（1）血型、血常规、尿常规、粪便常规+隐血。

（2）肝肾功能、电解质、血糖、血氨；血吸虫免疫学检查。

（3）凝血功能、输血前五项。

（4）肿瘤标志物：AFP、CEA。

（5）心电图、胸部正侧位片、腹部超声（包括腹部重要脏器、门静脉、肝静脉及下腔静脉）。

2. 根据患者具体情况可选择：

（1）腹水检查（腹水常规及生化、细胞学检查、细菌培养+药敏）。

（2）胃镜、腹部 CT、CTA 或 MRI、HBV-DNA。

> **释义**
>
> ■ 晚期血吸虫病患者粪便中多数难以发现虫卵或孵化出毛蚴，直肠黏膜活检发现虫卵阳性率高。
>
> ■ 血常规：常有贫血，白细胞及血小板低于正常。
>
> ■ 肝功能：白蛋白降低，球蛋白升高，A/G 倒置。血清 ALT 多在正常范围，如合并肝炎肝功能异常率增高。
>
> ■ 影像学检查：肝轮廓变形，有的呈萎缩，肝包膜不光滑，甚至呈锯齿状。肝实质回声增强增粗，呈网络状分布，可见多数网眼直径>20mm。龟背样图形为晚期血吸虫病的特有表现。门静脉多增粗，管壁增厚，脾大，脾静脉增粗。
>
> ■ 晚期血吸虫病出现腹水时，应对腹水性质作出判断。腹水是漏出液还是渗出液，是感染性还是非感染性，是良性还是恶性。

（七）治疗药物及给药方案

护肝、利尿、提高血浆胶体渗透压及预防肝性脑病等药物。

（八）出院标准

1. 腹胀消失。

2. 腹围缩小、体重减轻。

3. 超声检查腹水消失。

4. 无严重电解质紊乱。

（九）变异及原因分析

出现较严重的并发症和合并症，导致住院时间延长、住院费用增加等，按相应路径或指南进行救治，退出本路径。如疗效不佳，系顽固性腹水，可转入其他路径，如腹水回输或 TIPS 等。

> **释义**
>
> ■ 常见并发症有上消化道出血、自发性细菌性腹膜炎、肝性脑病、肝肾综合征，导致住院时间延长。可按相应路径或指南进行救治，退出本路径。

四、晚期血吸虫病腹水型临床路径给药方案

【用药选择】

1. 基础治疗：限制钠和水的摄入：钠的摄入量在 60~90mmol/d（相当于食盐 2g/d）。除非出现稀释性低钠血症（血钠低于 120~125mmol/L）者，摄水量在 500~1000ml/d，否则不必严格限水。

2. 基础保肝治疗包括还原性谷胱甘肽、多烯磷脂酰胆碱、乙酰半胱氨酸、水飞蓟宾、甘草酸制剂、熊去氧胆酸等。

3. 临床常用的利尿剂为螺内酯和呋塞米。两者合用，既可加强疗效又可减少不良反应。螺内酯为治疗的首选，剂量为 40~80mg/d，体重无明显下降可加服呋塞米 20~40mg/d，以后再视利尿效果调整（最大剂量分别为螺内酯 400mg/d、呋塞米 160mg/d）。

4. 提高血浆胶体渗透压：对于低蛋白血症者，每周定期输注白蛋白或血浆，可通过提高血浆胶体渗透压促进腹水消退。

5. 大量排放腹水加输注白蛋白：每放 1L 腹水补充白蛋白 6~10g，可以加少并发症。

【药学提示】

1. 多烯磷脂酰胆碱严禁用电解质溶液（生理氯化钠溶液、林格液等）稀释！若要配制静脉输液，只能用不含电解质的葡萄糖溶液稀释（如：5%/10% 葡萄糖溶液；5% 木糖醇溶液）！若用其他输液配制，混合液 pH 值不得低于 7.5，配制好的溶液在输注过程中保持澄清。只可使用澄清的溶液！

2. 甘草酸制剂可通过其抗炎作用改善肝脏炎症以缓解肝纤维化进程。多项体外试验以及动物模型研究表明甘草酸制剂可作用于 TGF-β1/Smad 等信号通路来抑制肝纤维化。虽然有研究提示复方甘草酸苷在乙型肝炎肝硬化并腹水患者中不会额外增加水钠潴留风险，但考虑到肝硬化患者易出现电解质紊乱，建议在应用甘草酸制剂时注意监测不良反应。

【注意事项】

1. 理想的利尿效果为每天体重减轻 0.3~0.5kg（无水肿者）或 0.8~1kg（有下肢水肿者）。过猛的利尿会导致水电解质紊乱，严重者诱发肝性脑病和肝肾综合征。

2. 并发症治疗：①SBP 确诊患者或具有典型临床症状、体征的患者，应立即经验性抗感染治疗，常用的抗菌药物为 3 代头孢菌素、喹诺酮；②避免大量使用利尿剂、放腹水，积极处理消化道出血，控制肝性脑病，治疗感染，纠正水电解质酸碱平衡紊乱。治疗过程中避免应用潜在肾毒性药物，改善肝功能，改善肾血流量。

3. 病原学治疗需在肝功能基本正常，低蛋白血症有所纠正，腹水减轻或消退，上消化道出血停止病情稳定半年以上，全身情况好转时进行。

五、推荐表单

（一）医师表单

晚期血吸虫病腹水型临床路径医师表单

适用对象：第一诊断为晚期血吸虫病腹水型（轻-中度腹水）（ICD-10：B65.206）

患者姓名：		性别：	年龄：	门诊号：	住院号：
住院日期： 年 月 日		出院日期： 年 月 日			标准住院日：10~15 天

时间	住院第 1 天	住院第 2 天
主要诊疗工作	□ 完成询问病史与体格检查 □ 完成入院病历及首次病程记录 □ 拟定检查项目 □ 制订初步治疗方案 □ 对患者进行有关晚期血吸虫腹水型病宣教	□ 上级医师查房 □ 明确下一步诊疗计划 □ 完成上级医师查房记录 □ 向患者及家属交代病情，并签署腹腔穿刺检查同意书 □ 对腹水量不大或肥胖患者进行超声腹水定位 □ 腹腔穿刺术 □ 观察腹腔穿刺术后并发症（出血、血肿等） □ 完成穿刺记录
重点医嘱	**长期医嘱** □ 消化内科护理常规 □ 二级护理 □ 低盐饮食 □ 记 24 小时液体出入量 □ 测体重、腹围 qd **临时医嘱** □ 血吸虫病原、血清学检查 □ 血、尿、大便常规+隐血 □ 肝肾功能、电解质、血糖、血脂、血型、凝血功能、HBV、HCV、HIV、肿瘤标志物（AFP、CEA） □ 心电图、腹部超声、胸正侧位片 □ 必要时行：腹水病原学检查，腹部 CT 或 MRI、超声心动检查、24 小时尿钠排出量或尿钠/钾比值 □ 其他检查（酌情）	**长期医嘱** □ 消化内科护理常规 □ 二级护理 □ 低盐饮食 □ 记 24 小时液体出入量 □ 测体重、腹围 qd □ 利尿剂 **临时医嘱** □ 腹腔穿刺术 □ 腹水常规+生化、总蛋白、白蛋白、细胞学检查 □ 腹水需氧菌及厌氧菌培养（必要时） □ 白蛋白静注（必要时） □ 其他检查（酌情）
主要护理工作	□ 入院宣教 □ 健康宣教：疾病相关知识 □ 根据医嘱指导患者完成相关检查 □ 完成护理记录 □ 记录入院时患者体重和腹围	□ 基本生活和心理护理 □ 监督患者进行出入量及体重测量 □ 腹腔穿刺术后观察患者病情变化：神志变化、生命体征、穿刺点渗血及渗液情况，发现异常及时向医师汇报并记录 □ 正确执行医嘱 □ 认真完成交接班

续　表

时间	住院第 1 天	住院第 2 天
病情 变异 记录	□无　□有，原因： 1. 2.	□无　□有，原因： 1. 2.
护士 签名		
医师 签名		

时间	住院第 3~5 天	住院第 6~9 天	住院第 10~15 天
主要诊疗工作	□ 上级医师查房 □ 完成病历记录 □ 评价治疗疗效，调整治疗药物（无水肿者每天体重减轻 300~500g，有下肢水肿者每天体重减轻 800~1000g 时，无须调整药物剂量） □ 根据腹水检测结果调整治疗方案（如加用抗感染治疗等）	□ 上级医师查房 □ 完成病历记录 □ 评价治疗疗效，若评价为难治性腹水，可选择： 1. 系列性、治疗性腹腔穿刺术 2. 转诊行 TIPS 治疗 3. 转外科治疗	□ 上级医师查房，确定患者可以出院 □ 完成上级医师查房记录、出院记录、出院证明书和病历首页的填写 □ 通知出院 □ 向患者交代出院注意事项及随诊时间 □ 若患者不能出院，在病程记录中说明原因和继续治疗的方案
重点医嘱	长期医嘱 □ 消化内科护理常规 □ 二级护理 □ 低盐饮食 □ 记 24 小时液体出入量 □ 测体重、腹围 qd □ 利尿剂 临时医嘱 □ 根据病情需要下达 □ 酌情复查：24 小时尿钠排出量、尿钠/钾比值、肝肾功能、电解质	长期医嘱 □ 消化内科护理常规 □ 二级护理 □ 低盐饮食 □ 记 24 小时液体出入量 □ 测体重、腹围 qd □ 利尿剂 临时医嘱 □ 根据病情需要下达	出院医嘱 □ 今日出院 □ 低盐饮食 □ 出院带药 □ 嘱定期检测肝肾功能、电解质 □ 门诊随诊
主要护理工作	□ 基本生活和心理护理 □ 监督患者进行出入量及体重测量 □ 正确执行医嘱 □ 认真完成交接班	□ 基本生活和心理护理 □ 监督患者进行出入量及体重测量 □ 正确执行医嘱 □ 认真完成交接班	□ 帮助患者办理出院手续、交费等事宜 □ 出院指导
病情变异记录	□ 无　□ 有，原因： 1. 2.	□ 无　□ 有，原因： 1. 2.	□ 无　□ 有，原因： 1. 2.
护士签名			
医师签名			

（二）护士表单

晚期血吸虫病腹水型临床路径护士表单

适用对象：第一诊断为晚期血吸虫病腹水型（轻－中度腹水）（ICD-10：B65.206）

患者姓名：		性别： 年龄： 门诊号：		住院号：
住院日期： 年 月 日		出院日期： 年 月 日		标准住院日：10~15 天

时间	住院第 1 天	住院第 2 天
健康宣教	□ 入院宣教：介绍病房环境、设施、医院相关制度、主管医师和护士 □ 告知各项检查、化验的目的及注意事项 □ 指导饮食、卫生、活动等 □ 安全宣教 □ 做好心理安慰，减轻患者入院后的焦虑、紧张的情绪	□ 宣教疾病知识 □ 做好用药指导 □ 介绍腹腔穿刺的目的、方法、注意事项
护理处置	□ 入院护理评估：询问病史、相关查体、一般情况及营养状况等 □ 监测和记录生命体征 □ 建立护理记录（病危、重症者） □ 卫生护理：更换病号服等 □ 完成各项化验检查的准备	□ 营养支持，纠正低蛋白血症 □ 完成各项化验检查标本的留取并及时送检 □ 遵医嘱完成相关检查
基础护理	□ 根据患者病情和生活自理能力确定护理级别（遵医嘱执行） □ 晨晚间护理 □ 安全护理	□ 执行分级护理 □ 晨晚间护理 □ 安全护理
专科护理	□ 执行消化内科护理常规 □ 病情观察 □ 填写患者危险因素评估表（需要时） □ 心理护理	□ 观察患者病情变化 □ 心理护理
重点医嘱	□ 详见医嘱执行单	□ 详见医嘱执行单
病情变异记录	□ 无 □ 有，原因： 1. 2.	□ 无 □ 有，原因： 1. 2.
护士签名		

时间	住院第 3~9 天	住院第 10~15 天
健康宣教	□ 介绍疾病治疗、护理知识 □ 介绍药物作用、不良反应及注意事项 □ 指导患者输液、采血等	□ 出院宣教：用药、饮食、休息及复查日期等 □ 指导办理出院手续 □ 告知患者科室电话，定期门诊随访
护理处置	□ 遵医嘱完成相关检查 □ 遵医嘱及时给予对症治疗	□ 为患者领取出院带药 □ 协助整理患者用物 □ 床单位终末消毒 □ 出院 2 周内责任护士电话回访，解答患者提出的问题并给予相关健康指导
基础护理	□ 执行分级护理 □ 晨晚间护理 □ 安全护理	□ 安全护理，护送出院
专科护理	□ 密切观察病情变化，尤其观察出血情况、腹围大小及 24 小时出入量 □ 心理护理 □ 生命体征监测，必要时做好重症记录	□ 心理护理
重点医嘱	□ 详见医嘱执行单	□ 详见医嘱执行单
病情变异记录	□ 无 □ 有，原因： 1. 2.	□ 无 □ 有，原因： 1. 2.
护士签名		

（三）患者表单

晚期血吸虫病腹水型临床路径患者表单

适用对象：第一诊断为晚期血吸虫病腹水型（轻-中度腹水）（ICD-10：B65.206）

患者姓名：	性别： 年龄： 门诊号：	住院号：
住院日期： 年 月 日	出院日期： 年 月 日	标准住院日：10~15 天

时间	住院第 1 天	住院第 2 天
医患配合	□ 接受询问病史、收集资料，请务必详细告知既往史、用药史、过敏史 □ 请明确告知既往用药情况 □ 配合进行体格检查 □ 有任何不适请告知医师 □ 配合进行相关检查 □ 签署相关知情同意书	□ 配合完成相关检查（B 超、心电图、X 线胸片等） □ 配合完成化验（血常规、肝肾功能、出凝血等） □ 配合用药，有任何不适请告知医师 □ 配合完成腹腔穿刺术
护患配合	□ 配合测量体温、脉搏、呼吸频率、血压、身高、体重 □ 配合完成入院护理评估（回答护士询问病史、过敏史、用药史） □ 接受入院宣教（环境介绍、病室规定、探视陪护制度、送餐订餐制度、贵重物品保管等） □ 有任何不适请告知护士	□ 配合测量体温、脉搏、呼吸频率，询问饮食及排便情况 □ 配合各项检查 □ 配合采集血标本 □ 接受疾病知识介绍及用药指导等 □ 接受心理护理 □ 接受基础护理 □ 有任何不适告知护士
饮食	□ 遵照医嘱饮食	□ 遵照医嘱饮食
活动	□ 根据病情适当活动，避免疲劳	□ 根据病情适当活动，避免疲劳

时间	住院第 3~9 天	住院第 10~15 天
医患配合	□ 配合检查和药物治疗 □ 有任何不适请告知医师	□ 接受出院前指导 □ 遵医嘱出院后用药 □ 办理出院手续，获取出院诊断书 □ 遵医嘱定期复查随访
护患配合	□ 配合测量体温、脉搏、呼吸，24 小时出入量及排便情况 □ 配合各项检查 □ 配合采集血标本 □ 接受疾病知识介绍及用药指导等 □ 接受输液、服药等治疗 □ 接受心理护理 □ 接受基础护理 □ 有任何不适告知护士	□ 接受出院宣教 □ 办理出院手续 □ 获取出院带药，熟悉服药方法、作用及注意事项 □ 知道复印病历方法
饮食	□ 遵照医嘱饮食	□ 遵照医嘱饮食
活动	□ 根据病情适当活动，避免疲劳	□ 根据病情适当活动，避免疲劳

附：原表单（2016 年版）

晚期血吸虫病腹水型临床路径表单

适用对象：第一诊断为晚期血吸虫病腹水型（轻-中度腹水）（ICD-10：B65.206）

患者姓名：		性别：	年龄：	门诊号：	住院号：
住院日期： 年 月 日		出院日期： 年 月 日			标准住院日：10~15 天

时间	住院第 1 天	住院第 2 天	住院第 3 天
主要诊疗工作	□ 完成询问病史与体格检查，完成入院病历及首次病程记录 □ 拟定检查项目及制订初步治疗计划 □ 对患者进行有关晚期血吸虫病（腹水型）的宣教	□ 上级医师查房 □ 明确下一步诊疗计划 □ 完成上级医师查房记录 □ 向患者及家属交代病情，并签署腹腔穿刺检查同意书 □ 对腹水量不大或肥胖患者行超声腹水定位 □ 腹腔穿刺术 □ 观察腹腔穿刺术后并发症（出血、血肿等） □ 完成穿刺记录	□ 上级医师查房 □ 完成三级医师查房记录 □ 根据腹水检查结果调整治疗方案，如加用抗感染治疗等 □ 根据腹部血管彩超结果决定是否请相关科室会诊 □ 评价治疗疗效
重点医嘱	**长期医嘱** □ 消化内科护理常规 □ 一级/二级护理 □ 低盐软食 □ 记 24 小时尿量 □ 测体重+腹围 qd **临时医嘱** □ 血常规、血型、尿常规、大便常规+隐血 □ 肝肾功能、电解质、血糖、血氨、输血前五项 □ 凝血功能 □ AFP、CEA □ 24 小时尿钠排出量 □ 测定、尿钠/钾比值测定 □ 胸部正侧位片、心电图 □ 腹部超声（腹部重要脏器、下腔静脉、肝静脉及门静脉彩超）	**长期医嘱** □ 消化内科护理常规 □ 一级护理 □ 低盐软食 □ 记 24 小时尿量 □ 测体重+腹围 qd □ 呋塞米 20mg qd □ 螺内酯 40mg qd **临时医嘱** □ 腹腔穿刺术 □ 腹水常规、生化、细胞学检查、腹水培养+药敏 □ 胃镜、腹部 CT 或 MRI □ 护肝治疗 □ 白蛋白静注	**长期医嘱** □ 消化内科护理常规 □ 一级护理 □ 低盐软食 □ 记 24 小时尿量 □ 测体重+腹围 qd □ 呋塞米 20mg qd □ 螺内酯 40mg qd **临时医嘱** □ 根据病情需要给予护肝、血浆静注

时间	住院第 1 天	住院第 2 天	住院第 3 天
主要 护理 工作	□ 入院宣教 □ 健康宣教：疾病相关知识 □ 根据医师医嘱指导患者完成 　相关检查 □ 完成护理记录 □ 记录入院时患者体重和腹围	□ 基本生活和心理护理 □ 监督患者进行出入量及体重 　测量 □ 腹腔穿刺术观察患者病情变 　化：神志变化、生命体征、 　穿刺点渗血及渗液情况、发 　现异常及时向医师汇报并 　记录 □ 正确执行医嘱 □ 认真完成交接班	□ 基本生活和心理护理 □ 监督患者进行出入量及体重 　测量 □ 正确执行医嘱 □ 认真完成交接班
病情 变异 记录	□ 无　□ 有，原因： 1. 2.	□ 无　□ 有，原因： 1. 2.	□ 无　□ 有，原因： 1. 2.
护士 签名			
医师 签名			

时间	住院第 4~6 天	住院第 7~9 天	住院第 10~15 天
主要诊疗工作	□ 上级医师查房 □ 完成病历记录 □ 评价治疗疗效，调整治疗药物（无浮肿者每天体重减轻 300~500g，有下肢水肿者每天体重减轻 800~1000g，无须调整药物剂量）	□ 上级医师查房 □ 完成病历记录 □ 评价治疗疗效，调整利尿剂剂量 □ 如为顽固性腹水，则转入腹水回输或 TIPS 路径	□ 上级医师查房，确定患者可以出院 □ 完成上级医师查房记录、出院记录、出院证明书和病历首页的填写 □ 通知出院 □ 向患者交代出院注意事项及随诊时间 □ 若患者不能出院，在病程记录中说明原因和继续治疗的方案
重点医嘱	**长期医嘱** □ 消化内科护理常规 □ 一级护理 □ 低盐软食 □ 记 24 小时尿量 □ 测体重 + 腹围 qd □ 利尿剂 **临时医嘱** □ 根据病情需下达 □ 酌情复查：24 小时尿钠排出量测定、尿钠/钾比值测定、肾功能、电解质测定	**长期医嘱** □ 消化内科护理常规 □ 一级护理 □ 低盐软食 □ 记 24 小时尿量 □ 测体重 + 腹围 qd □ 利尿剂 **临时医嘱** □ 护肝 □ 白蛋白静注 □ 纠正电解质紊乱	**出院医嘱** □ 今日出院 □ 低盐软食 □ 出院带药 □ 嘱定期监测肾功能及血电解质 □ 门诊随诊
主要护理工作	□ 基本生活和心理护理 □ 监督患者进行出入量及体重测量 □ 正确执行医嘱 □ 认真完成交接班	□ 基本生活和心理护理 □ 监督患者进行出入量及体重测量 □ 正确执行医嘱 □ 认真完成交接班	□ 帮助患者办理出院手续、交费等事宜 □ 出院指导
病情变异记录	□ 无 □ 有，原因： 1. 2.	□ 无 □ 有，原因： 1. 2.	□ 无 □ 有，原因： 1. 2.
护士签名			
医师签名			

第三十三章

晚期血吸虫病巨脾型临床路径释义

一、晚期血吸虫病巨脾型编码

1. 国家卫生和计划生育委员会原编码：

疾病名称及编码：晚期血吸虫病巨脾型（ICD-10：B65.205）

手术名称及编码：巨脾切除术或断流术（ICD-9-CM-3：41.501，38.876，42.911，54.72）

2. 修改编码

疾病名称及编码：晚期血吸虫病巨脾型（ICD-10：B65.1204）

手术名称及编码：全脾切除术（ICD-9-CM-3：41.5）

全脾切除术+贲门周围血管离断术（ICD-9-CM-3：41.5、38.86、38.87）

全脾切除术+贲门周围血管离断术+大网膜包肾（ICD-9-CM-3：41.5+38.87+38.7）

二、临床路径检索方法

B65.204 伴（41.5/41.5+38.87/41.5+38.87+38.7）

三、晚期血吸虫病巨脾型临床路径标准住院流程

（一）适用对象

第一诊断必须符合巨脾型晚期血吸虫病诊断标准（ICD-10：B65.205），行巨脾切除术和或断流术（ICD-9-CM-3：41.501，38.876，42.911，54.72）。

（二）诊断依据

1. 符合晚期血吸虫病诊断标准：根据中华人民共和国卫生行业标准 WS261-2006 血吸虫病诊断标准。

（1）长期或反复的疫水接触史，或有明确的血吸虫病治疗史。

（2）临床有门静脉高压症状、体征，或有侏儒、结肠肉芽肿表现。

（3）粪检查获虫卵或毛蚴，直肠活检发现血吸虫卵。

（4）免疫学检查阳性。

（5）诊断标准：疑似病例：具备（1）和（2）。确诊病例：具备（1）、（2）、（3）。临床诊断病例：具备（1）、（2）、（4）。

2. 有巨脾、脾功能亢进症状、体征和（或）不同程度食管静脉曲张。

（三）治疗方案的选择及依据

根据《临床血吸虫病学》（人民卫生出版社，2009 年）、《临床诊疗指南·外科学分册》（人民卫生出版社，2006 年）、《寄生虫病的外科治疗》（人民卫生出版社，2011 年）、《门静脉高压症的最新进展》（山东科学技术出版社，2005 年）、《晚期血吸虫病人外科治疗救助项目管理办法》和《晚期血吸虫病人外科治疗救助项目技术方案》（卫办疾控发〔2005〕29 号）。

1. 单纯脾切除。

2. 脾切除加断流术（贲门周围血管离断术）和（或）大网膜包肾。

释义

■ 手术适应证：符合下列条件之一者（排除其他原因所致的门脉高压症、脾大）。

（1）脾大Ⅲ级及Ⅲ级以上者，即脾大达到或超过脐平线，或横径超过脐中线者。

（2）脾大Ⅱ级，伴明显脾功能亢进者（WBC<3.5×10⁹/L，PLT<75×10⁹/L）和（或）伴肝纤维化门脉高压症食管静脉曲张或上消化道出血者。

■ 外科治疗应采用脾切除术，但必须考虑是否存在食管静脉曲张及其程度，以及是否需同时行预防性断流或分流手术，可开腹或在腹腔镜下进行。在操作中需注意严重粘连巨脾切除的难点和手术技巧。

■ 手术条件：①一般情况较好；②无腹水或轻度腹水停利尿剂后稳定 3 个月以上者；③无黄疸，肝功能要求 A-B 级（按 Child-Pugh 分级标准）；④无心、肺、肾功能失代偿征，糖尿病血糖控制正常并稳定。

■ 病原治疗时吡喹酮剂量可按总量 50~60mg/kg，如为手术患者以在外科手术治疗之后为宜。

■ 晚期血吸虫病巨脾型择期手术方式：①胃镜检查无食管-胃底静脉曲张，选择单纯脾脏切除术；②食管-胃底静脉曲张轻度，无上消化道出血史，选择单纯脾脏切除术；③食管、胃底静脉曲张轻度，有上消化道出血史，选择脾切除+贲门周围血管离断术；④食管-胃底静脉曲张中度及以上者，无论既往有无出血史，选择脾切除+贲门周围血管离断术；⑤门奇断流术在脾切除基础上，根据术者习惯，选择贲门周围血管离断术或高选择性贲门周围血管离断术。

（四）标准住院日

14~18 天。

释义

■ 晚期血吸虫病巨脾型患者入院后，术前准备 1~3 天，手术日为入院第 4~5 天，术后恢复时间在术后第 1~9 天、总住院时间 18 天内均符合路径要求。

（五）进入路径标准

1. 第一诊断符合巨脾型晚期血吸虫病诊断标准。

2. 脾大Ⅱ级及Ⅱ级以上伴重度脾功能亢进（WBC<2.0×10⁹/L，PLT<30×10⁹/L）无论有无食管胃底静脉曲张者。

3. 脾大Ⅱ级及Ⅱ级以上伴中度脾功能亢进及食管-胃底静脉曲张者。

4. 肝功能分级标准达到肝功能 Child-PughA 或 B 级，无明显心、肺、肾功能障碍或经积极治疗后可耐受麻醉和手术者。

5. 原则上年龄<65 岁，年龄大于 65 岁者要全面评估慎重考虑。

（六）术前准备

1~3 天。

全面评估患者，包括年龄、全身状况、心、肝、肺、肾功能。重点评估肝脏储备功能、门静脉高压症程度、出血风险以及肝脏和门静脉的血流动力学状况和心脑血管等功能。

1. 必须检查的项目：

（1）血常规、尿常规、大便常规+隐血；血吸虫免疫学检查。

（2）血型、凝血功能、输血前五项、肝肾功能、电解质、血糖、血氨、AFP、HBV-DNA。

（3）心电图、X线胸片、B超、胃镜。

2. 选择检查的项目：

（1）内镜超声检查术（EUS）。

（2）影像学检查：CT血管成像（CTA）和（或）磁共振门静脉系血管成像。

（3）心、肺功能。

（4）骨髓细胞学检查。

释义

■ 手术前期准备核心内容为：术前全面评估患者的身心状况，采取措施使患者具备耐受手术的良好身心条件。根据病情需要，行护肝、对症、支持治疗。

■ 心理准备：医护人员必须对疾病的诊断、手术方法、可能发生的并发症及预防措施进行充分的研究讨论，向患者及其家属说明手术的必要性，可能取得的效果、手术风险，可能发生的并发症，以取得患者及家属的信任和配合，并愉快的接受手术。

■ 生理准备：

（1）适应性锻炼：患者练习在床上大小便以适应术后需要，对吸烟的患者必须在术前一周开始戒烟，练习深呼吸和咳嗽。

（2）纠正贫血：使患者血红蛋白≥90g/L。

（3）术前衡量肝脏代偿状态：对肝功能不良的患者，术前应进行护肝治疗。较为安全的术前最低指标为：①血浆蛋白不低于30g/L；②凝血酶原时间不少于正常的50%；③血清胆红素不高于25.6μmol/L；④少量或无腹水。

（4）糖尿病患者的准备：糖尿病患者对手术的耐受性差，术前要控制血糖，纠正水电解质失调和酸中毒，改善营养状况。一般来说空腹血糖在8.8mmol/l以下，24小时尿糖低于10g及无酮症酸中毒的情况下进行手术者，很少发生术中术后并发症。

（5）备血：脾切除最大的危险是术中大出血，拟行脾切除前最好需要备300~600ml的全血或2U的去白红细胞悬液。

（七）治疗药物及给药方案

1. 围术期抗菌药物选择：按照《卫生部办公厅关于抗菌药物临床应用管理有关问题的通知》（卫办医政发［2009］38号）执行。

2. 根据病情选择护肝以及对症、营养支持治疗药物。

（八）手术治疗

1. 手术日为入院第4~5天。

2. 麻醉方式：全身麻醉。

3. 手术术式选择：单纯脾切除术；脾切除加贲门周围血管离断术和（或）大网膜包肾术。

4. 术中输血视情况而定。

（九）术后恢复时间

术后第 1~9 天。

1. 术后必需复查的项目：血常规、肝肾功能、电解质、血氨、凝血功能、B 超、X 线胸片。

2. 术后可选择复查的项目：内镜超声检查术（EUS）、CT 血管成像（CTA）和磁共振门静脉系血管成像（MRPVG）。

3. 术后主要处理：监测生命体征；一般在术后 3~4 天拔除腹腔引流管；维护肝功能，禁用一切对肝肾有损害的药物；加强营养支持治疗；应用广谱抗菌药物预防感染；预防或治疗腹水，维持水、电解质和酸碱平衡；监测凝血功能和血小板数量，必要时应行抗凝解聚疗法。手术并发症的治疗。

（十）出院标准

1. 一般情况好，可进半流食。

2. 伤口愈合良好，无腹水或服利尿剂可控制。

3. 血小板降至 $500×10^9$/L 及以下。

4. 肝生化检查基本正常。

5. 没有需住院处理的并发症和（或）合并症。

（十一）变异及原因分析

有影响手术实施的其他合并症或出现手术并发症，需要进行相关的诊断和治疗，住院时间延长、费用增加者及时退出路径。

> **释义**
>
> ■ 有影响手术的合并症：如慢性阻塞性肺炎、肾功能不全、心功能不全等。
>
> ■ 出现手术并发症：
>
> （1）大出血：①腹腔内大出血。多发在术后 24~48 小时，大约有 2% 的患者，在脾脏手术后 12 小时内发生。若手术后经引流管流出大量的新鲜血液。尽管术中及术后已足量输血、补液，患者手术后所出现收缩压降低伴脉压减小以及脉率增快，应尽量手术探查。②术后早期上消化道出血。
>
> （2）感染：①肺部感染；②切口感染及裂开；③膈下感染；④尿路感染；⑤胰腺损害后腹膜后脓肿。
>
> （3）门静脉血栓形成或栓塞等。

四、晚期血吸虫病巨脾型临床路径给药方案

【用药选择】

1. 去除病因、保肝治疗，消除肝脏炎症可有效减轻肝纤维化程度。包括还原性谷胱甘肽、多烯磷脂酰胆碱、乙酰半胱氨酸、水飞蓟宾、甘草酸制剂、熊去氧胆酸等。

2. 病原学治疗需在肝功能基本正常，低蛋白血症有所纠正，腹水减轻或消退，上消化道出血停止病情稳定半年以上，全身情况好转时进行。病原学治疗对象包括粪便检查出虫卵或孵化出毛蚴者、直肠镜检发现虫卵（无吡喹酮治疗史）者、血清免疫学检查（间接凝血试验、环卵沉淀试验、酶联免疫吸附试验等阳性，距末次化疗 3 年以上者）。病原治疗药物为吡喹酮，对肝功能代偿能力良好的晚期血吸虫病患者可用总剂量 60mg/kg，2 日疗法。对一般情况较差或年老体弱，有明显夹杂症的患者可采用总剂量 90mg/kg，6 日疗法。腹水消退或上

消化道出血停止其病情稳定半年以上患者可采用总剂量 50~60mg/kg，2~3 日疗法。

3. 除此之外以对症治疗为主，包括选择血小板、红细胞等成分输血来纠正外周血减少；注射粒单核细胞集落刺激因子、红细胞生成素等来促进血细胞生成。

【药学提示】

1. 多烯磷脂酰胆碱严禁用电解质溶液（生理氯化钠溶液，林格液等）稀释！若要配制静脉输液，只能用不含电解质的葡萄糖溶液稀释（如：5%或 10%葡萄糖溶液；5%木糖醇溶液）！若用其他输液配制，混合液 pH 值不得低于 7.5，配制好的溶液在输注过程中保持澄清。只可使用澄清的溶液！

2. 甘草酸制剂可通过其抗炎作用以缓解肝纤维化进程。虽然有研究提示复方甘草酸苷在乙型肝炎肝硬化并腹水患者中不会额外增加水钠潴留风险，但考虑到肝硬化患者易出现电解质紊乱，建议在应用甘草酸制剂时注意监测不良反应。

【注意事项】

对症治疗包括选择血小板、红细胞等成分输血来纠正外周血减少；注射粒单核细胞集落刺激因子、红细胞生成素等来促进血细胞生成。但这种药物只可短暂提升一种或数种血细胞，不能从根本上解决问题。同时费用昂贵，甚至部分药物存在副作用，患者无法长期使用。故多适用于手术前的过渡性治疗及血细胞重度减少的患者。

五、推荐表单

(一) 医师表单

晚期血吸虫病巨脾型临床路径医师表单

适用对象：第一诊断为晚期血吸虫病巨脾型（ICD-10：B65.205）

行巨脾切除术和或断流术（ICD-9-CM-3：41.501，38.876，42.911，54.72）

患者姓名：	性别： 年龄： 门诊号：	住院号：
住院日期： 年 月 日	出院日期： 年 月 日	标准住院日：14~18 天

时间	住院第 1 天	住院第 2~4 天 （术前准备日）	住院第 5~6 天 （手术日）
主要诊疗工作	□ 完成询问病史与体格检查 □ 完成入院病历及首次病程记录 □ 完善检查项目 □ 上级医师查房并完成上级医师查房记录 □ 确定诊断和初定手术日期 □ 预约各种特殊检查 □ 对患者进行有关晚期血吸虫病巨脾型宣教	□ 明确诊断 □ 上级医师查房 □ 改善肝脏储备功能 □ 术前讨论，确定手术方案 □ 完成必要的相关科室会诊 □ 患者及（或）家属签署手术知情同意书、自费用品协议书、输血知情同意书 □ 术前小结和上级医师查房记录 □ 向家属及患者交代围术期注意事项	□ 手术 □ 术者完成手术记录 □ 麻醉师完成麻醉记录 □ 完成术后病程记录 □ 上级医师查房 □ 向患者及（或）家属交代手术情况和术后注意事项
重点医嘱	**长期医嘱** □ 普通外科护理常规 □ 二级护理 □ 低脂饮食 □ 患者既往基础用药 □ 改善肝脏储备功能的药物 **临时医嘱** □ 血、尿、大便常规+隐血 □ 肝肾功能、电解质、血糖、血脂、血型、凝血功能、血氨、各种肝炎病毒系列、感染性疾病筛查、肿瘤标志物（AFP、CEA） □ 心电图、腹部超声、胸正侧位片、胃镜 □ 其他检查（酌情）	**长期医嘱** □ 普通外科护理常规 □ 二级护理 □ 低脂饮食 □ 患者既往基础用药 □ 改善肝脏储备功能的药物 **临时医嘱** □ 血红蛋白低于 80g/L，输血纠正贫血 □ 术前医嘱：明日全身麻醉下行脾切除或加选择性贲门周围血管离断术或加选择性贲门周围血管离断术和（或）大网膜固定术 □ 术前一天流质饮食 □ 手术日晨置胃管、尿管 □ 手术日前晚口服泻药或手术日晨乳果糖灌肠 □ 抗菌药物：术前 30 分钟使用 □ 麻醉前用药 □ 备血	**长期医嘱** □ 普通外科术后护理常规 □ 禁食、禁水 □ 胃肠减压接负压吸引记量 □ 尿管接袋记量 □ 腹腔引流管接袋记量 □ 记 24 小时出入量 □ 抗菌药物 □ 其他特殊医嘱（酌情） **临时医嘱** □ 心电监护、吸氧 □ 补充血容量 □ 止血药物应用

时间	住院第1天	住院第2~4天（术前准备日）	住院第5~6天（手术日）
主要护理工作	□ 入院宣教 □ 健康宣教：疾病相关知识 □ 入院护理评估及计划 □ 根据医师医嘱指导患者完成 　 相关检查 □ 完成护理记录	□ 基本生活和心理护理 □ 术前沐浴、更衣、备皮 □ 术前肠道准备、物品准备 □ 术前心理护理 □ 正确执行医嘱 □ 认真完成交接班	□ 生命体征监测 □ 手术后心理与生活护理 □ 指导并监督患者术后活动 □ 指导呼吸体位排痰
病情变异记录	□ 无　□ 有，原因： 1. 2.	□ 无　□ 有，原因： 1. 2.	
护士签名			
医师签名			

时间	住院第 7~8 天 （术后第 1~3 日）	住院第 9~14 天 （术后第 4~9 天）	住院第 15~18 天 （出院日，术后第 10~13 日）
主要诊疗工作	□ 注意观察体温、血压等生命体征及神志 □ 注意腹部体征、引流量及性状 □ 上级医师查房，对手术及手术切口进行评估，确定有无早期手术并发症和切口感染 □ 完成病程纪录 □ 术后第 1 天拔除胃管	□ 上级医师查房 □ 评价肝功能、彩色多普勒超声复查，注意有无脾窝和胸腔积液、门静脉系统血栓形成，胸片复查注意有无肺部感染和胸腔积液 □ 完成日常病程记录和上级医师查房纪录 □ 根据血小板水平决定是否行抗凝解聚疗法 □ 术后第 3~4 天拔除腹腔引流管	□ 上级医师查房，确定出院日期 □ 通知患者及其家属出院 □ 向患者及其家属交代出院后注意事项 □ 术后第 9~10 天拆线 □ 完成出院小结，将出院小结的副本交给患者或其家属
重点医嘱	**长期医嘱** □ 普通外科术后护理常规 □ 一级护理 □ 禁食、禁水 □ 停胃肠减压 □ 尿管接袋记量 □ 腹腔引流管接袋记量 □ 记 24 小时出入量 □ 抗菌药物 **临时医嘱** □ 换药 □ 对症处理 □ 补充水和电解质 □ 血常规、肝肾功能、血氨、凝血功能	**长期医嘱** □ 普通外科术后护理常规 □ 二级护理 □ 饮食根据病情：术后第 2~4 天进流质，术后第 5~6 天半流质 □ 停引流记量 □ 根据病情术后第 5~6 天停抗菌药物 **临时医嘱** □ 换药 □ 对症处理 □ 补液护肝、支持治疗 □ 肝及门静脉系统彩超检查 □ 抗凝、抗血小板聚集治疗（必要时）	**出院医嘱** □ 出院带药 □ 门诊保健、康复和随诊 □ 嘱术后 2~3 周复查血常规，肝肾功能、血氨、凝血功能，注意血小板变化 □ 术后每 3~6 个月随访的检查项目：肝肾功能、胃镜检或上消化道钡餐、B 超。有必要时检查内镜超声、CT 血管成像（CTA）和磁共振门静脉系血管成像
主要护理工作	□ 观察患者情况 □ 术后心理生活护理 □ 指导并监督患者手术后活动 □ 指导呼吸体位排痰	□ 观察患者情况 □ 手术后心理与生活护理 □ 指导并监督患者手术后活动	□ 出院准备指导（办理出院手续、交费等） □ 出院宣教
病情变异记录	□ 无 □ 有，原因： 1. 2.	□ 无 □ 有，原因： 1. 2.	□ 无 □ 有，原因： 1. 2.
护士签名			
医师签名			

（二）护士表单

晚期血吸虫病巨脾型临床路径护士表单

适用对象：第一诊断为晚期血吸虫病巨脾型（ICD-10：B65.205）

行巨脾切除术和或断流术（ICD-9-CM-3：41.501，38.876，42.911，54.72）

患者姓名：		性别： 年龄： 门诊号：	住院号：
住院日期： 年 月 日		出院日期： 年 月 日	标准住院日：14~18 天

时间	住院第 1 天	住院第 2~4 天	住院第 5~6 天（手术日）
健康宣教	□ 入院宣教：介绍病房环境、设施、医院相关制度、主管医师和护士 □ 告知各项检查、化验的目的及注意事项 □ 指导饮食、卫生、活动等 □ 安全宣教 □ 做好心理安慰，减轻患者入院后的焦虑、紧张的情绪	□ 宣教疾病知识 □ 做好用药指导 □ 术前健康教育及心理护理	□ 生命体征监测 □ 手术后心理与生活护理 □ 指导并监督患者术后活动 □ 指导呼吸体位排痰
护理处置	□ 入院护理评估：询问病史、相关查体、一般情况及营养状况等 □ 监测和记录生命体征 □ 建立护理记录（病危、重症者） □ 卫生护理：更换病服等 □ 完成各项化验检查的准备	□ 指导患者练习正确的呼吸功能锻炼方法及术后康复锻炼计划 □ 营养支持，纠正低蛋白血症 □ 完成各项化验检查标本的留取并及时送检 □ 遵医嘱完成相关检查	□ 术前 2 小时皮肤准备 □ 麻醉后留置导尿、置胃管 □ 术后低枕平卧位 6 小时，注意保暖，监测生命体征及疼痛情况，使用自控镇痛泵至术后 48 小时 □ 妥善固定腹腔引流管、尿管并保持通畅，观察引流液情况，及时处理异常情况 □ 术后 6 小时起督导并协助床上翻身 1 次/2 小时，肢体活动、深呼吸、有效咳嗽排痰 2 次/天
基础护理	□ 根据患者病情和生活自理能力确定护理级别（遵医嘱执行） □ 晨晚间护理 □ 安全护理	□ 执行分级护理 □ 晨晚间护理 □ 安全护理	□ 生命体征监测 □ 手术后心理与生活护理 □ 指导并监督患者术后活动 □ 晨晚间护理 □ 安全护理
专科护理	□ 执行普通外科护理常规 □ 病情观察 □ 填写患者危险因素评估表（需要时） □ 心理护理	□ 观察患者病情变化 □ 心理护理	□ 观察患者病情变化 □ 心理护理

续　表

时间	住院第 1 天	住院第 2~4 天	住院第 5~6 天（手术日）
重点医嘱	□ 详见医嘱执行单	□ 详见医嘱执行单	□ 详见医嘱执行单
病情变异记录	□ 无　□ 有，原因： 1. 2.	□ 无　□ 有，原因： 1. 2.	□ 无　□ 有，原因： 1. 2.
护士签名			

时间	住院第7~8天 （术后第1~3日）	住院第9~14天 （术后第4~9日）	住院第15~18天 （出院日，术后第10~13日）
健康宣教	□ 介绍疾病治疗、护理知识 □ 术后健康教育及心理护理	□ 介绍疾病治疗、护理知识 □ 术后健康教育及心理护理 □ 协助生活自理，鼓励增加室外活动次数	□ 出院宣教：用药、饮食、休息及复查日期等 □ 指导办理出院手续 □ 告知患者科室电话，定期门诊随访
护理处置	□ 术后24小时拔除尿管，协助保持清洁卫生，注意保暖 □ 协助患者下床运动1~2次/天，循序渐进，逐渐增加活动时间、活动量和活动范围 □ 进行有效咳嗽排痰、深呼吸3~4次/天，5~10分钟/次 □ 监测体温、呼吸、疼痛及伤口敷料等情况，保持腹腔引流管道通畅 □ 遵医嘱及时给予对症治疗。酌情开放饮食	□ 引流量<100ml/d酌情拔除引流管 □ 酌情进半流质，少食多餐，控制食盐摄入 □ 增加运动量但勿疲劳，鼓励患者生活自理，逐渐增加进食量，减少输液量	□ 为患者领取出院带药 □ 协助整理患者用物 □ 床单位终末消毒 □ 出院2周内责任护士电话回访，解答患者提出的问题并给予相关健康指导
基础护理	□ 观察患者情况 □ 术后心理生活护理 □ 指导并监督患者手术后活动 □ 指导呼吸体位排痰	□ 观察患者情况 □ 手术后心理与生活护理 □ 指导并监督患者手术后活动	□ 安全护理，护送出院
专科护理	□ 密切观察病情变化、生命体征监测，必要时做好重症记录 □ 心理护理	□ 密切观察病情变化、生命体征监测 □ 心理护理	□ 心理护理
重点医嘱	□ 详见医嘱执行单	□ 详见医嘱执行单	□ 详见医嘱执行单
病情变异记录	□ 无 □ 有，原因： 1. 2.	□ 无 □ 有，原因： 1. 2.	□ 无 □ 有，原因： 1. 2.
护士签名			

（三）患者表单

晚期血吸虫病巨脾型临床路径患者表单

适用对象：第一诊断为晚期血吸虫病巨脾型（ICD-10：B65.205）

行巨脾切除术和或断流术（ICD-9-CM-3：41.501，38.876，42.911，54.72）

患者姓名：	性别： 年龄： 门诊号：	住院号：
住院日期： 年 月 日	出院日期： 年 月 日	标准住院日：14~18 天

时间	住院第 1 天	住院第 2~4 天	住院第 5~6 天（手术日）
医患配合	□ 接受询问病史、收集资料，请务必详细告知既往史、用药史、过敏史 □ 请明确告知既往用药情况 □ 配合进行体格检查 □ 有任何不适请告知医师 □ 配合进行相关检查 □ 签署相关知情同意书	□ 配合完成相关检查（B 超、心电图、X 线胸片等） □ 配合完成化验（血常规、肝肾功能、出凝血等） □ 配合用药，有任何不适请告知医师	□ 配合完成手术 □ 接受手术后心理护理 □ 配合完成呼吸体位排痰
护患配合	□ 配合测量体温、脉搏、呼吸频率、血压、身高、体重 □ 配合完成入院护理评估（回答护士询问病史、过敏史、用药史） □ 接受入院宣教（环境介绍、病室规定、探视陪护制度、送餐订餐制度、贵重物品保管等） □ 有任何不适请告知护士	□ 配合测量体温、脉搏、呼吸频率，询问饮食及排便情况 □ 配合各项检查 □ 配合采集血标本 □ 接受疾病知识介绍及用药指导等 □ 接受心理护理 □ 接受基础护理 □ 有任何不适告知护士	□ 接受手术后心理与生活护理 □ 配合完成术前皮肤准备 □ 注意腹腔引流管、尿管引流液情况，如发现异常情况及时报告医师护士
饮食	□ 遵照医嘱饮食	□ 遵照医嘱饮食	□ 遵照医嘱饮食

时间	住院第 7~8 天 （术后第 1~3 日）	住院第 9~14 天 （术后第 4~9 日）	住院第 15~18 天 （出院日，术后第 10~13 日）
医患配合	□ 配合检查和药物治疗 □ 配合完成呼吸体位排痰 □ 有任何不适请告知医师	□ 配合检查和药物治疗 □ 配合完成呼吸体位排痰 □ 有任何不适请告知医师	□ 接受出院前指导 □ 遵医嘱出院后用药 □ 办理出院手续，获取出院诊断书 □ 遵医嘱定期复查随访
护患配合	□ 接受手术后心理与生活护理 □ 注意腹腔引流管、尿管引流液情况，如发现异常情况及时报告医师、护士	□ 接受手术后心理与生活护理 □ 注意腹腔引流管、尿管引流液情况，如发现异常情况及时报告医师、护士	□ 接受出院宣教 □ 办理出院手续 □ 获取出院带药，熟悉服药方法、作用及注意事项 □ 知道复印病历方法
饮食	□ 遵照医嘱饮食	□ 遵照医嘱饮食	□ 遵照医嘱饮食

附：原表单（2016 年版）

晚期血吸虫病巨脾型临床路径表单

适用对象：第一诊断为晚期血吸虫病巨脾型（ICD-10：B65.205）

行巨脾切除术和或断流术（ICD-9-CM-3：41.501，38.876，42.911，54.72）

患者姓名：	性别： 年龄： 门诊号：	住院号：
住院日期： 年 月 日	出院日期： 年 月 日	标准住院日：14~18 天

时间	住院第 1 天	住院第 2~4 天（术前准备日）	住院第 5~6 天（手术日）
主要诊疗工作	□ 询问病史与体格检查 □ 完成病历书写 □ 完善检查 □ 上级医师查房 □ 完成上级医师查房记录 □ 确定诊断和初定手术日期 □ 预约各种特殊检查	□ 明确诊断 □ 上级医师查房 □ 改善肝脏储备功能 □ 术前讨论，确定手术方案 □ 完成必要的相关科室会诊 □ 患者及（或）其家属签署手术知情同意书、自费用品协议书、输血知情同意书 □ 术前小结和上级医师查房纪录 □ 向患者及其家属交代围术期注意事项	□ 手术 □ 术者完成手术记录 □ 麻醉师完成麻醉记录 □ 完成术后病程记录 □ 上级医师查房 □ 向患者及（或）其家属交代手术情况和术后注意事项
重点医嘱	**长期医嘱** □ 普通外科护理常规 □ 二级护理 □ 低脂软食 □ 患者既往基础用药 □ 改善肝脏储备功能的药物 **临时医嘱** □ 血常规、尿常规、大便常规+隐血 □ 肝肾功能、电解质、血型、凝血功能、血氨、甲胎蛋白、各种肝炎病毒 □ 学指标检测、感染性疾病筛查 □ X 线胸片、心电图、腹部超声、上消化道钡餐、胃镜	**长期医嘱** □ 普通外科护理常规 □ 二级护理 □ 低脂软食 □ 患者既往基础用药 □ 改善肝脏储备功能的药物 **临时医嘱** □ 血红蛋白低于 80g/L，输血纠正贫血 □ 术前医嘱：明日在全身麻醉下行脾切除或加选择性贲门周围血管离断术或加选择性贲门周围血管离断术和（或）大网膜固定术 □ 术前 1 天流质饮食 □ 手术日晨置胃管、尿管 □ 手术日前晚口服泻药或手术日晨乳果糖灌肠 □ 抗菌药物：术前 30 分钟使用 □ 麻醉前用药 □ 备血	**长期医嘱** □ 普通外科术后护理常规 □ 禁食、禁水 □ 胃肠减压接负压吸引记量 □ 尿管接袋记量 □ 腹腔引流管接袋记量 □ 记 24 小时出入量 □ 抗菌药物 □ 其他特殊医嘱 **临时医嘱** □ 心电监护、吸氧 □ 补充血容量 □ 止血药物应用

续　表

时间	住院第 1 天	住院第 2~4 天（术前准备日）	住院第 5~6 天（手术日）
主要护理工作	□ 介绍病房环境、设施和设备 □ 入院护理评估及计划 □ 指导患者到相关科室进行检查	□ 早晨静脉取血 □ 术前沐浴、更衣、备皮 □ 术前肠道准备、物品准备 □ 术前心理护理	□ 生命体征监测 □ 手术后心理与生活护理 □ 指导并监督患者术后活动 □ 指导呼吸体位排痰
病情变异记录	□ 无　□ 有，原因： 1. 2.	□ 无　□ 有，原因： 1. 2.	□ 无　□ 有，原因： 1. 2.
护士签名			
医师签名			

时间	住院第7~8天 （术后第1~3日）	住院第9~14天 （术后第4~9日）	住院第15~18天 （出院日术后第10~13日）
主要诊疗工作	□ 注意观察体温、血压等生命体征及神志 □ 注意腹部体征、引流量及性状 □ 上级医师查房，对手术及手术切口进行评估，确定有无早期手术并发症和切口感染 □ 完成病程纪录 □ 术后第1天拔除胃管	□ 上级医师查房 □ 评价肝功能、彩色多普勒超声复查，注意有无脾窝和胸腔积液、门静脉系统血栓形成，胸片复查注意有无肺部感染和胸腔积液 □ 完成日常病程记录和上级医师查房纪录 □ 根据血小板水平决定是否行抗凝祛聚疗法 □ 术后第3~4天拔除腹腔引流管	□ 上级医师查房，确定出院日期 □ 通知患者及其家属出院 □ 向患者及其家属交代出院后注意事项 □ 术后第9~10天拆线 □ 完成出院小结，将出院小结的副本交给患者或其家属
重点医嘱	**长期医嘱** □ 普通外科术后护理常规 □ 一级护理 □ 禁食、禁水 □ 停胃肠减压 □ 尿管接袋记量 □ 腹腔引流管接袋记量 □ 记24小时出入量 □ 抗菌药物 **临时医嘱** □ 换药 □ 对症处理 □ 补充水和电解质 □ 血常规、肝肾功能、血氨、凝血功能	**长期医嘱** □ 普通外科术后护理常规 □ 二级护理 □ 饮食根据病情：术后第2~4天进流食，术后第5~6天半流质 □ 停引流记量 □ 根据病情术后第5~6天停抗菌药物 **临时医嘱** □ 换药 □ 对症处理 □ 补液护肝、支持治疗 □ 肝及门静脉系统彩超检查 □ 抗凝、抗血小板聚集治疗（必要时）	**出院医嘱** □ 出院带药 □ 门诊保健、康复和随诊 □ 嘱术后2~3周复查血常规，肝肾功能、血氨、凝血功能，注意血小板变化 □ 术后每3~6个月随访的检查项目：肝肾功能、胃镜检或上消化道钡餐、B超。有必要时检查内镜超声、CT血管成像（CTA）和磁共振门静脉系血管成像
主要护理工作	□ 观察患者情况 □ 术后心理生活护理 □ 指导并监督患者手术后活动 □ 指导呼吸体位排痰	□ 观察患者情况 □ 手术后心理与生活护理 □ 指导并监督患者手术后活动	□ 出院准备指导（办理出院手续、交费等） □ 出院宣教
病情变异记录	□ 无 □ 有，原因： 1. 2.	□ 无 □ 有，原因： 1. 2.	□ 无 □ 有，原因： 1. 2.
护士签名			
医师签名			

第三十四章

经内镜胆管支架置入术临床路径释义

一、经内镜胆管支架置入术编码

适用于胆管狭窄或恶性胆管梗阻。

疾病名称及编码：胆管梗阻（ICD-10：K83.1）

手术操作名称及编码：内镜下胆管支架置入术（ICD-9-CM-3：51.87）

二、临床路径检索方法

K83.1 伴 51.87

三、经内镜胆管支架置入术临床路径标准住院流程

（一）适用对象

第一诊断为胆管狭窄、梗阻、闭塞（ICD-10：K83.1），行内镜胆管支架置入术（ICD-9-CM-3：51.87）。

> **释义**
>
> ■ 胆管狭窄、梗阻、闭塞的性质依据病因分为良性和恶性两大类。良性是指由胆管结石、硬化性胆管炎（包括原发性和继发性）等良性疾病所致的胆管狭窄、梗阻、闭塞；恶性是指由胆管肿瘤、十二指肠乳头肿瘤和胰头肿瘤及转移性肿瘤等恶性疾病所致的胆管狭窄、梗阻、闭塞。
>
> ■ 胆管狭窄、梗阻、闭塞的治疗主要包括内镜下微创手术治疗（经内镜胆管支架置入术）、放射介入治疗（经皮经肝胆管引流术，PTCD）和外科手术治疗。本路径仅针对经内镜胆管支架置入术（本路径中简称"手术"），PTCD 和外科治疗方式另见相应路径指南。

（二）诊断依据

根据《消化内镜学（第 2 版）》（李益农、陆星华主编，科学出版社，2004 年）和《实用内科学（第 12 版）》（复旦大学医学院编著，人民卫生出版社，2005 年）。

1. 病史及体格检查。

2. 实验室检查提示梗阻性黄疸，或 GGT 和 ALP 升高，或肿瘤标志物（如 CA19-9、CA242 和 CEA）升高。

3. 影像学检查（B 超、CT 或 MRI）提示：

（1）胆管狭窄（包括良性和恶性狭窄）。

（2）肝内外胆管充盈缺损（结石、胆管癌）。

（3）壶腹周围占位，肝内外胆管扩张（壶腹癌、十二指肠乳头癌和胰头癌）。

> **释义**
>
> ■ 胆管结石嵌顿所致的良性胆管梗阻、闭塞临床常表现为急性起病，伴腹痛、发热及黄疸；硬化性胆管炎所致的良性胆管狭窄、梗阻、闭塞临床常表现为慢性病程，伴反复发作的发热和黄疸；肿瘤所致的恶性胆管狭窄、梗阻、闭塞临床常表现为无痛性黄疸，早期起病隐匿，病情呈进展性。
>
> ■ 实验室检查提示梗阻性黄疸，并伴有 GGT 和 ALP 升高，恶性胆管狭窄、梗阻、闭塞还可伴有肿瘤标志物（如 CA19-9、CA242 和 CEA）升高。
>
> ■ 腹部超声检查是鉴别肝内胆汁淤积和肝外胆道梗阻的一种简便易行的方法，虽然两者的实验室检查均提示梗阻性黄疸，但后者可以出现肝内外胆管不同程度的扩张，容易被超声检查所发现。此外，超声还能对导致胆管狭窄、梗阻、闭塞的病因做出一定判断。相对腹部超声检查，CT、磁共振胰胆管显影（MRCP）及内镜超声（EUS）能更加准确的分辨出引起胆管狭窄、梗阻、闭塞的各种良、恶性病因。

（三）治疗方案的选择

根据《消化内镜学（第 2 版）》（李益农、陆星华主编，科学出版社，2004 年）和《美国消化内镜学会关于内镜下逆行胰胆管造影（ERCP）对胆管和胰腺疾病诊治的指南》［Gastrointestinal Endoscopy，2005，62（1）：1~8］。

1. 患者情况不适合、不耐受外科手术治疗或存在外科手术治疗禁忌证。
2. 患者本人及家属有内镜下介入治疗的意愿。
3. 年龄<65 岁，且无其他重要脏器功能障碍者。
4. 能耐受 ERCP 操作且无相关禁忌证。
5. 无碘过敏。

> **释义**
>
> ■ 经内镜胆管支架置入术可以作为晚期恶性胆管狭窄、梗阻、闭塞患者（不能根治性切除）的一种姑息性治疗手段，其目的是解除梗阻、引流胆汁。
>
> ■ 经内镜胆管支架置入术也可以作为恶性胆管狭窄、梗阻、闭塞患者进行外科手术治疗前的准备，因为严重的梗阻性黄疸（高胆红素血症），可能会增加外科手术治疗的风险。
>
> ■ 对于肝门部恶性胆管狭窄、梗阻、闭塞患者，如果肝内多级分支胆管受侵或引流范围极为有限，要慎重选择经内镜胆管支架置入术。
>
> ■ 对于原发性硬化性胆管炎患者，如果肝内胆管广泛狭窄、引流的胆系十分有限，要慎重选择经内镜胆管支架置入术。
>
> ■ 如患者高龄并合并严重心肺功能障碍，应慎重选择经内镜胆管支架置入术，因为可能增加操作相关风险。
>
> ■ 选择经内镜胆管支架置入术的患者应该无 ERCP 禁忌证，并签署相关知情同意书。

（四）标准住院日

7~10 天。

释义

　　■胆管狭窄、梗阻、闭塞患者入院后，术前准备1~2天，第3~4日实施ERCP及胆管支架置入术，术后恢复3~4天出院。总住院时间不超过10天均符合路径要求。

（五）进入路径标准

1. 第一诊断必须符合 ICD-10：K83.1 胆管狭窄、梗阻、闭塞疾病编码。
2. 实验室检查符合梗阻性黄疸或 GGT 和 ALP 升高。
3. 当患者同时具有其他疾病诊断时，但在住院期间不需要特殊处理，也不影响第一诊断的临床路径流程实施时，可以进入路径。

释义

　　■胆总管结石患者原则上应进入胆总管结石路径，如合并急性重症化脓性胆管炎且估计内镜下取石困难的患者（如胆管巨大结石），则可以先进入本路径行胆管支架置入术以引流胆汁、解除梗阻，待全身情况改善后再进入其他相应路径，择期行胆总管取石术。

　　■胆总管多发结石不能内镜一次性取净的患者也可以转入该路径行胆管支架置入术，以达到引流胆汁、解除梗阻目的，择期再进入其他相应路径行胆总管取石术。

　　■对于肿瘤所致的恶性胆管狭窄、梗阻、闭塞患者，可以先进入本路径行胆管支架置入术以引流胆汁、解除梗阻，待全身情况改善后再进入其他相应路径，进行针对肿瘤原发病的治疗。

　　■对于选用非 ERCP 方式（PTCD、外科治疗）进行胆管引流、解除梗阻的患者，应进入其他相应路径。

　　■梗阻性黄疸患者进入该路径前一定要除外肝内胆汁淤积性疾病，如原发性胆汁淤积性肝硬化、病毒性肝炎、药物性肝病等。

　　■如患者同时合并其他基础疾病，如高血压、糖尿病、心功能不全、肝肾功能不全、凝血功能障碍等，且对患者健康影响严重，影响手术实施、增加手术和麻醉风险、影响预后，则应优先考虑治疗患者的这些基础疾病，暂不宜进入该路径。待患者经合理治疗后病情达到稳定，经评估无手术及麻醉禁忌证，则可进入该路径。

（六）明确诊断及入院常规检查

需2~3天（工作日）。
1. 必须的检查项目：
（1）血常规，尿常规，便常规+隐血。
（2）肝肾功能、电解质、血糖、血淀粉酶、血型、Rh 因子、凝血功能、感染性疾病筛查（乙型肝炎、丙型肝炎、艾滋病、梅毒等）；肿瘤标志物筛查（如 CEA、CA19-9、CA242）。
（3）腹部 B 超、心电图、X 线胸片。
（4）碘过敏试验。
（5）患者或其家属签署经内镜胆管支架置入术知情同意书。
2. 根据患者病情必要时选择腹部 CT 或 MRI（MRCP）等。

3. 抗血小板药物和抗凝药物应该至少停用 5 天。

> **释义**
>
> ■ 必要的检查项目是确保手术治疗安全、有效的基础，在术前必须完成。应认真分析检查结果，及时发现异常情况并采取对应处置。若有重要的异常发现，可能会影响手术实施或增加操作风险时，应权衡利弊，可暂不进入本路径。
>
> ■ 为缩短患者术前等待时间，检查项目可以在患者入院前于门诊完成。
>
> ■ 抗血小板药物和抗凝药物可以增加手术相关出血并发症发生的风险，故宜在治疗前至少停用 5 天。
>
> ■ 胆管显影需要用到含碘的造影剂，术前应进行碘过敏试验以降低操作相关风险。

（七）治疗开始

明确诊断的第 1~2 天。

> **释义**
>
> ■ 经内镜胆管支架置入术是一项高风险的治疗操作，故在疾病明确诊断后、手术操作前要和患者及其家属充分沟通此项治疗的必要性和相关的并发症风险，并签署知情同意书。
>
> ■ 如患者除胆管疾病外同时合并存在其他基础疾病如高血压、糖尿病，在胆管疾病明确诊断后、手术操作前这些基础疾病的病情程度出现轻度波动，但又非严重到需要退出该路径，需要对这些基础疾病进行及时的药物调整和治疗，以保证手术操作的安全性，减少并发症的发生率。

（八）治疗方案与药物选择

1. 碘过敏试验阴性者，选用泛影葡胺；碘过敏试验阳性者，选用有机碘造影剂。
2. 操作前应用静脉镇静药、解痉药及口咽部局部麻醉剂。
3. 必要时静脉或全身麻醉。
4. 根据病变情况选择合适的胆管支架，必要时胆管支架置入前进行乳头括约肌切开或扩张。
5. 术后密切监测血常规、肝肾功能、电解质、淀粉酶、脂肪酶，根据病情选择使用覆盖革兰阴性杆菌和厌氧菌的广谱抗菌药物。必要时腹部平片或上腹部 CT 检查。

> **释义**
>
> ■ 碘过敏试验阳性患者应选用有机碘造影剂进行胆管显影，以降低操作相关风险。
>
> ■ 术前应用镇静药物和解痉药物可以减轻患者的焦虑和痛苦，对部分难以配合和耐受手术的患者，为减少并发症发生的风险，可以酌情选用静脉麻醉或全身麻醉。
>
> ■ 若患者同时合并有感染性胆管炎，或为降低由于手术操作时间相对过长所致感染风险，可选用针对革兰阴性杆菌和厌氧菌的广谱抗菌药物。

> ■ 根据患者胆管病变的情况，选择放置胆管支架的长度及数量。如胆管狭窄或闭塞严重，必要时胆管支架置入前进行乳头括约肌切开或扩张。
> ■ 因胆管支架置入术可能存在胰腺炎、感染、穿孔、出血等并发症发生风险，术后应对患者进行密切临床观察，包括生命体征、腹部体征、相关实验室检查及影像学检查。

（九）出院标准

1. 经治疗后患者症状、体征好转，胆红素水平明显下降，其他常规检验指标基本正常。
2. 无操作相关并发症。

> **释义**
>
> ■ 患者出院前应完成相关项目的复查（如血常规、胆红素、肝酶、胰酶等），如结果显示无明显异常或较胆管支架置入术前有明显改善可考虑出院。若检查结果显示存在明显异常或未得到预期改善者，主管医师应进行仔细分析并做出对应处置。
> ■ 如出现手术操作相关并发症（如注射性胰腺炎、胆道感染、出血、穿孔及麻醉意外等），应退出该路径。

（十）变异及原因分析

1. 出现操作相关并发症（如 ERCP 注射性胰腺炎、胆道感染、出血、穿孔及麻醉意外等）进入其他相应路径。
2. 如年龄>65 岁，且伴有其他重要脏器功能障碍进入相应路径。
3. 经内镜胆管支架置入术操作失败则退出该路径。

> **释义**
>
> ■ 变异是指入选临床路径的患者未能按路径流程完成医疗行为或未达到预期的医疗质量控制目标，导致必须终止路径或需要转入其他路径进行治疗等。主管医师均应进行变异原因的分析，并在临床路径的表单中予以说明。
> ■ 变异包含有 3 个方面情况：①按路径流程完成治疗，但出现非预期结果，如胆管支架置入术后短期内（住院期间）出现胆管支架移位、脱落或堵塞等；②治疗过程中出现严重并发症，如医源性胰腺炎、胆管炎、穿孔、出血及围术期的心脑血管意外等；③不能按路径流程完成治疗，需要中途退出路径，如经内镜胆管支架置入术操作失败或患者在住院期间出现其他重要脏器功能障碍。
> ■ 肿瘤导致的恶性胆管狭窄、梗阻、闭塞患者在完成本路径后，应转入相应路径继续治疗，并不包含在变异范畴内。
> ■ 因患者主观原因导致的执行路径出现变异，也需要医师在表单中予以说明。

四、经内镜胆管支架置入术临床路径给药方案

【用药选择】

1. 预防性抗菌药物应用：所有患者 ERCP 前常规应用抗菌药物并无必要，但有以下情况之一者，应考虑预防性应用抗菌药物：①已发生胆道感染/脓毒血症；②肝门部肿瘤；③器官移植/免疫抑制患者；④原发性硬化性胆管炎；⑤有中-高度风险的心脏疾病患者。

2. 术后抗菌药物应用：有胆道梗阻合并感染或有中-高度感染风险的患者应常规给予抗菌药物治疗。

3. 要针对性地选择抗菌药物，以抗革兰阴性杆菌为主，联合抗肠球菌及厌氧菌的抗菌药物。有条件时应进行胆汁细菌培养及药敏试验，根据结果选择敏感的及胆汁中药物浓度高的抗菌药物。常用的配伍方案为带酶抑制剂的广谱青霉素、头孢三代抗菌药物或喹诺酮类抗菌药物联合甲硝唑，严重感染者可以应用碳青霉烯类抗菌药物。

【药学提示】

1. 目前氟喹诺酮类抗菌药物对大肠埃希菌的耐药率较高。

2. 头孢哌酮因 80% 以原形从胆道排泄，胆道感染时具有优越性。

3. 头孢他啶对铜绿假单胞菌具有强大的抗菌作用。

4. 甲硝唑对厌氧菌有较强的杀菌活性，且不易产生耐药。

5. 碳青霉烯类抗菌药物抗菌谱广，覆盖厌氧菌，对内酰胺酶稳定，是重症感染的首选。

【注意事项】

1. 需要强调的是，对于严重胆管感染的患者，抗菌药物治疗仅仅是胆管引流的补充治疗。

2. 在胆汁充分引流的前提下，如经验性抗感染治疗效果不理想时，应及时留取胆汁培养，根据药敏试验结果选择针对性的抗菌药物。

五、推荐表单

（一）医师表单

经内镜胆管支架置入术临床路径医师表单

适用对象：第一诊断为胆管狭窄、梗阻、闭塞（ICD-10：K83.1）
行内镜胆管支架置入术（ICD-9-CM-3：51.87）

患者姓名：	性别：　　年龄：　　门诊号：	住院号：
住院日期：　　年　月　日	出院日期：　　年　月　日	标准住院日：7~10 天

时间	住院第 1 天	住院第 2 天	住院第 3~4 天
主要诊疗工作	□ 病史采集和体格检查 □ 完成病历书写 □ 评估患者全身状况及合并症 □ 完善常规检查	□ 上级医师查房，明确下一步诊疗计划 □ 根据化验检查结果评价内镜治疗的适应证与禁忌证 □ 对患者及家属进行相关宣教 □ 进行术前准备，向患者及家属交代病情，并签署知情同意书	□ 上级医师查房 □ 完成三级查房记录 □ 行经内镜胆管支架置入术 □ 术后密切观察生命体征及腹部体征，复查化验指标，警惕操作并发症 □ 补液治疗，酌情应用广谱抗菌药物
重点医嘱	**长期医嘱** □ 消化内科护理常规 □ 二级护理 □ 低脂半流食 **临时医嘱** □ 血、尿、便常规+隐血 □ 肝肾功能、电解质、血糖、血淀粉酶、脂肪酶、凝血功能、血型、Rh 因子、感染性疾病筛查 □ 腹部超声、心电图、X 线胸片 □ 超声心动、腹部 CT、MRCP（必要时）	**长期医嘱** □ 消化内科护理常规 □ 二级护理 □ 低脂半流食 **临时医嘱** □ 次晨禁食 □ 碘过敏试验 □ 带药：镇静药、解痉药、泛影葡胺或有机碘造影剂、麻醉用药 □ 预约 ERCP	**长期医嘱** □ 消化内科护理常规 □ 特级护理 □ 术前禁食、禁水 □ 酌情应用覆盖革兰阴性杆菌和厌氧菌的广谱抗菌药物、生长抑素等 □ 静脉补液 **临时医嘱**（术后） □ 复查血常规 □ 复查肝功能、电解质 □ 术后 2 小时及 6 小时复查血淀粉酶、脂肪酶
病情变异记录	□ 无　□ 有，原因： 1. 2.	□ 无　□ 有，原因： 1. 2.	□ 无　□ 有，原因： 1. 2.
医师签名			

时间	住院第4~5天（术后第1日）	住院第5~6天（术后第2~3日）	住院第7~10天（出院日）
主要诊疗工作	□ 观察患者腹部症状和体征 □ 上级医师查房，根据 ERCP 造影结果，明确下一步诊疗计划 □ 复查异常化验指标 □ 对患者坚持治疗进行宣教	□ 观察进食/水后患者腹部症状和体征变化 □ 上级医师查房，根据 ERCP 造影结果，明确下一步诊疗计划 □ 复查异常化验指标 □ 对患者坚持治疗进行宣教	□ 上级医师查房、确定能否出院 □ 通知患者及家属出院 □ 向患者及家属交代出院后注意事项 □ 准备出院带药 □ 通知出院处 □ 将出院记录副本交给患者 □ 如果患者不能出院，在病程记录中说明原因和继续治疗的方案
重点医嘱	**长期医嘱** □ 消化内科护理常规 □ 一级护理 □ 试饮水 □ 酌情应用覆盖革兰阴性杆菌和厌氧菌的广谱抗菌药物 □ 静脉输液 **临时医嘱** □ 血常规、肝功能、电解质（必要时） □ 复查血淀粉酶、脂肪酶	**长期医嘱** □ 消化内科护理常规 □ 二级护理 □ 流食 □ 酌情应用覆盖革兰阴性杆菌和厌氧菌的广谱抗菌药物 □ 静脉输液 **临时医嘱** □ 血常规、肝功能、电解质（必要时） □ 复查血淀粉酶、脂肪酶 □ 腹部超声	**长期医嘱** □ 出院带药 □ 门诊随诊
病情变异记录	□ 无　□ 有，原因： 1. 2.	□ 无　□ 有，原因： 1. 2.	□ 无　□ 有，原因： 1. 2.
医师签名			

（二）护士表单

经内镜胆管支架置入术临床路径护士表单

适用对象：第一诊断为胆管狭窄、梗阻、闭塞（ICD-10：K83.1）

行内镜胆管支架置入术（ICD-9-CM-3：51.87）

患者姓名：	性别： 年龄： 门诊号：	住院号：
住院日期： 年 月 日	出院日期： 年 月 日	标准住院日：7~10 天

时间	住院第 1 天	住院第 2 天 （ERCP 术前）	住院第 3 天 （ERCP 术当天）
健康宣教	□ 入院宣教 　　介绍主管医师、护士 　　介绍环境、设施 　　介绍住院注意事项 　　介绍探视和陪护制度 　　介绍贵重物品制度	□ 术前宣教 　　宣教疾病知识、术前准备及 　　ERCP 术过程 　　告知术后饮食、活动及探视 　　注意事项 　　告知术后可能出现的情况及 　　应对方式 　　主管护士与患者沟通，了解 　　并指导心理应对	□ 术后当日宣教 　　告知监护设备、管路功能及 　　注意事项 　　告知患者禁食、禁水 　　告知 ERCP 术后注意事项 　　给予患者及家属心理支持 　　再次明确探视陪护须知
护理处置	□ 核对患者姓名，佩戴腕带 □ 建立入院护理病历 □ 协助患者更换病号服 □ 测量体重	□ 协助医师完成术前检查化验 □ 术前准备 　　抗菌药物皮试 　　碘过敏试验 　　晚餐后禁食、禁水	□ 送患者至内镜中心 　　嘱患者摘除义齿 　　核对患者资料及带药 □ 接患者 　　核对患者及资料
基础护理	□ 二级护理 □ 晨晚间护理 □ 测量生命体征 □ 患者安全管理	□ 二级护理 □ 晨晚间护理 □ 患者安全管理	□ 特级护理 □ 卧位护理：协助翻身、床上 　　活动、预防压疮 □ 排泄护理 □ 患者安全管理
专科护理	□ 护理查体及入院评估 □ 需要时，填写跌倒及压疮防 　　范表 □ 确定饮食种类 □ 心理护理	□ 遵医嘱完成相关检查 □ 心理护理	□ 病情观察，写特护记录 　　评估生命体征、意识、症 　　状、鼻胆引流液颜色、性质 　　及量、监测 24 小时出入量 　　（每 2 小时 1 次） 　　观察患者腹部体征 　　抽血查 2 小时、6 小时胰 　　功能 □ 遵医嘱予补液、预防性抗感 　　染治疗 □ 心理护理
重点医嘱	□ 详见医嘱执行单	□ 详见医嘱执行单	□ 详见医嘱执行单

续 表

时间	住院第 1 天	住院第 2 天（ERCP 术前）	住院第 3 天（ERCP 术当天）
病情 变异 记录	□无 □有，原因： 1. 2.	□无 □有，原因： 1. 2.	□无 □有，原因： 1. 2.
护士 签名			

时间	住院第 4~5 天	住院第 6~7 天	住院第 8~10 天（出院日）
健康宣教	□ 术后宣教 饮食活动指导 复查患者对术前宣教内容的掌握程度 ERCP 术后注意事项	□ 药物宣教 饮食宣教	□ 出院宣教 复查时间 服药方法 活动休息 指导饮食 指导办理出院手续
护理处置	□ 遵医嘱完成相关检查	□ 遵医嘱完成相关检查	□ 办理出院手续 书写出院小结
基础护理	□ 一级/二级护理（根据患者病情和生活自理能力确定护理级别） □ 晨晚间护理 □ 协助进食、进水 □ 协助床边活动、年老体弱患者卧床时预防压疮 □ 协助如厕 □ 患者安全管理	□ 二级护理 □ 晨晚间护理 □ 患者安全管理 □ 满足患者输液期间的生活需要	□ 三级护理 □ 晨晚间护理 □ 指导进食、进水 □ 患者安全管理
专科护理	□ 病情观察，写一般患者护理记录 □ 监测生命体征、观察疼痛体征、出入量 □ 监测胰功能 □ 遵医嘱予补液、酌情抗感染 □ 腹痛时，联系主管医师给予相关治疗及用药 □ 心理护理	□ 病情观察，写一般患者护理记录 □ 监测生命体征、观察疼痛体征、出入量 □ 监测胰功能 □ 遵医嘱予补液、酌情抗感染 □ 腹痛时，联系主管医师给予相关治疗及用药 □ 心理护理	□ 病情观察 □ 评估生命体征、疼痛等症状 □ 心理护理
重点医嘱	□ 详见医嘱执行单	□ 详见医嘱执行单	□ 详见医嘱执行单
病情变异记录	□ 无 □ 有，原因： 1. 2.	□ 无 □ 有，原因： 1. 2.	□ 无 □ 有，原因： 1. 2.
护士签名			

（三）患者表单

经内镜胆管支架置入术临床路径患者表单

适用对象：第一诊断为胆管狭窄、梗阻、闭塞（ICD-10：K83.1）

行内镜胆管支架置入术（ICD-9-CM-3：51.87）

| 患者姓名： | | 性别： 年龄： 门诊号： | 住院号： |
| 住院日期： 年 月 日 | | 出院日期： 年 月 日 | 标准住院日：7~10 天 |

时间	入院	ERCP 术前	ERCP 术当天
医患配合	□ 配合询问病史、收集资料，务必详细告知既往史、用药史及过敏史 □ 配合进行体格检查 □ 如有不适及时告知医师	□ 配合完成术前相关检查、化验，如采血、留尿、心电图、X 线胸片、碘过敏试验及磁共振 □ 医师与患者及家属介绍病情及 ERCP 术谈话、术前签字	□ 配合检查意识、腹部体征 □ 需要时，配合复查腹平片 □ 有任何不适请告知医师
护患配合	□ 配合测量体温、脉搏、呼吸频率 3 次，测量血压、体重 1 次 □ 配合完成入院护理评估（简单询问病史、过敏史、用药史） □ 接受入院宣教（环境介绍、病室规定、订餐制度、贵重物品保管等） □ 有任何不适请告知护士	□ 配合测量体温、脉搏、呼吸频率 3 次，测量血压、体重 1 次 □ 配接受术前宣教 □ 接受碘过敏试验 □ 取下义齿、饰品等，贵重物品交家属保管	□ 配合测量体温、脉搏、呼吸频率 3 次，测量血压、体重 1 次 □ 送内镜室前，协助完成核对，带齐影像资料、药品及病历上平车 □ 接受术前宣教 □ 返回病房后，协助完成核对，配合过病床 □ 配合检查意识 □ 配合术后吸氧、监护仪监测、输液、采血、鼻胆引流管 □ 遵医嘱采取正确体位 □ 配合缓解疼痛 □ 有任何不适请告知护士
饮食	□ 遵医嘱饮食	□ 术前禁食、禁水	□ ERCP 术前禁食、禁水术后继续禁食、禁水，根据医嘱补液
排泄	□ 正常排尿便	□ 正常排尿便	□ 正常排尿便
活动	□ 正常活动	□ 正常活动	□ 卧床休息 □ 保护管路

时间	ERCP 术后	出院
医患配合	□ 配合腹部查体 □ 配合采血，复查胰功能	□ 接受出院前指导 □ 知道复查程序 □ 获取出院诊断书 □ 配合拔除鼻胆引流管
护患配合	□ 配合定时测量生命体征、每日询问排便 □ 配合询问出入量 □ 接受输液、服药等治疗 □ 接受协助进食、进水、排便等生活护理 □ 配合活动，预防皮肤压力伤 □ 注意活动安全，避免坠床或跌倒 □ 配合执行探视及陪护 □ 换药	□ 接受出院宣教 □ 办理出院手续 □ 获取出院带药 □ 知道服药方法、作用、注意事项 □ 知道复印病历程序
饮食	□ 根据医嘱，由禁食、流食、逐渐过渡到低脂饮食功能锻炼	□ 根据医嘱，低脂饮食功能锻炼 □ 床旁活动，注意安全
排泄	□ 正常排尿便	□ 正常排尿便
活动	□ 根据医嘱，可下床活动 □ 注意保护管路，勿牵拉、脱出等	□ 正常适度活动，注意劳逸结合

附：原表单（2011 年版）

经内镜胆管支架置入术临床路径表单

适用对象：第一诊断为胆管狭窄、梗阻、闭塞（ICD-10：K83.1）

行内镜胆管支架置入术（ICD-9-CM-3：51.87）

患者姓名：	性别： 年龄： 门诊号：	住院号：
住院日期： 年 月 日	出院日期： 年 月 日	标准住院日：7~10 天

时间	住院第 1 天	住院第 2~3 天
主要诊疗工作	□ 询问病史及体格检查 □ 完成病历书写 □ 开实验室检查单 □ 初步确定诊断 □ 对症支持治疗 □ 向患者及家属告知病情及其注意事项 □ 完善 ERCP 术前准备 □ 抗血小板药物和抗凝药物应该至少停用 5 天	□ 上级医师查房 □ 完成入院检查 □ 追查入院检查结果 □ 根据检查结果进行鉴别诊断，判断是否需要完善进一步检查和合并其他疾病 □ 继续对症支持治疗 □ 完成必要的相关科室会诊 □ 完成上级医师查房记录等病历书写 □ 向患者及家属交代病情及其注意事项 □ 患者家属签署经内镜胆管支架置入术同意书
重点医嘱	**长期医嘱** □ 消化内科护理常规 □ 一级护理 □ 低脂普通饮食 □ 对症支持治疗 □ 患者既往基础用药 □ 其他医嘱 **临时医嘱** □ 血常规、尿常规、便常规+隐血 □ 肝肾功能、电解质、血糖、凝血功能、血型及 Rh 因子、感染指标检查、肿瘤标志物筛查 □ X 线胸片、心电图、腹部 B 超 □ 其他医嘱	**长期医嘱** □ 继续对症支持治疗 □ 根据检查结果调整治疗 □ 其他医嘱 **临时医嘱** □ 必要时腹部 CT 或 MRI（MRCP） □ 必要时复查胆红素 □ 碘过敏试验 □ 其他医嘱
主要护理工作	□ 介绍病房环境、设施和设备 □ 入院护理评估 □ 宣教	□ 观察患者病情变化
病情变异记录	□ 无 □ 有，原因： 1. 2.	□ 无 □ 有，原因： 1. 2.
护士签名		
医师签名		

日期	住院第 3~4 天 （经内镜胆管支架置入术当日）	住院第 4~5 天 （术后第 1 日）
主要诊疗工作	□ 上级医师查房 □ 根据检查结果，明确诊断和适应证 □ ERCP 及经内镜胆管支架置入术 □ 术中根据病情确定是否需要心电、血氧及血压监测 □ 术后严密观察患者病情变化 □ 完成病程记录	□ 上级医师查房 □ 术后继续严密观察患者病情变化 □ 根据检查结果判断是否出现并发症 □ 出现并发症应转入其他路径 □ 根据检查结果调整术后治疗 □ 完成病程记录
重点医嘱	**长期医嘱** □ 禁食、禁水 □ 特级护理 □ 静脉输液支持治疗 □ 根据病情确定是否应用抗菌药物 □ 根据病情确定是否应用生长抑素及其类似物 □ 其他医嘱 **临时医嘱** □ 必要时复查血常规 □ 必要时复查胆红素、胆管酶 □ 术后即刻、2 小时、6 小时和 24 小时监测淀粉酶和脂肪酶（有条件），必要时再次复查 □ 必要时立位腹平片或腹部 CT 检查 □ 对症支持 □ 其他医嘱	**长期医嘱** □ 一级护理 □ 根据病情由禁食、禁水向清流食过渡 □ 根据病情确定是否继续应用抗菌药物 □ 根据病情确定是否停用生长抑素及其类似物 □ 其他医嘱 **临时医嘱** □ 复查血常规 □ 复查肝肾功能、电解质 □ 复查淀粉酶和脂肪酶 □ 对症支持 □ 其他医嘱
主要护理工作	□ ERCP 术后护理常规 □ 术后严密观察患者病情变化	□ 继续严密观察患者病情变化
病情变异记录	□ 无　□ 有，原因： 1. 2.	□ 无　□ 有，原因： 1. 2.
护士签名		
医师签名		

日期	住院第 5~9 天	住院第 7~10 天（出院日）
主要诊疗工作	□ 上级医师查房 □ 根据检查结果继续调整术后治疗 □ 根据检查结果判断治疗是否有效，是否可以出院或进行其他进一步治疗 □ 完成病程记录	□ 上级医师查房，进行评估，确定病情缓解情况，明确是否出院 □ 完成出院记录、病案首页、出院证明书等 □ 向患者交代出院后的注意事项，如返院复诊的时间、地点，发生紧急情况时的处理等
重点医嘱	**长期医嘱** □ 一级护理 □ 根据病情由清流食逐渐向正常饮食过渡 □ 根据病情确定是否停用静脉输液支持治疗 □ 其他医嘱 **临时医嘱** □ 复查血常规 □ 复查肝肾功能、电解质 □ 复查胆红素和胆管酶 □ 复查淀粉酶和脂肪酶 □ 对症支持 □ 其他医嘱	**出院医嘱** □ 出院带药 □ 定期门诊随访 □ 定期监测胆红素和胆管酶
主要护理工作	□ 观察患者病情变化	□ 指导患者办理出院手续
病情变异记录	□ 无　□ 有，原因： 1. 2.	□ 无　□ 有，原因： 1. 2.
护士签名		
医师签名		

第三十五章

胆总管结石临床路径释义

一、胆总管结石编码

疾病名称及编码：胆总管结石（ICD-10：K80.3/K80.4/K80.5）

手术操作名称及编码：胆总管内镜下取石术（ICD-9-CM-3：51.88）

二、临床路径检索方法

K80.3/K80.4/K80.5 伴（51.88）

三、胆总管结石临床路径标准住院流程

（一）适用对象

第一诊断为胆总管结石（ICD-10：K80.3/K80.5），行胆总管内镜下取石术（ICD-9-CM-3：51.8802）。

> **释义**
>
> ■ 胆总管结石发生率为 6%~26%，分为原发性和继发性两种。原发性胆总管结石指在胆总管内形成的结石；继发性胆总管结石是从胆囊或肝内胆管结石移行而来。
>
> ■ 胆总管结石的治疗主要包括微创手术治疗（即内镜下取石术）和外科手术治疗。本路径针对胆总管内镜下取石术（本路径中简称"手术"），外科治疗方式另见相应路径指南。

（二）诊断依据

根据《实用内科学（第12版）》（复旦大学医学院编著，人民卫生出版社）、《消化内镜学（第2版）》（科学出版社）等国内、外临床诊疗指南。

1. 胆绞痛、梗阻性黄疸、急性胆管炎（即 Charot 三联征：腹痛、黄疸、发热）或胆源性胰腺炎。
2. 辅助检查（超声、CT 或 MRCP）怀疑或提示胆总管结石。

> **释义**
>
> ■ 胆总管结石易合并急性胆管炎。部分患者可无明显腹痛（约20%）或不出现黄疸（约25%），需注意鉴别。胆总管远端结石可并发急性胆源性胰腺炎。在临床症状不典型时，化验检查如直接胆红素及 ALT、γ-GT、ALP 的动态变化往往提示存在胆总管梗阻。
>
> ■ 超声检查简便易行，可以发现肝内外胆管扩张等胆总管结石的间接征象，但肠道内积气和腹壁脂肪的干扰可能造成漏诊；CT 对含钙量高的胆总管结石有良好的诊断率，MRCP 的诊断准确性较高；超声内镜对于胆总管微小结石有一定诊断价值。

（三）选择治疗方案的依据

根据《临床技术操作规范·消化内镜学分册》（中华医学会编著，人民军医出版社），《实用内科学（第12版）》（复旦大学医学院编著，人民卫生出版社）、《消化内镜学（第2版）》（李益农、陆星华主编，科学出版社）等国内、外临床诊疗指南。

1. 急诊手术：急性胆管炎。
2. 择期手术：患者本人有微创治疗意愿；生命体征稳定；无其他重要脏器衰竭表现；能耐受 ERCP 操作者。

> **释义**
>
> ■胆总管结石并发急性胆管炎者，除积极予以针对革兰阴性杆菌和厌氧菌的广谱抗菌药物治疗外，应尽早进行胆管引流减压。引流减压方式包括内镜下置入内引流支架或鼻胆外引流管、PTCD 外引流、外科治疗。急性重症化脓性胆管炎患者、胆总管巨大结石估计内镜下取石困难患者或胆总管多发结石估计不能内镜下一次性取净的患者，可以先行胆管引流减压，待全身情况改善后择期再行胆总管取石术。对于出现上述情况需择期行内镜下胆总管取石的患者，进入其他相应路径。

（四）标准住院日

7~10 天。

> **释义**
>
> ■胆总管结石患者入院后，一般术前准备 1~2 天，第 3~4 日实施 ERCP 术，术后恢复 3~4 天出院。各家医院和每位患者情况不同，总住院时间不超过 10 天均符合路径要求。

（五）进入路径标准

1. 第一诊断必须符合 ICD-10：K80.3/K80.5 胆总管结石疾病编码。
2. 当患者同时具有其他疾病诊断时，但在住院期间不需要特殊处理也不影响第一诊断的临床路径流程实施时，可以进入路径。

> **释义**
>
> ■经入院常规检查发现其他基础疾病，如高血压、糖尿病、心功能不全、肝肾功能不全、凝血功能障碍等，对患者健康影响严重，影响手术实施、增加手术和麻醉风险、影响预后，则应优先考虑治疗该基础疾病，暂不宜进入路径。
> ■若既往患有上述基础疾病，经合理治疗后达到稳定，或目前尚需要持续用药，但经评估无手术及麻醉禁忌证，则可进入路径。但可能增加医疗费用，延长住院时间。

（六）入院

第 1~2 天。

1. 必须的检查项目：
（1）血常规，尿常规，便常规+隐血。
（2）肝肾功能、电解质、血糖、血淀粉酶、血型、Rh 因子、凝血功能、感染性疾病筛查
（乙型肝炎病毒、丙型肝炎病毒、艾滋病、梅毒等）。
（3）腹部超声、心电图、X 线胸片。
2. 根据患者病情可选择：超声心动、腹部 CT、MRCP 等。

> **释义**
>
> ■ 必查项目是确保手术治疗安全、有效的基础，在术前必须完成。应认真分析
> 检查结果，及时发现异常情况并采取对应处置。重要的异常发现，若可能影响手术
> 实施、增加操作风险时，应权衡利弊，可暂不进入本路径。
>
> ■ 为缩短患者术前等待时间，检查项目可以在患者入院前于门诊完成。

（七）选择用药

1. 抗菌药物：按照《抗菌药物临床应用指导原则》（卫医发〔2004〕285 号）执行，并结合
患者的病情决定抗菌药物的选择与使用时间。
2. 造影剂选择：碘过敏试验阴性者，选用泛影葡胺；碘过敏试验阳性者，选用有机碘造
影剂。

> **释义**
>
> ■ 若患者合并有胆管炎，应选用针对革兰阴性杆菌和厌氧菌的广谱抗菌药物。
> 对于怀疑或已知的胆道梗阻且推测 ERCP 后仍不能获得充分引流的患者，可以考虑
> 术前预防性应用抗菌药物。

（八）内镜治疗（即 ERCP）日

入院第 3~4 天。
1. 操作前应用静脉镇静药、解痉药及口咽部局部麻醉剂。
2. 行无痛内镜时，术中需监测生命体征，术后要在内镜室观察至清醒，并经麻醉医师同意
后返回病房。
3. 术中可能使用胆道支架或鼻胆引流管。
4. ERCP 术中明确胆管结石，先行 EST 或球囊扩张，然后网篮和（或）球囊取石。

> **释义**
>
> ■ 本路径适用于清醒或无痛状态下进行的 ERCP 操作。
>
> ■ 多发胆总管结石、结石较大（>2cm）或较硬者，需要多次内镜下取石或机械
> 碎石，可能增加住院时间和费用，应进入其他相应路径。
>
> ■ 合并胆管狭窄、憩室内乳头或憩室旁乳头的患者，可能加大取石的操作难度，
> 增加并发症的发生率，延长住院时间，增加费用，甚至影响路径的顺利实施。
>
> ■ 难以通过胆管造影显示结石的患者，需要加做胆管腔内超声检查，除外胆管
> 泥沙样及微小结石，将增加操作费用。

（九）治疗后住院恢复

3 天。

1. 必需复查的检查项目：血常规；肝肾功能、电解质、血淀粉酶。
2. 术后用药：应用覆盖革兰阴性杆菌和厌氧菌，并主要从胆汁排泄的广谱抗菌药物。
3. 严密观察有否胰腺炎、胆道感染、穿孔、出血等并发症，并作相应处理。

> **释义**
>
> ■ 术后应对患者进行密切临床观察，包括生命体征、腹部体征，复查上述实验室检查。留置鼻胆引流管的患者应对胆汁引流量进行计量。
>
> ■ 术后应选用适宜抗菌药物，酌情输液治疗，警惕胰腺炎、感染、穿孔、出血等并发症，并进行相应处理。

（十）出院标准

1. 一般状况好，体温正常，无明显腹痛。
2. 实验室检查基本正常。
3. 无需要住院治疗的并发症。

> **释义**
>
> ■ 患者出院前应完成必需的复查项目，且检查结果应无明显异常或较 ERCP 前有所改善。若检查结果明显异常或未得到预期改善者，主管医师应进行仔细分析并做出对应处置。

（十一）变异及原因分析

1. 出现并发症者（ERCP 相关性胰腺炎、胆道感染、出血、穿孔及麻醉意外者）等进入相应路径。
2. 合并胆道狭窄、占位者进入相应路径。
3. 巨大结石需要内镜下机械或激光碎石，多次镜下取石等进入相应临床路径。
4. 合并胆囊结石、肝内胆管结石者转入相应临床路径。

> **释义**
>
> ■ 变异是指入选临床路径的患者未能按路径流程完成医疗行为或未达到预期的医疗质量控制目标。包含 3 个方面情况：①按路径流程完成治疗，但出现非预期结果，可能需要后续进一步处理。如治疗后胆总管结石再发、残余结石等；②超出了路径规定的时限（10 天）；③不能按路径流程完成治疗，需要中途退出路径。如治疗过程中出现严重并发症，导致必须终止路径或需要转入其他路径进行治疗等。主管医师均应进行变异原因的分析，并在临床路径的表单中予以说明。
>
> ■ ERCP 取石术的并发症有：ERCP 术后急性胰腺炎、胆管炎、穿孔、出血及围术期的心脑血管意外等。必要时转入其他路径进行治疗。
>
> ■ 合并胆囊结石者在完成本路径后，应转入相应路径继续治疗。

■ 认可的变异原因主要是患者入选路径后，医师在检查及治疗过程中发现合并存在未预知的、对本路径执行可能产生影响的情况，需要终止执行路径或延长治疗时间、增加治疗费用。医师需在表单中明确说明。

■ 因患者原因导致的执行路径出现变异，也需要医师在表单中予以说明。

四、胆总管结石临床路径给药方案

【用药选择】

1. 所有怀疑急性胆管炎的胆总管结石患者应立即使用抗菌药物。

2. 在选择经验性治疗的抗菌药物时需综合考虑到抗菌药物的抗菌谱、胆管炎的严重程度、有无肝肾功能不全、患者近期抗菌药物使用史、当地致病菌及耐药情况。

3. 要针对性地选择抗菌药物，以抗革兰阴性杆菌为主，联合抗肠球菌及厌氧菌的抗菌药物。有条件时应进行胆汁细菌培养及药敏试验，根据结果选择敏感的及胆汁中药物浓度高的抗菌药物。常用的配伍方案为带 β-内酰胺酶抑制剂的广谱青霉素、头孢三代抗菌药物或喹诺酮类抗菌药物联合甲硝唑，严重感染者可以应用碳青霉烯类抗菌药物。

【药学提示】

1. 氟喹诺酮类抗菌药物对大肠杆菌的耐药率较高。

2. 头孢哌酮因 80% 以原形从胆道排泄，胆道感染时具有优越性。头孢他啶对铜绿假单胞菌具有强大的抗菌作用。

3. 由于目前肠道细菌普遍产生 β-内酰胺酶，推荐使用带 β-内酰胺酶抑制剂的复合抗菌药物。

4. 甲硝唑对厌氧菌有较强的杀菌活性，且不易产生耐药。

5. 碳青霉烯类抗菌药物抗菌谱广，覆盖厌氧菌，对 β-内酰胺酶稳定，是重症感染的首选。

【注意事项】

1. 需要强调的是，对于严重胆管感染的患者，抗菌药物治疗仅仅是去除胆总管结石、胆汁引流通畅的补充治疗。

2. 在胆汁充分引流的前提下，如经验性抗感染治疗效果不理想时，应及时留取胆汁培养或血液培养，根据药敏试验结果选择针对性的抗菌药物。

3. 抗菌药物使用的时间可根据患者症状、体征、体温、白细胞、C 反应蛋白来确定。

五、推荐表单

(一) 医师表单

胆总管结石临床路径医师表单

适用对象：第一诊断为胆总管结石 (ICD-10：K80.3/K80.5)

行胆总管内镜下取石术 (ICD-9-CM-3：51.8802)

患者姓名：	性别： 年龄： 门诊号：	住院号：
住院日期： 年 月 日	出院日期： 年 月 日	标准住院日：7~10 天

时间	住院第 1 天	住院第 2 天	住院第 3~4 天
主要诊疗工作	□ 病史采集和体格检查 □ 完成病历书写 □ 评估患者全身状况及合并症 □ 完善常规检查	□ 上级医师查房，明确下一步诊疗计划 □ 根据实验室检查结果评价内镜治疗的适应证与禁忌证 □ 对患者及家属进行相关宣教 □ 进行术前准备，向患者及家属交代病情，并签署知情同意书	□ 上级医师查房 □ 完成三级查房记录 □ 行 ERCP 取石术 □ 术后密切观察生命体征及腹部体征，复查化验指标，警惕操作并发症 □ 补液治疗，并应用广谱抗菌药物
重点医嘱	**长期医嘱** □ 消化内科护理常规 □ 二级护理 □ 低脂半流食 **临时医嘱** □ 血、尿、便常规+隐血 □ 肝肾功能、电解质、血糖、血淀粉酶、脂肪酶、凝血功能、血型、Rh 因子、感染性疾病筛查 □ 腹部超声、心电图、X 线胸片 □ 超声心动、腹部 CT、MRCP（必要时）	**长期医嘱** □ 消化内科护理常规 □ 二级护理 □ 低脂半流食 **临时医嘱** □ 次晨禁食 □ 碘过敏试验 □ 带药：镇静药、解痉药、泛影葡胺或有机碘造影剂、麻醉用药 □ 预约 ERCP	**长期医嘱** □ 消化内科护理常规 □ 特级护理 □ 术前禁食、禁水 □ 应用覆盖革兰阴性杆菌和厌氧菌的广谱抗菌药物、生长抑素等 □ 静脉补液 **临时医嘱**（术后） □ 复查血常规 □ 复查肝功能、电解质 □ 术后 2 小时及 6 小时复查血淀粉酶、脂肪酶
病情变异记录	□ 无 □ 有，原因： 1. 2.	□ 无 □ 有，原因： 1. 2.	□ 无 □ 有，原因： 1. 2.
医师签名			

时间	住院第 4~5 天（术后第 1 日）	住院第 5~6 天（术后第 2~3 日）	住院第 7~10 天（出院日）
主要诊疗工作	□ 观察患者腹部症状和体征 □ 上级医师查房，根据 ERCP 造影结果，明确下一步诊疗计划 □ 复查异常化验指标 □ 对患者坚持治疗和预防复发进行宣教	□ 观察进食、进水后患者腹部症状和体征变化 □ 上级医师查房，根据 ERCP 造影结果，明确下一步诊疗计划 □ 复查异常化验指标 □ 对患者坚持治疗和预防复发进行宣教	□ 上级医师查房、确定能否出院 □ 通知患者及家属出院 □ 向患者及家属交代出院后注意事项 □ 准备出院带药 □ 通知出院处 □ 将出院记录副本交给患者 □ 如果患者不能出院，在病程记录中说明原因和继续治疗的方案
重点医嘱	**长期医嘱** □ 消化内科护理常规 □ 一级护理 □ 试饮水 □ 应用覆盖革兰阴性杆菌和厌氧菌的广谱抗菌药物 □ 静脉输液 **临时医嘱** □ 血常规、肝功能、电解质（必要时） □ 复查血淀粉酶、脂肪酶	**长期医嘱** □ 消化内科护理常规 □ 二级护理 □ 流食 □ 应用覆盖革兰阴性杆菌和厌氧菌的广谱抗菌药物 □ 静脉输液 **临时医嘱** □ 血常规、肝功能、电解质（必要时） 　复查血淀粉酶、脂肪酶 □ 腹部超声	**长期医嘱** □ 出院带药 □ 门诊随诊
病情变异记录	□ 无　□ 有，原因： 1. 2.	□ 无　□ 有，原因： 1. 2.	□ 无　□ 有，原因： 1. 2.
医师签名			

（二）护士表单

胆石症临床路径护士表单

适用对象：第一诊断为胆总管结石（ICD-10：K80.3/K80.5）
行胆总管内镜下取石术（ICD-9-CM-3：51.8802）

患者姓名：	性别： 年龄： 门诊号：	住院号：
住院日期： 年 月 日	出院日期： 年 月 日	标准住院日：7~10 天

时间	住院第 1 天	住院第 2 天（ERCP 术前）	住院第 3 天（ERCP 术当天）
健康宣教	□ 入院宣教 　介绍主管医师、护士 　介绍环境、设施 　介绍住院注意事项 　介绍探视和陪护制度 　介绍贵重物品制度	□ 术前宣教 　宣教疾病知识、术前准备及 　ERCP 术过程 　告知术后饮食、活动及探视 　注意事项 　告知术后可能出现的情况及 　应对方式 　主管护士与患者沟通，了解 　并指导心理应对	□ 术后当日宣教 　告知监护设备、管路功能及 　注意事项 　告知患者禁食、禁水 　告知 ERCP 术后注意事项 　给予患者及家属心理支持 　再次明确探视陪护须知
护理处置	□ 核对患者姓名，佩戴腕带 □ 建立入院护理病历 □ 协助患者更换病号服 □ 测量体重	□ 协助医师完成术前检查化验 □ 术前准备 □ 抗菌药物皮试 □ 碘过敏试验 □ 晚餐后禁食、禁水	□ 送患者至内镜中心 □ 嘱患者摘除义齿 □ 核对患者资料及带药 □ 接患者 　核对患者及资料
基础护理	□ 二级护理 □ 晨晚间护理 □ 测量生命体征 □ 患者安全管理	□ 二级护理 □ 晨晚间护理 □ 患者安全管理	□ 特级护理 □ 卧位护理：协助翻身、床上 　活动、预防压疮 □ 排泄护理 □ 患者安全管理
专科护理	□ 护理查体及入院评估 □ 需要时，填写跌倒及压疮防 　范表 □ 确定饮食种类 □ 心理护理	□ 遵医嘱完成相关检查 □ 心理护理	□ 病情观察，写特护记录 □ 评估生命体征、意识、症 　状、鼻胆引流液颜色、性质 　及量、监测 24 小时出入量 　（每 2 小时 1 次） □ 观察患者腹部体征 □ 抽血查 2 小时、6 小时胰 　功能 □ 遵医嘱予补液、预防性抗感 　染治疗 □ 心理护理
重点医嘱	□ 详见医嘱执行单	□ 详见医嘱执行单	□ 详见医嘱执行单

续　表

时间	住院第 1 天	住院第 2 天（ERCP 术前）	住院第 3 天（ERCP 术当天）
病情 变异 记录	□无　□有，原因： 1. 2.	□无　□有，原因： 1. 2.	□无　□有，原因： 1. 2.
护士 签名			

时间	住院第 4~5 天	住院第 6~7 天	住院第 8~10 天（出院日）
健康宣教	□ 术后宣教 　饮食活动指导 　复查患者对术前宣教内容的 　掌握程度 　ERCP 术后注意事项	□ 药物宣教 　饮食宣教	□ 出院宣教 　复查时间 　服药方法 　活动休息 　指导饮食 　指导办理出院手续
护理处置	□ 遵医嘱完成相关检查	□ 遵医嘱完成相关检查	□ 办理出院手续 　书写出院小结
基础护理	□ 一级/二级护理（根据患者 　病情和生活自理能力确定护 　理级别） □ 晨晚间护理 □ 协助进食、进水 □ 协助床边活动、年老体弱患 　者卧床时预防压疮 □ 协助如厕 □ 患者安全管理	□ 二级护理 □ 晨晚间护理 □ 患者安全管理 □ 满足患者输液期间的生活 　需要	□ 三级护理 □ 晨晚间护理 □ 指导进食、进水 □ 患者安全管理
专科护理	□ 病情观察，写一般患者护理 　记录 □ 监测生命体征、观察疼痛体 　征、出入量 □ 监测胰功能 □ 遵医嘱予补液、预防性抗 　感染 □ 腹痛时，联系主管医师给予 　相关治疗及用药 □ 心理护理	□ 病情观察，写一般患者护理 　记录 □ 监测生命体征、观察疼痛体 　征、出入量 □ 监测胰功能 □ 遵医嘱予补液、预防性抗 　感染 □ 腹痛时，联系主管医师给予 　相关治疗及用药 □ 心理护理	□ 病情观察 □ 评估生命体征、疼痛等症状 □ 心理护理
重点医嘱	□ 详见医嘱执行单	□ 详见医嘱执行单	□ 详见医嘱执行单
病情变异记录	□ 无　□ 有，原因： 1. 2.	□ 无　□ 有，原因： 1. 2.	□ 无　□ 有，原因： 1. 2.
护士签名			

（三）患者表单

胆石症临床路径患者表单

适用对象：第一诊断为胆总管结石（ICD-10：K80.3/K80.5）
行胆总管内镜下取石术（ICD-9-CM-3：51.8802）

患者姓名：	性别：　　年龄：　　门诊号：	住院号：
住院日期：　　年　月　日	出院日期：　　年　月　日	标准住院日：7~10 天

时间	入院	ERCP 术前	ERCP 术当天
医患配合	□ 配合询问病史、收集资料，务必详细告知既往史、用药史及过敏史 □ 配合进行体格检查 □ 如有不适及时告知医师	□ 配合完成术前相关检查、化验，如采血、留尿、心电图、X 线胸片、碘过敏试验及磁共振 □ 医师与患者家属介绍病情及 ERCP 术谈话、术前签字	□ 配合检查意识、腹部体征 □ 需要时，配合复查腹平片 □ 有任何不适请告知医师
护患配合	□ 配合测量体温、脉搏、呼吸频率 3 次，测量血压、体重 1 次 □ 配合完成入院护理评估（简单询问病史、过敏史、用药史） □ 接受入院宣教（环境介绍、病室规定、订餐制度、贵重物品保管等） □ 有任何不适告知护士	□ 配合测量体温、脉搏、呼吸频率 3 次，测量血压、体重 1 次 □ 配接受术前宣教 □ 接受碘过敏试验 □ 取下义齿、饰品等，贵重物品交家属保管	□ 配合测量体温、脉搏、呼吸频率 3 次，测量血压、体重 1 次 □ 送内镜室前，协助完成核对，带齐影像资料、药品及病历上平车 □ 接受术前宣教 □ 返回病房后，协助完成核对，配合过病床 □ 配合检查意识 □ 配合术后吸氧、监护仪监测、输液、采血、鼻胆引流管 □ 遵医嘱采取正确体位 □ 配合缓解疼痛 □ 有任何不适请告知护士
饮食	□ 遵医嘱饮食	□ 术前禁食、禁水	□ ERCP 术前禁食、禁水 □ 术后继续禁食、禁水，根据医嘱补液
排泄	□ 正常排尿便	□ 正常排尿便	□ 正常排尿便
活动	□ 正常活动	□ 正常活动	□ 卧床休息 □ 保护管路

时间	ERCP 术后	出院
医患配合	□ 配合腹部查体 □ 配合采血，复查胰功能	□ 接受出院前指导 □ 知道复查程序 □ 获取出院诊断书 □ 配合拔除鼻胆引流管
护患配合	□ 配合定时测量生命体征、每日询问大便 □ 配合询问出入量 □ 接受输液、服药等治疗 □ 接受协助进食、进水、排便等生活护理 □ 配合活动，预防皮肤压力伤 □ 注意活动安全，避免坠床或跌倒 □ 配合执行探视及陪护 □ 换药	□ 接受出院宣教 □ 办理出院手续 □ 获取出院带药 □ 知道服药方法、作用、注意事项 □ 知道复印病历程序
饮食	□ 根据医嘱，由禁食、流食逐渐过渡到低脂饮食功能锻炼	□ 根据医嘱，低脂饮食功能锻炼 □ 床旁活动，注意安全
排泄	□ 正常排尿便	□ 正常排尿便
活动	□ 根据医嘱，可下床活动 □ 注意保护管路，勿牵拉、脱出等	□ 正常适度活动，注意劳逸结合

附：原表单（2009 年版）

胆总管结石临床路径表单

适用对象：第一诊断为胆总管结石（ICD-10：K80.3/K80.5）

行胆总管内镜下取石术（ICD-9-CM-3：51.8802）

患者姓名：	性别： 年龄： 门诊号：	住院号：
住院日期： 年 月 日	出院日期： 年 月 日	标准住院日 7~10 天

时间	住院第 1 天	住院第 2 天	住院第 3~4 天
主要诊疗工作	□ 病史采集和体格检查 □ 完成病历书写 □ 评估患者全身状况及合并症 □ 完善常规检查	□ 上级医师查房，明确下一步诊疗计划 □ 根据化验检查结果评价内镜治疗的适应证与禁忌证 □ 对患者及家属进行相关宣教 □ 进行术前准备，向患者及家属交代病情，并签署知情同意书	□ 上级医师查房 □ 完成三级查房记录 □ 行 ERCP 取石术 □ 术后密切观察生命体征及腹部体征，复查实验室指标，警惕操作并发症 □ 补液治疗，并应用广谱抗菌药物
重点医嘱	长期医嘱 □ 消化内科护理常规 □ 二级护理 □ 低脂半流食 临时医嘱 □ 血、尿、便常规+隐血 □ 肝肾功能、电解质、血糖、血淀粉酶、脂肪酶、凝血功能血型、Rh 因子、感染性疾病筛查 □ 腹部超声、心电图、X 线胸片 □ 超声心动、腹部 CT、MRCP（必要时）	长期医嘱 □ 消化内科护理常规 □ 二级护理 □ 低脂半流食 临时医嘱 □ 次晨禁食 □ 碘过敏试验 □ 带药：镇静药、解痉药、泛影葡胺或有机碘造影剂、麻醉用药 □ 预约 ERCP	长期医嘱 □ 消化内科护理常规 □ 特级护理 □ 术前禁食、禁水 □ 应用覆盖革兰阴性杆菌和厌氧菌的广谱抗菌药物、生长抑素等 □ 静脉补液 临时医嘱（术后） □ 复查血常规 □ 复查肝功能、电解质 □ 术后 2 小时及 6 小时复查血淀粉酶、脂肪酶
主要护理工作	□ 协助患者及家属办理入院手续 □ 进行入院宣教 □ 静脉抽血	□ 基本生活和心理护理 □ 进行关于内镜检查宣教并行内镜检查前准备	□ 基本生活和心理护理 □ 观察 ERCP 后患者病情变化，如有异常及时向医师汇报
病情变异记录	□ 无 □ 有，原因： 1. 2.	□ 无 □ 有，原因： 1. 2.	□ 无 □ 有，原因： 1. 2.
护士签名			
医师签名			

时间	住院第4~5天（术后第1日）	住院第5~6天（术后第2~3日）	住院第7~10天（出院日）
主要诊疗工作	□ 观察患者腹部症状和体征 □ 上级医师查房，根据 ERCP 造影结果，明确下一步诊疗计划 □ 复查异常实验室检查的指标 □ 对患者坚持治疗和预防复发进行宣教	□ 观察进食、进水后患者腹部症状和体征变化 □ 上级医师查房，根据 ERCP 造影结果，明确下一步诊疗计划 □ 复查异常实验室检查的指标 □ 对患者坚持治疗和预防复发进行宣教	□ 上级医师查房、确定能否出院 □ 通知患者及家属出院 □ 向患者及家属交代出院后注意事项 □ 准备出院带药 □ 通知出院处 □ 将出院记录副本交给患者 □ 如果患者不能出院，在病程记录中说明原因和继续治疗的方案
重点医嘱	**长期医嘱** □ 消化内科护理常规 □ 一级护理 □ 试饮水 □ 应用覆盖革兰阴性杆菌和厌氧菌的广谱抗菌药物 □ 静脉输液 **临时医嘱** □ 血常规、肝功能、电解质（必要时） □ 复查血淀粉酶、脂肪酶	**长期医嘱** □ 消化内科护理常规 □ 二级护理 □ 流食 □ 应用覆盖革兰阴性杆菌和厌氧菌的广谱抗菌药物 □ 静脉输液 **临时医嘱** □ 血常规、肝功能、电解质（必要时） □ 复查血淀粉酶、脂肪酶 □ 腹部超声	**长期医嘱** □ 出院带药 □ 门诊随诊
主要护理工作	□ 基本生活和心理护理 □ 监督患者用药	□ 基本生活和心理护理 □ 监督患者用药	□ 帮助患者办理出院手续、交费等事宜 □ 领取出院带药
病情变异记录	□ 无 □ 有，原因： 1. 2.	□ 无 □ 有，原因： 1. 2.	□ 无 □ 有，原因： 1. 2.
护士签名			
医师签名			

第三十六章

轻症急性胰腺炎临床路径释义

一、轻症急性胰腺炎编码

急性胰腺炎是多种病因导致胰酶在胰腺内被激活，引起胰腺组织自身消化，导致胰腺组织水肿、出血甚至坏死的炎症反应。

疾病名称及编码：特发性急性胰腺炎（ICD-10：K85.0）

胆源性急性胰腺炎（ICD-10：K85.1）

酒精性急性胰腺炎（ICD-10：K85.2）

药物性急性胰腺炎（ICD-10：K85.3）

其他的急性胰腺炎（ICD-10：K65.8）

未特指的急性胰腺炎（ICD-10：K85.9）

二、临床路径检索方法

第一诊断为 K85.001/K85.301/K85.801/K85.901。其他诊断不包括胰腺脓肿、胰腺囊肿、其他急腹症（急性肠梗阻、消化性溃疡穿孔、胆石症和急性胆囊炎、肠系膜血管栓塞）。

三、轻症急性胰腺炎临床路径标准住院流程

（一）适用对象

第一诊断为轻症急性胰腺炎（ICD-10：K85.001/K85.101/K85.201/K85.301/K85.801/K85.802/K85.901）。

> **释义**
>
> ■ 本临床路径适用对象是第一诊断为轻症急性胰腺炎（无局部并发症或器官衰竭）的患者。
>
> ■ 急性胰腺炎的主要病因是胆石症，大多数胆源性胰腺炎患者可以自动排石，不需要急诊行内镜治疗或手术治疗。不需要急诊内镜治疗及外科手术者，无胆管炎、黄疸或胆总管扩张的表现者，可以延迟取石的胆源性急性胰腺炎患者，可以进入本临床路径。
>
> ■ 本临床路径适用对象不包括中度和重度急性胰腺炎，也不包括其他急腹症（肠梗阻、消化性溃疡穿孔、胆石症和急性胆囊炎、缺血性肠病等）。按照我国指南的定义，急性胰腺炎伴局部并发症（急性胰周液体积聚、急性坏死物积聚、假性囊肿、包裹性坏死、感染性坏死）和（或）48小时内一过性器官功能衰竭者属于中度急性胰腺炎，而48小时内未恢复的持续性器官衰竭者为重度急性胰腺炎。

（二）诊断依据

根据《临床诊疗指南·消化系统疾病分册》（中华医学会编著，人民卫生出版社），《实用内

科学（第12版）》（复旦大学医学院编著，人民卫生出版社）及《临床消化病学》（天津科学技术出版社）。

1. 临床表现：急性、持续性腹痛（偶无腹痛）。
2. 实验室检查：血清淀粉酶活性增高≥正常值上限3倍。
3. 辅助检查：影像学提示胰腺有无形态学改变。

> **释义**
>
> ■ 急性胰腺炎的诊断依据参考《中国急性胰腺炎诊疗指南（2013，上海)》。轻症急性胰腺炎要具备急性胰腺炎的临床表现和生化改变，多数患者有急性、持续性腹痛，少数患者无腹痛表现。同时具备生化和影像学改变者，也符合急性胰腺炎的诊断标准。
>
> ■ 血清淀粉酶明显升高大部分见于急性胰腺炎。血清淀粉酶测定是急性胰腺炎最简单而又敏感的方法，血清淀粉酶活性增高超过正常值上限3倍，有助于诊断。血清淀粉酶升高的幅度与发病的时间相关，发病后4~8小时开始上升，18~24小时达高峰，持续3~5天。需鉴别有无引起淀粉酶升高的其他因素，如肾功能不全、腮腺炎、其他急腹症、肿瘤等。
>
> ■ 胰腺超声或CT检查可提示胰腺肿胀或边缘毛糙等形态学改变，同时有助于判断有无胆道疾病。
>
> ■ 诊断依据：根据《中国急性胰腺炎诊治指南（2013，上海)》。
>
> 1. 临床表现：急性、持续性腹痛（偶无腹痛）。
> 2. 实验室检查：血清淀粉酶活性增高超过正常值上限3倍。
> 3. 实验室检查：影像学提示胰腺有或无形态学改变。

（三）治疗方案的选择

根据《临床诊疗指南·消化系统疾病分册》（中华医学会编著，人民卫生出版社)，《实用内科学（第12版)》（复旦大学医学院编著，人民卫生出版社）及《临床消化病学》（天津科学技术出版社）。

1. 内科治疗：
（1）心电监护、禁食、胃肠减压。
（2）维持水电解质平衡、营养支持治疗。
（3）药物治疗：抑酸治疗、抑制胰腺分泌药物、胰酶抑制剂；无感染征象的患者不建议使用抗菌药物；必要时谨慎使用镇静和镇痛药物。
2. 内镜治疗：对于胆源性胰腺炎，有条件的医疗机构可采用内镜治疗。

> **释义**
>
> ■ 轻症急性胰腺炎患者病情多呈自限性，病程较短，预后良好，故多采用内科保守治疗，其目的在于纠正水、电解质紊乱，减少胰腺分泌，防止病情恶化。
>
> ■ 无内镜或外科手术指征的患者，若伴有感染征象者可应用抗菌药物治疗。

（四）标准住院日

7~10天。

> **释义**
>
> ■进入本临床路径的患者总的住院天数为7~10天，根据症状和血淀粉酶的变化及进食后临床表现，决定治疗护理方案实施。
>
> ■入院后前4天，患者多处于急性炎症期，予监测生命体征、补液维持水电平衡、禁食、禁水、营养支持、抑制胰腺分泌等治疗。
>
> ■入院后第5~7天，患者血清淀粉酶下降至基本正常，可根据症状和生化检查酌情给予清淡流食及宣教护理干预。
>
> ■入院后第8~10天，患者症状、体征基本恢复正常，血清淀粉酶稳定下降，进食后无明显升高。达到出院标准可以允许患者出院。

（五）进入路径标准

1. 第一诊断必须符合 ICD-10：K85.001/K85.101/K85.301/K85.801/K85.802/K85.901 轻症急性胰腺炎疾病编码。
2. 排除急性重症胰腺炎及有严重并发症的患者（合并心、肺、肾等脏器功能损害，合并胰腺脓肿、胰腺囊肿等）。
3. 排除其他急腹症及急性心脏疾病：急性肠梗阻、消化性溃疡穿孔、胆石症和急性胆囊炎、肠系膜血管栓塞、心绞痛或心肌梗死者。
4. 当患者同时具有其他疾病诊断，但在住院期间不需要特殊处理也不影响第一诊断的临床路径流程实施时，可以进入临床路径。

> **释义**
>
> ■进入本临床路径的患者需符合轻症急性胰腺炎的诊断标准。
>
> ■入院时应该根据症状、体征、生化检查、各类评分系统给予诊断，必要时采用增强 CT 等影像学手段除外重症急性胰腺炎（其定义详见相关指南）。
>
> ■多数急性胰腺炎的患者具有急性、持续性腹痛，并可能伴有恶心、呕吐等消化道症状。由于其他急腹症也可能出现轻度的血清淀粉酶增高，因此在进入本临床路径之前要注意和其他急腹症进行鉴别。
>
> ■患者同时具有其他疾病诊断，如高血压、糖尿病等，若病情稳定，在住院期间不需要特殊处理、不影响第一诊断的临床路径流程实施时，可以进入路径。

（六）住院期间检查项目

1. 必须的检查项目：
（1）血常规、尿常规、粪便常规+隐血。
（2）肝肾功能、三酰甘油、电解质、血糖、血淀粉酶、脂肪酶、C 反应蛋白（CRP）、凝血功能。
（3）血气分析。
（4）心电图、腹部超声、腹部及胸部 X 线片。
2. 根据患者病情可选择检查项目：
（1）血型及 Rh 因子，肿瘤标志物筛查（CA199、AFP、CEA），自身免疫标志物测定

（ANA、ENA、IgG）。

（2）腹部 CT、磁共振胰胆管造影（MRCP）、内镜下逆行性胰胆管造影（ERCP）、超声内镜（EUS）。

> **释义**
>
> ■ 必查项目检测是为了判断患者病情，选择相应治疗。三大常规可以了解血、尿、便的基本情况。肝肾功能、血脂、电解质和凝血功能检测可判断有无基础疾病，如慢性肝肾疾病等。肝功能和三酰甘油还可帮助了解急性胰腺炎发病的病因：胆源性急性胰腺炎可以出现胆系酶类（ALP、GGT）或胆红素（TBiL、DBiL）的增高；高脂血症引起的急性胰腺炎中三酰甘油水平一般超过 11.1μmol/L。C 反应蛋白（CRP）是一个评估患者疾病严重程度与预后的很重要的指标，发病 72 小时后 CRP>150mg/L 提示胰腺组织坏死。血气分析用于帮助评价患者动脉血 pH 值、氧分压、二氧化碳分压等，判断病情的严重程度和排除急性呼吸窘迫综合征（ARDS）。心电图和 X 线胸片检查等可评价心脏、肺部基础疾病。主管医师应认真分析检查结果，及时发现异常并采取对应处置。
>
> ■ 可选择的项目中，需与胰腺癌和自身免疫性胰腺炎做鉴别诊断时，可选择检测肿瘤标志物筛查（除外胰腺癌），自身免疫标志物测定（免疫相关性胰腺炎）。出现病情变化、恶化等可酌情选择腹部 CT、磁共振胰胆管造影（MRCP）、内镜下逆行性胰胆管造影（ERCP）、超声内镜等，进一步明确诊断。

（七）选择用药

1. 抑酸药（质子泵抑制剂、H$_2$ 受体拮抗剂）。
2. 生长抑素及其类似物。
3. 抗菌药物：按照《抗菌药物临床应用指导原则》（卫医发〔2004〕285 号）执行，并结合患者的病情决定抗菌药物的选择与使用时间。

> **释义**
>
> ■ 静脉用抑酸药 H$_2$ 受体拮抗剂（H$_2$RA），如法莫替丁等，以及质子泵抑制剂（PPI）可通过抑制胃酸分泌间接抑制胰腺分泌，但此作用有限。除此之外，还可以预防应激性溃疡的发生。
>
> ■ 生长抑素及其类似物（奥曲肽）可以通过直接抑制胰腺外分泌而发挥作用，对腹痛缓解具有较好的作用，可酌情应用。前列地尔可快速提高血淀粉酶阴转率、保护细胞膜和溶酶体膜，抑制胰腺分泌，具有明显抗脂质过氧化作用，可酌情选择。
>
> ■ 抗菌药物在非胆源性轻症急性胰腺炎患者治疗中不推荐常规应用伴有感染征象的胆源性胰腺炎患者，可应用抗菌药物治疗，胰腺感染的致病菌主要为革兰阴性菌和厌氧菌等。抗菌药物的应用应遵循按照《抗菌药物临床应用指导原则》（卫医发〔2004〕285 号）执行，并结合患者的病情决定抗菌药物的选择与使用时间。
>
> ■ 除此以外，还应结合患者实际情况，考虑应用胰酶抑制剂及抑制胰腺分泌药物。

（八）出院标准

1. 腹痛、腹胀缓解，开始进食。
2. 血淀粉酶稳定下降，或进食后无明显升高。

> **释义**
>
> ■ 出院标准以患者临床症状、体征和生化检查为评判标准。
>
> ■ 患者出院前临床症状（腹痛、腹胀等）缓解，并且已经开始进食，进食后临床症状未出现加重现象。
>
> ■ 患者血清淀粉酶稳定下降，进食后无明显上升。

（九）变异及原因分析

1. 患者由轻症急性胰腺炎转为重症急性胰腺炎，退出本路径。
2. 内镜治疗：对于怀疑或已证实的急性胆源性胰腺炎，在治疗中病情恶化者可行胆管引流术或内镜下括约肌切开术，转入相应路径。
3. 血淀粉酶持续高水平或进食后明显升高，CRP 持续高水平，导致住院时间延长。

> **释义**
>
> ■ 变异是指入选临床路径的患者未能按路径流程完成医疗行为或未达到预期的医疗质量控制目标。包含以下情况：①按路径流程完成治疗，但病情恢复超出了路径规定的时限，或超出了限定的费用，如患者血淀粉酶持续高水平、CRP 持续高水平且进食后明显升高，导致住院时间延长；②不能按路径流程完成治疗，患者需要中途退出路径，如治疗过程中病情恶化者（由轻症转为重症）；③急性胆源性胰腺炎在治疗中病情恶化者，需行胆管引流术或内镜下括约肌切开术，转入相应路径。主管医师应对变异原因进行分析，并在临床路径的表单中予以说明。
>
> ■ 医师认可的变异原因主要指患者入选路径后，发现合并存在对本路径治疗可能产生影响的情况，需终止执行路径、延长治疗时间、增加治疗费用。医师需在表单中明确说明。
>
> ■ 因患者原因导致执行路径出现变异，需医师在表单中予以说明。

四、轻症急性胰腺炎（内科治疗）临床路径给药方案

【用药选择】

1. 抑酸药（质子泵抑制剂、H$_2$ 受体拮抗剂）：通常情况下轻症急性胰腺炎经短暂禁食后，病情可获得有效控制和恢复，不需要应用抑制胃酸分泌的药物。而若急性胰腺炎的炎症较重，由于胃酸对胰腺有刺激胰液分泌的作用，因此可在抑制胰酶分泌的药物（静脉用药）使用基础上合用抑制胃酸分泌的药物，有助于病情恢复，建议静脉用药。

（1）质子泵抑制剂（PPI）：包括奥美拉唑、雷贝拉唑、泮托拉唑、埃索美拉唑等。一般情况下选择常规剂量，如埃索美拉唑 40mg，静脉输注，每 12 小时 1 次；或奥美拉唑 40mg，静脉滴注，每 12 小时 1 次。

（2）H$_2$ 受体拮抗剂（H$_2$RA）：可选择法莫替丁 20mg，静脉滴注，2 次/天，或罗沙替丁

75mg，静脉滴注，2次/天。

2. 生长抑素及其类似物：包括14肽生长抑素、8肽生长抑素类似物（奥曲肽）等，可以直接抑制胰腺外分泌，对腹痛缓解有较好作用，在轻症急性胰腺炎患者中酌情应用。常规用法：14肽生长抑素使用方法：首剂负荷量250μg，快速静脉滴注，之后持续进行250μg/h静脉滴注。奥曲肽通常使用方法：起始快速静脉滴注50μg，之后以50μg/h持续静脉滴注，也可以皮下注射0.1mg q8h。

3. 抗菌药物：胆源性轻症急性胰腺炎伴有感染征象的患者，建议常规应用抗菌药物。抗菌药物应针对细菌种类，选择脂溶性强、有效通过血胰屏障的药物。如碳青霉烯类、青霉素+内酰胺酶抑制剂、第三代头孢菌素+抗厌氧菌、喹诺酮+抗厌氧菌。疗程为7~14天，特殊情况可延长应用时间。

（1）碳青霉烯类：包括亚胺培南、美罗培南、厄他培南、帕尼培南等。一般情况下，使用常规剂量碳青霉烯类药物，如亚胺培南0.5g，q12h或q8h静脉滴注。

（2）青霉素+内酰胺酶抑制剂：包括阿莫西林/克拉维酸、氨苄西林/舒巴坦等。一般情况下应用常规剂量，如阿莫西林/克拉维酸，1.2g tid，静脉滴注。

（3）第三代头孢菌素：包括头孢噻肟钠、头孢曲松钠、头孢他啶、头孢哌酮等。一般情况下应用常规剂量，如头孢他啶，1g tid，静脉滴注。

（4）抗厌氧菌：包括甲硝唑、替硝唑、奥硝唑等。一般情况下应用常规剂量，如甲硝唑，0.915g q12h，静脉滴注。

（5）喹诺酮：包括环丙沙星、氧氟沙星、诺氟沙星、左氧氟沙星、盐酸莫西沙星。一般情况下应用常规剂量，如左氧氟沙星，0.5g qd，静脉滴注。

4. 其他：其他考虑静脉营养和中医中药，作为辅助治疗。

【药学提示】

1. 质子泵抑制剂（PPI）：用药相对安全，不良反应包括：①消化系统：口干、轻度恶心、呕吐、腹胀、便秘、腹泻、腹痛等；丙氨酸氨基转移酶（ALT）、天门冬氨酸氨基转移酶（AST）和胆红素水平升高，一般为一过性；②精神神经系统：感觉异常、头晕、头痛、嗜睡、失眠、外周神经炎等；③代谢/内分泌系统：可导致维生素B_{12}缺乏；④其他：可有皮疹、男性乳腺发育等。

2. H_2受体拮抗剂（H_2RA）：不良反应相对较少，少数患者可有皮肤损害、口干、头晕、失眠、便秘、腹泻、皮疹、面部潮红、白细胞减少。偶有轻度一过性转氨酶水平增高等。病情稳定后可将静脉用药改为口服。

3. 生长抑素类药物可以抑制生长激素、胰岛素、胰高血糖素等多种激素的分泌。在给药开始时可引起暂时性血糖下降，应用时应注意观察。

4. 抗菌药物：常见的不良反应包括过敏反应，消化道反应如恶心、呕吐、食欲减退等，肝肾损害、二重感染等。

【注意事项】

1. 长期应用PPI可能导致骨质疏松症、肠道菌群紊乱等。严重肝、肾功能不全者需慎用或禁用。

2. 个别患者应用H_2RA可能出现中枢神经系统不良反应，表现为躁狂、谵妄、抽搐、意识障碍等。

3. 生长抑素孕妇和过敏体质者禁忌。妊娠期、哺乳期妇女禁用。

4. 18岁以下者禁用喹诺酮类药物。肝、肾功能损害者在应用抗菌药物时，应进行血药浓度监测，或适当减量。

五、推荐表单

(一) 医师表单

轻症急性胰腺炎临床路径医师表单

适用对象：第一诊断为轻症急性胰腺炎（ICD-10：K85.001/K85.101/K85.201/K85.301/ K85.801/K85.802/K85.901）

患者姓名：	性别： 年龄： 门诊号：	住院号：
住院日期： 年 月 日	出院日期： 年 月 日	标准住院日：7~10天

时间	住院第1天	住院第2~3天	住院第4天
主要诊疗工作	□ 询问病史和体格检查 □ 完成病历书写 □ 观察患者腹部症状和体征 □ 明确急性胰腺炎的诊断 □ 与其他急腹症鉴别 □ 完善常规检查	□ 上级医师查房 □ 明确下一步诊疗计划 □ 观察患者腹部症状和体征 □ 完成上级医师查房记录	□ 观察患者腹部症状和体征 □ 上级医师查房及诊疗评估 □ 完成查房记录 □ 对患者进行坚持治疗和预防复发的宣教 □ 注意患者排便情况
重点医嘱	**长期医嘱** □ 消化内科护理常规 □ 一级护理 □ 禁食 □ 生命体征监测 □ 记24小时液体出入量 □ 补液治疗 □ 抑酸治疗 □ 抑制胰腺分泌药物或胰酶抑制剂 □ 如有感染征象给予抗菌药物治疗 **临时医嘱** □ 血、尿、便常规+隐血 □ 肝肾功能、三酰甘油、电解质、血糖、CRP、血淀粉酶、脂肪酶、凝血功能、血气分析 □ 心电图、腹部超声、胸腹部X片 □ 可选择检查：血型及Rh因子、肿瘤标志物筛查、自身免疫标志物测定，腹部CT、MRCP、ERCP、EUS	**长期医嘱** □ 消化内科护理常规 □ 一级护理 □ 禁食 □ 记24小时液体出入量 □ 补液治疗 □ 抑酸治疗 □ 抑制胰腺分泌药物或胰酶抑制剂 □ 如有感染征象给予抗菌药物治疗 **临时医嘱** □ 根据病情复查：血常规、BUN、Cr、血钙、血气分析、血淀粉酶、脂肪酶 □ 若B超提示胰周积液，且病情无缓解，行腹部增强CT扫描	**长期医嘱** □ 消化内科护理常规 □ 二级护理 □ 记24小时液体出入量 □ 禁食，不禁水 □ 补液治疗 □ 抑酸治疗 □ 抑制胰腺分泌药物或胰酶抑制剂 □ 急性胆源性胰腺炎给予抗菌药物治疗 **临时医嘱** □ 根据病情变化及检查异常结果复查
病情变异记录	□ 无 □ 有，原因： 1. 2.	□ 无 □ 有，原因： 1. 2.	□ 无 □ 有，原因： 1. 2.
医师签名			

时间	住院第 5~7 天	住院第 8~10 天（出院日）
主要诊疗工作	□ 观察患者腹部症状和体征，注意患者排便情况 □ 上级医师查房及诊疗评估 □ 完成查房记录 □ 监测血淀粉酶下降至基本正常，腹痛缓解可酌情给予清流食 □ 对患者进行坚持治疗和预防复发的宣教 □ 观察进食后患者病情的变化	□ 观察患者腹部症状和体征，注意患者排便情况 □ 上级医师查房及诊疗评估，确定患者可以出院 □ 监测血淀粉酶下降至基本正常，腹痛缓解可酌情给予清流食 □ 对患者进行坚持治疗和预防复发的宣教 □ 观察进食后患者病情的变化 □ 完成上级医师查房记录、出院记录、出院证明书和病历首页的填写 □ 通知出院 □ 向患者及家属交代出院后注意事项，预约复诊时间 □ 如患者不能出院，在病程记录中说明原因和继续治疗的方案
重点医嘱	**长期医嘱** □ 消化内科护理常规 □ 二级护理 □ 记 24 小时液体出入量 □ 低脂低蛋白流质饮食 □ 酌情补液治疗 □ 抑酸治疗 □ 急性胆源性胰腺炎给予抗菌药物治疗 **临时医嘱** □ 根据病情变化及检查异常结果复查：血淀粉酶、脂肪酶、电解质	**出院医嘱** □ 出院带药（根据具体情况） □ 门诊随诊 □ 1 个月后复查腹部超声
病情变异记录	□ 无　□ 有，原因： 1. 2.	□ 无　□ 有，原因： 1. 2.
医师签名		

（二）护士表单

轻症急性胰腺炎临床路径护士表单

适用对象：第一诊断为轻症急性胰腺（ICD-10：K85.001/K85.101/K85.201/K85.301/K85.801/K85.802/K85.901）

患者姓名：	性别：　年龄：　门诊号：	住院号：
住院日期：　　年　月　日	出院日期：　　年　月　日	标准住院日：7~10 天

时间	住院第 1 天	住院第 2~3 天	住院第 4 天
健康宣教	□ 入院宣教 　介绍主管医师、责任护士 　介绍环境、设施 　介绍住院注意事项 　介绍探视和陪护制度 　介绍贵重物品保管 □ 饮食宣教：禁食、禁水 □ 出入量宣教 □ 留取标本的宣教	□ 宣教用药知识 □ 宣教疾病知识 □ 主管护士与患者沟通，了解并指导心理应对	□ 饮食宣教：禁食，不禁水 □ 宣教疾病知识 □ 给予患者及家属心理支持 □ 对患者进行坚持治疗和预防复发的宣教
护理处置	□ 核对患者姓名，佩戴腕带 □ 建立入院护理病历 □ 卫生处置：剪指（趾）甲、洗澡，更换病号服 □ 根据患者病情准备相应物品 □ 建立外周静脉通路补液，给予药物治疗 □ 禁食、禁水 □ 静脉抽血	□ 建立外周静脉通路补液，给予药物治疗 □ 禁食、禁水	□ 建立外周静脉通路补液，给予药物治疗 □ 禁食，不禁水 □ 静脉抽血
基础护理	□ 一级护理 □ 晨晚间护理 □ 患者安全管理	□ 一级护理 □ 晨晚间护理 □ 患者安全管理	□ 二级护理 □ 晨晚间护理 □ 患者安全管理
专科护理	□ 监测生命体征 □ 护理查体 □ 观察腹部体征 □ 出入量护理 □ 需要时，填写跌倒及压疮防范表 □ 需要时，请家属陪护 □ 心理护理	□ 监测生命体征 □ 观察患者腹部症状和体征 □ 出入量护理 □ 心理护理	□ 观察患者腹部症状和体征 □ 排便的观察 □ 心理护理
重点医嘱	□ 详见医嘱执行单	□ 详见医嘱执行单	□ 详见医嘱执行单

续　表

时间	住院第 1 天	住院第 2~3 天	住院第 4 天
病情 变异 记录	□无　□有，原因： 1. 2.	□无　□有，原因： 1. 2.	□无　□有，原因： 1. 2.
护士 签名			

时间	住院第 5~7 天	住院第 8~10 天
健康宣教	□ 饮食宣教：低脂、低蛋白流质饮食 □ 药物宣教	□ 出院宣教 　复查时间 　服药方法 　活动休息 　指导饮食 　指导办理出院手续 □ 对患者进行坚持治疗和预防复发的宣教
护理处置	□ 遵医嘱完成相关检查 □ 建立外周静脉通路补液，给予药物治疗 □ 低脂、低蛋白流质饮食 □ 静脉抽血	□ 办理出院手续 　书写出院小结
基础护理	□ 二级护理 □ 晨晚间护理 □ 患者安全管理	□ 二级护理 □ 晨晚间护理 □ 患者安全管理
专科护理	□ 监测生命体征 □ 观察患者腹部症状和体征 □ 出入量护理 □ 心理护理	□ 观察患者腹部症状和体征 □ 心理护理
重点医嘱	□ 详见医嘱执行单	□ 详见医嘱执行单
病情变异记录	□ 无　□ 有，原因： 1. 2.	□ 无　□ 有，原因： 1. 2.
护士签名		

（三）患者表单

轻症急性胰腺炎临床路径患者表单

适用对象：第一诊断为轻症急性胰腺炎（ICD-10：K85.001/K85.101/K85.201/K85.301/K85.801/K85.802/K85.901）

患者姓名：	性别：　年龄：　门诊号：	住院号：
住院日期：　　年　月　日	出院日期：　　年　月　日	标准住院日：7~10 天

时间	入院	禁食、禁水期间	禁食、不禁水期间
医患配合	□ 配合询问病史、收集资料，请务必详细告知既往史、用药史、过敏史 □ 配合进行体格检查 □ 有任何不适请告知医师	□ 配合完成采血：血常规、BUN、Cr、血钙、血气分析、血淀粉酶、脂肪酶 □ 配合完成 B 超检查，必要时完成腹部增强 CT 扫描 □ 医师与患者及家属介绍病情及治疗方案 □ 配合腹部检查 □ 有任何不适请告知医师	□ 如病情需要，配合术后转入监护病房 □ 配合评估手术效果 □ 配合配合腹部检查 □ 配合抽血检查 □ 有任何不适请告知医师
护患配合	□ 配合测量体温、脉搏、呼吸频率、血压、体重 1 次 □ 配合完成入院护理评估（简单询问病史、过敏史、用药史） □ 接受入院宣教（环境介绍、病室规定、订餐制度、贵重物品保管等） □ 有任何不适请告知护士 □ 接受出入量宣教 □ 接受输液、服药等治疗 □ 注意活动安全，避免坠床或跌倒 □ 配合执行探视及陪护 □ 接受生活护理 □ 有任何不适请告知护士	□ 配合测量体温、脉搏、呼吸频率 3 次，询问大便 1 次 □ 配合腹部检查，询问出入量 □ 接受输液、服药等治疗 □ 接受生活护理 □ 有任何不适请告知护士	□ 配合测量体温、脉搏、呼吸频率 3 次，询问大便 1 次 □ 配合腹部检查，询问出入量 □ 接受输液、服药等治疗 □ 接受生活护理 □ 有任何不适请告知护士
饮食	□ 禁食、禁水	□ 禁食、禁水	□ 禁食、不禁水
排泄	□ 正常排尿便	□ 正常排尿便	□ 正常排尿便
活动	□ 正常活动 □ 输液期间需协助如厕	□ 正常活动 □ 输液期间需协助如厕	□ 正常活动 □ 输液期间需协助如厕

时间	进食期间	出院
医患配合	□ 配合腹部检查 □ 有任何不适请告知医师	□ 接受出院前指导 □ 知道复查程序 □ 获取出院诊断书
护患配合	□ 配合定时测量生命体征，每日询问大便 □ 配合腹部检查，询问出入量 □ 接受输液、服药等治疗 □ 接受生活护理 □ 注意活动安全，避免坠床或跌倒 □ 配合执行探视及陪护制度	□ 接受出院宣教 □ 办理出院手续 □ 获取出院带药 □ 知道服药方法、作用、注意事项 □ 知道饮食知识 □ 知道复印病历程序
饮食	□ 根据医嘱，低脂、低蛋白流质饮食	□ 根据医嘱，普通饮食
排泄	□ 正常排尿便 □ 避免便秘	□ 正常排尿便 □ 避免便秘
活动	□ 正常活动 □ 输液期间需协助如厕	□ 正常适度活动，避免疲劳

附：原表单（2009 年版）

轻症急性胰腺炎临床路径表单

适用对象：第一诊断为轻症急性胰腺炎（ICD-10：K85.001/K85.101/K85.201/K85.301/K85.801/K85.802/K85.901）

患者姓名：	性别： 年龄： 门诊号：	住院号：
住院日期： 年 月 日	出院日期： 年 月 日	标准住院日：7~10 天

时间	住院第 1 天	住院第 2~3 天	住院第 4 天
主要诊疗工作	□ 询问病史和体格检查 □ 完成病历书写 □ 观察患者腹部症状和体征 □ 明确急性胰腺炎的诊断 □ 与其他急腹症鉴别 □ 完善常规检查	□ 上级医师查房 □ 明确下一步诊疗计划 □ 观察患者腹部症状和体征 □ 完成上级医师查房记录	□ 观察患者腹部症状和体征 □ 上级医师查房及诊疗评估 □ 完成查房记录 □ 对患者进行坚持治疗和预防复发的宣教 □ 注意患者排便情况
重点医嘱	**长期医嘱** □ 消化内科护理常规 □ 一级护理 □ 禁食 □ 生命体征监测 □ 记 24 小时液体出入量 □ 补液治疗 □ 抑酸治疗 □ 抑制胰腺分泌药物或胰酶抑制剂 □ 如有感染征象给予抗菌药物治疗 **临时医嘱** □ 血、尿、便常规+隐血 □ 肝肾功能、三酰甘油、电解质、血糖、CRP、血淀粉酶、脂肪酶、凝血功能、血气分析 □ 心电图、腹部超声、胸腹部 X 片 □ 可选择检查：血型及 Rh 因子、肿瘤标志物筛查、自身免疫标志物测定、腹部 CT、MRCP、ERCP、EUS	**长期医嘱** □ 消化内科护理常规 □ 一级护理 □ 禁食 □ 记 24 小时液体出入量 □ 补液治疗 □ 抑酸治疗 □ 抑制胰腺分泌药物或胰酶抑制剂 □ 如有感染征象给予抗菌药物治疗 **临时医嘱** □ 根据病情复查：血常规、BUN、Cr、血钙、血气分析、血淀粉酶、脂肪酶 □ 若 B 超提示胰周积液，且病情无缓解行腹部增强 CT 扫描	**长期医嘱** □ 消化内科护理常规 □ 二级护理 □ 记 24 小时液体出入量 □ 禁食不禁水 □ 补液治疗 □ 抑酸治疗 □ 抑制胰腺分泌药物或胰酶抑制剂 □ 急性胆源性胰腺炎给予抗菌药物治疗 **临时医嘱** □ 根据病情变化及检查异常结果复查
主要护理工作	□ 协助患者及家属办理入院手续 □ 进行入院宣教和健康宣教（疾病相关知识） □ 静脉抽血	□ 基本生活和心理护理 □ 记录 24 小时液体出入量及排便次数 □ 静脉抽血	□ 基本生活和心理护理 □ 监督患者用药 □ 对患者进行饮食宣教 □ 静脉抽血

时间	住院第 1 天	住院第 2~3 天	住院第 4 天
病情 变异 记录	□无　□有，原因： 1. 2.	□无　□有，原因： 1. 2.	□无　□有，原因： 1. 2.
护士 签名			
医师 签名			

时间	住院第5~7天	住院第8~10天（出院日）
主要诊疗工作	□ 观察患者腹部症状和体征，注意患者排便情况 □ 上级医师查房及诊疗评估 □ 完成查房记录 □ 监测血淀粉酶下降至基本正常，腹痛缓解可酌情给予清流食 □ 对患者进行坚持治疗和预防复发的宣教 □ 观察进食后患者病情的变化	□ 观察患者腹部症状和体征，注意患者排便情况 □ 上级医师查房及诊疗评估，确定患者可以出院 □ 监测血淀粉酶下降至基本正常，腹痛缓解可酌情给予清流食 □ 对患者进行坚持治疗和预防复发的宣教 □ 观察进食后患者病情的变化 □ 完成上级医师查房记录、出院记录、出院证明书和病历首页的填写 □ 通知出院 □ 向患者及家属交代出院后注意事项，预约复诊时间 □ 如果患者不能出院，在病程记录中说明原因和继续治疗的方案
重点医嘱	**长期医嘱** □ 消化内科护理常规 □ 二级护理 □ 记24小时液体出入量 □ 低脂低蛋白流质饮食 □ 酌情补液治疗 □ 抑酸治疗 □ 急性胆源性胰腺炎给予抗菌药物治疗 **临时医嘱** □ 根据病情变化及检查异常结果复查：血淀粉酶、脂肪酶、电解质	**出院医嘱** □ 出院带药（根据具体情况） □ 门诊随诊 □ 1个月后复查腹部超声
主要护理工作	□ 基本生活和心理护理 □ 监督患者用药 □ 对患者进行饮食宣教 □ 静脉抽血	□ 基本生活和心理护理 □ 对患者进行饮食宣教 □ 对患者进行坚持治疗和预防复发的宣教 □ 帮助患者办理出院手续、交费等事宜 □ 饮食指导 □ 出院指导
病情变异记录	□ 无　□ 有，原因： 1. 2.	□ 无　□ 有，原因： 1. 2.
护士签名		
医师签名		

第三十七章

急性胰腺炎（水肿型、胆源性）临床路径释义

一、急性胰腺炎（水肿型、胆源性）编码

1. 国家卫生和计划生育委员会原编码：

疾病名称及编码：急性胰腺炎（水肿型、胆源性）（ICD-10：K85.900）

2. 修改编码：

疾病名称及编码：急性胆源型胰腺炎，轻症（ICD-10：K85.101）

二、临床路径检索方法

K85.101

三、急性胰腺炎临床路径标准住院流程

（一）适用对象

第一诊断为水肿型（轻症）急性胰腺炎（ICD-10：K85.1）。

> **释义**
>
> ■ 适用对象编码参见第一部分。
> ■ 本临床路径适用对象是第一诊断为急性胰腺炎的患者。
> ■ 急性胰腺炎的主要病因是胆石症，约50%的胆源性胰腺炎患者可以自动排石，不需要急诊行内镜治疗或手术治疗。不需要急诊内镜治疗及外科手术者，无胆管炎、黄疸或胆总管扩张表现者，即可以延迟取石的胆源性急性胰腺炎患者，可以进入本临床路径。
> ■ 本临床路径适用对象中不包括其他原因引起的急性胰腺炎，也不包括胰腺脓肿、胰腺囊肿及其他急腹症（急性肠梗阻、消化性溃疡穿孔、胆石症和急性胆囊炎和肠系膜血管栓塞）。

（二）诊断依据

根据《临床诊疗指南·消化系统疾病分册》（中华医学会编著，人民卫生出版社），《中国急性胰腺炎诊疗指南》（2013年，上海），《内科学（第8版）》（葛均波、徐永健主编，人民卫生出版社），《外科学（第8版）》（陈孝平、汪建平主编，人民卫生出版社），《急性胰腺炎诊治指南》（2014，中华医学会外科学分会）。

1. 临床表现：急性、持续性腹痛，腹胀，恶心呕吐，腹膜炎体征。

2. 实验室检查：血清淀粉酶活性增高≥正常值上限3倍，其他如白细胞增多、高血糖、肝功能异常、低钙血症、C反应蛋白等。

3. 辅助检查：腹部超声、增强CT扫描、MRI。

释义

■ 急性胰腺炎的诊断依据参考国内权威参考书籍和诊疗指南。急性胰腺炎要具备急性胰腺炎的临床表现和生化改变，多数患者有急性、持续性腹痛，少数患者无腹痛表现。同时具备生化和影像学改变者，也符合急性胰腺炎的诊断标准。

■ 血清淀粉酶明显升高大部分见于急性胰腺炎，血清淀粉酶测定是急性胰腺炎最简单而又敏感的方法。在诊断指南中建议血清淀粉酶活性增高≥正常值上限3倍有助于诊断。一般血清淀粉酶在发病后4~8小时开始上升，18~24小时左右达高峰，持续3~5天。同时还需鉴别有无引起淀粉酶升高的其他因素，如肾功能不全、腮腺炎、其他急腹症、肿瘤等。

■ 部分患者胰腺B超或CT检查可提示胰腺肿胀或边缘毛糙等形态学改变。影像学有助于判断有无胆道疾病，需注意B超检查常常受到胃肠道积气的影响。增强CT判断有无胰腺坏死及胰腺局部并发症。MRCP诊断胆管结石有重要价值。

(三) 治疗方案的选择

根据《临床诊疗指南·消化系统疾病分册》（中华医学会编著，人民卫生出版社），《内科学（第8版）》（葛均波、徐永健主编，人民卫生出版社），《外科学（第8版）》（陈孝平、汪建平主编，人民卫生出版社），《急性胰腺炎诊治指南》（2014，中华医学会外科学分会）。

1. 监护、禁食、胃肠减压。
2. 液体复苏，维持水电解质平衡、营养支持治疗、呼吸支持、肠功能维护、连续血液净化。
3. 药物治疗：抑酸治疗、生长抑素及其类似物、胰酶抑制剂；预防和抗感染；镇静和镇痛药物。
4. ERCP/腹腔镜微创治疗（必要时）。
5. 开腹手术治疗：对于胆总管结石性梗阻、急性化脓性胆管炎、胆源性败血症等尽早行手术治疗。

释义

■ 轻症急性胰腺炎患者病情多呈自限性，病程较短，预后良好，多采用内科保守治疗。内科保守治疗目的在于纠正水、电解质紊乱，减少胰腺分泌，防止病情恶化。

■ 病情由轻度转入中重度患者要考虑给予积极营养支持，维护呼吸、循环和肠道等脏器功能。

■ 由于胆源性急性胰腺合并胆系的感染，故可应用抗菌药物治疗。抗菌谱多为革兰阴性菌和厌氧菌为主。可考虑选择碳氢霉烯类、喹诺酮类、头孢菌素类和甲硝唑等。疗程建议7~14天，特殊情况可延长应用。

■ 生长抑素及其类似物可以通过直接抑制胰腺外分泌而发挥作用。抑酸治疗（H_2受体拮抗剂如罗沙替丁或质子泵抑制剂）可通过抑制胃酸分泌而间接抑制胰腺分泌，除此之外，还可以预防应激性溃疡的发生。

■ ERCP/腹腔镜微创治疗：对于胆源性胰腺炎，如果符合中重度标准和（或）有胆管炎、黄疸、胆总管扩张，或在治疗过程中患者病情恶化者，应酌情行内镜下治疗（鼻胆管引流或EST）。

（四）标准住院日

10~14 天。

> **释义**
>
> ■进入本临床路径的患者总的住院天数为 10~14 天，根据症状和血淀粉酶变化及进食后临床表现，决定治疗护理方案实施。
>
> ■入院后前 4 天，患者多处于急性炎症期，予监测生命体征、补液、禁食、抑制胰腺分泌等治疗。
>
> ■入院后第 5~7 天，患者血清淀粉酶下降至基本正常，可根据症状和生化检查酌情给予清淡流食及宣教护理干预。
>
> ■入院后第 8~14 天，患者症状、体征基本恢复正常，血清淀粉酶稳定下降，进食后无明显升高。达到出院标准可以允许患者出院。

（五）进入路径标准

1. 必须符合第一诊断为 K85.001 急性胰腺炎疾病编码。
2. 排除其他病因急性胰腺炎及有严重并发症的急性中重度胰腺炎患者（合并心、肺、肾等脏器功能损害，合并胰腺脓肿、胰腺囊肿等）。
3. 排除其他急腹症及急性心脏疾病：急性肠梗阻、消化性溃疡穿孔、胆石症和急性胆囊炎、肠系膜血管栓塞、心绞痛或心肌梗死者。
4. 当患者同时具有其他疾病诊断，但在住院期间不需要特殊处理也不影响第一诊断的临床路径流程实施时，可以进入路径。

> **释义**
>
> ■进入本临床路径的患者需符合轻症急性胰腺炎的诊断标准。
>
> ■入院时应该根据症状、体征、生化检查、各类评分系统给予诊断，必要时采用增强 CT 等影像学手段除外重症急性胰腺炎，重症急性胰腺炎的诊断标准为具备急性胰腺炎的临床表现和生化改变，且具下列之一者：局部并发症（胰腺坏死、假性囊肿、胰腺脓肿）；器官衰竭；Ranson 评分≥3；APACHE Ⅱ 评分≥8；CT 分级为 D、E 级。
>
> ■多数急性胰腺炎的患者有急性、持续性腹痛，并可能伴有恶心、呕吐等消化道症状。由于其他急腹症也可能出现轻度的血清淀粉酶增高，因此在进入本临床路径之前要注意与其他急腹症进行鉴别。
>
> ■根据临床症状、实验室检查和辅助检查，判断为胆源性急性胰腺炎。
>
> ■患者同时具有其他疾病诊断，如高血压、糖尿病等，若其他疾病病情稳定，在住院期间不需要特殊处理，不影响第一诊断的临床路径流程实施时，可以进入路径。

（六）住院期间检查项目

1. 必须的检查项目：
（1）血常规、尿常规、便常规+隐血。
（2）肝肾功能、三酰甘油、电解质、血糖、血淀粉酶、脂肪酶、C 反应蛋白（CRP）、凝血功能。

（3）血气分析。

（4）心电图、腹部超声、腹部及胸部 X 线片。

2. 根据患者病情可选择检查项目：

（1）血型及 Rh 因子，肿瘤标志物筛查（CA199、AFP、CEA），自身免疫标志物测定（ANA、ENA、IgG）。

（2）腹部 CT、磁共振胰胆管造影（MRCP）、内镜下逆行性胰胆管造影（ERCP）、超声内镜（EUS）。

> **释义**
>
> ■ 必查项目检测是为了保证患者根据具体病情做相应治疗。三大常规可以了解血、尿、便的基本情况。肝肾功能、血脂、电解质和凝血功能可以判断有无基础疾病，如慢性肝肾疾病等，肝功能和甘油三酯还可帮助了解急性胰腺炎发病的病因：胆源性急性胰腺炎可以出现胆系酶类或胆红素的增高（如 ALP、GGT、TBiL、DBiL）；高脂血症引起的急性胰腺炎中三酰甘油水平一般超过 11.1μmol/L。C 反应蛋白（CRP）是一个评估严重度和预后的很重要的指标，发病 72 小时后 CRP > 150mg/L 提示胰腺组织坏死。血气分析用于帮助判断病情的严重程度和排除 ARDS。心电图和 X 线胸片等为了评价心脏、肺部基础疾病。相关人员应认真分析检查结果，及时发现异常情况并采取对应处置。
>
> ■ 可选择的项目中，需与胰腺癌和自身免疫性胰腺炎做鉴别诊断时，可选择检测肿瘤标志物筛查（除外胰腺癌），自身免疫标志物测定（免疫相关性胰腺炎）。出现病情变化、恶化等可酌情选择腹部 CT、磁共振胰胆管造影（MRCP）、内镜下逆行性胰胆管造影（ERCP）、超声内镜等，进一步明确病情或诊断。

（七）标准药物治疗方案

1. 抑酸药（质子泵抑制剂、H_2 受体拮抗剂）。

2. 生长抑素及其类似物。

3. 抗菌药物：按照《抗菌药物临床应用指导原则》（卫医发〔2004〕285 号）执行，并结合患者的病情决定抗菌药物的选择与使用时间。

> **释义**
>
> ■ 静脉用抑酸药（H_2 受体拮抗剂如罗沙替丁和质子泵抑制剂）可通过抑制胃酸分泌而间接抑制胰腺分泌。除此之外，还可以预防应激性溃疡的发生。治疗中可酌情应用。
>
> ■ 生长抑素及其类似物（奥曲肽）可以通过直接抑制胰腺外分泌而发挥作用，对于腹痛缓解有较好作用，在轻症急性胰腺炎患者中可酌情应用。
>
> ■ 抗菌药物的应用，胆源性胰腺炎可应用抗菌药物治疗，胰腺感染的致病菌主要为革兰阴性菌和厌氧菌等肠道常驻菌。抗菌药物的应用应遵循按照《抗菌药物临床应用指导原则》（卫医发〔2004〕285 号）执行，并结合患者的病情决定抗菌药物的选择与使用时间。

（八）出院标准

1. 腹痛、腹胀缓解，开始进食。
2. 血淀粉酶稳定下降，或进食后无明显升高。

> **释义**
>
> ■ 出院标准以患者临床症状、体征和生化检查为评判标准。患者出院前临床症状已经缓解（腹痛、腹胀），并且已经开始进食，进食后临床症状未出现加重现象。
>
> ■ 患者血清淀粉酶稳定下降，或者进食后无明显。

（九）变异及原因分析

1. 患者由轻度（水肿型）急性胰腺炎转为中重度急性胰腺炎，退出本路径。
2. 血淀粉酶持续高水平，或进食后明显升高，CRP 持续高水平，导致住院时间延长。

> **释义**
>
> ■ 变异是指入选临床路径的患者未能按路径流程完成医疗行为或未达到预期的医疗质量控制目标。包含以下情况：①按路径流程完成治疗，但超出了路径规定的时限或限定的费用，如患者血淀粉酶持续高水平，或进食后明显升高，CRP 持续高水平，导致住院时间延长；②不能按路径流程完成治疗，患者需要中途退出路径，如治疗过程中病情恶化者，由轻症转为重症，需要退出转入相应路径。主管医师均应进行变异原因的分析，并在临床路径的表单中予以说明。
>
> ■ 医师认可的变异原因主要指患者入选路径后，发现合并存在对本路径治疗可能产生影响的情况，需终止执行路径或延长治疗时间、增加治疗费用。医师需在表单中明确说明。
>
> ■ 因患者原因导致执行路径出现变异，需医师在表单中予以说明。

四、急性胰腺炎临床路径给药方案

【用药选择】

抑酸药（质子泵抑制剂、H_2 受体拮抗剂）：通常情况下，轻症急性胰腺炎在短暂禁食后病情就能得到有效控制和恢复，不需要使用抑制胃酸分泌的药物；而若急性胰腺炎的炎症较重，由于胃酸对胰腺有刺激胰液分泌的作用，因此可在抑制胰酶分泌的药物（静脉用药）使用基础上合用抑制胃酸分泌的药物，有助于病情恢复，建议静脉用药。

1. 质子泵抑制剂（PPI）：包括奥美拉唑、雷贝拉唑、泮托拉唑、埃索美拉唑等。一般情况下使用常规剂量 PPIs 治疗，如埃索美拉唑 40mg 静脉输注，每 12 小时 1 次；或者奥美拉唑 40mg 静脉滴注，每 12 小时 1 次。

2. H_2 受体拮抗剂（H_2RA）：可选择法莫替丁 20mg，静脉滴注，2 次/天，或罗沙替丁 75mg，静脉滴注，2 次/天。

3. 生长抑素及其类似物：包括 14 肽生长抑素、8 肽生长抑素类似物（奥曲肽）等，可以通过直接抑制胰腺外分泌而发挥作用，对于腹痛缓解有较好作用，在轻症急性胰腺炎患者中酌情应用。常规用法：①14 肽生长抑素使用方法：首剂负荷量 250μg 快速静脉滴注后，持续进行 250μg/h 静脉滴注；②奥曲肽通常使用方法：起始快速静脉滴注 50μg，之后以 50μg/h 持续静脉滴注，也可以皮下注射 0.1mg q8h。

4. 抗菌药物应用：胆源性轻症急性胰腺炎建议常规应用抗菌药物。胰腺感染的致病菌主要为革兰阴性菌和厌氧菌等肠道常驻菌，选择抗菌药物应针对上述菌群、脂溶性强、有效通过血胰屏障的药物。推荐：碳青霉烯类；青霉素+内酰胺酶抑制剂；第三代头孢菌素+抗厌氧菌；喹诺酮+抗厌氧菌。疗程为 7~14 天，特殊情况可延长应用时间。

（1）碳青霉烯类：包括亚胺南、美罗培南、厄他培南、帕尼培南等，一般情况下，使用常规剂量碳青霉烯类药物，如亚胺培南，0.5g q12h 或 q8h 静脉滴注。

（2）青霉素+内酰胺酶抑制剂：包括阿莫西林/克拉维酸、氨苄西林/舒巴坦等，一般情况下应用常规剂量，如阿莫西林/克拉维酸，1.2g tid 静脉滴注。

（3）第三代头孢菌素：包括头孢噻肟钠、头孢曲松钠、头孢他啶、头孢哌酮等，一般情况下应用常规剂量，如头孢他啶，1g tid 静脉滴注。

（4）抗厌氧菌：包括甲硝唑、替硝唑、奥硝唑等，一般情况下应用常规剂量，如甲硝唑，0.915g q12h 静脉滴注。

（5）喹诺酮：包括环丙沙星、氧氟沙星、诺氟沙星、左氧氟沙星、盐酸莫西沙星，一般情况下应用常规剂量，如左氧氟沙星，0.5g qd 静脉滴注。

5. 其他考虑静脉营养和中医中药，作为辅助治疗。

【药学提示】

1. 质子泵抑制剂（PPI）：用药相对安全，不良反应包括：①消化系统：口干、轻度恶心、呕吐、腹胀、便秘、腹泻、腹痛等；丙氨酸氨基转移酶（ALT）、天门冬氨酸氨基转移酶（AST）和胆红素升高，一般为一过性；②精神神经系统：感觉异常、头晕、头痛、嗜睡、失眠、外周神经炎等；③代谢/内分泌系统：可导致维生素 B_{12} 缺乏；④其他：可有皮疹、男性乳腺发育等。

2. H_2 受体拮抗剂（H_2RA）：不良反应相对较少，少数患者可有皮肤损害、口干、头晕、失眠、便秘、腹泻、皮疹、面部潮红、白细胞减少。偶有轻度一过性转氨酶增高等。出血停止，病情稳定后可将静脉用药改为口服。

3. 生长抑素类药物可以抑制生长激素、胰岛素、胰高血糖素等多种激素的分泌。在给药开始时可引起暂时性血糖下降，应用时应注意观察。

4. 抗菌药物：常见的不良反应包括过敏反应，消化道反应如恶心、呕吐、食欲减退等，肝肾损害，二重感染等。

【注意事项】

1. 质子泵抑制剂（PPI）长期用药可能造成骨质疏松症和肠道菌群紊乱，严重肝肾功能不全者要慎重或禁用。

2. 个别患者应用 H_2RA 可出现中枢神经系统不良反应，表现为躁狂、谵妄、抽搐、意识障碍等。

3. 生长抑素在孕妇和过敏者禁忌。妊娠期哺乳期妇女禁用。

4. 喹诺酮类药物在 18 岁以下禁用。抗菌药物在肝肾功能损害者应进行血药浓度监测或适当减量。

五、推荐表单

（一）医师表单

急性胰腺炎（水肿型、胆源性）临床路径医师表单

适用对象：第一诊断为急性胰腺炎（ICD-10：K85.1）

患者姓名：		性别： 年龄： 门诊号：	住院号：
住院日期： 年 月 日		出院日期： 年 月 日	标准住院日：10~14 天

时间	住院第 1 天	住院第 2~3 天	住院第 4 天
主要诊疗工作	□ 询问病史和体格检查 □ 完成病历书写 □ 观察患者腹部症状和体征 □ 明确急性胰腺炎的诊断 □ 与其他急腹症鉴别 □ 完善常规检查 □ ERCP/腹腔镜微创治疗（必要时）	□ 上级医师查房 □ 明确下一步诊疗计划 □ 观察患者腹部症状和体征 □ 完成上级医师查房记录	□ 观察患者腹部症状和体征 □ 上级医师查房及诊疗评估 □ 完成查房记录 □ 对患者进行坚持治疗和预防复发的宣教 □ 注意患者排便情况
重点医嘱	**长期医嘱** □ 肝胆外科护理常规 □ 一级护理 □ 禁食 □ 生命体征监测 □ 记 24 小时液体出入量 □ 补液治疗 □ 抑酸治疗 □ 抑制胰腺分泌药物或胰酶抑制剂 □ 如有感染征象给予抗菌药物治疗 **临时医嘱** □ 血、尿、大便常规+隐血 □ 肝肾功能、甘油三酯、电解质、血糖、CRP、血淀粉酶、脂肪酶、凝血功能、血气分析 □ 心电图、腹部超声、胸腹部 X 线片 可选择检查：血型及 Rh 因子、肿瘤标志物筛查、自身免疫标志物测定，腹部 CT、MRCP、ERCP、EUS	**长期医嘱** □ 肝胆外科护理常规 □ 一级护理 □ 禁食 □ 记 24 小时液体出入量 □ 补液治疗 □ 抑酸治疗 □ 抑制胰腺分泌药物或胰酶抑制剂 □ 如有感染征象给予抗菌药物治疗 **临时医嘱** □ 根据病情复查：血常规、BUN、Cr、血钙、血气分析、血淀粉酶、脂肪酶 □ 若 B 超提示胰周积液，且病情无缓解行腹部增强 CT 扫描	**长期医嘱** □ 肝胆外科护理常规 □ 一级护理 □ 记 24 小时液体出入量 □ 禁食，不禁水 □ 补液治疗 □ 抑酸治疗 □ 抑制胰腺分泌药物或胰酶抑制剂 □ 急性胆源性胰腺炎给予抗菌药物治疗 **临时医嘱** □ 根据病情变化及检查异常结果复查

续 表

时间	住院第 1 天	住院第 2~3 天	住院第 4 天
主要护理工作	□ 协助患者及家属办理入院手续 □ 进行入院宣教和健康宣教（疾病相关知识） □ 静脉抽血	□ 基本生活和心理护理 □ 记录 24 小时液体出入量及排便次数 □ 静脉抽血	□ 基本生活和心理护理 □ 监督患者用药 □ 对患者进行饮食宣教 □ 静脉抽血
病情变异记录	□ 无 □ 有，原因： 1. 2.	□ 无 □ 有，原因： 1. 2.	□ 无 □ 有，原因： 1. 2.
医师签名			

时间	住院第 5~9 天	住院第 10~14 天（出院日）
主要诊疗工作	□ 观察患者腹部症状和体征，注意患者排便情况 □ 上级医师查房及诊疗评估 □ 完成查房记录 □ 监测血淀粉酶下降至基本正常，腹痛缓解可酌情给予清流食 □ 对患者进行坚持治疗和预防复发的宣教 □ 观察进食后患者病情的变化	□ 观察患者腹部症状和体征，注意患者排便情况 □ 上级医师查房及诊疗评估，确定患者可以出院 □ 监测血淀粉酶下降至基本正常，腹痛缓解可酌情给予清流食 □ 对患者进行坚持治疗和预防复发的宣教 □ 观察进食后患者病情的变化 □ 完成上级医师查房记录、出院记录、出院证明书和病历首页的填写 □ 通知出院 □ 向患者及家属交代出院后注意事项，预约复诊时间 □ 如患者不能出院，在病程记录中说明原因和继续治疗的方案
重点医嘱	**长期医嘱** □ 肝胆外科护理常规 □ 二级护理 □ 记 24 小时液体出入量 □ 清流食 □ 酌情补液治疗 □ 抑酸治疗 □ 急性胆源性胰腺炎给予抗菌药物治疗 **临时医嘱** □ 根据病情变化及检查异常结果复查：血淀粉酶、脂肪酶、电解质	**出院医嘱** □ 出院带药（根据具体情况） □ 门诊随诊 □ 1 个月后复查腹部超声
主要护理工作	□ 基本生活和心理护理 □ 监督患者用药 □ 对患者进行饮食宣教 □ 静脉抽血	□ 基本生活和心理护理 □ 对患者进行饮食宣教 □ 对患者进行坚持治疗和预防复发的宣教 □ 帮助患者办理出院手续、交费等事宜 □ 饮食指导 □ 出院指导
病情变异记录	□ 无 □ 有，原因： 1. 2.	□ 无 □ 有，原因： 1. 2.
医师签名		

（二）护士表单

急性胰腺炎（水肿型、胆源性）临床路径护士表单

适用对象：第一诊断为急性胰腺炎（ICD-10：K85.1）

患者姓名：	性别：	年龄：	门诊号：	住院号：
住院日期：　　年　月　日	出院日期：　　年　月　日			标准住院日：10~14 天

时间	住院第 1 天	住院第 2~3 天	住院第 4 天
健康宣教	□ 入院宣教 　　介绍主管医师、责任护士 　　介绍环境、设施 　　介绍住院注意事项 　　介绍探视和陪护制度 　　介绍贵重物品保管 □ 饮食宣教：禁食、禁水 □ 出入量宣教 □ 留取标本的宣教	□ 宣教用药知识 □ 宣教疾病知识 □ 主管护士与患者沟通，了解并指导心理应对	□ 饮食宣教：禁食、不禁水 □ 宣教疾病知识 □ 给予患者及家属心理支持 □ 对患者进行坚持治疗和预防复发的宣教
护理处置	□ 核对患者姓名，佩戴腕带 □ 建立入院护理病历 □ 卫生处置：剪指（趾）甲、洗澡，更换病号服 □ 根据患者病情准备相应物品 □ 建立外周静脉通路补液，给予药物治疗 □ 禁食、禁水 □ 静脉抽血	□ 建立外周静脉通路补液，给予药物治疗 □ 禁食、禁水	□ 建立外周静脉通路补液，给予药物治疗 □ 禁食、禁水 □ 静脉抽血
基础护理	□ 一级护理 □ 晨晚间护理 □ 患者安全管理	□ 一级护理 □ 晨晚间护理 □ 患者安全管理	□ 二级护理 □ 晨晚间护理 □ 患者安全管理
专科护理	□ 监测生命体征 □ 护理查体 □ 观察腹部体征 □ 出入量护理 □ 需要时，填写跌倒及压疮防范表 □ 需要时，请家属陪护 □ 心理护理	□ 监测生命体征 □ 观察患者腹部症状和体征 □ 出入量护理 □ 心理护理	□ 观察患者腹部症状和体征 □ 排便的观察 □ 心理护理
重点医嘱	□ 详见医嘱执行单	□ 详见医嘱执行单	□ 详见医嘱执行单

时间	住院第 1 天	住院第 2~3 天	住院第 4 天
病情 变异 记录	□无　□有，原因： 1. 2.	□无　□有，原因： 1. 2.	□无　□有，原因： 1. 2.
护士 签名			

时间	住院第 5~9 天	住院第 10~14 天
健康宣教	□ 饮食宣教：清流食 □ 药物宣教	□ 出院宣教 　复查时间 　服药方法 　活动休息 　指导饮食 □ 指导办理出院手续 □ 对患者进行坚持治疗和预防复发的宣教
护理处置	□ 遵医嘱完成相关检查 □ 建立外周静脉通路补液，给予药物治疗 □ 清流食 □ 静脉抽血	□ 办理出院手续 □ 书写出院小结
基础护理	□ 二级护理 □ 晨晚间护理 □ 患者安全管理	□ 二级护理 □ 晨晚间护理 □ 患者安全管理
专科护理	□ 监测生命体征 □ 观察患者腹部症状和体征 □ 出入量护理 □ 心理护理	□ 观察患者腹部症状和体征 □ 心理护理
重点医嘱	□ 详见医嘱执行单	□ 详见医嘱执行单
病情变异记录	□ 无　□ 有，原因： 1. 2.	□ 无　□ 有，原因： 1. 2.
护士签名		

（三）患者表单

急性胰腺炎（水肿型、胆源性）临床路径患者表单

适用对象：第一诊断为急性胰腺炎（ICD-10：K85.1）

患者姓名：		性别：　　年龄：　　门诊号：		住院号：
住院日期：　　年　月　日		出院日期：　　年　月　日		标准住院日：10~14 天

时间	入院	禁食、禁水期间	禁食、不禁水期间
医患配合	□ 配合询问病史、收集资料，请务必详细告知既往史、用药史、过敏史 □ 配合进行体格检查 □ 有任何不适请告知医师	□ 配合完成采血：血常规、BUN、Cr、血钙、血气分析、血淀粉酶、脂肪酶 □ 配合完成 B 超检查，必要时完成腹部增强 CT 扫描 □ 医师与患者及家属介绍病情及治疗方案 □ 配合腹部检查 □ 有任何不适请告知医师	□ 如病情需要，配合术后转入监护病房 □ 配合评估手术效果 □ 配合腹部检查 □ 配合抽血检查 □ 有任何不适请告知医师
护患配合	□ 配合测量体温、脉搏、呼吸频率、血压、体重 1 次 □ 配合完成入院护理评估（简单询问病史、过敏史、用药史） □ 接受入院宣教（环境介绍、病室规定、订餐制度、贵重物品保管等） □ 有任何不适请告知护士 □ 接受出入量宣教 □ 接受输液、服药等治疗 □ 注意活动安全，避免坠床或跌倒 □ 配合执行探视及陪护 □ 接受生活护理 □ 有任何不适请告知护士	□ 配合测量体温、脉搏、呼吸频率 3 次，询问大便 1 次 □ 配合腹部检查，询问出入量 □ 接受输液、服药等治疗 □ 接受生活护理 □ 有任何不适请告知护士	□ 配合测量体温、脉搏、呼吸频率 3 次，询问大便 1 次 □ 配合腹部检查，询问出入量 □ 接受输液、服药等治疗 □ 接受生活护理 □ 有任何不适请告知护士
饮食	□ 禁食、禁水	□ 禁食、禁水	□ 禁食、不禁水
排泄	□ 正常排尿便	□ 正常排尿便	□ 正常排尿便
活动	□ 正常活动 □ 输液期间需协助如厕	□ 正常活动 □ 输液期间需协助如厕	□ 正常活动 □ 输液期间需协助如厕

时间	进食期间	出院
医患配合	□ 配合腹部检查 □ 有任何不适请告知医师	□ 接受出院前指导 □ 知道复查程序 □ 获取出院诊断书
护患配合	□ 配合定时测量生命体征，每日询问大便 □ 配合腹部检查，询问出入量 □ 接受输液、服药等治疗 □ 接受生活护理 □ 注意活动安全，避免坠床或跌倒 □ 配合执行探视及陪护制度	□ 接受出院宣教 □ 办理出院手续 □ 获取出院带药 □ 知道服药方法、作用、注意事项 □ 知道饮食知识 □ 知道复印病历程序
饮食	□ 根据医嘱，低脂、低蛋白流质饮食	□ 根据医嘱，普通饮食
排泄	□ 正常排尿便 □ 避免便秘	□ 正常排尿便 □ 避免便秘
活动	□ 正常活动 □ 输液期间需协助如厕	□ 正常适度活动，避免疲劳

附：原表单（2016 年版）

急性胰腺炎（水肿型、胆源性）临床路径表单

适用对象：第一诊断为急性胰腺炎（ICD-10：K85.1）

患者姓名：	性别：	年龄：	门诊号：	住院号：
住院日期：　年　月　日	出院日期：　年　月　日			标准住院日：10~14 天

时间	住院第 1 天	住院第 2~3 天	住院第 4 天
主要诊疗工作	□ 询问病史和体格检查 □ 完成病历书写 □ 观察患者腹部症状和体征 □ 明确急性胰腺炎的诊断 □ 与其他急腹症鉴别 □ 完善常规检查 □ ERCP/腹腔镜微创治疗（必要时）	□ 上级医师查房 □ 明确下一步诊疗计划 □ 观察患者腹部症状和体征 □ 完成上级医师查房记录	□ 观察患者腹部症状和体征 □ 上级医师查房及诊疗评估 □ 完成查房记录 □ 对患者进行坚持治疗和预防复发的宣教 □ 注意患者排便情况
重点医嘱	**长期医嘱** □ 肝胆外科护理常规 □ 一级护理 □ 禁食 □ 生命体征监测 □ 记 24 小时液体出入量 □ 补液治疗 □ 抑酸治疗 □ 抑制胰腺分泌药物或胰酶抑制剂 □ 如有感染征象给予抗菌药物治疗 **临时医嘱** □ 血、尿、大便常规+隐血 □ 肝肾功能、甘油三酯、电解质、血糖、CRP、血淀粉酶、脂肪酶、凝血功能、血气分析 □ 心电图、腹部超声、胸腹部 X 线片 □ 可选择检查：血型及 Rh 因子、肿瘤标志物筛查、自身免疫标志物测定，腹部 CT、MRCP、ERCP、EUS	**长期医嘱** □ 肝胆外科护理常规 □ 一级护理 □ 禁食 □ 记 24 小时液体出入量 □ 补液治疗 □ 抑酸治疗 □ 抑制胰腺分泌药物或胰酶抑制剂 □ 如有感染征象给予抗菌药物治疗 **临时医嘱** □ 根据病情复查：血常规、BUN、Cr、血钙、血气分析、血淀粉酶、脂肪酶 □ 若 B 超提示胰周积液，且病情无缓解行腹部增强 CT 扫描	**长期医嘱** □ 肝胆外科护理常规 □ 一级护理 □ 记 24 小时液体出入量 □ 禁食、不禁水 □ 补液治疗 □ 抑酸治疗 □ 抑制胰腺分泌药物或胰酶抑制剂 □ 急性胆源性胰腺炎给予抗菌药物治疗 **临时医嘱** □ 根据病情变化及检查异常结果复查
主要护理工作	□ 协助患者及家属办理入院手续 □ 进行入院宣教和健康宣教（疾病相关知识） □ 静脉抽血	□ 基本生活和心理护理 □ 记录 24 小时液体出入量及排便次数 □ 静脉抽血	□ 基本生活和心理护理 □ 监督患者用药 □ 对患者进行饮食宣教 □ 静脉抽血

续　表

时间	住院第 1 天	住院第 2~3 天	住院第 4 天
病情 变异 记录	□无　□有，原因： 1. 2.	□无　□有，原因： 1. 2.	□无　□有，原因： 1. 2.
护士 签名			
医师 签名			

时间	住院第 5~9 天	住院第 10~14 天（出院日）
主要诊疗工作	□ 观察患者腹部症状和体征，注意患者排便情况 □ 上级医师查房及诊疗评估 □ 完成查房记录 □ 监测血淀粉酶下降至基本正常，腹痛缓解可酌情给予清流食 □ 对患者进行坚持治疗和预防复发的宣教 □ 观察进食后患者病情的变化	□ 观察患者腹部症状和体征，注意患者排便情况 □ 上级医师查房及诊疗评估，确定患者可以出院 □ 监测血淀粉酶下降至基本正常，腹痛缓解可酌情给予清流食 □ 对患者进行坚持治疗和预防复发的宣教 □ 观察进食后患者病情的变化 □ 完成上级医师查房记录、出院记录、出院证明书和病历首页的填写 □ 通知出院 □ 向患者及家属交代出院后注意事项，预约复诊时间 □ 如患者不能出院，在病程记录中说明原因和继续治疗的方案
重点医嘱	**长期医嘱** □ 肝胆外科护理常规 □ 二级护理 □ 记 24 小时液体出入量 □ 低脂低蛋白流质饮食 □ 酌情补液治疗 □ 抑酸治疗 □ 急性胆源性胰腺炎给予抗菌药物治疗 **临时医嘱** □ 根据病情变化及检查异常结果复查血淀粉酶、脂肪酶、电解质	**出院医嘱** □ 出院带药（根据具体情况） □ 门诊随诊 □ 1 个月后复查腹部超声
主要护理工作	□ 基本生活和心理护理 □ 监督患者用药 □ 对患者进行饮食宣教 □ 静脉抽血	□ 基本生活和心理护理 □ 对患者进行饮食宣教 □ 对患者进行坚持治疗和预防复发的宣教 □ 帮助患者办理出院手续、交费等事宜 □ 饮食指导 □ 出院指导
病情变异记录	□ 无　□ 有，原因： 1. 2.	□ 无　□ 有，原因： 1. 2.
护士签名		
医师签名		

第三十八章

慢性胰腺炎临床路径释义

一、慢性胰腺炎编码

1. 国家卫生和计划生育委员会原编码：
疾病名称及编码：慢性胰腺炎（ICD-10：K86.100）
2. 修改编码：
疾病名称及编码：慢性胰腺炎（ICD-10：K86.1）

二、临床路径检索方法

K86.1

三、慢性胰腺炎临床路径标准住院流程

（一）适用对象

第一诊断为慢性胰腺炎（ICD-10：K86.100）。

> **释义**
>
> ■ 适用对象编码参见第一部分。
>
> ■ 本路径适用对象为临床诊断为慢性胰腺炎的患者，如出现梗阻性黄疸、胰腺假性囊肿、胰源性腹腔积液、幽门梗阻、胰腺癌变、胰源性门脉高压及消化道出血等并发症，或出现慢性胰腺炎急性发作，需进入其他相应路径。
>
> ■ 自身免疫性胰腺炎是一种特殊类型的慢性胰腺炎，其临床表现、影像学及血清学改变都有自身特点，治疗手段有别于普通慢性胰腺炎。如果确诊为自身免疫性胰腺炎，需要进入其他相应路径。

（二）诊断依据

根据《临床诊疗指南·消化系统疾病分册》（中华医学会编著，人民卫生出版社），《实用内科学（第14版）》（复旦大学医学院编著，人民卫生出版社）及《慢性胰腺炎诊治指南（2014）》《2016年欧洲胃肠病学联合会慢性胰腺炎循证指南》等国内外临床诊疗指南。

1. 患者有典型上腹部疼痛，或其他疾病不能解释的腹痛，伴或不伴体重减轻。
2. 血清或尿胰酶水平异常。
3. 胰腺外分泌功能异常。
4. 一种及一种以上影像学检查结果显示慢性胰腺炎特征性形态改变。
5. 组织病理学检查结果显示慢性胰腺炎特征性改变。

具备4或5任何一项典型表现，或具备4或5疑似表现加1、2、3中任何两项可以确诊。

释义

■ 慢性胰腺炎的诊断需要在排除胰腺癌等的基础上进行。应详细询问病史，包括类似疾病家族史、既往有无复发性急性胰腺炎病史、危险因素（吸烟、酗酒）等，以尽可能明确慢性胰腺炎病因。对有典型症状的患者，应做胰腺影像学检查，并争取进行胰腺外分泌功能检查。对于疑似患者应完善影像学检查，对于影像学检查结果可疑或阴性者，有条件的单位可做胰腺组织学检查。

■ 胰腺外分泌功能不全（pancreatic exocrine insufficiency，PEI）是指由于各种原因引起的人体自身的胰酶分泌不足或胰酶分泌不同步，而导致患者出现消化吸收不良等症状。慢性胰腺炎是最常见的 PEI 原因之一。慢性胰腺炎病理变化为进行性、不可逆的胰腺组织破坏、纤维化，进而引发 PEI，但 PEI 临床症状常至慢性胰腺炎病程晚期才趋于明显。

■ 胰腺具有较强的外分泌储备能力和代偿机制，十二指肠的脂肪酶降至正常水平的 5%~10%，PEI 才出现典型临床症状（脂肪泻）。早、中期 PEI 可无任何临床症状。PEI 时脂肪消化吸收不良较蛋白质或糖类出现得更早且较明显。

■ PEI 主要临床表现为脂肪消化和吸收不良，出现体重减轻，严重时导致脂肪泻。脂肪泻因粪便中脂肪含量增高，特征性地出现粪便呈泡沫状、有恶臭味，且浮于水面上。其他症状包括腹痛和腹胀等。PEI 患者不一定都发生脂肪泻，但出现脂肪泻肯定存在严重的 PEI。

■ 慢性胰腺炎的常见影像学表现包括：X 线：胰腺区域可见钙化灶或结石影。腹部超声：可显示胰腺形态改变，胰管狭窄、扩张、结石或钙化及囊肿等征象，但敏感度和特异度较差。EUS（内镜超声）：除显示形态特征外，还可以辅助穿刺活检组织学诊断。CT：是 CP 诊断首选检查方法。对中晚期病变诊断准确度较高，对早期病变诊断价值有限。可见胰腺实质增大或萎缩、胰腺钙化、结石形成、主胰管扩张及假性囊肿形成等征象。磁共振成像（MRI）和磁共振胆胰管成像（MRCP）：MRI 诊断价值与 CT 相似。MRCP 可以清晰显示胰管病变的部位、程度和范围。胰泌素增强 MRCP（secretin-enhanced MRCP）：能间接反映胰腺的外分泌功能，有助于 CP 的早期诊断。ERCP 主要显示胰管形态改变，以往是诊断 CP 的重要依据。但作为有创性检查，目前多被 MRCP 和 EUS 替代，仅在诊断困难或需要治疗操作时选用。胰管镜：可直接观察胰管内病变，同时能收集胰液、细胞刷片及组织活检等检查，对 CP 早期诊断及胰腺癌鉴别诊断有意义，有条件的单位可开展。

■ 慢性胰腺炎的基本病理变化包括不同程度的腺泡破坏、胰腺间质纤维化、导管扩张和囊肿形成等。按病理变化可分为慢性钙化性胰腺炎、慢性梗阻性胰腺炎和慢性炎症性胰腺炎。慢性钙化性胰腺炎最为多见，表现为散发性间质纤维化及腺管内蛋白栓子、结石形成及腺管的损伤；慢性阻塞性胰腺炎因主胰管局部阻塞、导管狭窄导致近端扩张和腺泡细胞萎缩，由纤维组织取代；慢性炎症性胰腺炎主要表现为胰腺组织纤维化和萎缩及单核细胞浸润。出现并发症时，也可见胰腺外器官的病理变化，如胆管梗阻、门静脉受压和血栓形成等。

（三）进入路径标准

1. 第一诊断必须符合 ICD-10：K86. 100 慢性胰腺炎疾病编码。

2. 当患者同时具有其他疾病诊断，但在住院期间不需要特殊处理也不影响第一诊断的临床路径流程实施时，可以进入路径。

> **释义**
>
> ■ 本路径的制订主要参考国内权威参考书籍和诊疗指南。
> ■ 慢性胰腺炎发病率逐渐增加，临床表现多样。病程处于晚期的典型患者诊断多无困难，但早期诊断难度大，部分病例难以与胰腺恶性肿瘤相鉴别。虽然症状、体征及血清胰酶检测对诊断本病有提示意义，但是确诊通常需要影像学和（或）病理证据支持。部分患者症状不典型，但影像学和（或）病理支持慢性胰腺炎，符合诊断标准亦可进入本路径。

（四）标准住院日

7~10 天。

> **释义**
>
> ■ 临床确诊或疑诊慢性胰腺炎的患者入院后，第 1~2 天收集病情资料，进行医患沟通。第 2~4 天开始饮食管理和营养干预，并完善各项影像学和（或）内镜检查。第 5~7 天总结影像学及内镜检查结果、讨论内镜治疗的指征、确立诊断和开始药物治疗，主要观察临床症状的缓解情况和有无药物不良反应。第 8~10 天为出院前再评估和出院安排。总住院时间不超过 10 天符合本路径要求。
> ■ 如果出现内镜检查相关的并发症，如消化道穿孔等，需要进入其他路径。如果需要内镜治疗，如 ERCP 支架置入等，需要退出本路径，进入其他相关路径。

（五）住院期间的检查项目

1. 必须的检查项目：
（1）血常规、尿常规、大便常规+隐血。
（2）肝肾功能、血脂、电解质、血钙、血糖、糖化血红蛋白、血淀粉酶、脂肪酶、C 反应蛋白（CRP）、凝血功能。
（3）肿瘤标志物筛查：甲胎蛋白（AFP）、癌胚抗原（CEA）、糖类抗原 19-9（CA19-9）。
（4）心电图、腹部超声、腹部及胸部 X 线片。
2. 根据患者病情进行的检查项目：
（1）自身免疫标志物测定（ANA、ENA、IgG、IgG_4）；血清胰岛素、C 肽。
（2）腹部 CT、磁共振胰胆管造影（MRI/MRCP）、内镜下逆行性胰胆管造影（ERCP）、超声内镜（EUS）、胰管内超声（IDUS）。

> **释义**
>
> ■ 血常规、尿常规、粪便常规+隐血是最基本的三大常规检查，进入路径的患者均需完成。肝肾功能、电解质、凝血功能、心电图、X 线胸片可评估有无基础疾病，是否影响住院时间、费用及其治疗预后；血脂可评估有无高三酰甘油血症等诱发复发性急性胰腺炎，并逐渐进展为慢性胰腺炎；血糖和糖化血红蛋白可反映胰腺内分泌功能；血淀粉酶和脂肪酶可在慢性胰腺炎急性期升高，但是当胰腺严重萎缩时，急性期也不一定伴随胰酶升高。CRP 可在一定程度上反映急性发作时的严重程度。

■ 肿瘤指标有助于鉴别合并肿瘤（特别是胰腺癌）的情况。慢性胰腺炎也可出现血清 CA19-9 升高，但升高幅度一般较小，如明显升高、持续时间较长且与胆红素水平无关，应警惕合并胰腺癌的可能。慢性胰腺炎发展为胰腺癌的比例为 1%~3%。

■ 自身免疫性胰腺炎是一种特殊的慢性胰腺炎。其中，1 型自身免疫性胰腺炎可以表现为 IgG 和 IgG_4 水平升高。ANA 和 ENA 是系统性自身免疫病的诊断标志物，可见于系统性红斑狼疮、干燥综合征等。系统性自身免疫累及胰腺也可以表现出类似慢性胰腺炎的症状、胰酶升高及影像学改变。

■ 血清胰岛素、C 肽可有助于判断胰腺内分泌功能，明确糖尿病的临床类型。

■ 本病需与其他引起胰腺占位的疾病如胰腺癌相鉴别。诊断慢性胰腺炎对影像学和内镜检查要求较高。影像检查包括腹部 CT、磁共振胰胆管造影（MRI/MRCP）。内镜则包括逆行胰胆管造影（ERCP）、超声内镜（EUS）、胰管内超声（IDUS）和胰管镜等。以上检查各具特点，优势互补。CT 是慢性胰腺炎的首选影像检查。MRI 对慢性胰腺炎的诊断价值与 CT 相似，但对钙化和结石的诊断价值逊于 CT。超声内镜对慢性胰腺炎的早期诊断率较高。内镜检查还兼有可以组织活检的优点，例如 EUS 结合细针穿刺（FNA）或 ERCP 结合胆管刷细胞学有助于进一步除外胰胆系统恶性肿瘤。如果需要进行内镜下有创活检，需要退出本路径进入其他相关路径。

（六）治疗方案的选择

根据《临床诊疗指南·消化系统疾病分册》（中华医学会编著，人民卫生出版社），《实用内科学（第 14 版）》（复旦大学医学院编著，人民卫生出版社）及《慢性胰腺炎诊治指南（2014）》等国内外临床诊疗指南。

1. 内科治疗：
（1）戒烟戒酒，避免高脂饮食。
（2）可补充脂溶性维生素及微量元素；营养不良者可给予肠内或肠外营养支持。
（3）药物治疗：补充外源性胰酶制剂，控制血糖，必要时使用镇痛药物。对于自身免疫性胰腺炎患者可选用糖皮质激素治疗。
2. 内镜治疗：对于存在胆总管下端狭窄、胰管狭窄、胰管结石等患者，有条件的医疗机构可采用内镜治疗。
3. 外科治疗：对于保守治疗不能缓解的顽固性疼痛、并发不能排除恶性病变者有条件的医疗机构可采用外科手术治疗。

> **释义**
>
> ■ 慢性胰腺炎的处理以去除病因、控制症状、改善胰腺功能、治疗并发症和预防急性发作为重点，如果病因明确，应进行病因治疗。
>
> ■ 饮酒和吸烟都是慢性胰腺炎的危险因素。吸烟还可能诱发胰腺癌变。饮酒、暴饮暴食和高脂饮食均可诱发慢性胰腺炎急性发作，应该做好患者宣教。
>
> ■ 由于胰腺外分泌功能障碍和病情反复发作的影响，慢性胰腺炎患者常有脂肪消化及吸收障碍，导致不同程度的脂溶性维生素缺乏，包括维生素 A、维生素 D、维生素 E、维生素 K 等。食物种类的减少，可能导致其他维生素和微量元素的缺乏。长期脂肪泻患者上述情况最为突出，部分患者可出现明显的营养不良。故慢性胰腺

炎患者应该注意补充脂溶性维生素和维生素 B_{12}、叶酸，适当补充各种微量元素。发生脂肪泻时，营养不良相关并发症和心血管事件风险增高，应及时治疗。必要时可给予肠内及肠外营养治疗。

■ 慢性胰腺炎的内镜治疗主要用于胰管减压，以缓解胰源性疼痛，提高生活质量。有胰管结石者可切开取石；并发胰腺假性囊肿者可做内镜下引流术或胰管支架置入。合并梗阻性黄疸的患者可能需要 ERCP 治疗。但如需要做内镜治疗，将退出本路径，进入其他相关路径。

■ 慢性胰腺炎手术治疗的目的主要是缓解疼痛，提高生活质量。术式多样，需要根据患者病情进行个体化设计。如需要手术治疗、对于可选用糖皮质激素治疗的自身免疫性胰腺炎患者及并发不能排除恶性病变将退出本路径，进入其他相关路径。

（七）预防性抗菌药物选择与使用时机

按照《抗菌药物临床应用指导原则》（卫医发〔2015〕43 号）执行，并结合患者的病情决定抗菌药物的选择与使用时间。

> 释义

■ 慢性胰腺炎急性发作期临床表现与急性胰腺炎相似，治疗亦与急性胰腺炎基本相同。抗菌药物使用的选择和使用时间与急性胰腺炎原则大致相同，应避免不加选择地预防性应用抗菌药物。但慢性胰腺炎急性发作将退出本路径，进入其他相关路径。

■ 慢性胰腺炎缓解期一般不需要使用抗菌药物治疗。

（八）出院标准

腹痛和（或）消化不良症状改善。

> 释义

■ 患者出院前应完成所有必需检查项目，且开始药物治疗，观察临床症状是否减轻或消失，有无明显药物相关不良反应。

■ 内科治疗的效果如果不佳，则需要重新评估病因和病情，必要时增加药物剂量（如增加胰酶制剂的用量），改变服药时间或延长疗程。当发现需要额外处理的并发症（如梗阻性黄疸、假性囊肿、胰源性门脉高压等）时应退出本路径，考虑内镜或手术治疗。

（九）变异及原因分析

1. 临床症状改善不明显，调整药物治疗，导致住院时间延长。
2. 内科保守治疗无效，需要内镜或外科手术治疗，转入相应路径。

释义

■ 按标准治疗方案如患者腹痛缓解不明显，发现其他严重基础疾病，需调整药物治疗或继续其他基础疾病的治疗，则终止本路径。出现梗阻性黄疸、胰腺假性囊肿、胰源性腹腔积液、幽门梗阻、胰腺癌变、胰源性门脉高压及消化道出血等并发症，或出现慢性胰腺炎急性发作，均需要中止本路径，转入相应路径。

■ 认可的变异原因主要是指患者入选路径后，在检查及治疗过程中发现患者合并存在事前未预知的、对本路径治疗可能产生影响的情况，需要终止执行路径或延长治疗时间、增加治疗费用。医师需在表单中明确说明。

■ 因患者方面的主观原因导致执行路径出现变异，需医师在表单中予以说明。

四、慢性胰腺炎临床路径给药方案

【用药选择】

1. 胰腺外分泌功能不全治疗：患者一经诊断即需要补充外源性胰酶制剂以改善消化吸收功能。治疗首选含高活性脂肪酶的微粒胰酶胶囊。建议进餐时服用，正餐给予3万~4万单位含脂肪酶的胰酶，辅餐给予1万~2万单位含脂肪酶的胰酶。效果不佳可增加剂量或联合服用抑酸药。

2. 胰腺内分泌功能不全治疗：根据糖尿病进展程度及并发症情况，一般首选二甲双胍控制血糖，必要时加用促胰岛素分泌药物；对于症状性高血糖、口服降糖药物疗效不佳者选择胰岛素治疗。慢性胰腺炎合并糖尿病的患者易出现低血糖，因此血糖控制范围应适当放宽。

3. 疼痛治疗：应选择循序渐进的原则。非镇痛药物包括胰酶制剂、抗氧化剂等对缓解疼痛可有一定效果。顽固性疼痛的治疗主要依靠选择合适的镇痛药物，初始宜选择非甾体抗炎药物，效果不佳可选择弱阿片类药物，仍不能缓解甚至加重时选用强阿片类镇痛药物。药物难以控制的疼痛应考虑内镜或手术治疗。

【药学提示】

1. 胰酶替代治疗：无论何种病因导致的PEI，胰酶替代治疗均是首选治疗。胰酶替代治疗目的在于在进食同时提供充足的胰酶，以帮助营养物质的消化。推荐PEI患者餐中服用胰酶制剂，效果优于餐前和餐后服用。间餐亦需服用（依据UEG指南），胰酶替代治疗指证包括：①体重减轻；②每日粪脂排出>15g（每日饮食含脂量>100g）；③脂肪泻。循证医学研究表明胰酶替代治疗可显著减轻PEI患者的腹痛、脂肪泻等症状，改善营养状态，提高生活质量。胰酶制剂种类较多，我国常用的胰酶制剂详见下表。剂量方面，临床首选含高活性脂肪酶的肠溶包衣超微微粒胰酶胶囊。胰酶剂量需要依个体递增至最低有效剂量。成人推荐的初始剂量为25000~40000U脂肪酶/餐，随后递增至最大剂量75000~80000U脂肪酶/餐。儿童可予500~4000U脂肪酶/g膳食脂肪。婴幼儿推荐500~1000U脂肪酶/g膳食脂肪。婴幼儿也可予2000~4000U脂肪酶/母乳喂养或120ml婴幼儿配方奶粉。婴幼儿和儿童的推荐最大剂量10000 U脂肪酶/（kg·d）。临床可通过患者营养状况评估胰酶替代治疗的时机，包括体重、BMI、血浆蛋白、脂溶性维生素、镁和淋巴细胞计数等，临床表现显著的患者即使无胰腺外分泌功能检测结果，也可考虑进行试验性胰酶替代治疗，症状改善可进一步证实PEI的诊断。因此，胰酶替代既是PEI的治疗手段，也有助于PEI的诊断。

2. 胰酶替代治疗的辅助用药：胰腺疾病患者的十二指肠pH值低于正常值，pH值较低可破坏肠溶胰酶的释放，并导致其失活。抑酸剂可提供更有利于发挥高效率酶功能的十二指肠环境，改善脂肪吸收。因此对于足量的胰酶替代治疗后仍持续存在PEI症状的患者，可考虑联用质子泵抑制剂（PPI）等抑酸药物。

表 5　我国临床常用的胰酶制剂

通用名	制剂	胰脂肪酶	胰淀粉酶	胰蛋白酶
胰酶肠溶胶囊	胶囊	1000[a]	8000[a]	600[a]
米曲菌胰酶片	片剂	7400[a]	7000[a]	420[a]
复方阿嗪米特肠溶片	片剂	3320[b]	5850[b]	185[b]
复合消化酶胶囊	胶囊	412[c]	2550[c]	2550[c]

注：a：PhEur unit：European Pharmacopoeia unit，欧洲药典单位；b：活力单位；c：USP unit；United States Pharmacopoeia unit，美国药典单位；单位换算：胰脂肪酶 1 PhEur unit = 1 USP unit；胰淀粉酶 1 PhEur unit = 4.15 USP unit；胰蛋白酶 1 PhEur unit = 62.5 USP unit

【注意事项】

1. 胰酶替代治疗的不良反应少见且多数较轻，主要包括恶心、呕吐、胃肠胀气、痛性痉挛、便秘和腹泻等。其他罕见并发症有纤维化大肠病和过敏反应等。
2. 慢性胰腺炎合并糖尿病患者对降糖药物敏感，需特别注意预防低血糖发作。
3. 非甾体类抗炎药物的不良反应除了肝肾功能损伤以外，还包括胃肠道溃疡，可诱发消化道出血，要注意观察药物相关的不良反应，尤其需要和慢性胰腺炎胰腺源性门脉高压相关胃底静脉曲张出血相鉴别。
4. 药物镇痛效果不理想时，需要考虑内镜或手术治疗方案，需要转出本路径进入其他路径。

五、推荐表单

(一) 医师表单

慢性胰腺炎临床路径医师表单

适用对象：第一诊断为慢性胰腺炎（ICD-10：K86.100）

患者姓名：	性别： 年龄： 门诊号：	住院号：
住院日期： 年 月 日	出院日期： 年 月 日	标准住院日：7~10 天

时间	住院第 1 天	住院第 2~3 天	住院第 4 天
主要诊疗工作	□ 完成询问病史和体格检查，按要求完成病历书写 □ 安排完善常规检查	□ 上级医师查房 □ 明确下一步诊疗计划 □ 完成上级医师查房记录 □ 做好行腹部 CT 或 MRI 检查准备 □ 对患者进行有关慢性胰腺炎饮食宣教	□ 上级医师查房 □ 完成三级查房记录 □ 注意化验结果回报，明确有无胰腺内外分泌功能受损依据 □ 行腹部影像学检查，明确有无慢性胰腺炎影像学特征性表现 □ 观察有无检查后并发症（如造影剂过敏反应等） □ 予以药物治疗
重点医嘱	**长期医嘱** □ 消化内科护理常规 □ 二级护理 □ 低脂饮食 □ 对症治疗 **临时医嘱** □ 血、尿、大便常规+隐血 □ 肝肾功能、血脂、电解质、血钙、血糖、糖化血红蛋白、血淀粉酶、脂肪酶、C-反应蛋白（CRP）、凝血功能 □ 肿瘤标志物筛查：AFP、CEA、CA19-9 □ 心电图、X 线胸片、腹部平片 □ 腹部 CT 或磁共振胰胆管造影（MRI/MRCP）、其他检查（酌情）：ANA、ENA、IgG、IgG_4）；血清胰岛素、C 肽	**长期医嘱** □ 消化内科护理常规 □ 二级护理 □ 低脂饮食 □ 对症治疗 **临时医嘱** □ 明日影像检查前禁食 4 小时	**长期医嘱** □ 消化内科护理常规 □ 二级护理 □ 低脂饮食 □ 对症治疗 **临时医嘱** □ 7 点血糖检测（必要时）
病情变异记录	□无 □有，原因： 1. 2.	□无 □有，原因： 1. 2.	□无 □有，原因： 1. 2.
医师签名			

时间	住院第 5~7 天	住院第 8~10 天（出院日）
主要诊疗工作	□ 观察患者腹部症状和体征，注意患者大便情况 □ 上级医师查房及诊疗评估 □ 如需内镜下治疗，联系相关医师 □ 完成查房记录 □ 对患者坚持治疗和预防并发症进行宣教	□ 上级医师查房，确定能否出院 □ 通知出院处 □ 通知患者及家属准备出院 □ 向患者及家属交代出院后注意事项，预约复诊时间，定期复查粪常规、血糖、血淀粉酶等 □ 将出院记录的副本交给患者 □ 如果患者不能出院，在病程记录中说明原因和继续治疗的方案
重点医嘱	**长期医嘱** □ 消化内科护理常规 □ 二级护理 □ 低脂饮食 □ 诊断有外分泌功能不全的，予以补充外源性胰酶制剂 □ 诊断合并有糖尿病的，根据进展程度及并发症情况给予降糖药物 □ 其他对症治疗（如镇痛药物、脂溶性维生素补充等）	**临时医嘱** □ 出院带药 □ 门诊随诊
病情变异记录	□ 无 □ 有，原因： 1. 2.	□ 无 □ 有，原因： 1. 2.
医师签名		

（二）护士表单

慢性胰腺炎临床路径护士表单

适用对象：第一诊断为慢性胰腺炎（ICD-10：K86.100）

患者姓名：	性别： 年龄： 门诊号：	住院号：
入院日期： 年 月 日	出院日期： 年 月 日	标准住院日：7~10天

时间	住院第1天	住院第2~3天	住院第4天
健康宣教	□ 入院宣教 　介绍主管医师、护士 　介绍环境、设施 　介绍住院注意事项 　介绍探视和陪护制度 　介绍贵重物品制度	□ CT/MRI检查前宣教 □ 告知CT/MRI检查前饮食 □ 告知患者在检查中配合医师 □ 告知检查后可能出现的情况及应对方式 □ 主管护士与患者沟通，消除患者紧张情绪 □ 对患者进行有关慢性胰腺炎饮食宣教 □ 药物宣教	□ 各项检查当日宣教 □ 介绍检查后并发症（如造影剂过敏反应等） □ 给予患者及家属心理支持 □ 再次明确探视陪护须知
护理处置	□ 核对患者姓名，佩戴腕带 □ 建立入院护理病历 □ 协助患者留取各种标本 □ 测量体重	□ 协助医师完成评估病情相关化验 □ CT/MRI检查前准备	□ 送患者至影像科 □ 核对患者资料及带药 □ 接患者 □ 核对患者及资料
基础护理工作	□ 二级护理 □ 协助患者及家属办理入院手续，介绍病房环境、设施和设备 □ 入院护理评估（包括入院护理评估、自理能力评估、跌倒危险因素评估、压疮风险因素评估以及内科住院患者静脉血栓栓塞症风险评估） □ 指导患者低脂饮食 □ 药物指导，遵医嘱给药 □ 入院宣教 □ 静脉抽血化验 □ 检查指导（告知目的、时间地点及注意事项）	□ 二级护理 □ 指导患者低脂饮食 □ 疾病指导，告知疾病相关症状和特点、诱因和预防 □ 进行关于CT/MRI检查宣教，告知检查目的及注意事项，并行检查前准备，如禁食 □ 基本生活和心理护理	□ 二级护理 □ 指导患者低脂饮食 □ 药物指导，遵医嘱对症用药 □ 基本生活和心理护理 □ 观察CT/MRI检查后患者病情有无变化，如有异常及时向医师汇报 □ 必要时，遵医嘱定时监测血糖

续　表

时间	住院第 1 天	住院第 2~3 天	住院第 4 天
专科护理	□ 护理查体 □ 病情观察 □ 腹部体征的观察 □ 大便的观察 □ 需要时，填写跌倒及压疮防范表 □ 需要时，请家属陪护 □ 确定饮食种类 □ 心理护理	□ 病情观察 □ 腹部体征的观察大便的观察 □ 遵医嘱完成相关检查 □ 心理护理	□ 遵医嘱给予药物 □ 病情观察 □ 腹部体征的观察 □ 大便的观察 □ 心理护理
重点医嘱	□ 详见医嘱执行单	□ 详见医嘱执行单	□ 详见医嘱执行单
病情变异记录	□ 无　□ 有，原因： 1. 2.	□ 无　□ 有，原因： 1. 2.	□ 无　□ 有，原因： 1. 2.
护士签名			

时间	住院第 5~7 天	住院第 8~10 天（出院日）
健康宣教	□ 药物作用及频率 □ 饮食、活动指导	□ 出院宣教 □ 复查时间 □ 服药方法 □ 活动休息 □ 指导饮食 □ 指导办理出院手续
护理处置	□ 遵医嘱完成相关检查	□ 办理出院手续 □ 书写出院小结
基础护理工作	□ 二级护理 □ 指导患者低脂饮食 □ 药物指导，遵医嘱补充外源性胰酶制剂 □ 基本生活和心理护理 □ 疾病指导，告知疾病相关症状和特点、诱因和预防 □ 遵医嘱定时监测血糖 □ 对患者进行疼痛评估及管理 □ 疾病指导	□ 出院宣教（包括自我护理、症状观察、药物指导、饮食指导） □ 指导并协助患者及家属办理出院手续、交费等事宜 □ 制订随访计划
专科护理	□ 病情观察 □ 腹部体征的观察 □ 大便的观察 □ 心理护理	□ 病情观察 □ 大便的观察 □ 腹部体征的观察 □ 出院指导 □ 心理护理
重点医嘱	□ 详见医嘱执行单	□ 详见医嘱执行单
病情变异记录	□ 无 □ 有，原因： 1. 2.	□ 无 □ 有，原因： 1. 2.
护士签名		

（三）患者表单

慢性胰腺炎临床路径患者表单

适用对象：第一诊断为慢性胰腺炎（ICD-10：K86.100）

患者姓名：	性别： 年龄： 门诊号：	住院号：
住院日期： 年 月 日	出院日期： 年 月 日	标准住院日：7~10 天

时间	入院	检查期间	CT/MRI 检查当天
医患配合	□ 配合询问病史、收集资料，请务必详细告知既往史、用药史、过敏史 □ 配合进行体格检查 □ 有任何不适请告知医师	□ 配合完善化验，如采血、留尿、心电图、X 线胸片 □ 医师与患者及家属介绍病情 □ CT/MRI 检查前签字、准备	□ 配合完善相关检查、化验，如采血、留尿、CT/MRI □ 配合医师摆好检查体位
护患配合	□ 配合测量体温、脉搏、呼吸频率 3 次，血压、体重 1 次 □ 配合完成入院护理评估（简单询问病史、过敏史、用药史） □ 接受入院宣教（环境介绍、病室规定、订餐制度、贵重物品保管等） □ 配合执行探视和陪护制度 □ 有任何不适请告知护士	□ 配合测量体温、脉搏、呼吸频率 3 次，询问大便 1 次 □ 接受 CT/MRI 检查前宣教 □ 接受饮食宣教 □ 接受药物宣教	□ 配合测量体温、脉搏、呼吸频率 3 次，询问大便 1 次 □ 检查前协助完成核对，带齐影像资料及用药 □ 返回病房后，配合接受生命体征的测量 □ 接受 CT/MRI 检查后宣教 □ 接受饮食宣教：部分 CT/MRI 当天禁食、禁水 □ 接受药物宣教 □ 有任何不适请告知护士
饮食	□ 遵医嘱饮食	□ 遵医嘱饮食	□ 部分 CT/MRI 检查前禁食、禁水 □ 遵医嘱饮食
排泄	□ 正常排尿便	□ 正常排尿便	□ 正常排尿便
活动	□ 正常活动	□ 正常活动	□ 正常活动

时间	CT/MRI 检查后	出院
医患配合	□ 配合服药并反映症状改变 □ 配合完善检查，如采血、留尿便等	□ 接受出院前指导 □ 知道复查程序 □ 获取出院诊断书
护患配合	□ 配合定时测量生命体征、每日询问大便 □ 配合检查腹部 □ 接受服药等治疗 □ 接受进食、进水、排便等生活护理 □ 配合活动，预防皮肤压力伤 □ 注意活动安全，避免坠床或跌倒 □ 配合执行探视及陪护	□ 接受出院宣教 □ 办理出院手续 □ 获取出院带药 □ 知道服药方法、作用、注意事项 □ 知道复印病历程序
饮食	□ 遵医嘱饮食	□ 遵医嘱饮食
排泄	□ 正常排尿便	□ 正常排尿便
活动	□ 正常适度活动，避免疲劳	□ 正常适度活动，避免疲劳

附：原表单（2017 年版）

慢性胰腺炎临床路径表单

适用对象：第一诊断为慢性胰腺炎（ICD-10：K86.100）

患者姓名：	性别： 年龄： 门诊号：	住院号：
住院日期： 年 月 日	出院日期： 年 月 日	标准住院日：7~10 天

时间	住院第 1 天	住院第 2~3 天	住院第 4 天
主要诊疗工作	□ 完成询问病史和体格检查， □ 按要求完成病历书写 □ 安排完善常规检查	□ 上级医师查房 □ 明确下一步诊疗计划 □ 完成上级医师查房记录 □ 做好行腹部 CT 或 MRI 检查准备 □ 对患者进行有关慢性胰腺炎饮食宣教	□ 上级医师查房 □ 完成三级查房记录 □ 注意化验结果回报，明确有无胰 □ 腺内外分泌功能受损依据 □ 行腹部影像学检查，明确有无慢性胰腺炎影像学特征性表现 □ 观察有无检查后并发症（如造影剂过敏反应等） □ 予以药物治疗
重点医嘱	**长期医嘱** □ 消化内科护理常规 □ 二级护理 □ 低脂饮食 □ 对症治疗 **临时医嘱** □ 血、尿、大便常规+隐血 □ 肝肾功能、血脂、电解质、血钙、血糖、糖化血红蛋白、血淀粉酶、脂肪酶、C反应蛋白（CRP）、凝血功能 □ 肿瘤标志物筛查：AFP、CEA、CA19-9 □ 心电图、X 线胸片、腹部平片 □ 腹部 CT 或磁共振胰胆管造影（MRI/MRCP） □ 其他检查（酌情）：ANA、ENA、IgG、IgG$_4$；血清胰岛素、C 肽	**长期医嘱** □ 消化内科护理常规 □ 二级护理 □ 低脂饮食 □ 对症治疗 **临时医嘱** □ 明日影像检查前禁食 4 小时	**长期医嘱** □ 消化内科护理常规 □ 二级护理 □ 低脂饮食 □ 对症治疗 **临时医嘱** □ 7 点血糖检测（必要时）

时间	住院第 1 天	住院第 2~3 天	住院第 4 天
主要护理工作	□ 二级护理 □ 协助患者及家属办理入院手续，介绍病房环境、设施和设备 □ 入院护理评估（包括入院护理评估、自理能力评估、跌倒危险因素评估、压疮风险因素评估以及内科住院患者静脉血栓栓塞症风险评估） □ 指导患者低脂饮食 □ 药物指导，遵医嘱给药 □ 入院宣教 □ 静脉抽血化验 □ 检查指导（告知目的、时间地点及注意事项）	□ 二级护理 □ 指导患者低脂饮食 □ 疾病指导，告知疾病相关症状和特点，诱因和预防 □ 进行关于 CT/MRI 检查宣教，告知检查目的及注意事项，并行检查前准备，如禁食 □ 基本生活和心理护理	□ 二级护理 □ 指导患者低脂饮食 □ 药物指导，遵医嘱对症用药 □ 基本生活和心理护理 □ 观察 CT/MRI 检查后患者病情有无变化，如有异常及时向医师汇报 必要时，遵医嘱定时监测血糖
重点变异记录	□ 无　□ 有，原因： 1. 2.	□ 无　□ 有，原因： 1. 2.	□ 无　□ 有，原因： 1. 2.
护士签名			
医师签名			

时间	住院第 5~7 天	住院第 8~10 天（出院日）
主要诊疗工作	□ 观察患者腹部症状和体征，注意患者大便情况 □ 上级医师查房及诊疗评估 □ 如需内镜下治疗，联系相关医师 □ 完成查房记录 □ 对患者坚持治疗和预防并发症进行宣教	□ 上级医师查房，确定能否出院 □ 通知出院处 □ 通知患者及家属准备出院 □ 向患者及家属交代出院后注意事项，预约复诊时间，定期复查粪常规、血糖、血淀粉酶等 □ 将出院记录的副本交给患者 □ 如果患者不能出院，在病程记录中说明原因和继续治疗的方案
重点医嘱	**长期医嘱** □ 消化内科护理常规 □ 二级护理 □ 低脂饮食 □ 诊断有外分泌功能不全的，予以补充外源性胰酶制剂 □ 诊断合并有糖尿病的，根据进展程度及并发症情况给予降糖药物 □ 其他对症治疗（如镇痛药物、脂溶性维生素补充等）	**临时医嘱** □ 出院带药 □ 门诊随诊
主要护理工作	□ 二级护理 □ 指导患者低脂饮食 □ 药物指导，遵医嘱补充外源性胰酶制剂 □ 基本生活和心理护理 □ 疾病指导，告知疾病相关症状和特点、诱因和预防 □ 遵医嘱定时监测血糖 □ 对患者进行疼痛评估及管理 □ 疾病指导	□ 出院宣教（包括自我护理、症状观察、药物指导、饮食指导） □ 指导并协助患者及家属办理出院手续、交费等事宜 制订随访计划
重点变异记录	□ 无　□ 有，原因： 1. 2.	□ 无　□ 有，原因： 1. 2.
护士签名		
医师签名		

参考文献

[1] 陈灏珠，林果为，王吉耀. 实用内科学. 第14版. 北京：人民卫生出版社，2013.

[2] 陈灏珠，林果为. 实用内科学. 第13版. 北京：人民卫生出版社，2009.

[3] 陈刚，刘洪. 2015年美国胃肠内镜学会执行委员会指南：经内镜逆行胰胆管造影在胆道良性疾病中的作用. 临床肝胆病杂志，2015，31（7）：1023-1026.

[4] 邓维成，杨镇，等. 日本血吸虫病的诊治——湘鄂赣专家共识. 中国血吸虫病防治杂志，2015，27（5）：451-456.

[5] 顾晋，王林. 美国结直肠外科医师协会结肠癌治疗规范（2012版）精要及解读. 中华胃肠外科杂志，2012，10（15）：997-999.

[6] 侯晓华. 实用内科疾病临床处理手册. 武汉：湖北科学技术出版社，2015.

[7] 何小平，江学良，李兆申. 消化内镜预防性使用抗菌药物指南. 世界华人消化杂志，2004，12（11）：2707-2712.

[8] 韩宁，黄强. 经内镜胆管内支架置入术对良恶性胆管梗阻的临床应用. 肝胆外科杂志，2007，5（6）：449-451.

[9] 胡元国，黄强，王成，等. 经内镜胆管内支架置入术对恶性胆管梗阻的临床应用. 肝胆外科杂志，2009，17（6）：425-427.

[10] 皇甫竞坤，闫杰，赵红，等. 异甘草酸镁对乙型肝炎肝硬化合并腹水患者水钠潴留及相关安全性的影响. 中华临床医师杂志，2013，7（10）：4200-4204.

[11] 金志勇，谢林辉. 胃肠安丸与复方嗜酸乳杆菌片对感染后肠易激综合征患者的临床疗效评价. 抗感染药学，2016，05：1138-1140.

[12] 寇继光，寇玥婷，袁岸龙，等. 胃铋镁四联疗法治疗幽门螺杆菌相关性消化性溃疡的临床效果. 中国医药导报，2016，13（33）：145-148.

[13] 李益农，陆星华. 消化内镜学. 第2版. 北京：科学出版社，2004.

[14] 厉有名，酒精性肝病诊疗指南. 临床肝胆病杂志，2010，26（3）：229-232.

[15] 缪晓晖，冉陆，张文宏，等. 成人急性感染性腹泻诊疗专家共识. 中华消化杂志，2013，33（12）：793-802.

[16] 兰永臻，王朔，周爱华，等. 内镜下治疗胃石症的方法选择与体会. 中华消化内镜杂志，2006，23（4）：305-306. DOI：10.3760/cma. j. issn. 1007-232.2006.04.028.

[17] 李敏，银腾达，林彬彬. 瑞巴派特治疗慢性胃炎：Meta分析. 胃肠病学和肝病学杂志，2015，24（6）：667-673.

[18] 莫剑忠，江石湖，萧树东. 江绍基胃肠病学. 第2版. 上海：上海科学技术出版社，2014.

[19] 潘国宗. 中华医学百科全书临床医学消化病学. 北京：中国协和医科大学出版社，2015.

[20] 钱家鸣，杨红. 中国炎症性肠病研究现状和进展. 中华消化杂志，2016，36（7）：433-436.

[21] 苏青，涂蕾，贾小红，等. 气滞胃痛颗粒治疗功能性消化不良患者随机、双盲、安慰剂对照临床研究. 临床消化病杂志，2016，28（04）：216-219.

[22] 王宇明，李燕. 双环醇保肝抗炎药理机制研究新进展. 胃肠病学和肝病学杂志，2010，（07）：674-677.

［23］王辰，王建安. 内科学. 北京：人民卫生出版社，2015.

［24］陶俊，王颖，叶波平，等. 红色诺卡氏菌细胞壁骨架对小鼠急性肝损伤的保护作用. 中华肝脏病杂志，2005，13（8）：618-619.

［25］吴以龙. 胃石切割碎石器治疗胃内巨大柿石症 18 例. 中华消化内镜杂志，2011，28（6）：344-345. DOI：10. 3760/cma. j. issn. 1007-5232. 2011. 06. 018.

［26］魏阳，姚文秀，周行，等. 舒肝宁治疗化疗药物所致肝损伤的临床疗效观察. 中国肝脏病杂志：电子版，2010，02（2）：9-11.

［27］萧树东，许国铭. 中华胃肠病学. 北京：人民卫生出版社，2008.

［28］姚希贤. 临床消化病学. 天津：天津科学技术出版社，1999.

［29］杨亚琼，陈宁，郭建，等. 蛇毒类血凝酶用于外科手术切口有效性和安全性的系统评价. 中国循证医学杂志，2015（11）：1309-1316.

［30］周文策，张全保，李汛，等. 梗阻性黄疸术后应用舒肝宁注射液临床疗效观察. 中国肝脏病杂志：电子版，2010，02（1）：22-25.

［31］张声生. 中成药临床应用指南消化疾病分册. 北京：中国中医药出版社，2016.

［32］张声生，唐旭东，黄穗平，等. 慢性胃炎中医诊疗专家共识意见. 中华中医药杂志，2017.

［33］储骏仁，高润霖，赵水平，等. 中国成人血脂异常防治指南（2016 年修订版）. 中国循环杂志，2016，31（10）：937-939.

［34］中华医学会肝病学分会药物性肝病学组. 药物性肝损伤诊治指南. 中华肝脏病杂志，2015，23（11）：810-820.

［35］中华中医药学会肝胆病分会. 中草药相关肝损伤临床诊疗指南. 中国中西医结合杂志，2016，41（6）：87-87.

［36］中华医学会肝病学分会，中华医学会消化病学分会. 中国肝性脑病诊治共识意见（2013）. 中华消化杂志，2013，33（9）：581-592.

［37］中华医学会肝病学分会，中华医学会消化病学分会，中华医学会感染病学分会. 原发性胆汁性肝硬化（又名原发性胆汁性胆管炎）诊断和治疗共识（2015）. 临床肝胆病杂志，2015，31（12）：1980-1988.

［38］中华医学会外科学分会门静脉高压症学组. 肝硬化门静脉高压症食管、胃底静脉曲张破裂出血诊治专家共识（2015）. 中国实用外科杂志，2015，35（10）：1086-1090.

［39］中华医学会肝病学分会，中华医学会消化病学分会，中华医学会内镜学分会. 肝硬化门静脉高压食管胃静脉曲张出血的防治指南. 临床肝胆病杂志，2016，32（2）：203-219.

［40］中华医学会消化病学分会，中华医学会肝病学分会. 中国肝性脑病诊治共识意见（2013年，重庆）. 中华肝脏病杂志，2013，21（9）：641-651.

［41］中华医学会消化病学分会，中华医学会肝病学分会，中华医学会内镜学分会. 肝硬化门静脉高压食管胃静脉曲张出血的防治共识（2008，杭州）. 中华消化杂志，2008，28（8）：551-558.

［42］中华医学会消化病学分会. 2012 中国慢性胃炎共识意见. 中华消化杂志，2013，33（1）：5-16.

［43］中华医学会消化内镜分会 ERCP 学组. 内镜下逆行胰胆管造影术（ERCP）诊治指南（2010版）（一）. 中华消化内镜杂志，2010，27（3）：113-118.

［44］中华医学会消化内镜分会 ERCP 学组. 内镜下逆行胰胆管造影术（ERCP）诊治指南（2010版）（二）. 中华消化内镜杂志，2010，27（4）：169-172.

［45］中华医学会消化内镜学分会，中国抗癌协会肿瘤内镜专业委员会. 中国早期胃癌筛查及内镜诊治共识意见（2014，长沙）. 中华消化内镜杂志，2014，31（7）：361-377.

［46］中华医学会消化内镜学分会. 中国上消化道异物内镜处理专家共识意见（2015，上海）. 中华消化内镜杂志，2016，33（01）：19-28. DOI：10. 3760/cma. j. issn. 1007-5232. 2016. 01. 003.

［47］中华医学会消化内镜学分会. 胃黏膜病变内镜黏膜下剥离术围术期用药专家建议（2015年，苏州）. 中华内科杂志，2015：54.

［48］中华医学会外科学分会胆道外科学组. 急性胆道系统感染的诊断和治疗指南（2011版）. 中华消化外科杂志，2011，10（1）：9-13.

［49］中华医学会. 胃肠道胆胰疾病：食管贲门失弛缓症. 第2版. 人民卫生出版社，2007.

［50］中华医学会消化病分会胰腺疾病学组，中华胰腺病杂志编辑委员会，中华消化杂志编辑委员会. 中国急性胰腺炎诊治指南（2013，上海）. 中华消化杂志，2013，33（4）：217-222.

［51］中华医学会消化病学分会. 2014年中国胃食管反流病专家共识意见. 中华消化杂志，2014，34（10）：649-661.

［52］中华医学会外科学分会胰腺外科学组，慢性胰腺炎诊治指南（2014），中国实用外科杂志. 2015，35（3）：277-282.

［53］中华医学会消化病学分会炎症性肠病学组. 炎症性肠病诊断与治疗的共识意见（2012年，广州）. 中华消化杂志，2012，32（12）：796-813.

［54］中华医学会消化病学分会. 中国大肠肿瘤筛查、早诊早治和综合预防共识意见. 胃肠病学和肝病学杂志，2011，20（11）：979-995.

［55］中华医学会消化病学分会炎症性肠病学组. 炎症性肠病诊断与治疗的共识意见（2012，广州）. 胃肠病学，2012，17：763-781.

［56］中华医学会肿瘤学分会. 中国结直肠癌诊疗规范，2015.

［57］欧洲胃肠病学联合会. 2016年欧洲胃肠病学联合会慢性胰腺炎循证指南. United European Gastroenterol，2017，5（2）：153-199.

［58］《中华胰腺病杂志》编委会. 中国胰腺外分泌功能不全诊治规范（草案）. 中华胰腺病杂志，2013，13（1）.

［59］国家药典委员会. 中华人民共和国药典临床用药须知：化学药和生物制品卷（2010版）. 北京：中国医药科技出版社，2011.

［60］中华医学会消化内镜学分会，中国抗癌协会肿瘤内镜专业委员会. 中国早期胃癌筛查及内镜诊治共识意见（2014，长沙）. 中华消化内镜杂志，2014，31（7）：361-377.

［61］中华医学会消化病学分会炎症性肠病学组. 炎症性肠病营养支持治疗专家共识（2013·深圳），胃肠病学，2015，20（2）：97-105.

［62］中华医学会消化病学分会. 2012中国慢性胃炎共识意见. 中华消化杂志，2013，33（1）：5-16.

［63］中华医学会消化病学分会幽门螺杆菌学组. 第四次全国幽门螺杆菌感染处理共识报告. 胃肠病学，2012；51（10）：832-837.

［64］中华医学会肝病学分会脂肪肝和酒精性肝病学组. 中国非酒精性脂肪性肝病诊疗指南（2010年修订版）. 中华肝脏病杂志，2010，18（3）：167-170.

［65］（美）Drossman，D. A.，等. 罗马Ⅳ：功能性胃肠病肠—脑互动异常. 方秀才，侯晓华等，译. 北京：科学出版社，2016.

［66］临床路径释义专家组. 临床路径释义（第二卷）. 北京：中国协和医科大学出版社，2013.

［67］中华医学会编著. 临床诊疗指南消化系统疾病分册. 北京：人民卫生出版社，2004.

［68］中华医学会老年医学分会. 老年人缺血性肠病诊治中国专家建议（2011）. 中华老年医学杂志，2011.

［69］李晓光，金征宇，等. 多层螺旋CT与DSA检出与定位急性消化道出血的前瞻性对照研究. 中国医学影像学杂志，2009，17（3）：175-179.

［70］内镜治疗专家协作组. 经口内镜下肌切开术治疗贲门失弛缓症专家共识. 中华胃肠外科杂志，2012，15（11）：1197-1200.

［71］抗菌药物临床应用指导原则（2015年版）（国卫办医发〔2015〕43号附件）.

[72] 中华医学会消化病分会幽门螺杆菌学组, 全国幽门螺杆菌研究协作组. 第四次全国幽门螺杆菌感染处理共识报告, 山西井冈山. 2012.

[73] 中华医学会消化内镜分会. 中国上消化道异物内镜处理专家共识意见 (2015, 上海). 中华消化内镜杂志, 2015, 33 (1): 19-28.

[74] 中华内科杂志编委会, 中华消化杂志编委会, 中华消化内镜杂志编委会. 急性非静脉曲张性上消化道出血诊治指南 (2009, 杭州). 中华内科杂志, 2009, 48 (10): 891-894.

[75] 中华消化杂志编辑委员会. 不明原因消化道出血诊治推荐流程. 中华消化杂志, 2012, 32 (6): 361-63.

[76] 中国医师协会急诊医师分会. 急性上消化道出血急诊诊治流程专家共识 (修订稿). 中国急救医学, 2011, 31 (1): 1-8.

[77] 中华医学会. 临床诊疗指南: 消化系统疾病分册. 北京: 人民卫生出版社, 2005: 5.

[78] 中国标准化协会中医药标准化分会等. 中成药临床应用指南: 消化疾病分册. 北京: 中国中医药出版社, 2016: 247-248.

[79]《中国国家处方集》编委会. 中国国家处方集: 化学药品与生物制品卷. 北京: 人民军医出版社, 2010: 321-322.

[80]《中国国家处方集》编委会. 中国国家处方集: 化学药品与生物制品卷 [M]. 北京: 人民军医出版社, 2010: 147-149.

[81]《中国国家处方集》编委会. 中国国家处方集: 化学药品与生物制品卷 [M]. 北京: 人民军医出版社, 2010: 364-365.

[82] 希恩·C·斯威曼. 马丁代尔药物大典: 35版. 北京: 化学工业出版社, 2009: 1902.

[83] 希恩·C·斯威曼. 马丁代尔药物大典: 35版. 北京: 化学工业出版社, 2009: 1805.

[84] Arroyo V, Ginés P, Rimola A, Gaya J. Renal function abnormalities, prostaglandins, and effectsof nonsteroidal anti-inflammatory drugs in cirrhosis with ascites. An overview with emphasis onpathogenesis. American Journal of Medicine, 1986, 81: 104.

[85] Arakawa T, Higuchi K, Fujiwara Y, et al. 15th Anniversary of Rebamipide: Looking Ahead to the New Mechanisms and New Applications. Digestive Diseases & Sciences, 2005, 50 (1): 3-11.

[86] British Society of Gastroenterology. Association of Coloproctologists of Great Britain and Ireland guidelines for the management of large non-pedunculated colorectal polyps. Gut, 2015, 64 (12): 1847-1873.

[87] Chalasani NP, Hayashi PH, Bonkovsky HL, et al. ACG Clinical Guideline: the diagnosis and management of idiosyncratic drug-induced liver injury. American Journal of Gastroenterology, 2014, 109 (7): 950-966, 967.

[88] Chalasani N, Younossi Z, Lavine JE, Diehl AM, Brunt EM, Cusi K, Charlton M, Sanyal AJ, American Gastroenterological Association, American Association for the Study of LiverDiseases, American College of Gastroenterology. The diagnosis and management of non-alcoholic fatty liver disease: practice guideline by the American Gastroenterological Association, American Association for the Study of LiverDiseases, and American College of Gastroenterology. Gastroenterology, 2012, 142 (7): 1592-609.

[89] M Ferlitsch, A Moss, C Hassan, et al. Colorectal polypectomy and endoscopic mucosal resection (EMR): European Society of Gastrointestinal Endoscopy (ESGE) Clinical Guideline. Endoscopy, 2017, 49 (3): 270-297.

[90] European Association for the Study of Liver. EASL clinical practical guidelines: management of alcoholic liver disease. J Hepatol, 2012, 57 (2): 399-420.

[91] Fitzgerald RC, di Pietro M, Ragunath K, et al. British Society of Gastroenterology guidelines on

the diagnosis and management of Barrett's oesophagus. Gut, 2014, 63 (1): 7.

[92] Guerrant RL, Van Gilder T, Steiner TS, et al. Practice guidelines for the management of infectious diarrhea. Clin Infect Dis, 2001, 32 (3): 331-335.

[93] Hoogerwerf WA, Pasricha PJ. Pharmacologic therapy in treating achalasia. GastrointestEndoscClin North Am, 2001, 11: 311-324.

[94] Heard KJ. Acetylcysteine for acetaminophen poisoning. N Engl J Med, 2008, 359 (3): 285-292.

[95] Hu PF, Wang PQ, Chen H, et al. Beneficial effect of corticosteroids for patients with severe drug-induced liver injury. J Dig Dis, 2016, 17 (9): 618-627.

[96] HU Rui, TANG Fang. Effects of Wei Chang An pill (胃肠安丸) on enzyme activity and levels of vasoactive peptide and substance P in the small intestine of rats with compound diarrhea. Journal of Traditional Chinese Medicine, 2012, 01: 52-57.

[97] Katarey D, Verma S. Drug-induced liver injury. Clin Med (Lond), 2016, 16 (Suppl 6): s104-s109.

[98] Michael F. Vaezi, John E. Pandolfino, et al. ACG Clinical Guideline: Diagnosis and Management of Achalasia. American Journal of Gastroenterology, 2013, 108 (8): 1238-1249.

[99] S. Rodino, T. D'Amico, L. Sebko va, et al. Management of ingested foriegn bodies and food impactions, ASGE, 2011.

[100] Poincloux L Rouquette O, Abergel A. Endoscopic treatment of benign esophageal strictures: a literature review. Expert Rev Gastroenterol Hepatol, 2017, 11 (1): 53-64.

[101] Qu Y, Zong L, Xu M, et al. Effects of 18alpha-glycyrrhizin on TGF-beta 1/Smad signaling pathway in rats with carbon tetrachloride-induced liver fibrosis. Int J Clin Exp Pathol, 2015, 8 (2): 1292-1301.

[102] Qu Y, Chen WH, Zong L, et al. 18 alpha-Glycyrrhizin induces apoptosis and suppresses activation of rat hepatic stellate cells [J]. Med Sci Monit, 2012, 18 (1): BR24-32.

[103] Richter JE, Boeckxstaens GE. Management of achalasia: surgery or pneumatic dilation. Gut, 2011, 60: 869-876.

[104] Runyon BA, AASLD. Introduction to the revised American Association for the Study of Liver Diseases Practice Guideline management of adult patients with ascites due to cirrhosis 2012. Hepatology, 2013, 57 (4): 1651-1653.

[105] SerstéT, Melot C, Francoz C, et al. Deleterious effects of beta-blockers on survival in patientswith cirrhosis and refractory ascites. Hepatology, 2010, 52: 1017.

[106] Siersema PD. Treatment options for esophageal strictures. Nat Clin Pract Gastroenterol Hepatol, 2008, 5 (3): 142-152.

[107] Tanaka S, Saitoh Y, Matsuda T, et al. Evidence-based clinical practice guidelines for management of colorectal polyps. J Gastroenterol, 2015, 50 (3): 252-260.

[108] Tu CT, Li J, Wang FP, et al. Glycyrrhizin regulates CD4+T cell response during liver fibrogenesis via JNK, ERK and PI3K/AKT pathway. Int Immunopharmacol, 2012, 14 (4): 410-421.

[109] Tripathi D, Stanley AJ, Hayes PC, et al. U. K. guidelines on the management of Variceal haemorrhage in cirrhotic patients. Gut, 2015, 64 (11): 1680-1704.

[110] 3rd European Evidence-based Consensus on the Diagnosis and Management of Crohn's Disease 2016: Part 1: Diagnosis and Medical Management. J Crohns Colitis, 2017, 11 (1): 3-25.

附录 1

肝硬化腹水临床路径病案质量监控表单

1. 进入临床路径标准

疾病诊断：肝硬化腹水 ［ICD-10：（A52.7/B65.2/K70.3/K71.7/K74/K76.1）伴 R18］

手术操作：腹腔穿刺术（ICD-9-CM-3：54.91）

2. 病案质量监控表

监控项目 / 住院时间	监控重点 / 评估要点		监控内容	分数	减分理由	备注
病案首页		主要诊断名称及编码	肝硬化腹水 ［ICD-10：（A52.7/B65.2/K70.3/K71.7/K74/K76.1）伴 R18］	5□ 4□ 3□ 1□ 0□		
		主要手术名称及编码	腹腔穿刺术（ICD-9-CM-3：54.91）			
		其他诊断名称及编码	无遗漏，编码准确			
		其他项目	内容完整、准确、无遗漏	5□ 4□ 3□ 1□ 0□		
住院第1天	入院记录	主诉	简明扼要的提练症状、体征及持续时间	5□ 4□ 3□ 1□ 0□		入院24小时内完成
		现病史 / 主要症状	是否记录本病最主要的症状，如乏力、食欲减退、腹胀、尿量、体重变化等，并重点描述： 1. 发作及加重的诱因 2. 起病特点 3. 发作性质及程度 4. 缓解方式，自行缓解或采取某种措施 5. 对体力、饮食、睡眠、活动的影响	5□ 4□ 3□ 1□ 0□		
		病情演变过程	是否描述主要症状的演变过程，如： 1. 发作诱因的变化 2. 发作性质及程度的变化 3. 缓解方式的变化	5□ 4□ 3□ 1□ 0□		

续 表

住院时间 监控项目 监控重点		评估要点	监控内容	分数	减分理由	备注
		其他伴随症状	是否记录伴随症状，如： 1. 内分泌系统失调表现 2. 水肿：有无下肢或其他部位水肿 3. 有无神经精神症状	5□ 4□ 3□ 1□ 0□		
		院外诊疗过程	是否记录诊断、治疗情况，如： 1. 是否诊断过"肝硬化"或诊断肝病等其他疾病 2. 是否做过肝功能检查、腹部超声等检查 3. 是否抽腹水及相关检测，有无自发性腹膜炎 4. 是否使用保肝药、利尿药等情况及效果	5□ 4□ 3□ 1□ 0□		
		既往史个人史家族史	是否按照病历书写规范记录，并重点记录： 1. 饮食习惯、环境因素、精神因素 2. 饮酒史、吸烟史、输血史、药物史等 3. 流行病学史：居住地是否为肝炎高发区等 4. 慢性疾病史 5. 家族中有无类似患者	5□ 4□ 3□ 1□ 0□		
		体格检查	是否按照病历书写规范记录，并重点记录重要体征，无遗漏，如： 1. 一般情况：体位、体温、呼吸频率、心率、意识状态、血压等 2. 注意有无慢性肝病面容，有无黄疸、蜘蛛痣、肝掌、出血点、淤斑、腹壁静脉曲张、下肢水肿及其他部位水肿等 3. 有无肺部呼吸音减低、肺部啰音变化、心脏听诊等 4. 腹部体征：有无腹水征、压痛、反跳痛、肌紧张、肝脾大小及质地等	5□ 4□ 3□ 1□ 0□		
		辅助检查	是否记录辅助检查结果，如： 1. 腹部超声：提示肝硬化、腹水 2. 肝功能试验：血清白蛋白降低、胆红素可升高、凝血酶原延长、转氨酶升高等	5□ 4□ 3□ 1□ 0□		

续　表

监控项目 监控重点 住院时间		评估要点	监控内容	分数	减分理由	备注
	首次病程记录	病例特点	是否简明扼要，重点突出，无遗漏： 1. 年龄、输血史、药物史、特殊的生活习惯及嗜好等 2. 病情特点 3. 突出的症状和体征 4. 辅助检查结果 5. 其他疾病史	5□ 4□ 3□ 1□ 0□		
		初步诊断	第一诊断为：肝硬化腹水［ICD-10：（A52.7/B65.2/K70.3/K71.7/K74/K76.1）伴 R18］	5□ 4□ 3□ 1□ 0□		
		诊断依据	是否充分、分析合理： 1. 符合肝硬化失代偿期诊断标准：包括肝功能损害、门脉高压的临床表现、实验室检查及影像学检查 2. 有腹水的体征和影像学结果：腹胀、腹部移动性浊音阳性等；腹部超声或 CT 检查证实存在腹腔积液	5□ 4□ 3□ 1□ 0□		入院 8 小时内完成
		鉴别诊断	主要针对产生腹水原因的鉴别诊断： 1. 自发性腹膜炎 2. 结核性腹膜炎 3. 肿瘤性腹腔积液 4. 心功能不全	5□ 4□ 3□ 1□ 0□		
		诊疗计划	是否全面并具有个性化： 1. 诊断方面 （1）首先进行病情评估 （2）了解肝脏功能储备诊断方面的相关检查 （3）病因方面检查：病毒性肝炎标志的测定及血清免疫学检查 （4）确定腹水的性质与程度：抽腹水行常规检测及腺苷脱氢酶（ADA）、血与腹水乳酸脱氢酶（LDH）、细菌培养和内毒素测定，血清－腹水白蛋白梯度（SAAG）等			

监控重点 监控项目 住院时间		评估要点	监控内容	分数	减分理由	备注
			2. 治疗方面 （1）一般治疗（休息、控制水和钠盐的摄入、记录出入量） （2）消除病因及诱因（如戒酒、停用有损肝功能的药物、抗病毒治疗等） （3）药物治疗：利尿剂、白蛋白等 （4）抽腹水 3. 向患者及家属交待病情，签署腹腔穿刺检查知情同意书，并进行有关肝硬化腹水的宣教 4. 是否完成并记录必需的检查项目 （1）血常规、尿常规、大便常规+隐血 （2）肝肾功能、电解质、血糖、血型、红细胞沉降率、凝血功能、甲胎蛋白（AFP）、乙型肝炎、丙型肝炎检测 （3）腹水检查 （4）腹部超声、胸部正侧位 X 线片 5. 是否记录分析根据患者病情选择的辅助检查 （1）腹水病原学检查，腹部 CT+门脉三维重建或 MRI，超声心动图检查 （2）24 小时尿钠排出量或尿钠/钾比值	5□ 4□ 3□ 1□ 0□		
	上级医师查房记录	是否有重点内容并结合本病例： 1. 补充病史和查体 2. 诊断、鉴别诊断分析 3. 病情评估和预后评估 4. 治疗方案分析，提出诊疗意见 5. 肝硬化腹水治疗的进展情况介绍 6. 提示需要观察和注意的内容	5□ 4□ 3□ 1□ 0□		入院48小时内完成
	病程记录	住院医师查房记录	是否记录、分析全面： 1. 腹胀等症状和腹水等体征的变化，全身状况 2. 观察的重点内容，如腹水、体重变化、出入量等 3. 分析辅助检查结果：重点肝肾功能、血与腹水 LDH，血清-腹水白蛋白梯度（SAAG）及超声、腹部 CT 或 MRI，超声心动检查等 4. 治疗效果、调整治疗方案及原因分析、病情评估及预后评估	5□ 4□ 3□ 1□ 0□		

续　表

监控项目 住院时间 监控重点		评估要点	监控内容	分数	减分理由	备注
			5. 上级医师查房意见的执行情况 6. 腹腔穿刺记录（要求见"腹腔穿刺术者记录"） 7. 请他科会诊的目的、结果及执行情况等 8. 关于向患者及家属交待病情及签署知情同意书情况，以及患者及家属意见的记录			
	操作记录	腹腔穿刺术者记录	是否记录： 1. 自然项目（非另页书写可略） 2. 操作名称 3. 操作时间 4. 操作步骤 5. 操作结果 6. 患者一般情况 7. 操作过程是否顺利，有无不良反应 8. 术后注意事项及是否向患者说明 9. 如有麻醉，记录麻醉情况并有麻醉师签名 10. 操作者签名及时间	5□ 4□ 3□ 1□ 0□		
住院期间	病程记录	住院医师查房记录	是否记录、分析如下内容： 1. 腹胀等症状和腹围、体重等体征的变化，全身状况 2. 腹腔穿刺术记录（要求见"腹腔穿刺术者记录"） 3. 辅助检查结果及意义 4. 治疗的效果及调整的治疗方案、调整的药物等及原因分析 5. 上级医师查房意见的执行情况 6. 患者及家属的知情告知情况	5□ 4□ 3□ 1□ 0□		
		上级医师查房记录	是否记录： 1. 对病情、已完成的诊疗进行总结分析，并提出下一步诊疗意见 2. 补充、更改诊断分析和确定诊断分析	5□ 4□ 3□ 1□ 0□		

续　表

住院时间 / 监控项目 / 监控重点		评估要点	监控内容	分数	减分理由	备注
出院前 1~3天	病程记录	住院医师 查房记录	是否记录、分析： 1. 目前腹胀等症状及腹部体征的改善情况 2. 合并症、并发症的情况 3. 病情评估及疗效评估 4. 目前的治疗情况 5. 分析符合出院标准 6. 出院后的治疗方案 7. 出院后注意事项	5□ 4□ 3□ 1□ 0□		
		上级医师 查房记录	是否记录、分析： 1. 疗效评估，预期目标完成情况 2. 确定符合出院标准 3. 出院后治疗方案	5□ 4□ 3□ 1□ 0□		
住院第 10~14天 （出院日）	病程记录	住院医师 查房记录	是否记录 1. 目前症状及体征的缓解情况 2. 目前治疗情况 3. 实验室检查指标正常与否 4. 向患者交待出院后注意事项	5□ 4□ 3□ 1□ 0□		
		出院记录	记录是否齐全，重要内容无遗漏，如： 1. 入院情况 2. 诊疗经过：麻醉、手术方式；术中特殊情况及处理；术后并发症等 3. 出院情况：症状体征、功能恢复、切口愈合情况及病理结果等 4. 出院医嘱：出院带药需写明药物名称、用量、服用方法，需要调整的药物要注明调整的方法；出院后患者需要注意的事项；门诊复查时间及项目等	5□ 4□ 3□ 1□ 0□		
	特殊检查、特殊治疗同意书的医学文书		内容包括：自然项目（非另页书写时可以不写），特殊检查，特殊治疗项目名称、目的、可能出现的并发症及风险，患者或家属签署是否同意检查或治疗，患者签名，医师签名等	5□ 4□ 3□ 1□ 0□		

续　表

监控项目 / 监控重点 / 住院时间		评估要点	监控内容	分数	减分理由	备注
	病危（重）通知书		自然项目（非另页书写时可以不写）、目前诊断、病情危重情况，患方签名、医师签名并填写日期	5□ 4□ 3□ 1□ 0□		
医嘱	住院第1天	长期医嘱	1. 消化内科护理常规 2. 二级护理 3. 低盐饮食 4. 记录24小时液体出入量 5. 测体重+腹围，qd	5□ 4□ 3□ 1□ 0□		
		临时医嘱	1. 血常规、尿常规、大便常规+隐血 2. 肝肾功能、电解质、血糖、血型、凝血功能、AFP、HBV、HCV 3. 腹水检查 4. 腹部超声、胸正侧位X线片 5. 必要时行腹水病原学检查、腹部CT或MRI、超声心动检查、24小时尿钠排出量或尿钠/钾比值 6. 其他检查（酌情）			
	住院期间	长期医嘱	1. 消化内科护理常规 2. 二级护理 3. 低盐饮食 4. 记录24小时液体出入量 5. 测体重+腹围，qd 6. 利尿剂			
		临时医嘱	1. 腹腔穿刺术 2. 腹水常规、总蛋白、白蛋白、细胞学检查 3. 腹水需氧菌及厌氧菌培养（必要时） 4. 白蛋白静脉滴注（必要时） 5. 其他检查（酌情） 6. 根据病情需要下达 7. 酌情复查：24小时尿钠排出量测定、尿钠/钾比值测定、肾功能及电解质测定			

监控项目 住院时间 \ 监控重点		评估要点	监控内容	分数	减分理由	备注
出院前		长期医嘱	1. 消化内科护理常规 2. 二级护理 3. 低盐饮食 4. 记录 24 小时液体出入量 5. 测体重+腹围，qd 6. 利尿剂			
		临时医嘱	根据病情需要下达			
出院日		出院医嘱	1. 出院带药 2. 门诊随诊时间			
一般书写规范		各项内容	完整、准确、清晰、签字	5□ 4□ 3□ 1□ 0□		
变异情况		变异条件及原因	1. 治疗期间出现并发症或常规治疗效果不佳，需特殊诊断和治疗，导致住院时间延长 2. 合并结核性腹膜炎、肺部感染等转入相应路径 3. 难治性腹水，需进一步诊治，导致住院时间延长、费用增加 4. 合并肝肾综合征或上消化道出血或肝性脑病	5□ 4□ 3□ 1□ 0□		

附录 2

制定/修订《临床路径释义》的基本方法与程序

曾宪涛　蔡广研　陈香美　陈新石　葛立宏　高润霖　顾　晋　韩德民
贺大林　胡盛寿　黄晓军　霍　勇　李单青　林丽开　母义明　钱家鸣
任学群　申昆玲　石远凯　孙　琳　田　伟　王　杉　王行环　王宁利
王拥军　邢小平　徐英春　鱼　锋　张力伟　郑　捷　郎景和

中华人民共和国国家卫生和计划生育委员会采纳的临床路径（Clinical pathway）定义为针对某一疾病建立的一套标准化治疗模式与诊疗程序，以循证医学证据和指南为指导来促进治疗和疾病管理的方法，最终起到规范医疗行为，减少变异，降低成本，提高质量的作用。世界卫生组织（WHO）指出临床路径也应当是在循证医学方法指导下研发制定，其基本思路是结合诊疗实践的需求，提出关键问题，寻找每个关键问题的证据并给予评价，结合卫生经济学因素等，进行证据的整合，诊疗方案中的关键证据，通过专家委员会集体讨论，形成共识。可以看出，遵循循证医学是制定/修订临床路径的关键途径。

临床路径在我国已推行多年，但收效不甚理想。当前，在我国推广临床路径仍有一定难度，主要是因为缺少系统的方法论指导和医护人员循证医学理念薄弱[1]。此外，我国实施临床路径的医院数量少，地域分布不平衡，进入临床路径的病种数量相对较少，病种较单一；临床路径实施的持续时间较短[2]，各学科的临床路径实施情况也参差不齐。英国国家与卫生保健研究所（NICE）制定临床路径的循证方法学中明确指出要定期检索证据以确定是否有必要进行更新，要根据惯用流程和方法对临床路径进行更新。我国三级综合医院评审标准实施细则（2013 年版）中亦指出"根据卫生部《临床技术操作规范》《临床诊疗指南》《临床

路径管理指导原则（试行）》和卫生部各病种临床路径，遵循循证医学原则，结合本院实际筛选病种，制定本院临床路径实施方案"。我国医疗资源、医疗领域人才分布不均衡[3]，并且临床路径存在修订不及时和篇幅限制的问题，因此依照国家卫生和计划生育委员会颁发的临床路径为蓝本，采用循证医学的思路与方法，进行临床路径的释义能够为有效推广普及临床路径、适时优化临床路径起到至关重要的作用。

基于上述实际情况，为规范《临床路径释义》制定/修订的基本方法与程序，本团队使用循证医学[4]的思路与方法，参考循证临床实践的制定/修订的方法[5]制定本共识。

一、总则

1. 使用对象：本《制定/修订<临床路径释义>的基本方法与程序》适用于临床路径释义制定/修订的领导者、临床路径的管理参加者、评审者、所有关注临床路径制定/修订者，以及实际制定临床路径实施方案的人员。

2. 临床路径释义的定义：临床路径释义应是以国家卫生和计划生育委员会颁发的临床路径为蓝本，克服其篇幅有限和不能及时更新的不足，结合最新的循证医学证据和更新的临床实践指南，对临床路径进行解读；同时在此基础上，制定出独立的医师表单、护士表单、患者表单、临床药师表单，从而达到推广和不

断优化临床路径的目的。

3. 制定/修订必须采用的方法：制定/修订临床路径释义必须使用循证医学的原理及方法，更要结合我国的国情，注重应用我国本土的医学资料，整个过程避免偏倚，符合便于临床使用的需求。所有进入临床路径释义的内容均应基于对现有证据通过循证评价形成的证据以及对各种可选的干预方式进行利弊评价之后提出的最优指导意见。

4. 最终形成释义的要求：通过提供明晰的制定/修订程序，保证制定/修订临床路径释义的流程化、标准化，保证所有发布释义的规范性、时效性、可信性、可用性和可及性。

5. 临床路径释义的管理：所有临床路径的释义工作均由卫生和计划生育委员会相关部门统一管理，并委托相关学会、出版社进行制定/修订，涉及申报、备案、撰写、表决、发布、试用反馈、实施后评价等环节。

二、制定/修订的程序及方法

1. 启动与规划：临床路径释义制定/修订前应得到国家相关管理部门的授权。被授权单位应对已有资源进行评估，并明确制定/修订的目的、资金来源、使用者、受益者及时间安排等问题。应组建统一的指导委员会，并按照学科领域组建制定/修订指导专家委员会，确定首席专家及所属学科领域各病种的组长、编写秘书等。

2. 组建编写工作组：指导委员会应由国家相关管理部门的领导、临床路径所涉及的各个学科领域的专家、医学相关行业学会的领导、卫生经济学领域专家、循证医学领域专家、期刊编辑与传播领域专家、出版社领导、病案管理专家、信息部门专家、医院管理者等构成。按照学科组建编写工作小组，编写小组由首席专家、组长、编写秘书等人员组成，首席专家应由该学科领域具有权威性与号召力的专家担任，负责总体的设计和指导，并具体领导工作的开展。应为首席专家配备 1~2 名编写秘书，负责整个制定/修订过程的联络工作。按照领域疾病具体病种来遴选组长，再由组长遴选参与制定/修订的专家及秘书。例如，以消化系统疾病的临床路径释义为例，选定首席专家及编写秘书后，再分别确定肝硬化腹水临床

路径释义、胆总管结石临床路径释义、胃十二指肠临床路径释义等的组长及组员。建议组员尽量是由具有丰富临床经验的年富力强的且具有较高编写水平及写作经验的一线临床专家组成。

3. 召开专题培训：制定/修订工作小组成立后，在开展释义制定/修订工作前，就流程及管理原则、意见征询反馈的流程、发布的注意事项、推广和实施后结局（效果）评价等方面，对工作小组全体成员进行专题培训。

4. 确定需要进行释义的位点：针对国家正式发布的临床路径，由各个专家组根据各级医疗机构的理解情况、需要进一步解释的知识点、当前相关临床研究及临床实践指南的进展进行讨论，确定需要进行释义的位点。

5. 证据的检索与重组：对于固定的知识点，如补充解释诊断的内容可以直接按照教科书、指南进行释义。诊断依据、治疗方案等内容，则需要检索行业指南、循证医学证据进行释义。与循证临床实践指南[5]类似，其证据检索是一个"从高到低"的逐级检索的过程。即从方法学质量高的证据向方法学质量低的证据的逐级检索。首先检索临床实践指南、系统评价/Meta 分析、卫生技术评估、卫生经济学研究。如果有指南、系统评价/Meta 分析则直接作为释义的证据。如果没有，则进一步检索是否有相关的随机对照试验（RCT），再通过 RCT 系统评价/Meta 分析的方法形成证据体作为证据。除临床大数据研究或因客观原因不能设计为 RCT 和诊断准确性试验外，不建议选择非随机对照试验作为释义的证据。

6. 证据的评价：若有质量较高、权威性较好的临床实践指南，则直接使用指南的内容；指南未涵盖的使用系统评价/Meta 分析、卫生技术评估及药物经济学研究证据作为补充。若无指南或指南未更新，则主要使用系统评价/Meta 分析、卫生技术评估及药物经济学研究作为证据。此处需注意系统评价/Meta 分析、卫生技术评估是否需要更新或重新制作，以及有无临床大数据研究的结果。需要采用 AGREE II 工具[5]对临床实践指南的方法学质量进行评估，使用 AMSTAR 工具或 ROBIS 工具评价系统评价/Meta 分析的方法学质量[6-7]，使用 Cochrane 风险偏倚评估工具评价 RCT 的

方法学质量[7]，采用 QUADAS-2 工具评价诊断准确性试验的方法学质量[8]，采用 NICE 清单、SIGN 清单或 CASP 清单评价药物经济学研究的方法学质量[9]。

证据质量等级及推荐级别建议采用 GRADE 方法学体系或牛津大学循证医学中心（Oxford Centre for Evidence-Based Medicine, OCEBM）制定推出的证据评价和推荐强度体系[5]进行评价，亦可由临床路径释义编写工作组依据 OCEBM 标准结合实际情况进行修订并采用修订的标准。为确保整体工作的一致性和完整性，对于质量较高、权威性较好的临床实践指南，若其采用的证据质量等级及推荐级别与释义工作组相同，则直接使用；若不同，则重新进行评价。应优先选用基于我国人群的研究作为证据；若非基于我国人群的研究，在进行证据评价和推荐分级时，应由编写专家组制定适用性评价的标准，并依此进行证据的适用性评价。

7. 利益冲突说明：WHO 对利益冲突的定义为："任何可能或被认为会影响到专家提供给 WHO 建议的客观性和独立性的利益，会潜在地破坏或对 WHO 工作起负面作用的情况。"因此，其就是可能被认为会影响专家履行职责的任何利益。

因此，参考国际经验并结合国内情况，所有参与制定/修订的专家都必须声明与《临床路径释义》有关的利益关系。对利益冲突的声明，需要做到编写工作组全体成员被要求公开主要经济利益冲突（如收受资金以与相关产业协商）和主要学术利益冲突（如与推荐意见密切相关的原始资料的发表）。主要经济利益冲突的操作定义包括咨询服务、顾问委员会成员以及类似产业。主要学术利益冲突的操作定义包括与推荐意见直接相关的原始研究和同行评议基金的来源（政府、非营利组织）。工作小组的负责人应无重大的利益冲突。《临床路径释义》制定/修订过程中认为应对一些重大的冲突进行管理，相关措施包括对相关人员要求更为频繁的对公开信息进行更新，并且取消与冲突有关的各项活动。有重大利益冲突的相关人员，将不参与就推荐意见方向或强度进行制定的终审会议，亦不对存在利益冲突的推荐意见进行投票，但可参与讨论并就证据的解释提供他们的意见。

8. 研发相关表单：因临床路径表单主要针对医师，而整个临床路径的活动是由医师、护师、患者、药师和检验医师共同完成的。因此，需要由医师、护师和方法学家共同制定/修订医师表单、护士表单和患者表单，由医师、药师和方法学家共同制定/修订临床药师表单。

9. 形成初稿：在上述基础上，按照具体疾病的情况形成初稿，再汇总全部初稿形成总稿。初稿汇总后，进行相互审阅，并按照审阅意见进行修改。

10. 发布/出版：修改完成，形成最终的文稿，通过网站进行分享，或集结成专著出版发行。

11. 更新：修订《临床路径释义》可借鉴医院管理的 PDSA 循环原理［计划（plan），实施（do），学习（study）和处置（action）］对证据进行不断的评估和修订。因此，发布/出版后，各个编写小组应关注研究进展、读者反馈信息，适时的进行《临床路径释义》的更新。更新/修订包括对知识点的增删、框架的调改等。

三、编制说明

在制/修订临床路径释义的同时，应起草《编制说明》，其内容应包括工作简况和制定/修订原则两大部分。

1. 工作简况：包括任务来源、经费来源、协作单位、主要工作过程、主要起草人及其所做工作等。

2. 制定/修订原则：包括以下内容：（1）文献检索策略、信息资源、检索内容及检索结果；（2）文献纳入、排除标准，论文质量评价表；（3）专家共识会议法的实施过程；（4）初稿征求意见的处理过程和依据：通过信函形式、发布平台、专家会议进行意见征询；（5）制/修订小组应认真研究反馈意见，完成意见汇总，并对征询意见稿进行修改、完善，形成终稿；（6）上一版临床路径释义发布后试行的结果：对改变临床实践及临床路径执行的情况，患者层次、实施者层次和组织者层次的评价，以及药物经济学评价等。

参考文献

[1] 于秋红, 白水平, 栾玉杰, 等. 我国临床路径相关研究的文献回顾 [J]. 护理学杂志, 2010, 25 (12): 85 - 87. DOI: 10.3870/hlxzz.2010.12.085.

[2] 陶红兵, 刘鹏珍, 梁婧, 等. 实施临床路径的医院概况及其成因分析 [J]. 中国医院管理, 2010, 30 (2): 28 - 30. DOI: 10.3969/j.issn.1001-5329.2010.02.013.

[3] 彭明强. 临床路径的国内外研究进展 [J]. 中国循证医学杂志, 2012, 12 (6): 626 - 630. DOI: 10.3969/j.issn.1672-2531.2010.06.003.

[4] 曾宪涛. 再谈循证医学 [J]. 武警医学, 2016, 27 (7): 649-654. DOI: 10.3969/j.issn.1004-3594.2016.07.001.

[5] 王行环. 循证临床实践指南的研发与评价 [M]. 北京: 中国协和医科大学出版社, 2016: 1-188.

[6] Whiting P, Savović J, Higgins JP, et al. ROBIS: A new tool to assess risk of bias in systematic reviews was developed [J]. J Clin Epidemiol, 2016, 69: 225 - 234. DOI: 10.1016/j.jclinepi.2015.06.005.

[7] 曾宪涛, 任学群. 应用 STATA 做 Meta 分析 [M]. 北京: 中国协和医科大学出版社, 2017: 17-24.

[8] 邬兰, 张永, 曾宪涛. QUADAS-2 在诊断准确性研究的质量评价工具中的应用 [J]. 湖北医药学院学报, 2013, 32 (3): 201 - 208. DOI: 10.10.7543/J.ISSN.1006-9674.2013.03.004.

[9] 桂裕亮, 韩晟, 曾宪涛, 等. 卫生经济学评价研究方法学治疗评价工具简介 [J]. 河南大学学报 (医学版), 2017, 36 (2): 129 - 132. DOI: 10.15991/j.cnki.41-1361/r.2017.02.010.

DOI: 10.3760/cma.j.issn.0376-2491.2017.40.004

基金项目: 国家重点研发计划专项基金 (2016YFC0106300)

作者单位: 430071 武汉大学中南医院泌尿外科循证与转化医学中心 (曾宪涛、王行环); 解放军总医院肾内科 (蔡广研、陈香美), 内分泌科 (母义明); 《中华医学杂志》编辑部 (陈新石); 北京大学口腔医学院 (葛立宏); 中国医学科学院阜外医院 (高润霖、胡盛寿); 北京大学首钢医院 (顾晋); 首都医科大学附属北京同仁医院耳鼻咽喉头颈外科 (韩德民), 眼科中心 (王宁利); 西安交通大学第一附属医院泌尿外科 (贺大林); 北京大学人民医院血液科 (黄晓军), 胃肠外科 (王杉); 北京大学第一医院心血管内科 (霍勇); 中国医学科学院北京协和医院胸外科 (李单青), 消化内科 (钱家鸣), 内分泌科 (邢小平), 检验科 (徐英春), 妇产科 (郎景和); 中国协和医科大学出版社临床规范诊疗编辑部 (林丽开); 河南大学淮河医院普通外科 (任学群); 首都医科大学附属北京儿童医院 (申昆玲、孙琳); 中国医学科学院肿瘤医院 (石远凯); 北京积水潭医院脊柱外科 (田伟、鱼锋); 首都医科大学附属北京天坛医院 (王拥军、张力伟); 上海交通大学医学院附属瑞金医院皮肤科 (郑捷)

通信作者: 郎景和, Email: langjh@hotmil.com